实用护理学研究与护理常规

主编 李彩彩 杨三敏 孙爱英 薛单单

赵 宇 邱泉珍 孙桂丽

黑龙江科学技术出版社

HEILONGJIANG SCIENCE AND TECHNOLOGY PRESS

图书在版编目（CIP）数据

实用护理学研究与护理常规 / 李彩彩等主编. -- 哈
尔滨：黑龙江科学技术出版社，2023.4
ISBN 978-7-5719-1880-4

Ⅰ．①实… Ⅱ．①李… Ⅲ．①护理学 Ⅳ．①R47

中国国家版本馆CIP数据核字（2023）第063358号

实用护理学研究与护理常规
SHIYONG HULIXUE YANJIU YU HULI CHANGGUI

主　　编　李彩彩　杨三敏　孙爱英　薛单单　赵　宇　邱泉珍　孙桂丽
责任编辑　包金丹
封面设计　宗　宁
出　　版　黑龙江科学技术出版社
　　　　　地址：哈尔滨市南岗区公安街70-2号　邮编：150007
　　　　　电话：（0451）53642106　传真：（0451）53642143
　　　　　网址：www.lkcbs.cn
发　　行　全国新华书店
印　　刷　黑龙江龙江传媒有限责任公司
开　　本　787 mm×1092 mm　1/16
印　　张　33
字　　数　838千字
版　　次　2023年4月第1版
印　　次　2023年4月第1次印刷
书　　号　ISBN 978-7-5719-1880-4
定　　价　238.00元

随着社会经济与医疗水平的快速发展，人们对健康的要求已经不仅局限于以往的"不生病"，而是追求更高程度的健康水平。此外，我国护理体系的日臻完善，使护理研究探索领域的广度和深度不断增强，进一步推动了高质量护理学科理论成果的涌现。因此，我们进行护理工作的改革，不断扩展护理服务领域，不断丰富护理服务内涵，不断提升护理专业化水平。基于以上背景，我们结合自身工作经验编写了《实用护理学研究与护理常规》一书，旨在反映护理学研究新进展，解决临床护理工作中面临的实际问题和挑战。

本书以现代护理理念为指导，以贴近护理临床实践为原则，结合国内外最新的护理指南，讲解了临床常见疾病的护理要点。本书在护理评估、护理诊断、护理措施等方面重点着墨，而在病因、发病机制、实验室检查、诊断及鉴别诊断等方面稍做讲解，既体现了护理学专业特点，又保证了疾病内容的完整性。在编写过程中，我们尽力做到贴近临床需求，内容科学严谨，使本书具有一定的先进性和科学性，可供各级医院的临床护理工作者和护理学院的在校学生参考使用。

我们在深入临床实践之余，怀揣着对护理事业的满腔热忱，希望能将自身在临床护理工作中的点滴感悟呈献给护理同行。但由于编写时间仓促，学识水平及经验有限，且护理学知识也在不断更新，书中难免有不足之处，敬请读者批评指正，以便日后修订。

《实用护理学研究与护理常规》编委会

2023 年 1 月

目录

第一章

护理学绪论

第一节 护理学发展史

护理学的发展与人类社会的发展息息相关,是人类生存的需要,从人类诞生开始,就有了护理。

一、护理学的形成

(一)人类早期的护理

最初的护理诞生于祖先自我防护本能的基础上,以自我护理和家庭护理为主。如用流水冲洗伤口,将烧热的石块置于患处,腹部不舒服时用手抚摸等。但对疾病和死亡,只能听之任之,无法救治,甚至把疾病看成是一种灾难,认为是神灵主宰或鬼神作祟。巫师用放血、冷水泼、念咒等方法祈求神灵帮助,驱除鬼怪,减轻痛苦,治疗疾病。后来在征服自然的过程中,人类逐渐积累了大量的经验。在中国、印度、埃及等文明古国,早期文化中就有按摩、分娩、凉水降温、伤口包扎、泥湿敷、固定骨折、拔火罐等护理技术的记载。在公元初年基督教兴起,教会对护理的影响长达一千多年。教徒们在各地修建了医院,最初是用作收容徒步朝圣者的休息站,后来发展为治疗精神病、麻风病等疾病的医院及养老院。当时一切照顾工作均由妇女承担,虽然没有接受过专业训练,但她们工作认真,以温柔慈祥的母爱照顾着老人和病残者,这就是医疗护理的萌芽。

(二)中世纪的护理

中世纪欧洲的政治、经济、宗教迅速发展,战争频繁,疫病流行,这些对护理工作的发展起到了一定的促进作用。护理工作除大部分由修女担任外,还有一些自愿为贫病者服务的女性。她们虽然缺乏护理知识,又没有足够的护理设备,但以良好的道德品质为患者提供护理服务。当时的护理受宗教控制,医院条件很差,内科、外科甚至传染科患者都混杂住在一起,床位严重不足,晚上患者在床上、地板上轮流睡觉,交叉感染非常严重。有的医院还受神父干涉,认为护理患者是次要的,让"护士"们去祷告,让患者斋戒或禁食,以使患者的"灵魂得救"才是首要的。

(三)文艺复兴与宗教改革时期的护理

公元1400年,意大利兴起的文艺复兴运动对欧洲的各行各业产生了深远的影响,西方国家称之为科学新发现时代。在此期间,医学也发展迅猛,摒弃了神话和迷信,治疗疾病有了新依据。

文艺复兴后,护理逐渐摆脱了教会的控制,培训护理人员的机构相继成立,护理工作开始成为一种独立职业。但是在1517年发生宗教革命后,社会结构发生了很大变化。妇女地位低下,没有机会接受教育,担任护理工作的是那些找不到工作的人,甚至是女犯人,她们既无护理经验又未经过培训,也没有宗教热情,只能做一些仆役式的工作,而且服务态度差,导致了护理质量大大下降,护理的发展进入了历史上的黑暗时期。

(四)现代护理的诞生与南丁格尔的贡献

19世纪,随着社会文化、科学技术和医学技术的发展,护理工作的社会地位有所改善,社会需要具有良好护理技术的护士。一些系统化培训护士的教育应运而生,玛丽·艾肯贺首先创立了爱尔兰慈善姐妹会。1836年德国牧师弗利德纳(1800-1864年)在凯撒斯威斯城成立了医院和女执事训练所,专门招收年满18周岁、身体健康、品德良好的年轻女性,进行3年的课程训练,训练的内容包括授课、医院实习、家庭访视,这就是最早的有组织的系统化的护理训练。佛罗伦斯·南丁格尔(1820-1910年)就曾在此接受过训练,弗利德纳共建立了32所女执事训练所,并著有《护士教育记录》一书,它是最早的护理教科书。

佛罗伦斯·南丁格尔是历史上最负盛名的护士,被誉为护理学的鼻祖,现代护理的创始人,她的贡献对护理产生了深远的影响。南丁格尔重建了军中与民间的医院,发展了"通过改善环境,促进舒适和健康"的护理理念。1860年,在英国的圣托马斯医院创办了第一所护士学校,标志着近代护理的诞生。

南丁格尔1820年5月12日出生于意大利的佛罗伦斯,她的家庭是英国名门,所以从小就接受了良好的教育,曾就读于法国巴黎大学,精通英、法、德、意四国语言,具有较高的文化修养。受母亲的影响,南丁格尔善良、乐于助人,经常随父母参加慈善活动,她渐渐感受到训练有素的护士的重要性。1850年,南丁格尔冲破重重障碍,来到当时最好的护士训练基地——德国的凯撒斯威斯城学习,完成了长达32页的《莱茵河畔的凯撒斯威斯学校》一文。1851年,她又重返该校参加了3个月的护理训练班,并考察了英、法等国家的护理现状。1853年,在慈善委员会的赞助下,南丁格尔在伦敦哈雷街1号开设了第一所护士看护所,开始了护理生涯。

1854年,英法联军与沙俄发生战争,攻占了俄属克里米亚岛阿尔马河一带。当时英国的战地医院护理条件极差,大批浴血奋战的将士由于得不到恰当的护理而死亡。1854年10月南丁格尔被任命为"驻土耳其英国总医院妇女护士团团长",率38名护士抵达战地医院。通过改善供水条件、伤员饮食、个人卫生、医院环境等使伤病员的死亡率由50%降至2.2%。她工作细致、认真,每天晚上都提着油灯,不辞辛苦地巡视各个病房,伤病员深受感动,甚至亲吻她的身影,这就是著名的"石壁之吻"。1856年,战争结束后南丁格尔回到英国,英国政府奖励她44 000英镑的巨额奖金,但南丁格尔全部用于护理事业。瑞士银行家邓南在她的影响下,1864年在日内瓦成立了国际红十字会,帮助救治欧洲战场上的伤病员。南丁格尔编写的《健康和工作效率对英国军队医院管理的影响》对英国陆军医院的建设起了很大作用,她一生写了大量的论文、日记、报告、论著,最著名的是《医院札记》和《护理札记》,被认为是护理教育和医院管理的重要文献。1910年8月13日,南丁格尔于睡梦中安然长逝,享年90岁,她终生未嫁,将自己的一生奉献给护理事业。为了纪念南丁格尔的伟大贡献,国际护士会建立了南丁格尔基金,并把南丁格尔的诞辰日——5月12日定为"国际护士节"。

二、现代护理学的发展

护理学在从南丁格尔时代向科学事业的转化过程中发生了巨大的变化,已经由医学辅助学科发展为医学科学中的具有独特功能的一门学科。现代护理学不仅形成了自己特有的理论和实践体系,而且正日益向深度和广度方向迈进,发展经历可分为三个阶段。

(一)以疾病为中心的护理阶段

以疾病为中心的护理阶段是现代护理学发展的初级阶段,从南丁格尔时代持续到 20 世纪中期,当时认为"健康就是没有疾病""有病就是不健康""疾病是由细菌或外伤引起的机体结构改变或功能异常"。此时期的护理特点是以疾病护理为中心,护士的工作主要是机械地执行医嘱和完成生活护理。护士工作给人的印象只是打针、发药,社会地位较低,护士自身成就感差。此阶段的护理理论体系发展不完善,但这也是人们在当时历史条件下对健康和疾病认识水平较低的产物。

(二)以患者为中心的护理阶段

20 世纪 30 年代末,美籍奥地利理论生物学家贝塔朗菲提出了"系统论",接着美国心理学家马斯洛提出了"人的基本需要层次论",生态学家纽曼提出了"人和环境的相互关系论"。这些理论和学说的相继出现促使人们重新认识人类健康与心理、精神、社会、环境之间的关系。1948 年,世界卫生组织提出了新的健康观,认为"健康不但是身体没有疾病,还要有完整的生理、心理状态和良好的社会适应能力"。这一概念的提出,强调了健康的全面性,为护理研究提供了广泛的领域。1955 年,美国莉迪亚·霍尔提出了"护理程序",使护理有了科学的方法。20 世纪 60 年代后出现的一些护理理论提出应重视人的整体性,人类的健康受生理、心理-社会、经济等多方面因素的影响。1977 年,美国医学家恩格尔提出了"生物-心理-社会"医学模式。从此,护理发生了根本的变革,也相应地提出了满足患者"生物-心理-社会"需要的护理模式。护理工作从以疾病为中心转变为以患者为中心。护士工作不再是被动地执行医嘱和各种护理技术操作,而是根据患者的实际情况,合理应用护理程序,为患者提供护理照顾。患者从入院到出院由一位护士负责,包括入院介绍、制订护理计划、各种护理操作、护理病历书写、观察病情、心理护理、健康宣教、出院时的护理小结与评价等。实现了以患者为中心,运用现代护理技术来维护患者的身心健康,但此时的护理工作范围仍局限于患者,工作场所局限于医院。

(三)以人的健康为中心的护理阶段

随着生活水平的提高,人们观念的改变,疾病谱发生了很大的变化,常见的疾病由过去的传染病、营养不良转变为由生活习惯和生活方式不良导致的一系列疾病,如"两管一瘤",即心血管、脑血管和肿瘤。为了满足广大民众对卫生保健服务的需求,护理学发展到"以人的健康为中心"的护理阶段。此期的护理对象由患者扩展到全体人类,护理过程扩展到从健康到疾病的全过程,护理场所由医院扩展到所有有人的地方。

三、我国护理学的发展

(一)祖国医学与护理

我国古代的护理历史悠久,在祖国古代的医学中早已存在,只是一直处于医、护、药不分的状态,从重视疾病的"三分治,七分养"中,不难看出护理在古代医学中的重要性。在大量的医学典籍和历代名医传记里,保留着护理理论和技术的记载,如饮食调护、口腔护理、冰块降温、急救、功能锻炼、消毒隔离、疾病预防等，其中相当一部分内容对现代护理仍具有指导意义。

西汉完成的《黄帝内经》是我国现存的最早的医学经典著作，它强调热病的反复与饮食调节的关系，自然环境和气候变化的关系，并指出了饮食必须多样化，着重强调加强自身防御的重要性。如提出了"上工救其萌芽""肾病勿食盐""怒伤肝，喜伤心……""圣人不治已病治未病"等防病和早治的思想。《本草衍义》中提出了与现代饮食护理相关的观点，在食盐与肾病的关系中指出"水肿者宜全禁之"。春秋末年，齐国的扁鹊提出了"切脉、望色、听声、写形、言病之所在"，总结了观察疾病的方法和意义。三国时期外科鼻祖华佗创编了强身健体的"五禽戏"，唐代杰出的医药家孙思邈创造了葱管导尿法，东汉末年的名医张仲景发明了猪胆汁灌肠术、人工呼吸和舌下给药法。明代胡正心提出用蒸气消毒处理传染病患者的衣物，当时还采用焚烧艾叶、喷洒雄黄酒等空气消毒法。这些宝贵的经验和方法是历代先人智慧的结晶，为我国近代护理事业的发展奠定了坚实的基础。

(二)中国近代护理发展史

我国近代护理开始于鸦片战争前后，带有浓厚的欧美式宗教色彩，当时外国的传教士、医师可以自由出入我国，他们除建教堂外，还开办了医院、学校。1820年，英国医师开始在澳门开设诊所。1835年，英国传教士巴克尔在广州开设了第一所西医院(即现在的广州孙逸仙医院)。两年后，该医院以短训班的方式培训护理人员。1884年，美国妇女联合会派到中国的第一位护士麦克尼在上海妇孺医院推行"南丁格尔"护理制度，她是最早来华的西方护士。1888年，美国的约翰逊女士在福州创办了第一所护士学校。1900年以后中国各大城市建立了许多教会医院并附设了护士学校，逐渐形成了护理专业队伍。据记载，1900—1915年间，英美教会所开办的护士学校有36所，到1915年时外国教会在中国开设的基督教会医院及诊所共330所，外国医师有383名，外国护士112名。同时在培养护士方面发展迅速，其中包括培训男护士，主要承担骨科、手术室、泌尿外科等工作，非常受欢迎。在当时的北京同仁医院、湖北普爱医院、保定思侯医院等十多家医院均有男护士。1909年，中国护理界的群众学术团体"中华护士会"在江西牯岭成立。1937年改为中华护士学会，1964年改为中华护理学会。1912年，中华护士会成立了护士教育委员会，开始负责全国护士的注册工作。1920年护士会创刊《护士季报》，这是我国护理的第一本综合性刊物。1921年，北京协和医学院开办高等护理教育，学制4～5年，五年制的学生毕业时授予理学学士学位。1932年，我国第一所由政府开办的中央高级护士职业学校在南京成立。1934年，教育部成立护士教育专门委员会，将护士教育改为高级护士职业教育，招收高中毕业生，学制3～4年，护士教育逐渐被纳入国家正式教育系统。1950年，北京协和医学院与东吴大学、燕京大学、岭南大学、齐鲁大学、金陵女子文理学院等合办了五年制高等护理教育，培养了一批护理精英，主要从事护理教学、护理管理、护理研究、临床护理等工作。在军队里，护理工作备受党和中央政府的重视。1928年，在井冈山的五井地区创建了具有历史意义的红军医院。1931年，在江西开办了中央红色护士学校。1932年，创建了我军第一所军医学校，并在长征开始前培训了300名看护生。长征期间，看护生创造了永垂千古的功绩，成为我国护理工作者及全国人民的宝贵精神财富。1941年，在延安成立了中华护士学会延安分会，毛泽东同志曾先后为护理工作亲笔题词"护士工作有很大的政治重要性""尊重护士、爱护护士"。

(三)中国现代护理的成就

1949年，我国的护理工作进入了新的发展阶段，改革开放再次推动了护理事业的发展。

1.护理教育发展迅速

1950 年,我国将护理教育列为中等专业教育,纳入了正规教育系统,从此,有了全国统一的护士教材和教育计划。1988 年,我国首届护理本科生在天津医学院毕业。1992 年,北京开始了护理硕士研究生教育。1996 年,中国协和医科大学成立了护理学院。从 20 世纪 80 年代起,各个地区开展了各种形式的护理成人教育。现在部分医学院校已经开设了护理博士教育,完善了中专、大专、本科、硕士、博士 5 个层次的护理教育体系。1997 年,中华护理学会在无锡召开护理继续教育座谈会,制定了继续教育法规。目前,我国已经实现了护理终身教育,护理人才结构发展合理。

2.护理专业水平不断提高

在 20 世纪 50 年代初,我国创造并推广了无痛注射法,完善了无痛分娩法。近几年专科护理发展迅猛,如显微外科、营养疗法、器官移植、造口护理、大面积烧伤、重症监护等专科护理技术逐步完善,专科护士深受欢迎。护理设施不断更新,护理质量不断提高。

3.护理学术活动频繁

1977 年后,中华护理学会和各地分会多次召开各种全国性的、地方性的护理学术经验交流会、专题学习班、研讨会等。1954 年创刊的《护理杂志》于 1977 年 7 月复刊,1981 年改名为《中华护理杂志》。同时《国外医学护理杂志》《实用护理杂志》《护理学杂志》《护士进修杂志》等十多种护理杂志如雨后春笋般出现。中华护理学会多次与美国、日本、澳大利亚、加拿大等国家的护理学会联合召开国际护理学术会议,互派专家、学者讲学和参观访问。1985 年,全国护理中心在北京成立,取得了世界卫生组织(WHO)对我国护理学科发展的支持。

4.护理管理体制逐步健全

我国国家卫生部设立了护理处,负责统筹全国的护理工作,制定有关政策法规。各省、市、自治区卫生厅(局)在医政处下设专职护理管理干部,负责协调管辖范围内的护理工作。各医院护理部健全了护理管理体制,以保证护理质量。1979 年国务院批准卫生部颁发的《卫生技术人员职称及晋升条例(试行)》明确规定了护理专业人员的高级、中级、初级职称。1993 年卫生部颁发了第一个关于护士执业和注册的部长令和《中华人民共和国护士管理办法》。1995 年在全国举行了首次护士执业考试,经考试合格获执业证书方可申请注册,护理管理步入了法制化道路。

5.护士的社会地位不断提高

1981 年 5 月,在北京召开了首都护理界座谈会,号召全社会都来尊重护士、爱护护士。1986 年在南京召开了全国首届护理工作会议,增设了护龄津贴,并对从事护理工作 30 年以上的护士颁发"荣誉证书"和"证章"。南丁格尔奖章是红十字国际委员会设立的护理界国际最高荣誉奖,1983 年我国首次参加了第29 届南丁格尔奖章评选,到 2009 年的第 42 届为止,我国先后有 48 名优秀护理工作者获此殊荣。

(邱泉珍)

第二节 护理的概念

一、护理的定义

护理英文名为"nursing",原意为抚育、扶助、保护、照顾幼小等。自1860年南丁格尔开创现代护理新时代至今,护理的定义已经发生了深刻的变化。

南丁格尔认为"护理既是艺术,又是科学";"护理应从最小限度地消耗患者的生命力出发,使周围环境保持舒适、安静、美观、整洁、空气新鲜、阳光充足、温度适宜,此外还有合理地调配饮食";"护理的主要功能在于维护人们良好的状态,协助他们免于疾病,达到他们最高可能的健康水平"。

美国护理学家韩德森认为:护士的独特功能是协助患病的或者健康的人,实施有利于健康、健康的恢复或安详死亡等活动。这些活动,在个人拥有体力、意愿与知识时,是可以独立完成的,护理也就是协助个人尽早不必依靠他人来执行这些活动。

美国护士协会(ANA)对护理的简明定义:"护理是诊断和处理人类对现存的和潜在的健康问题的反应。"此定义的内涵反映了整体护理概念。从1860年南丁格尔创立第一所护士学校以来,护理已经发展成为一门独立的学科与专业。护理概念的演变体现了人类对护理现象的深刻理解,是现代护理观念的体现。

护理是人文科学(艺术科学)和自然科学的综合过程。护理是护士与患者之间互动的过程。照顾是护理的核心。护理通过应用护理程序进行实践,通过护理科研不断提高。总体说来,护理是满足患者的各种需要,协助患者达到独立,教育患者,增强患者应对及适应环境的能力,寻求更健康的行为,达到完美的健康状态,为个人、家庭、群体及社会提供整体护理。

二、护理的基本概念

护理有四个最基本的概念,对护理实践产生重要的影响并起决定性的作用。它们是人、环境、健康和护理。这四个概念的核心是人,即护理实践是以人为中心的活动。缺少上述任何一个要素,护理就不可能成为一门独立的专业。

(一)人的概念

人是生理、心理-社会、精神、文化的统一整体,是动态的又是独特的。根据一般系统理论原则,人作为自然系统中的一个次系统,是一个开放系统,在不断与环境进行能量、物质、信息的交换。人的基本目标是保持机体的平衡,也就是机体内部各次系统间和机体与环境间的平衡。

护理的对象是人,既包括个人、家庭、社区和社会四个层面,也包括从婴幼儿到老年人整个全人类。

(二)环境的概念

人类的一切活动都离不开环境,环境的质量与人类的健康有着密切关系。环境是人类生存或生活的空间,是与人类的一切生命活动有着密切关系的各种内、外环境。机体内环境的稳态主要依靠各种调节机制(如神经系统和内分泌系统的功能)以自我调整的方式来控制和维持。人的外环境可分为自然环境和社会环境。自然环境是指存在于人类周围自然界中的各种因素的总和,它是人类及其他一切生物赖以生存和发展的物质基础,如空气、水、土壤和食物等自然因素。社会环境是人为的环境,是人们为了提高物质和文化生活水平而创造的环境。社会环境中同样有危害健康的各种因素,如人口的超负荷,文化教育落后,缺乏科学管理,社会上医疗卫生服务不完善等。此外,与护理专业有关的环境还包括治疗性环境。治疗性环境是专业人员在以治疗为目的的前提下创造的一个适合患者恢复身心健康的环境。治疗性环境主要考虑两个因素:安全和舒适。考虑患者的安全,这就要求医院在建筑设计、设施配置及治疗护理过程中预防意外的发生,如设有防火装置、紧急供电装置,配有安全辅助用具(轮椅、床挡、拐杖等),设立护理安全课程等;此外医院还要建立院内感染控制办公室,加强微生物安全性的监测和管理。舒适既来源于良好的医院物理环境(温度、湿度、光线、噪声等),也来源于医院内工作人员优质的服务和态度。

人类与环境是互相依存、互相影响、对立统一的整体。人类的疾病大部分是由环境中的致病因素所引起。人体对环境的适应能力,因年龄、神经类型、健康状况的不同而有很大的差别,所以健康的体魄是保持机体与外界环境平衡的必要条件。人类不仅需要有适应环境的能力,更要有认识环境和改造环境的能力,使两者处于互相适应和互相协调的平衡关系之中,使环境向着对人类有利的方向发展。

(三)健康的概念

世界卫生组织(WHO)对健康的定义为:"健康不仅是没有躯体上的疾病,而且要保持稳定的心理状态和具有良好的社会适应能力及良好的人际交往能力"。每个人对健康有不同的理解和感知。健康程度还取决于个人对健康、疾病的经历与个人对健康的认识存在的差别。健康和疾病很难找到明显的界限,健康与疾病可在个体身上并存。

(四)护理的概念

护理是诊断和处理人类对现存的和潜在的健康问题的反应。护理就是增进健康,预防疾病,有利于疾病的早期发现、早期诊断、早期治疗,通过护理、调养达到康复。护理的对象是人,人是一个整体,其疾病与健康受着躯体、精神和社会因素的影响。因此,在进行护理时,必须以患者为中心,为患者提供全面的、系统的、整体的身心护理。

(邱泉珍)

第三节 护理的理念

护理的理念是护理人员对护理的信念、理想和所认同的价值观。护理的理念可以影响护理专业的行为及护理品质。随着医学模式的转变,护理改革不断深入及人们对健康需求的不断提高,护理的理念也在不断更新和发展。

一、整体护理的理念

整体护理的理念,是以人为中心,以现代护理观为指导,以护理程序为基础框架,并且把护理程序系统化地运用到临床护理和护理管理中去的指导思想。在整体护理的理念指导下,护理人员应以服务对象为中心,根据其需要和特点,提供包含服务对象生理、心理-社会等多方面的深入、细致、全面的帮助和照顾,从而解决服务对象的健康问题。整体护理不仅要求护理人员要对人的整个生命过程提供照顾,还要关注疾病-健康全过程并提供护理服务;并且要求护理人员要对整个人群提供服务。可以说,整体护理进一步改变和充实了护理研究的方向和内容;同时拓宽了护理服务的服务范围;有助于建立新型的护患关系。

二、以人为本的理念

以人为本在本质上是一种以人为中心,对人存在的意义、人的价值及人的自由和发展珍视和关注的思想。在护理实践中,体现在对患者的价值,即对患者的生命与健康、权利和需求、人格和尊严的关心和关注上。护理人员应该尊重患者的生命,理解患者的信仰、习惯、爱好、人生观、价值观,努力维护患者的人格和尊严,公正地看待每一位患者,维护患者合理的医疗保健权利,承认患者的知情权和选择权等。

三、优质护理服务的理念

优质护理是以患者为中心,强化基础护理,全面落实护理责任制,深化护理专业内涵,整体提升护理服务水平。优质护理旨在倡导主动服务、感动服务、人性化服务,营造温馨、安全、舒适、舒心的就医环境,把爱心奉献给患者,为患者提供全程优质服务。称职、关怀、友好的态度和提供及时的护理是优质护理的体现。患者对护士所提供的护理服务的满意程度是优质护理的一种评价标准。优质护理既是医院的一种形象标志,也是指导护士实现护理目标,取得成功的关键所在。

在卫生事业改革发展的今天,面对患者的多种需求,护理人员只有坚持优质护理服务理念,从人的"基本需要"出发,实行人性化、个性化的优质护理服务,力争技术上追求精益求精,服务上追求尽善尽美,信誉上追求真诚可靠,才能锻造护理服务品牌,不断提高护理服务质量,提高患者的满意度。

(邱泉珍)

第四节　护理学的范畴

一、护理学的理论范畴

(一)护理学研究的对象

护理学的研究对象随学科的发展而不断变化。从研究单纯的生物人向研究整体的人、社会的人转化。

(二)护理学与社会发展的关系

护理学与社会发展的关系体现在研究护理学在社会中的作用、地位和价值,研究社会对护理学发展的促进和制约因素。如老年人口增多使老年护理专业得到重视,慢性疾病患者增加使社区护理迅速发展;信息高速公路的建成使护理工作效率得以提高,也使护理专业向着网络化、信息化迈出了坚实的步伐。

(三)护理专业知识体系

护理专业知识体系是专业实践能力的基础。自20世纪60年代起,护理界开始致力于发展护理理论与概念模式,并将这些理论用于指导临床护理实践,对提高护理质量、改善护理服务起到了积极作用。

(四)护理交叉学科和分支学科

护理学与自然科学、社会科学、人文科学等多学科相互渗透,在理论上相互促进,在方法上相互启迪,在技术上相互借用。形成了许多新的综合型、边缘型的交叉学科和分支学科,从而在更大范围内促进了护理学科的发展。

二、护理学的实践范畴

(一)临床护理

临床护理服务的对象是患者,包括基础护理和专科护理。

1.基础护理

基础护理以护理学的基本理论、基本知识和基本技能为基础,结合患者生理、心理特点和治疗康复的需求,满足患者的基本需要。如基本护理技能操作、口腔护理、饮食护理、病情观察等。

2.专科护理

专科护理以护理学及相关学科理论为基础,结合各专科患者的特点及诊疗要求,为患者提供护理。如各专科患者的护理、急救护理等。

(二)社区护理

社区护理是借助有组织的社会力量,将公共卫生学和护理学的知识与技能相结合,以社区人群为服务对象,对个人、家庭和社区提供促进健康、预防疾病、早期诊断、早期治疗、减少残障等服务,提高社区人群的健康水平。社区的护理实践属于全科性质,是针对整个社区人群实施连续及动态的健康服务。

(三)护理管理

护理管理是为了提高人们的健康水平,系统地利用护士的潜在能力和有关其他人员或设备、环境和社会活动的过程。护理管理是运用管理学的理论和方法,对护理工作的诸多要素(如人、物、财、时间、信息等)进行科学的计划、组织、指挥、协调和控制,以确保护理服务正确、及时、安全、有效。

(四)护理研究

护理研究是推动护理学科发展,促进护理理论、知识、技能更新的有效措施。护理研究是用科学的方法探索未知,回答和解决护理领域的问题,直接或间接地指导护理实践的过程。护理研究多以人为研究对象。

(五)护理教育

护理教育是以护理学和教育学理论为基础,有目的地培养护理人才,以适应医疗卫生服务和护理学科发展的需要。护理教育分为基本护理教育、毕业后护理教育和继续护理教育三大类。基本护理教育包括中专教育、专科教育和本科教育;毕业后护理教育包括研究生教育、规范化培训;继续护理教育是对从事护理工作的在职人员,提供以学习新理论、新技术、新方法为目的的终身教育。

（邱泉珍）

第二章

护患关系与沟通

第一节 护患关系

护理工作中的人际关系包括护患关系、医护关系和护护关系等,其中护患关系是护理人员面临的最重要的关系。

一、性质

(一)护患关系是一种治疗性的人际关系(亦称专业性人际关系)

护患关系是在护理服务过程中,护理人员与患者自然形成的一种帮助与被帮助的人际关系。与一般人际关系不同,在护患关系中,护士作为专业帮助者处于主导地位,并以患者的需要为中心。护士通过实施护理程序来满足患者的需要,从而建立治疗性的人际关系。护理人员的素质、专业知识和专业技术水平等会影响护患关系的建立。

(二)护患关系是专业性的互动关系

在护患关系中,护士与患者是相互影响的。双方不同的经历、知识、情绪、行为模式、文化背景、价值观、与健康有关的经验等都会影响到彼此间的关系与交往。

二、护患关系的基本模式

美国学者萨斯和苛伦德提出了医患关系的三种模式,这一模式分类也同样适用于护患关系。

(一)主动-被动型模式

这是一种传统的护患关系模式。在护理活动过程中,护理人员处于主动、主导的地位,而患者则处于完全被动的、接受的从属地位。即所有的护理活动,只要护士认为有必要,不需经患者同意就可实施。这一模式主要存在于患者难以表达自己意见的情况下,如昏迷状态、全麻手术过程中或婴幼儿等。这需要护理人员发挥积极能动的作用。

(二)指导-合作型模式

在护理活动过程中,护患双方都具有主动性,由护理人员决定护理方案、护理措施,而患者则尊重护理人员的决定,并主动配合,提供自己与疾病有关的信息,对方案提出意见与建议。这一模式主要适用于患者病情较重,但神志清醒的情况下。此情况下,患者希望得到护理人员的指导,积极发挥自己的主观能动性。

(三)共同参与型模式

这一模式在护理活动过程中,护患双方具有大致同等的主动性和权利,共同参与护理措施的决策和实施。患者不是被动接受护理,而是积极主动配合,参与护理;护士尊重患者权利,与患者协商共同制订护理计划。此模式主要适用于患慢性病和受过良好教育的患者。

三、护患关系的分期

护患关系的建立、维持和结束可分为 3 期。

(一)第一期(初始期)

从患者与护士开始接触时就开始了。此期的主要任务是护患之间建立信任关系,并确定患者的需要。信任关系是建立良好护患关系的决定性因素之一。护士通过观察、询问、评估患者,收集资料,发现患者的健康问题,制订护理计划。患者根据护士的言行逐渐建立对护士的信任。

(二)第二期(工作期)

此期护患之间在信任的基础上开始合作,主要任务是护理人员通过实施护理措施来帮助患者解决健康问题,满足患者需要,达到护理目标。在护理过程中,应鼓励患者参与,充分发挥患者的主观能动性,减少其对护理的依赖。

(三)第三期(结束期)

在达到护理目标后,护患关系就进入结束阶段,此期的主要任务是圆满地结束护患关系。护士应了解患者对目前健康状况的接受程度,制订患者保持和促进健康的教育计划,了解护患双方对护患关系的评价,并征求患者意见,以便今后工作中进一步改进。

(王洪芳)

第二节 护患沟通

一、沟通的概念

沟通是信息遵循一系列共同的规则相互传递的过程。沟通是形成人际关系的手段。

二、沟通的基本要素

沟通的过程包括沟通的背景或情景、信息发出者、信息、信息传递途径、信息接收者和反馈等6 个基本要素。

(一)沟通的背景或情景

沟通的背景或情景指沟通发生的场所或环境,既包括物理场所,也包括沟通的时间和沟通参与者的个人特征,如情绪、文化背景等。不同的沟通背景或情景会影响对沟通信息的理解。

(二)信息发出者

信息发出者指发出信息的主体,既可以是个人,也可以是群体、组织。信息发出者的社会文化背景、知识和沟通技巧等都可对信息的表达和理解造成影响。

(三)信息

信息是沟通得以进行的最基本的要素,指能够传递并被接收者所接受的观点、思想、情感等。包括语言和非语言的行为。

(四)信息传递途径

信息传递途径指信息传递的手段或媒介,包括视觉、听觉、触觉等。护士在进行沟通时,应根据实际情况综合运用多种传递途径,以帮助患者更好地理解信息。

(五)信息接收者

信息接收者是接受信息的主体。信息接收者的社会文化背景、知识和沟通技巧等均可影响信息的理解和表达。

(六)反馈

反馈指沟通双方彼此的回应。

三、沟通的基本层次

沟通可分为以下 5 个层次。

(一)一般性沟通

一般性沟通又称陈词滥调式的沟通,是沟通双方参与的程度最差,彼此分享真实感觉最少的沟通。双方往往只是表达一些表面式的社交性话题,如"今天天气不错""您好吗"等。在护患关系建立的初期,可使用一般性沟通帮助建立信任关系,并有助于鼓励患者表达出有意义的信息。但如一直维持在这一层次,将无法建立治疗性人际关系。

(二)陈述事实的沟通

陈述事实的沟通是一种不掺加个人意见、判断,不涉及人与人之间关系的一种客观性沟通。如"我曾做过剖宫产手术""我今年 50 岁"等。这一层次的沟通对护士了解患者的情况非常重要,护士不应阻止患者以此种方式进行沟通,以促使其表达更多的信息。

(三)分享个人的想法

这一层次的沟通比陈述事实的沟通高一层次。患者对护士表达自己的想法,表示护患之间已建立起信任感,如患者向护士表达其对治疗的要求等。此时,护士应注意理解患者,不要随意反对患者。

(四)分享感觉

在沟通双方相互信任的基础上才会发生。沟通时个体愿意和对方分享他的感觉、观点、态度等。

(五)一致性的沟通

这是沟通的最高层次,指沟通双方对语言和非语言性行为的理解一致,达到分享彼此感觉的最高境界。如护士和患者不用说话,就可了解对方的感觉和想表达的意思。

四、沟通的基本类型

按照沟通使用的符号分类,沟通可分为语言性沟通和非语言性沟通。

(一)语言性沟通

语言性沟通是指沟通者通过语言或文字的形式与接收者进行信息的传递与交流。护士在为患者采集病史、进行健康教育和实施护理措施时都必须进行语言性沟通。

（二）非语言性沟通

非语言性沟通是指不使用语言或文字进行的沟通，而是通过躯体姿势和运动、面部表情、空间、声音和触觉等来进行信息的沟通。非语言性沟通可以伴随着语言性沟通而产生，主要目的是表达情绪和情感、调节互动、验证语言信息、维护自我形象和表示人际关系的状态。非语言性沟通具有情景性、整体性和可信性的特点。非语言性沟通形式主要包括以下几种。

1.体语

体语指通过人体运动表达的信息，如仪表、面部表情、眼神、姿态、手势、触摸等。

2.空间效应

空间效应指沟通双方对他们沟通中的空间和距离的理解与运用。个体沟通时的空间与距离会影响个体的自我暴露程度与舒适感。人际交往中的距离主要分为 4 种。

（1）亲密区：指沟通双方距离小于 50 cm，当护士在进行查体、治疗、安慰、爱抚时，与患者之间的距离。

（2）个人区：指沟通双方距离在 50～100 cm，人们与亲友交谈、护士与患者进行交谈时主要使用此区距离。

（3）社会区：指沟通双方距离在 1.1～4.0 m，在工作单位和社会活动时常用，如护士同事一起工作时或护士通知患者吃饭等。

（4）公众区：指沟通双方距离在 4 m 以上，一般用于正式公开讲话中，如上课、开会等。

3.反应时间

反应时间的长短可反映对沟通的关注程度，及时的反应可鼓励沟通的进行。

4.类语言

类语言指伴随语言产生的声音，包括音质、音量、音调、语速、节奏等。这些可影响人们对沟通的注意力，同时可表达沟通者的情绪和情感。

五、影响有效沟通的因素

（一）信息发出者和信息接收者的个人因素

包括生理因素（如年龄、疲劳、疼痛、耳聋等）、情绪状态（如愤怒、焦虑、悲伤等）、知识水平（如文化程度、语言等）、社会背景（如种族、民族、职业等）、个性特征、外观形象等。

（二）信息因素

包括信息本身是否清楚、完整、符合逻辑，是否相互矛盾等。

（三）环境因素

包括物理环境（如光线、温度、湿度、整洁度、噪声及是否利于保护患者隐私等）和社会环境（如人际关系、沟通的距离、氛围等）。

（四）不适当的沟通方式

常见的有突然改变话题、急于陈述自己的观点、匆忙下结论或表达个人的判断、虚假或不适当的安慰、针对性不强的解释、引用事实不当等。

六、常用的沟通技巧

良好的沟通技巧是达到有效沟通的重要保障，有效沟通是指信息接收者所接收的信息与发出者所要表达的一致。常用的沟通技巧包括以下几点。

（一）倾听

倾听时，护士要做到注意力集中，全神贯注，避免分心；耐心，不随意打断患者的谈话；不急于做判断；除关注患者的语言信息外还要关注患者的非语言信息，以了解患者真正要表达的意思。此外，护士应注意做到与患者经常保持眼神的交流，进行适当的提问及采用适当的非语言信息时常给患者以响应。

（二）反应

反应即信息接收者（护士）将部分或全部的沟通内容（包括语言性及非语言性的）反述给发出者（患者），使其能对自己的谈话和表现进行评估，如"您看起来好像……"。进行反应时应注意，鼓励患者显露其情绪和情感，并恰当地运用移情，帮助建立信任的护患关系。

（三）提问

提问的方式可分为明确性提问、激励性提问、征求意见性提问、证实性提问等类型。所提的问题有开放式问题和封闭式问题两种。开放式问题没有固定的答案，是让患者自由作答，因此可获得较多的信息，但需要时间较长，如"您现在有哪些不适"；封闭式问题答案是限定的，只要做简单的选择即可，省时、效率高，但不利于患者表露自己的感情和提供额外的信息，如"您是否吸烟"。提问时，护士应注意组织好提问的内容，围绕谈话中心，避免跑题；所用语言应能为患者理解，避免应用术语；此外，应注意提问的时机、语气、语调和句式，避免诱导式的提问和不愉快的提问。

（四）重复

重复即指将患者关键的话重复一遍；或保持患者原意不变，将患者的话用自己的语言给予复述。恰当的重复可增强患者对护士的信任。

（五）澄清和阐明

澄清是将患者模棱两可、含糊不清或不够完整的谈话弄清楚，以增强沟通的准确性。阐明是对患者所表达的问题进行解释的过程，目的是为患者提供一个新的观点。

（六）沉默

适当地运用沉默可以给患者思考的时间，让患者感到护士在认真倾听，同时也给了护士观察患者和调试自己的时间。急于打破沉默会阻碍有效的沟通。

（七）触摸

触摸是一种非语言性沟通技巧，适当的触摸可加强沟通。护士可通过适当的触摸表达对患者的关心、理解和支持，也是护士与视觉或听觉有障碍的患者进行有效沟通的重要方法。但应注意针对不同年龄、性别、种族、文化背景等的对象采取适当的、个性化的触摸，以免产生消极后果。

（王洪芳）

第三章

护理操作技术

第一节 无菌技术

一、无菌包使用技术

（一）目的

保持已经灭菌的物品处于无菌状态。

（二）操作前准备

1.操作护士

着装整洁、修剪指甲、洗手、戴口罩。

2.物品准备

无菌包、无菌持物钳及容器、治疗盘。

3.操作环境

整洁、宽敞。

（三）操作步骤

（1）检查无菌包，核对名称、有效灭菌日期、化学指示胶带颜色、包布情况。

（2）打开无菌包，揭开化学指示胶带或系带，按原折叠顺序逐层打开。

（3）用无菌钳取出物品，放于指定的区域内。

（4）包内剩余物品，按原折痕包好。

（5）注明开包时间。

（6）包内物品一次全部取出时，将包托在手中打开，另一手将包布四角抓住，使包内物品妥善置于无菌区域内。

（7）整理用物。

（四）注意事项

（1）严格遵循无菌操作原则。

（2）无菌包置于清洁、干燥处，避免潮湿。

（3）打开包布时，手不可跨越无菌区，非无菌物品不可触及无菌面。

(4)注明开包日期,开启后的无菌包使用时间不超过 24 小时。

(五)评价标准

(1)遵循无菌操作原则。

(2)护士操作过程规范、准确。

二、戴无菌手套

(一)目的

执行无菌操作或者接触无菌物品时需戴无菌手套,以保护患者,预防感染。

(二)操作前准备

1.操作护士

着装整洁、修剪指甲、洗手、戴口罩。

2.物品准备

一次性无菌手套。

3.操作环境

整洁、宽敞。

(三)操作步骤

(1)检查无菌手套包装、有效期、型号。

(2)打开手套外包装。①分次取手套法:一手掀起口袋的开口处,另一手捏住手套翻折部分(手套内面)取出手套对准五指戴上。掀起另一只袋口,以戴着无菌手套的手指插入另一只手套的翻边内面,将手套戴好。②一次性取手套法:两手同时掀起口袋的开口处,分别捏住两只手套的翻折部位,取出手套。将两手套五指对准,先戴一只手,再以戴好手套的手指插入另一只手套的翻折内面,同法戴好。

(3)双手对合交叉调整手套位置,将手套翻边扣套在工作服衣袖外面。

(4)脱手套方法:①用戴着手套的手捏住另一只手套污染面的边缘将手套脱下。②戴着手套的手握住脱下的手套,用脱下手套的手捏住另一只手套清洁面(内面)的边缘,将手套脱下。③用手捏住手套的里面丢至医疗垃圾桶内。

(5)整理用物,洗手。

(四)注意事项

(1)严格遵循无菌操作原则。

(2)戴无菌手套时,应防止手套污染。注意未戴手套的手不可触及手套的外面,戴手套的手不可触及未戴手套的手或者另一手套的里面。

(3)诊疗护理不同的患者之间应更换手套。

(4)脱手套时,应翻转脱下。

(5)脱去手套后,应按规定程序与方法洗手,戴手套不能替代洗手,必要时进行手消毒。

(6)操作时发现手套破损时,应及时更换。

(五)评价标准

(1)遵循无菌原则,符合无菌要求。

(2)操作过程规范、熟练。

(3)手套选择型号大小适宜,外观平整。

三、铺设无菌器械台

(一)目的
将无菌巾铺在清洁、干燥的器械台上,形成无菌区,放置无菌物品,以备手术使用。

(二)操作前准备

1.操作护士

着装整洁,修剪指甲,洗手,戴帽子、口罩。

2.物品准备

治疗车、无菌持物钳、无菌敷料包、器械包、手术衣及手术需要的物品。

3.操作环境

宽敞,洁净。

(三)操作过程
(1)核对、检查无菌包。

(2)打开无菌持物钳,标记开启时间。

(3)依次打开无菌敷料包、无菌器械包、无菌手术衣,分别铺置于治疗车上。

(4)用无菌持物钳夹取无菌手套置于手术衣旁。

(5)穿手术衣,戴无菌手套。

(6)整理台面,器械、敷料分别置于无菌台左、右侧。

(7)废弃物按医疗垃圾处理。

(四)注意事项
(1)严格执行无菌技术操作原则,预防交叉感染。

(2)无菌物品不超过器械台边缘。

(3)铺无菌台时身体须远离无菌区 10 cm 以上。

(4)无菌器械台边缘垂下的无菌单前侧比背侧长,无菌单垂缘至少 30 cm。

(五)评价标准
(1)符合无菌操作技术原则及查对制度。

(2)铺置无菌器械台顺序、方向正确。

(3)无菌器械台面平整,无菌物品摆放整齐、合理。

(4)移动无菌台方法正确。

(5)用物处理得当。

四、铺无菌盘

(一)目的
将无菌巾铺在清洁干燥的治疗盘内,形成无菌区,放置无菌物品,以供治疗时使用。

(二)操作前准备

1.操作护士

着装整洁、修剪指甲、洗手、戴口罩。

2.物品准备

治疗盘、无菌包、无菌持物钳及容器、无菌物品。

3.操作环境

整洁、宽敞。

（三）操作步骤

（1）检查无菌包,核对名称、有效灭菌日期、化学指示胶带颜色、包布情况。

（2）打开无菌包,使用无菌持物钳取出 1 块治疗巾,放于治疗盘内。

（3）剩余物品按原折痕包好,注明开包日期及时间。

（4）将无菌治疗巾双折平铺于治疗盘内,将上层呈扇形折叠到对侧,边缘向外。

（5）放入无菌物品。

（6）将上层盖于物品上,上下层边缘对齐,开口处向上翻折,两侧边缘向下翻折。

（7）注明铺盘日期及时间。

（8）整理用物。

(四)注意事项

（1）严格遵循无菌操作原则。

（2）铺无菌盘区域清洁干燥,无菌巾避免潮湿、污染。

（3）不可跨越无菌区,非无菌物品不可触及无菌面。

（4）注明铺无菌盘的日期、时间,无菌盘有效期为 4 小时。

(五)评价标准

（1）遵循无菌技术原则。

（2）操作轻巧、熟练、规范。

（3）用物放置符合节力及无菌要求。

（4）无菌物品摆放合理,折边外观整齐。

（张伟伟）

第二节　眼部用药技术

一、滴眼药水

（一）目的

（1）由于眼内血液、房水屏障的存在,全身给药常不易达到眼内有效浓度,所以临床上把眼睛局部用药作为治疗眼部感染的重要途径。

（2）用于预防、治疗眼部疾病,散瞳或缩瞳,眼部表面麻醉。

（二）评估

1.评估患者

（1）双人核对医嘱。

（2）核对患者床号、姓名、病历号、腕带和眼别（请患者自己说出床号、姓名和眼别）。

（3）了解患者病情、意识状态、配合能力和心理反应。

（4）评估患者眼部情况（结膜充血、结膜囊及睑缘分泌物）,有无药物过敏史。

(5)向患者解释操作目的及过程,取得患者配合。

2.评估环境

安静整洁,宽敞明亮。

(三)操作前准备

1.人员准备

仪表整洁,符合要求。洗手,戴口罩。

2.物品准备

治疗车上层治疗盘内放置眼药水,消毒棉签或棉球。以上物品符合要求,均在有效期内。治疗车下层放置医疗废物桶、生活垃圾桶。

(四)操作程序

(1)携用物推车至床旁,核对患者床号、姓名、病历号、腕带和眼别(请患者自己说出床号、姓名和眼别)。

(2)患者取坐位头稍后仰或平卧位。

(3)操作者示指轻轻向下拉开下睑,同时嘱患者向上注视。另一只手手持眼药瓶。

(4)先挤出1~2滴眼药水冲洗瓶口,再于距离眼表2~3 cm处将眼药水滴入下穹隆1~2滴,使药液均匀分布于结膜囊内。

(5)以无菌棉签或棉球拭干流出的药液,并嘱患者轻轻闭眼,无菌棉签压迫泪囊2~3分钟。

(6)嘱患者点药后可轻轻转动眼球,让药水充分覆盖眼球。

(7)快速手消毒剂消毒双手,推车回治疗室,按医疗废物分类处理原则清理用物。

(8)洗手,并记录。

(五)注意事项

(1)滴眼药水前操作者要先洗净双手,检查眼药水有无过期、有无絮状沉淀物等变质现象。询问患者有无药物过敏史;核对患者床号、姓名、病历号、腕带和眼别。

(2)严格执行查对制度,尤其对散瞳、缩瞳及激素类药物切忌滴错,以免造成恶果。

(3)易沉淀的眼药水(如醋酸泼尼松龙滴眼液)滴前应充分摇匀。

(4)操作者动作要轻柔,勿压迫眼球,特别是对角膜溃疡、眼球穿孔伤及青光眼术后患者。

(5)注意眼药水不要直接滴在角膜上,药瓶或滴管勿触及睑睫毛,以免污染药瓶或划伤角膜。

(6)同时滴用数种药物时,每次每种用药需间隔3~5分钟。应注意先滴眼药水,后涂眼药膏;先滴刺激性弱的药物,后滴刺激性强的药物。疗效持续性眼药水及期待产生疗效的眼药水均需后点。若双眼用药患者,应先滴健眼,后滴患眼。

(7)滴毒性药物(如阿托品、毛果芸香碱)后,应用棉球压迫泪囊部2~3分钟,防止药液经泪道黏膜吸收而引起全身中毒。

(8)同时给不同患者滴药时,操作中间应洗手或进行快速手消毒剂消毒双手。

(9)眼药水开瓶后要注明开瓶日期、床号和姓名。一般眼药水开瓶后有效期为1个月。

(10)嘱患者点药后要闭眼休息,切勿揉眼睛。

二、眼用软膏用药

(一)目的

眼药膏比眼药水在结膜囊内停留且接触眼球时间长、作用时间持久,可减少用药次数。

19

(二)评估

1.评估患者

(1)双人核对医嘱。

(2)核对患者床号、姓名、病历号和腕带和眼别(请患者自己说出床号、姓名和眼别)。

(3)了解患者病情、意识状态、配合能力和心理反应。

(4)评估患者眼部情况(结膜充血、结膜囊及睑缘分泌物),有无药物过敏史。

(5)向患者解释操作目的及过程,取得患者配合。

2.评估环境

安静整洁,宽敞明亮。

(三)操作前准备

1.人员准备

仪表整洁,符合要求。洗手,戴口罩。

2.物品准备

治疗车上层治疗盘(内置眼药膏、消毒棉签或棉球、消毒圆头玻璃棒)。以上物品符合要求,均在有效期内。治疗车下层放置医疗废物桶、生活垃圾桶。

(四)操作程序

(1)携用物至患者床旁,核对床号、姓名、病历号、腕带和眼别(请患者自己说出床号、姓名和眼别)。

(2)患者取坐位头稍后仰或平卧位。

(3)玻璃棒法:操作者一手分开下眼睑,嘱患者眼球上转,另一只手持玻璃棒蘸少许药膏轻轻水平放入下穹隆部,松开眼睑,嘱患者轻闭眼睑,同时转动玻璃棒从水平方向抽出,药膏被留在结膜囊内。

(4)软管法:手持药膏软管,将药膏直接挤入下穹隆部结膜囊内。

(5)涂眼药膏后,用棉球擦去溢出眼外的药膏,嘱患者闭眼1~2分钟。

(6)协助患者取舒适体位,观察病情及有无不适,并告知注意事项,整理床单位。

(7)快速手消毒剂消毒双手,推车回治疗室,按医疗废物分类处理原则清理用物。

(8)洗手,并记录。

(五)注意事项

(1)滴眼药膏前应按七步洗手法洗净双手,以防交叉感染。

(2)严格执行查对制度,认真核对患者姓名、床号及所用药物标签、有效期及眼别(请患者自己说出姓名,床号和眼别)。

(3)涂眼药膏前应检查玻璃棒圆头是否光滑完整,若发现有破损应停止使用,以免损伤角膜和结膜。

(4)涂眼药膏时不要将睫毛随同玻璃棒卷入结膜囊内,以免刺激角膜引起不适。

(5)涂管状眼膏前,应先将管口部药膏挤掉少许。涂用眼药膏时管口勿触及睫毛及睑缘。

(6)嘱患者用药后要闭眼休息,切勿揉眼睛。

(张伟伟)

第三节　静　脉　输　液

静脉输液是利用液体重量所产生的液体静压和大气压的作用,将大量的灭菌溶液、电解质或药物等由静脉输入体内的方法,又称静脉滴注。依据穿刺部位的不同静脉输液可分为外周静脉输液和中心静脉输液。

一、静脉输液的目的与常用溶液

在临床治疗过程中,由医师依据患者的病情和治疗的需要为患者制订输液方案,由护士按照医师的医嘱具体执行输液操作。

(一)静脉输液的目的

(1)补充血容量,维持血压,改善微循环:常用于治疗严重烧伤、各种原因引起的大出血、休克等。

(2)补充水和电解质,以维持或调节酸碱平衡:常用于纠正各种原因引起的水、电解质和酸碱平衡失调,如腹泻、大手术后、禁食、剧烈呕吐的患者。

(3)输入药物,达到控制感染、解毒和治疗疾病的目的:常用于各种感染、中毒等患者。

(4)补充营养和热量,促进组织修复,维持正氮平衡:常用于禁食、胃肠道吸收障碍或不能经口腔进食(如昏迷、口腔疾病)、慢性消耗性疾病的患者。

(5)输入脱水剂,提高血浆的渗透压,以达到降低颅内压,预防或减轻脑水肿,改善中枢神经系统功能的目的,同时借高渗作用,达到利尿消肿的作用。

(二)常用溶液的种类及作用

常用溶液可以分为晶体溶液和胶体溶液两大类。

1.晶体溶液

晶体溶液是指溶液中的溶质分子或离子均<1 nm,当用一束光通过时不出现反射现象。晶体溶液相对分子质量小,在血管内停留时间短,对维持细胞内外水分的相对平衡有着重要意义。临床常用的晶体溶液按其目的又可分为维持输液剂和补充输液剂(修复输液剂)。维持输液剂用于补充机体的不显性失水,如呼吸与皮肤蒸发、排尿失水等。补充输液剂用于补充机体病理性体液丢失,治疗水、电解质和酸碱失衡。常用晶体溶液如下。

(1)5%～10%葡萄糖溶液:主要用于供给水分和热量。

(2)0.9%氯化钠、5%葡萄糖氯化钠、复方氯化钠等溶液:主要用于供给电解质。

(3)5%碳酸氢钠、11.2%乳酸钠等溶液:主要用于纠正酸中毒,调节酸碱平衡。

(4)20%甘露醇、25%山梨醇、25%～50%葡萄糖注射液等:主要用于利尿脱水。

2.胶体溶液

胶体溶液是指溶液中的溶质分子或离子在1～100 nm,或当一束光通过时出现光反射现象者,称为胶体溶液。胶体溶液相对分子质量大,在毛细血管内存留时间长,可提高血管内胶体渗透压,将组织间液的水分吸入血管内,使血浆量增加,维持有效血容量,消除水肿。当给患者输入大量晶体溶液扩容后,有可能使血浆胶体渗透压显著降低,为了维持血容量,需要适当补充胶体溶液以维持扩容效应。常用胶体溶液如下。

(1)中分子右旋糖酐和低分子右旋糖酐:为水溶性多糖类高分子聚合物,中分子右旋糖酐(平均相对分子质量为 7.5 万左右)能提高血浆胶体渗透压,扩充血容量;低分子右旋糖酐(平均相对分子质量为 4 万左右)能降低血液黏滞度,改善微循环,防止血栓形成。

(2)羟乙基淀粉(706 代血浆)、氧化聚明胶和聚维酮(PVP):作用与低分子右旋糖酐相似,扩容效果良好,输入后可增加循环血量和心排血量。多用于失血性休克、大面积烧伤等患者。

3.其他

用于特定治疗目的,如浓缩清蛋白注射液,可维持胶体渗透压,减轻组织水肿;水解蛋白注射液,用以补充蛋白质;静脉营养液,能供给患者热量,维持机体正氮平衡,并供给各种维生素、矿物质,多用于不能进食的重症患者。

二、静脉输液的部位及其选择

静脉输液时可依据患者的年龄、病情、治疗的目的、病程长短、所输药物的性质、患者的合作程度等选择合适的静脉穿刺部位。

(一)常用的静脉穿刺部位

1.外周浅静脉

(1)上肢浅静脉:包括手背静脉网、头静脉、贵要静脉、肘正中静脉等,对多数患者而言这些静脉比较表浅且安全。

(2)下肢浅静脉:包括足背静脉网、大隐静脉、小隐静脉等。由于下肢静脉活动受限,易形成血栓,且可迅速播散至深部静脉,有造成深静脉栓塞的危险,因而比较少用。

(3)头皮静脉:多用于 0~3 岁婴幼儿。此年龄段小儿头皮有较多的浅层静脉,易固定且活动限制最少,因此婴幼儿输液多选头皮静脉。常用头皮静脉有颞浅静脉、额静脉、枕静脉和耳后静脉。

2.颈外静脉

颈外静脉是颈部最大的浅静脉,其走行表浅,位置较恒定,需长期持续输液或需要静脉高营养的患者多选此部位。

3.锁骨下静脉

位置较固定,管腔较大,由于管腔较粗,血量较多,输入液体随即被稀释,对血管的刺激性较小。当输入大量高浓度溶液或刺激性较强的药物时,可选择此部位。

(二)选择穿刺部位的原则

选择穿刺部位一般遵循以下原则。

1.根据静脉穿刺的目的和治疗时间选择

休克或大出血患者需要短时间内输入大量液体时,可选用较大静脉;需要长期输液时,则可由远端末梢小静脉开始选择,有计划地使用静脉血管。

2.根据药物的性质选择

刺激性较大、黏度大的药物,一般选用较粗大的血管。

3.根据穿刺局部的皮肤及静脉状况选择

一般多选择平滑、柔软、有弹性的静脉,不可选用硬化、栓塞、局部有炎症的静脉,注意避开感染、瘢痕、血肿、破损及患皮肤病处,已多次穿刺的部位应避免再次穿刺。

4.根据患者活动和舒适的需要选择

静脉穿刺部位尽量选择患者活动限制最少的部位,如应避开关节部位。

三、外周静脉输液的方法

(一)密闭式静脉输液法

利用原装密封瓶或塑料袋,直接插入一次性输液管进行静脉输液的方法。其优点是污染机会少,操作相对简单,是目前临床最常用的输液方法。

1.目的

同静脉输液的目的。

2.评估

(1)身心状况:①患者的年龄、病情、意识状态及心肺功能等作为合理输液的依据。②心理状态及合作程度。

(2)穿刺局部:穿刺部位的皮肤、血管及肢体活动情况。

(3)输注药液:包括药物的作用、不良反应、药物的质量、有效期及有无药物配伍禁忌。

3.操作前准备

(1)用物准备:治疗盘内备以下几种物品。一次性输液器、皮肤消毒剂(2.5%碘酊,75%乙醇或0.5%碘伏、安尔碘)、无菌棉签、输液液体及药物、加药用注射器、启瓶器及砂轮、弯盘、止血带、治疗巾、输液卡、笔、胶布(敷贴)、带秒针的表,根据需要备网套、输液架、夹板及绷带。

(2)患者准备:了解静脉输液的目的和配合方法,输液前排尿或排便,取舒适卧位。

(3)护士准备:着装整洁,修剪指甲,洗手、戴口罩。

(4)环境准备:清洁、宽敞,光线明亮,方便操作。

4.操作步骤

(1)核对检查:①衣帽整洁,洗手,戴口罩,备齐用物。②核对治疗卡和药液瓶签(药名、浓度、时间)。③检查药液质量。

(2)填写、贴输液瓶贴:根据医嘱填写输液卡,并将填好的输液瓶贴倒贴于输液瓶上。

(3)加药:①套瓶套。②用开瓶器启开输液瓶铝盖的中心部分(若塑料输液瓶直接拉掉盖),常规消毒瓶塞。③按医嘱加入药物。④根据病情需要有计划地安排输液顺序。

(4)插输液器:检查并打开输液器,将输液器针头插入瓶塞内直到针头的根部,关闭调节器。

(5)核对,解释:携用物至患者床旁,核对患者的床号、姓名及药物名称、浓度、剂量、给药时间和方法,向患者解释操作目的和方法。

(6)排气:①挂输液瓶。②将穿刺针的针柄夹于两手指之间,倒置茂菲滴管,打开调节器,使液体流出。当茂菲滴管内液面达1/2~2/3满时,迅速转正茂菲滴管,使液体慢慢流下,排尽输液管里的空气后,关紧调节器。

(7)选择穿刺部位:备胶布,在穿刺肢体下放置脉枕、治疗巾、止血带。

(8)消毒皮肤:常规消毒穿刺部位皮肤,消毒范围直径≥5 cm。第一次穿刺部位消毒后,在穿刺点上方约6 cm处扎止血带,嘱患者握拳,进行第二次穿刺部位消毒,待干。

(9)再次核对患者的床号、姓名及药物名称、浓度、剂量、给药时间和方法。

(10)再次排气。

(11)静脉穿刺:取下护针帽,针尖斜面向上,与皮肤呈15°~30°进针,见回血后,将针头与皮肤平行,再推进少许。

(12)三松一固定:松开止血带,嘱患者松拳,放松调节器。待液体滴入通畅、患者无不舒适后,胶布固定穿刺针头。

(13)根据患者年龄、病情和药物性质调节输液速度。

(14)再次核对。

(15)撤去治疗巾、小垫枕、止血带,协助患者取舒适卧位,整理床单位,将呼叫器放于患者易取处。

(16)整理用物,洗手,记录。

(17)更换液体:先仔细查对,再消毒输液瓶的瓶塞和瓶颈,从第一瓶液体内拔出输液管针头插入第二瓶液体内直到针头的根部,调节好输液滴数。再次查对签名。

(18)输液完毕:①输液结束后,关闭调节器,轻揭胶布,迅速拔出针头,按压穿刺点1~2分钟至无出血,防止穿刺点出血。②整理床铺,清理用物,洗手,做好记录。

5.注意事项

(1)严格执行"三查七对"制度,防止发生差错。

(2)严格执行无菌操作,预防并发症。输液器及药液应绝对无菌,连续输液超过24小时应更换输液器。穿刺部位皮肤消毒若使用0.5%碘伏时局部涂擦两遍,无须脱碘。使用安尔碘时,视穿刺局部皮肤用原液涂擦1~2遍即可。

(3)注意药物配伍禁忌,药物应现配现用,不可久置。

(4)注意保护血管,选择较粗、直、弹性好的血管,应避开关节和静脉瓣,并选择易于固定的部位。对长期输液者可采取:①四肢静脉从远端小静脉开始。②穿刺时提高穿刺成功率。③输液中加入对血管刺激性大的药物,应先用生理盐水进行穿刺,待穿刺成功后再加药,宜充分稀释,输完药应再输入一定量的等渗溶液,冲尽药液保护静脉。

(5)输液前排尽输液管内的空气,输液过程中及时更换输液瓶及添加药液,防止液体流空,输完后及时拔针,预防空气栓塞。

(6)在输液过程中应加强巡视,注意观察患者输液管是否通畅;针头连接处是否漏水;针头有无脱出、阻塞、移位;滴速是否适宜;患者穿刺部位局部和肢体有无肿胀;有无输液反应等。

(7)移动患者、为患者更衣或执行其他护理活动时,要注意保护穿刺部位,以避免过分牵拉。对婴幼儿、小儿应选用头皮静脉。昏迷或其他不合作的患者,必要时可用绷带或夹板加以固定。

(8)不可自静脉输液的肢体抽取血液化验标本或测量血压。偏瘫患者应避免经患侧肢体输液。

(二)静脉留置针输液法

静脉留置针又称套管针,作为头皮针的换代产品,已成为临床输液的主要工具。其外管柔软无尖,不易刺破或滑出血管,可在血管内保留数天。随着技术的不断完善,静脉留置针输液在临床的应用越来越广泛。

其优点主要包括以下几个方面:①由于静脉留置针的外管使用的材料具有柔韧性,且对血管的刺激性小,因而在血管内可以保留较长时间。②静脉留置针的使用,可以减少由于反复穿刺对患者血管的破坏,减轻患者的痛苦及不适感。③可以完成持续或间断给药、补液。④患者活动方便。⑤通过静脉留置针可以完成部分标本的采集。⑥可以减轻护士的工作量,提高工作效率。⑦随时保持静脉通路的通畅,便于急救和给药。适用于长期静脉输液,年老体弱、血管穿刺困难、小儿及全身衰竭的患者。可用于静脉输液、输血、动脉及静脉抽血。

静脉留置针可以分为外周静脉留置针和中央静脉留置针,一般推荐使用外周静脉留置针的方法。依据静脉留置针的种类、患者的情况等留置针可在血管内保留的时间为3~5天,最长不超过7天。

常用的静脉留置针是由针头部与肝素帽两部分组成。针头部:内有不锈钢丝导针,导针尖部突出于软硅胶导管针头部。肝素部:前端有硬塑活塞,后端橡胶帽封闭。肝素帽内腔有一中空管道,可容肝素。

1.目的

同密闭式静脉输液法。

2.评估

(1)患者病情、血液循环状况及自理能力,当前诊断及治疗情况。

(2)患者的心理状态及配合程度。

(3)穿刺部位皮肤、血管状况及肢体活动度。

3.操作前准备

(1)用物准备:同密闭式静脉输液。另备无菌手套一副、静脉留置针一套、敷贴一个、5 mL注射器、输液盘内另备封管液、肝素帽(如果留置针肝素帽是非一次性使用者,可以反复穿刺,可不备肝素帽,只需要常规消毒原来的肝素帽后就可以封管)。

(2)患者准备:同密闭式静脉输液法。

(3)护士准备:着装整洁,修剪指甲,洗手、戴口罩。

(4)环境准备:清洁、宽敞,光线明亮,方便操作。

4.操作步骤

(1)同密闭式静脉输液法(1)~(6)。

(2)连接留置针与输液器:①打开静脉留置针及肝素帽或可来福接头外包装。②手持外包装将肝素帽(或可来福接头)对接在留置针的侧管上。③将输液器连接于肝素帽或可来福接头上。

(3)打开调节器,将套管针内的气体排于弯盘中,关闭调节器。

(4)选择穿刺部位,铺治疗巾,将小垫枕置于穿刺肢体下,在穿刺点上方10 cm处扎止血带。

(5)消毒皮肤,消毒范围直径要≥8 cm。待干,备胶布及透明敷贴。

(6)再次核对,旋转松动套管,调整针头斜面。

(7)再次排气,拔去针头保护套。

(8)穿刺:左手绷紧皮肤,右手持针翼在血管上方以15°~30°进针,见回血,放平针翼再进针少许,左手持Y接口,右手后撤针芯约0.5 cm,再持针座将外套管与针芯一同送入静脉,左手固定Y接口,右手撤出针芯。

(9)三松:松开止血带,打开调节器,嘱患者松拳。

(10)固定:待液体流入通畅后,用无菌透明敷贴对留置针管做密闭式固定,用胶布固定三叉接口和插入肝素帽的输液器针头及输液管,在胶布上注明日期和时间。

(11)同静脉输液(14)~(15)。

(12)封管:当输液完毕,要正确进行封管。拔出输液器针头,常规消毒肝素帽的胶塞,用注射器向肝素帽内注入封管液。

(13)再次输液:常规消毒肝素帽,将输液器上的针头插入肝素帽内,用胶布固定好,调节输液滴数。

（14）输液完毕后处理：不再需要继续输液时，要进行拔管。先撕下小胶布，再撕下无菌敷贴，把无菌棉签放于穿刺点前方，迅速拔出套管针，纵向按压穿刺点 3～5 分钟。

（15）协助患者适当活动穿刺肢体，取舒适卧位，整理床单位，清理用物。

（16）洗手，记录。

5.注意事项

（1）严格执行无菌原则和查对制度。皮肤消毒的面积应大于敷料覆盖的面积；穿刺过程中避免污染外套管。

（2）静脉的选择应尽量选择相对较粗、直、有弹性、无静脉瓣等利于固定的静脉，避开关节，减轻对血管的机械刺激。成人多选用上肢静脉，以头静脉、贵要静脉、肘正中静脉为宜。由于人体下肢静脉瓣多，血流缓慢，易发生静脉炎，故常不为首选。3 岁以下患儿宜选用头皮静脉。

（3）注意药物配伍禁忌，根据医嘱、用药原则、患者的病情及药物的性质，有计划、合理安排药物输入的顺序，以达最佳治疗效果。

（4）输液前要注意检查是否排尽输液管及针头内的空气，输液过程中要及时更换输液瓶，输液完毕要及时拔针，防止发生空气栓塞。

（5）在输液过程中应加强巡视，密切观察患者全身及置管局部，每次输液前要仔细检查套管是否在血管内，确认在血管内方可输入药物，防止渗漏到皮下造成组织损伤。如果发现导管堵塞，可以换管重新穿刺或采用尿激酶溶栓，禁忌加压将小血栓冲入血管内，防止造成血栓。每次输液前后，均应检查穿刺部位及静脉走行方向有无红肿，并询问患者有无疼痛与不适。如局部红、肿或疼痛反应时，以及时拔管，对局部进行理疗处理。对仍需输液者应更换肢体另行穿刺。

（6）留置针保留时间参照产品说明书，要注明置管时间。一般可保留 3～5 天，不超过 7 天。连续输液 24 小时以上者，须每天更换输液器。

（7）封管时要注意边退针边注药，确保正压封管。

（8）向患者做好健康教育，说明药物的作用、可能出现的反应、处理办法及自我监测的内容等，对使用静脉留置针的肢体应妥善固定，注意保护，避免肢体下垂姿势。尽量减少肢体的活动，保持置管局部的清洁，在日常活动中避免污染或被水沾湿。如需要洗脸或洗澡时应用塑料纸将局部包裹好。

四、中心静脉穿刺置管输液

对于长期持续输液、输入高浓度或有刺激性的药物、静脉高营养、抢救危重患者及外周静脉穿刺困难的患者，可采用中心静脉穿刺置管输液，以使患者能得到及时的治疗，挽救患者的生命。临床中常选用的中心静脉有颈内静脉、颈外静脉、锁骨下静脉。虽然中心静脉输液在临床有广泛的应用，但由于穿刺置管技术要求较高，一般由麻醉师或有经验的医师、护师在严格无菌的条件下完成。

（一）颈外静脉穿刺置管输液

颈外静脉是颈部最大的浅静脉，在下颌角后方垂直下降，越过胸锁乳突肌后缘，于锁骨上方穿过深筋膜，最后汇入锁骨下静脉，其走行表浅，位置较恒定，穿刺置入硅胶管后保留时间长。

1.目的

同密闭式静脉输液法。适用于：①需长期输液而外周静脉穿刺困难的患者。②长期静脉内滴注高浓度或刺激性药物或行静脉内高营养的患者。③外周循环衰竭而需测中心静脉压的患者。

2.评估

(1)患者病情、意识状况、活动能力;询问普鲁卡因过敏史。

(2)患者的心理状态及配合程度。

(3)穿刺部位皮肤、血管状况。

3.操作前准备

(1)用物准备。①治疗盘内盛:一次性输液器、皮肤消毒剂(2.5%碘酊,75%乙醇或0.5%碘伏、安尔碘)、无菌棉签、输液液体、弯盘、输液卡、胶布、根据需要备网套、输液架、夹板及绷带。②无菌穿刺包:带内芯穿刺针两枚(长约6.5 cm,内径2 mm,外径2.6 mm),硅胶管两根(长25～30 cm,内径1.2 mm,外径1.6 mm),平头针两枚,洞巾一块,小纱布一块,纱布数块,镊子一把,无菌手套两副,5 mL、10 mL注射器各一副,尖头刀片一个,弯盘一个。③其他:1%普鲁卡因注射液10 mL,无菌生理盐水,无菌敷贴,0.4%枸橼酸钠生理盐水或0.5%肝素盐水。

(2)患者准备:了解颈外静脉输液的目的和配合方法;穿刺前做普鲁卡因过敏试验;输液前排尿或排便;取舒适卧位。

(3)护士准备:着装整洁,修剪指甲,洗手、戴口罩。

(4)环境准备:清洁、宽敞,光线明亮,方便操作。

4.操作步骤

(1)洗手,戴口罩。

(2)核对,检查药液:备齐用物。按医嘱备药。核对药液瓶签(药名、浓度、剂量和有效期),检查药液质量。

(3)填写、贴输液瓶贴:根据医嘱填写输液卡,并将填好的输液瓶贴倒贴于输液瓶上。

(4)加药:①套瓶套。②用开瓶器启开输液瓶铝盖的中心部分(若塑料输液瓶直接拉掉瓶盖),常规消毒瓶塞。③按医嘱加入药物。④根据病情需要有计划地安排输液顺序。

(5)插输液器:检查并打开输液器,将输液器针头插入瓶塞内直到针头的根部,关闭调节器。

(6)核对,解释:携用物至患者床旁,核对患者的床号、姓名及药物名称、浓度、剂量、给药时间和方法,向患者解释操作目的和方法。

(7)排气:①挂输液瓶。②排出空气。将穿刺针的针柄夹于两手指之间,倒置茂菲滴管,打开调节器,使液体流出。当茂菲滴管内液面达1/2～2/3满时,迅速转正茂菲滴管,使液体慢慢流下,排尽输液管里的空气后,关紧调节器。

(8)取体位:协助患者去枕平卧,头偏向对侧后仰,必要时肩下垫一软枕。

(9)选择、确定穿刺点:操作者站在穿刺部位对侧或头侧。

(10)常规消毒局部皮肤,打开穿刺包,戴无菌手套,铺洞巾。

(11)局部麻醉:助手协助,操作者用细针头连接5 mL注射器抽吸利多卡因注射液,在皮肤穿刺点处做皮丘,并做皮下浸润麻醉。

(12)穿刺:操作者左手绷紧穿刺点上方皮肤,右手持粗针头注射器与皮肤呈45°进针,入皮后改为25°沿颈外静脉方向穿刺。

(13)放置导丝:穿刺成功后,用左手固定穿刺针管,右手将导丝自穿刺孔插入,导丝插入长度约40 cm时拔出穿刺针。

（14）扩皮：沿着导丝插入扩张器，接触皮肤后按同一方向旋转，随导丝进入血管后撤出扩张器，并以左手用无菌纱布压迫穿刺点，防止出血。

（15）放置中心静脉导管：右手将中心静脉导管沿着导丝插入颈外静脉内，一边推进一边撤离导丝，当导管进入 14 cm 时，即可完全抽出导丝。

（16）再次抽回血：用装有肝素生理盐水溶液的注射器与导管尾端相连接，反复抽吸 2～3 次均可见回血，向导管内注入 2～3 mL 肝素生理盐水溶液，同时用固定夹夹住导管，撤下注射器，接好输液管接头。

（17）固定导管：将导管固定夹在近穿制点处缝合固定，用 75％乙醇棉球擦除局部血迹，待干后用无菌透明敷贴覆温穿刺点并固定硅胶管。

（18）接输液器：撤出洞巾，将输液接头与输液器控接，进行输液，调节滴速。

（19）输液完毕，将输液器与输液接头分离，将肝素理盐水溶液注入导管内进行封管。

（20）再次输液：消毒输液接头，连接输液器，调好滴速即可。

（21）停止置管：管前局部常规消毒，拆线后拔管，局部按压 5 分钟至不出血，消毒穿刺处皮肤，覆盖无菌敷料。

5.注意事项

（1）严格无菌技术操作，每天更换输液管及穿刺点敷料，常规消毒穿刺点与外周皮肤，用 0.9％过氧乙酸溶液擦拭消毒硅胶管，防止感染，但不可用乙醇擦拭硅胶管。注意观察局部有无红肿。一般导管保留 4～7 天。

（2）若颈外静脉插管插入过深，则较难通过锁骨下静脉与颈外静脉汇合角处，此时可牵拉颈外静脉使汇合角变直；若仍不能通过则应停止送入导管，并轻轻退出少许，在此固定输液，防止盲目插入，导管在血管内打折。如导管质硬，可能会刺破血管发生意外。

（3）根据病情密切观察输液速度，不可随意打开调节器，使液体输入失控。

（4）当暂停输液时可用 0.5％肝素盐水 2 mL 封管，防止凝血堵塞管腔。若已经发生凝血，应先用注射器抽出凝血块，再注入药液，若血块抽不出时，应边抽边拔管，切忌将凝血块推入血管内。

（5）局部出现肿胀或漏液，可能硅胶管已脱出静脉，应立即拔管。如出现不明原因发热时应考虑拔管，并剪下一段硅管送培养及做药敏试验。

（6）气管切开处严重感染者，不应做此插管。

（二）锁骨下静脉穿刺置管术

锁骨下静脉是腋静脉的延续，成人长 3～4 cm。在锁骨与第一肋骨之间，向内走行于胸锁关节后方与颈内静脉汇合为无名静脉，再向内与对侧无名静脉汇合成上腔静脉。位置较固定，管腔较大，多作为中心静脉穿刺置管部位，由于右侧无名静脉与上腔静脉几乎在同一直线，且距上腔静脉距离最近，加之右侧胸膜顶较左侧低，穿刺时不易损伤胸膜，故首选右侧穿刺。硅胶管插入后可保留较长时间。当输入大量高浓度溶液或刺激性较强的药物时，由于管腔较粗，血量较多，输入液体随即被稀释，对血管的刺激性较小。

1.目的

（1）全胃肠外营养（TPN）治疗者。

（2）需输入刺激性较强药物者（如化疗）。

（3）需长期输液而外周静脉穿刺困难者。

（4）经静脉放置心脏起搏器者。

（5）各种原因所致大出血，需迅速输入大量液体以纠正血容量不足，提高血压者。

（6）测定中心静脉压。

2.评估

（1）患者病情、意识状况、活动能力；询问普鲁卡因过敏史。

（2）患者的心理状态及配合程度。

（3）穿刺部位皮肤、血管状况。

3.操作前准备

（1）用物准备：治疗盘内盛外周静脉输液用物。无菌穿刺包含治疗巾一块、洞巾一块、小纱布一块、纱布数块、缝合针、持针器、结扎线、弯盘一个、镊子、尖头刀片一个。另备中心静脉穿刺导管及穿刺针，无菌敷布，皮肤常规消毒用棉球，5 mL、20 mL 注射器各一具，肝素帽，1%普鲁卡因注射液 10 mL，0.9%氯化钠溶液，无菌敷贴，0.4%枸橼酸钠生理盐水或 0.5%～1%肝素盐水适量，1%甲紫。

（2）患者准备：了解锁骨下静脉穿刺置管输液的目的和配合方法；穿刺前做普鲁卡因过敏试验；穿刺前排尿或排便；取适当卧位。

（3）护士准备：着装整洁，修剪指甲，洗手、戴口罩。

（4）环境准备：清洁、宽敞，光线明亮，方便操作。

4.操作方法

（1）洗手，戴口罩。

（2）核对，解释：携用物到患者处，核对患者床号、姓名，向患者解释操作目的，过程及配合要点。

（3）体位：协助患者取仰卧位，头后仰 15°并偏向对侧，穿刺侧肩部垫一软枕使其略上提外展。

（4）选择穿刺点：用 1%甲紫标记进针点及锁骨关节。

（5）消毒，麻醉：常规皮肤消毒、打开无菌穿刺包，戴无菌手套，铺洞巾，局部用 2%利多卡因注射液浸润麻醉。

（6）试穿刺：将针尖指向胸镜关节，自穿刺点进针，深度通常为 2.5～4 cm，边进针边抽吸，见回血后再进针少许即可。

（7）穿刺针穿刺：试穿成功后，沿着试穿针的角度、方向及深度用穿刺针穿制。当回抽到静脉血时，表明针尖已经进入锁骨下静脉，减小进针角度，当回抽血液通畅时，置入导引钢丝至 30 cm 刻度平齐针尾时，撤出穿刺针，压迫穿刺点。

（8）置入扩张器：沿导引钢丝尾端置入扩张器，扩张穿刺处皮肤及皮下组织，将扩张器旋入血管后，用无菌纱布按压穿刺点并撤出扩张器。

（9）置入导管：沿导钢丝送入静脉置导管，待导管进入锁骨下静脉后，边退导引钢丝边插导管，回抽血液通畅，撤出导引钢丝桶入长度 15 cm 左右，退出导引钢丝，接上输液导管。

（10）检测：将装有生理盐水的注射器分别连接每个导管尾端，回抽血液后向管内注入 2～3 mL生理盐水，锁定卡板，去下注射器，接上肝素帽。

（11）固定，连接：将导管固定于穿刺点处，透明敷粘固定，必要时缝合固定导管，连接输液器或接上 CVP 测压装置。

(12)输液完毕,将输液器与导管针栓孔分离,将肝素生理盐水溶液注入导管内进行封管,用无菌静脉帽塞住针栓孔,再用安全别针固定在敷料上。

(13)再次输液:消毒导管针栓孔,连接输液器,调好滴速即可。

(14)停止置管:硅胶管尾端接上注射器,边抽吸边拔管,局部加压数分钟,消毒穿刺处皮肤,覆盖无菌敷料。

五、静脉输液速度的调节

在输液过程中,每毫升溶液的滴数称该输液器的滴系数。目前常用输液器的滴系数有 10、15、20 等,以生产厂家输液器包装袋上标明的滴系数为准。

静脉输液的速度调节依据患者的年龄、身体状况、病情、药物的性质、治疗要求调节,一般成人 40~60 滴/分,儿童 20~40 滴/分。对年老、体弱、婴幼儿,心肺疾病患者,输入速度宜慢;滴注高渗溶液、含钾药物、升压药物等宜慢;严重脱水、心肺功能良好者,速度可适当加快。

(1)已知每分钟滴数与液体总量,计算输液所需的时间:输液时间(h)=液体总量(mL)×滴系数/每分钟滴数×60(min)。

(2)已知液体总量与计划需用的时间,计算每分钟滴数:每分钟滴数=液体总量(mL)×滴系数/输液时间(min)。

(3)已知每分钟滴数,计算每小时输入量:每小时输入量(mL)=每分钟滴数×60(min)/滴系数。

六、静脉输液时常见故障及排除方法

(一)溶液点滴不畅或不滴

(1)针头滑出血管外:液体进入皮下,局部肿胀、疼痛。处理方法为拔出针头,另选血管重新穿刺。

(2)针头斜面紧贴血管壁,造成不滴:调整针头位置或适当变换肢体位置或在头皮针尾部垫棉签等,直至点滴通畅。

(3)针头阻塞:检测方法为挤压输液管,感觉有阻力,松手后无回血,表示针头已阻塞,应更换针头和部位,重新穿刺。

(4)压力过低:适当调高输液瓶的位置。

(5)静脉痉挛:输入的液体温度过低,或环境温度过低可造成静脉痉挛。表现为局部无隆起,但点滴不畅可采用局部热敷以缓解静脉痉挛。

(二)茂菲滴壶内液面过高

(1)侧壁有调节孔的茂菲滴壶:夹住滴壶上端的输液管,打开调节孔,等液体降至露出液面时再关闭调节孔,松开上端即可。

(2)侧壁无调节孔的茂菲滴壶:取下输液瓶倾斜,使插入瓶中的针头露出液面,但须保持输液管通畅,待滴壶内露出液面时,再挂回到输液架上。

(三)茂菲滴壶内液面过低

(1)侧壁有调节孔的茂菲滴壶:先夹住滴壶下端的输液管,打开调节孔,待液面升高至 1/2 或 2/3 水平高度时再关闭调节孔,打开滴壶下端输液管即可。

(2)侧壁无调节孔的茂菲滴壶:可夹住滴壶下端的输液管,用手挤压滴壶,待液面升至适当水

平高度时,松开滴壶下端输液管即可。

(四)滴壶内液面自行下降

在输液过程中,如果滴壶内液面自行下降,则应检查输液器上端是否有漏气或裂隙,必要时更换输液管。

七、常见输液反应与处理

由于输入的液体不纯、输液管不洁或长时间大量输入刺激性药液、多次反复穿刺等原因常常会出现一些并发症。由于输液引起的这些反应,称之为输液反应。常见的输液反应有以下内容。

(一)发热反应

由于输液过程中输入致热物质,如致热源、游离菌体蛋白、死菌、药物成分不纯等引起的发热。这些致热物质多来源于输液器具消毒灭菌不完全或在操作过程中未严格执行无菌操作造成污染;或输入的药液制剂不纯、保存不当被污染等。

1.主要临床表现

患者在输液过程中突然出现发热,症状较轻者发热常在 38 ℃ 左右,于停止输液后数小时内体温可恢复正常;严重者,初起有寒战,继而高热达 40～41 ℃,并伴有恶心、呕吐、头痛、周身不适,甚至有神经、精神症状。

2.发热反应的预防

首先输液用具必须严格灭菌;输液时严格执行无菌操作,防止输液器具、药液及穿刺部位被污染;认真检查输液用液体及输液管的质量及有效期;输液用具的保管应注意避免污染。

3.发热反应的处理

对于发热较轻的患者,可减慢或更换药液、输液器,注意保暖;严重者,须立即停止输液,并按高热护理方法对患者进行处理。同时应配合医师共同合作处理,必要时按医嘱给地塞米松 5 mg 或盐酸异丙嗪 25 mg 等治疗。剩余液体和输液管送检查找反应原因。

(二)静脉炎及血栓性静脉炎

静脉炎是由于输入刺激性较强的溶液或静脉内放置刺激性较强的塑料管时间过长,引起局部静脉壁化脓性炎症或机械性损伤;或由于输液过程中未严格执行无菌操作,导致局部静脉感染。如果血管内膜严重受损,致使血小板黏附其上而形成血栓,则称为血栓性静脉炎。

1.主要临床表现

沿静脉走向出现条索状红线,局部组织红、肿、热、痛,有时伴有全身发热症状。

2.静脉炎的预防

避免感染,减少对血管壁的刺激。在输液过程中,严格执行无菌技术操作,对刺激性强的药物要充分稀释,并防止药液溢出血管外。同时注意保护静脉,需长期输液者应有计划地更换注射部位。静脉置管者做好留置导管的护理。

3.静脉炎的处理

对已经出现静脉炎的部位,可抬高患肢,局部用 95％乙醇或 50％硫酸镁行湿热敷或用中药如意金黄散外敷,可达到消炎、止痛、收敛、增加舒适的作用;局部还可用超短波理疗。如已合并感染,应根据医嘱给予抗生素治疗。

(三)循环负荷过重反应

由于输液速度过快,或患者原有心肺功能不良者,在短时间内输入过多液体,使循环血容量急剧增加,致心脏负担过重而引起心力衰竭、肺水肿。

1.主要表现

急性左心衰竭的症状,患者突感胸闷、呼吸急促、咳嗽、咳粉红色泡沫痰,面色苍白、出冷汗、心前区疼痛或有压迫感,严重者可自口鼻涌出大量的泡沫样血性液体;肺部布满湿啰音;脉搏快且弱;还可有尿量减少、水肿、腹水、颈静脉怒张等症状。

2.循环负荷过重反应的预防

为防止患者出现循环负荷过重反应,输液时要控制输液速度不宜过快,对老年人、小儿及心肺功能不良者尤应注意。

3.循环负荷过重反应的处理

(1)输液过程中加强巡视注意观察,一旦发现,应立即停止输液,并通知医师。

(2)病情允许的患者可取端坐位,两腿下垂,以减少下肢静脉回流,减轻心脏负担。

(3)按医嘱给予血管扩张药,扩张外周血管,减轻循环负荷,缓解肺水肿;给予利尿药,有助于缓解肺水肿。

(4)高流量吸氧,湿化瓶内注入 20%～30%乙醇,以降低肺泡内泡沫表面的张力,使泡沫破裂、消散,从而改善肺泡内的气体交换,减轻缺氧症状。

(5)根据医嘱给予氨茶碱和毛花苷 C 等药物。

(6)必要时可进行四肢轮扎,有效地减少静脉回心血量。但注意掌握轮扎时间、部位及观察肢体情况,每 5～6 分钟轮流放松一个肢体的止血带。另外还可采用静脉放血的方法,每次放血量为 200～300 mL,以缓解循环负荷过重状况。

(四)空气栓塞

空气经静脉进入循环,可导致严重后果,甚至导致死亡。原因是空气进入静脉,随血液循环进入右心房,再到右心室,如空气量少则随血液被压入肺动脉,再分散到肺小动脉,最后到肺毛细血管后被打散、吸收,损害较小;当大量的空气进入右心室可阻塞肺动脉入口,使血液无法进入肺内,从而导致气体交换障碍,机体严重缺氧,可致患者立即死亡。

造成空气栓塞的原因是输液导管内空气未排净、导管连接不紧、有缝隙;或在加压输液、输血时无人看守导致液体走空等;更换药液不及时,更换药液后未检查输液管内是否进气,当输液管走空范围较大或滴壶以下部分进气未采取措施,则在更换药液后由于液体的压力,将气体压入静脉。

1.主要症状和体征

患者突然出现胸部感觉异常不适或有胸骨后疼痛,随即出现呼吸困难,严重发绀,濒死感、心前区可听到响亮持续的"水泡音",心电图检查表现为心肌缺血和急性肺心病的改变。严重者意识丧失、死亡。

2.空气栓塞的预防

由于空气栓塞可造成严重后果,甚至导致患者死亡,因而在输液时必须排净空气,以及时更换药液,每次更换药液都要认真检查输液管内是否有空气,滴壶液面是否过低,发现异常及时予以调整。如需加压输液、输血,护士应严密监测,不得随意离开患者。

3.空气栓塞的处理

一旦发生空气进入静脉,嘱患者立即取左侧卧位,病情允许最好取头低足高位,该体位有利于气体浮向右心室尖部,避免阻塞肺动脉口,从而防止发生肺阻塞;再者由于心脏不断跳动,可将空气混成泡沫,分次小量进入肺动脉内,以免发生肺栓塞。如果可能,也可通过中心静脉导管抽出空气。

(邱泉珍)

第四节 心肺复苏术

心肺复苏术(cardiopulmonary resuscitation,CPR)是针对心搏、呼吸停止所采取的抢救措施,即应用胸外按压形成暂时的人工循环并恢复心脏自主搏动和血液循环,用人工呼吸代替自主呼吸并恢复自主呼吸,达到恢复自主循环和挽救生命的目的。

一、适应证

心搏、呼吸停止的患者。

二、操作过程

心肺复苏的基本程序是"C、A、B",分别指循环支持、开放气道、人工呼吸。

(一)快速识别和判断心搏骤停

在环境安全情况下,轻拍或摇动患者双肩,大声呼叫:"喂,你怎么了?",以判断患者有无反应,同时快速检查有无有效呼吸,应在 10 秒内完成。

(二)启动急救反应系统

如果患者没有反应、无有效呼吸,应立即呼救,启动急救反应系统,在院外拨打"120",院内应呼叫其他医护人员,尽快获取除颤仪及抢救物品和药品,并组成抢救团队。

(三)循环支持(circulation,C)

1.判断大动脉搏动

成人检查颈动脉的搏动,方法是使用 2 个或 3 个手指找到气管,将手指滑到气管和颈侧肌肉之间的沟内即可触及,触摸时间至少 5 秒,但不超过10 秒。儿童和婴儿可检查其肱动脉或股动脉。如果触摸不到动脉搏动,应立即进行胸外按压。

2.胸外按压

成人按压部位在胸部正中,胸骨的中下部位,两乳头连线之间的胸骨处。操作者在患者一侧,一只手的掌根部放在胸骨两乳头连线处,另外一只手叠加在其上,两手手指交叉紧紧相扣,手指尽量向上,避免触及胸壁和肋骨,减少按压时发生肋骨骨折的可能性。按压者身体稍前倾,双肩在患者胸骨正上方,双臂绷紧伸直,按压时以髋关节为支点,应用上半身的力量垂直向下用力快速按压。按压频率在每分钟 100~120 次,胸骨下陷至少 5 cm,胸骨下压时间及放松时间基本相等,放松时应保证胸廓充分回弹,尽量减少对胸壁施加残余压力,但手掌根部不能离开胸壁。尽量减少胸外按压间断,或尽可能将中断控制在10 秒钟以内。婴儿按压部位在两乳头连线之间的胸骨处稍下方。8 岁以下儿童患者按压深度至少达到胸廓前后径的 1/3,婴儿大约 4 cm,儿童大约为5 cm。成人心肺复苏,不论是单人还是双人 CPR,胸外按压/通气比例均为30:2。单人儿童和婴儿 CPR 亦如此,但双人 CPR 时,儿童和婴儿的胸外按压与通气比例为15:2。

（四）开放气道（airway,A）

1.仰头抬颏（颌）法

方法是将一手小鱼际置于患者前额,使头部后仰,另一手的示指与中指置于下颌角处,抬起下颏（颌）。注意手指勿用力压迫下颌部软组织,防止造成气道梗阻。

2.托颌法

操作者站在患者头部,肘部可支撑在患者躺的平面上,双手分别放置在患者头部两侧,拇指放在下颏处,其余四指握紧下颌角,用力向上托起下颌,如患者紧闭双唇,可用拇指把口唇分开。

（五）人工呼吸（breathing,B）

每次通气应在 1 秒钟以上,通气量使胸廓轻微起伏即可。如果患者有自主循环存在,但需要呼吸支持,人工呼吸的频率为 10～12 次/分,即每 5～6 秒钟给予人工呼吸 1 次。婴儿和儿童12～20 次/分,每3～5 秒钟给予通气 1 次。没有自主循环存在时,已建立高级气道者,人工呼吸的频率为 8～10 次/分,即每 6～8 秒给予人工呼吸 1 次。

（六）心肺复苏效果的判断

复苏有效时,可见瞳孔由散大开始回缩,面色由发绀转为红润,颈动脉搏动恢复,患者有眼球活动,睫毛反射与对光反射出现,甚至手脚开始抽动,自主呼吸出现等表现。

三、注意事项

（一）高质量的心肺复苏

按压频率为每分钟 100～120 次（15～18 秒按压 30 次）,按压深度至少5 cm,保证胸廓充分回弹,尽量减少中断,避免过度通气。

（二）按压者的更换

多个复苏者时,可每 2 分钟换一位按压者,换人操作时间应在 5 秒钟内完成,以减少胸部按压间断的时间。

（王爱惠）

第五节　除　颤　术

除颤,亦称为非同步电复律,是利用高能量的脉冲电流,在瞬间通过心脏,使全部心肌细胞在短时间内同时除极,使具有最高自律性的窦房结重新主导心脏节律的方法,主要用于转复心室颤动。根据电极板放置的位置,除颤可分为体外和体内两种方式,后者常用于急症开胸抢救者。本节主要阐述人工体外除颤。

一、适应证

适应证主要是心室颤动、心室扑动、无脉性室性心动过速者。

二、操作前护理

(一)患者准备

去枕平卧于硬板床上,松开衣扣,暴露胸部,检查并除去身体上的金属及导电物质,了解患者有无安装起搏器。

(二)物品准备

除颤仪,导电糊或4~6层生理盐水纱布,简易呼吸器,吸氧,吸痰用物,急救药品等。

三、操作过程

(一)确定心电情况

监测、分析患者心律,确认心室颤动、心室扑动或无脉室性心动过速,需要电除颤。

(二)开启除颤仪

连接电源线,打开电源开关,将旋钮调至"ON"位置,机器设置默认"非同步"状态。

(三)准备电极板

将导电糊涂于电极板上,或用4~6层盐水纱布包裹电极板。

(四)正确放置电极板

一个电极板放在胸骨右缘锁骨下第2~3肋间(心底部),另一个电极板放在左乳头外下方或左腋前线内第5肋间(心尖部),两电极板之间相距10 cm以上。

(五)选择能量

双向波除颤仪为120~200 J(或参照厂商推荐的电能量),单向波除颤仪为360 J。儿童每千克体重2 J,第2次可增加至每千克体重4 J。

(六)充电

按下"充电"按钮,将除颤仪充电至所选择的能量。

(七)放电

放电前应注意查看电极板是否与皮肤接触良好,放电时电极板应紧贴皮肤并施以一定压力,但不要因为判断皮肤接触情况而影响快速除颤。放电前再次确认心电示波是否需要除颤,高喊口令:"让开"或"我离开,你离开,大家都离开",确认周围无任何人接触患者后按压"放电"按钮进行电击。注意电极板不要立即离开胸壁,应稍停留片刻。

(八)立即胸外按压

电击后立即给予5个循环(大约2分钟)的高质量CPR,再观察除颤后心电示波图形,需要时再次给予除颤。

四、操作后护理

(一)病情观察

擦净患者胸壁皮肤,密切观察患者心律、心率和血压等生命体征,随时做好再次除颤的准备。

(二)物品管理

关闭电源开关,清洁电极板,备心电图描记纸,除颤仪充电备用。

五、注意事项

(1)除颤前确定电极板放置部位要准确,局部皮肤无潮湿、无敷料。如患者带有植入性起搏器,应避开起搏器部位至少 10 cm。

(2)不可将涂有导电糊的两电极板相对涂擦,以免形成回路。不可用耦合剂替代导电糊。

(3)放电前确保任何人不得接触患者、病床及与患者接触的物品,患者胸前无氧气流存在,以免触电或发生意外。

(4)操作者身体不能与患者接触,不能与金属类物品接触。

(胡文静)

第六节 鼻 饲 术

一、目的

对不能由口进食者或者拒绝进食者,提供足够的热量和蛋白质等多种营养素和药物,以满足其对营养和治疗的需求。

二、操作流程

(一)评估

(1)患者的病情及治疗情况,是否能承受插入导管的刺激。

(2)患者的心理状态与合作程度,既往是否接受过类似的治疗,是否紧张,是否了解插管的目的,是否愿意配合和明确如何配合插管。

(3)患者鼻腔黏膜有无肿胀、炎症,有无鼻中隔偏曲,有无鼻息肉等。

(二)操作

(1)清洁鼻孔,戴手套,测量插管长度(自前额发际到剑突的长度),必要时以胶布粘贴做标记,相当于 45～55 cm。

(2)润滑胃管前段,左手托住胃管,右手持胃管前端,沿一侧鼻孔缓缓插入,到咽喉部时(约 15 cm),嘱患者做吞咽动作,同时将胃管送下至所需长度,暂用胶布固定于鼻翼。

(3)抽吸胃液,若有胃液证实胃管是在胃中,将胃管用胶布固定于面颊部。

(4)注入少量温水,再注入流质,注毕以少量温水冲洗胃管,提起胃管末端使水进入胃内。

(5)折胃管开口端,用纱布包好,夹子夹紧,再用别针固定于枕旁。

(三)为昏迷患者插胃管

插管前应先撤去患者枕头,头向后仰,可避免胃管误入气管,当胃管插入 15 cm 时,将患者头部托起,使下颌靠近胸骨柄,以增大咽喉部通道的弧度,便于胃管顺利通过会厌部缓缓插入胃管至预定长度。

(四)确认胃管在胃内的方法

(1)连接注射器于胃管末端进行抽吸,抽出胃液。

(2)置听诊器于患者胃部,快速经胃管向胃内注入 10 mL 空气,能听到气过水声。

(3)将胃管末端置于盛水的治疗碗内,无气泡逸出。

三、并发症的预防及处理流程

(一)腹泻、腹痛

腹泻患者大便次数增多,部分呈水样便,肠鸣音亢进,部分患者有腹痛。

1.处理

(1)及时清理,保持肛周皮肤清洁干燥。

(2)腹泻严重者,遵医嘱应用止泻药物,必要时停用。

(3)菌群失调患者,可口服乳酸菌制剂。

2.预防

(1)鼻饲液现用现配,配制过程中防止污染。

(2)营养液浓度适宜,灌注的速度不能太快,温度以 37～42 ℃最为适宜。

(二)胃食管反流

胃潴留腹胀,鼻饲液输注前抽吸胃液可见潴留量＞150 mL,严重者可引起胃食管反流。

1.处理

(1)协助患者进行腹部环形按摩,促进肠蠕动。

(2)胃潴留的重病患者,遵医嘱给予甲氧氯普胺,加速胃排空。

2.预防

(1)每次鼻饲量不超过 200 mL,间隔时间不少于 2 小时。

(2)鼓励患者床上及床边活动,促进胃肠功能恢复。

(3)进行腹部环形按摩,促进肠蠕动。

(4)鼻饲前常规检查胃潴留量,＞150 mL 时应暂停鼻饲。

(三)血压下降、休克

胃出血胃管内可抽出少量鲜血,出血量较多时,患者排柏油样便,严重者血压下降,脉搏细速,出现休克。

1.处理

(1)出血量小者,可暂停鼻饲,密切观察出血量。

(2)出血量大者,可用冰盐水洗胃,减轻出血。

2.预防

(1)鼻饲前抽吸力量避免过大,以免损伤胃黏膜引起出血。

(2)胃管位置适当,固定牢固,躁动不安的患者遵医嘱适当使用镇静剂。

(四)呛咳、气喘、呼吸困难

胃食管反流、误吸在鼻饲过程中出现呛咳、气喘、心动过速、呼吸困难的症状,严重者肺内可闻及湿性啰音和水泡音。

1.处理

(1)出现反流误吸,立即帮助患者清除误吸物,必要时进行吸引。

(2)告知医师,根据误吸程度进行对症处理。

2.预防

(1)鼻饲时床头应抬高,避免反流误吸。

(2)选用管径适宜的胃管,匀速注入。

(3)管饲前后半小时应禁止翻身扣背,以免胃受机械性刺激而引起反流。

(4)管饲前应吸净气管内痰液,以免吸痰时腹内压增高引起反流。

四、注意事项

(1)插管动作应轻稳,特别是在通过食管 3 个狭窄处时。

(2)须经鼻饲管使用药物时,应将药片研碎,溶解后再灌入。

(3)每次鼻饲量不超过 200 mL,间隔时间不少于 2 小时,温度 39~41 ℃。

(4)长期鼻饲者,应每天进行口腔护理,胃管应每周更换(晚上拔出),第二天清晨再由另一鼻孔插入。

(杨三敏)

第七节 铺 床 法

病床是病室的主要设备,是患者睡眠与休息的必须用具。患者,尤其是卧床患者与病床朝夕相伴,因此,床铺的清洁、平整和舒适,可使患者心情舒畅,增强治愈疾病的自信心,并可预防并发症的发生。

铺床总的要求为舒适、平整、安全、实用、节时、节力。常用的病床:①钢丝床。有的可通过支起床头、床尾(二截或三截摇床)而调节体位,有的床脚下装有小轮,便于移动。②木板床。为骨科患者所用。③电动控制多功能床。患者可自己控制升降或改变体位。

病床及被服类规格要求:①一般病床。高 60 cm,长 200 cm,宽 90 cm。②床垫。长宽与床规格同,厚 9 cm。以棕丝制作垫芯为好,也可用橡胶泡沫,塑料泡沫作垫芯,垫面选帆布制作。③床褥。长宽同床垫,一般以棉花作褥芯,棉布作褥面。④棉胎。长 210 cm,宽 160 cm。⑤大单。长 250 cm,宽 180 cm。⑥被套。长 230 cm,宽 170 cm,尾端开口缝四对带。⑦枕芯。长 60 cm,宽 40 cm,内装木棉或高弹棉、锦纶丝棉,以棉布作枕面。⑧枕套。长 65 cm,宽 45 cm。⑨橡胶单。长 85 cm,宽 65 cm,两端各加白布40 cm。⑩中单。长 85 cm,宽 170 cm。以上各类被服均以棉布制作。

一、备用床

(一)目的
铺备用床为准备接受新患者和保持病室整洁美观。

(二)用物准备
床、床垫、床褥、枕芯、棉胎或毛毯、大单、被套或衬单及罩单、枕套。

(三)操作方法
1.被套法

(1)将上述物品置于护理车上,推至床前。

(2)移开床旁桌,距床 20 cm,并移开床旁椅置床尾正中,距床 15 cm。

(3)将用物按铺床操作的顺序放于椅上。

（4）翻床垫，自床尾翻向床头或反之，上缘紧靠床头。床褥铺于床垫上。

（5）铺大单，取折叠好的大单放于床褥上，使中线与床的中线对齐，并展开拉平，先铺床头后铺床尾。①铺床头：一手托起床头的床垫，一手伸过床的中线将大单塞于床垫下，将大单边缘向上提起呈等边三角形，下半三角平整塞于床垫下，再将上半三角翻下塞于床垫下。②铺床尾：至床尾拉紧大单，一手托起床垫，一手握住大单，同法铺好床角。③铺中段：沿床沿边拉紧大单中部边沿，然后，双手掌心向上，将大单塞于床垫下。④至对侧：同法铺大单。

（6）套被套：①S形式套被套法（图3-1）。被套正面向外使被套中线与床中线对齐，平铺于床上，开口端的被套上层倒转向上约1/3。棉胎或毛毯竖向三折，再按S形横向三折。将折好的棉胎置于被套开口处，底边与被套开口边平齐。拉棉胎上边至被套封口处，并将竖折的棉胎两边展开与被套平齐（先近侧后对侧）。盖被上缘距床头15 cm，至床尾逐层拉平盖被，系好带子。边缘向内折叠与床沿平齐，尾端掖于床垫下。同上法将另一侧盖被理好。②卷筒式套被套法（图3-2）。被套正面向内平铺于床上，开口端向床尾，棉胎或毛毯平铺在被套上，上缘与被套封口边齐，将棉胎与被套上层一并由床尾卷至床头（也可由床头卷向床尾），自开口处翻转，拉平各层，系带，余同S形式。

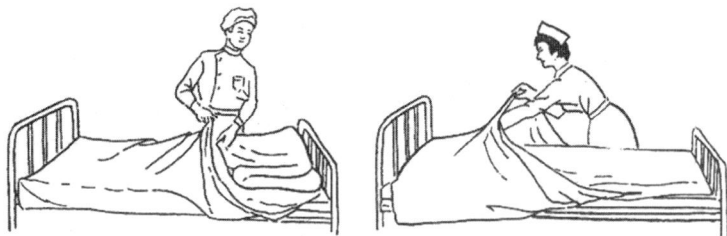

图3-1　S形式套被套法

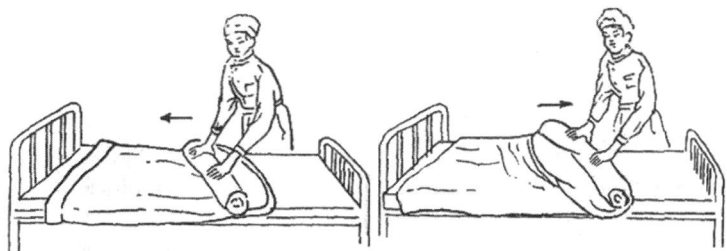

图3-2　卷筒式套被套法

（7）套枕套，于椅上套枕套，使四角充实，系带子，平放于床头，开口背门。

（8）移回桌椅，检查床单，保持整洁。

2.被单法

（1）移开床旁桌、椅，翻转床垫、铺大单，同被套法。

（2）将反折的大单（衬单）铺于床上，上端反折10 cm，与床头齐，床尾按铺大单法铺好床尾。

（3）棉胎或毛毯平铺于衬单上，上端距床头15 cm，将床头衬单反折于棉胎或毛毯上，床尾同大单铺法。

（4）铺罩单，正面向上对准床中线，上端与床头齐，床尾处则折成斜45°，沿床边垂下。转至对侧，先后将衬单、棉胎及罩单同上法铺好。

（5）余同被套法。

(四)注意事项

(1)铺床前先了解病室情况,若患者进餐或做无菌治疗时暂不铺床。

(2)铺床前要检查床各部分有无损坏,若有则修理后再用。

(3)操作中要使身体靠近床边,上身保持直立,两腿前后分开稍屈膝以扩大支持面增加身体稳定性,既省力又能适应不同方向操作。同时手和臂的动作要协调配合,尽量用连续动作,以节省体力消耗,并缩短铺床时间。

(4)铺床后应整理床单及周围环境,以保持病室整齐。

二、暂空床

(一)目的

铺暂空床供新入院的患者或暂离床活动的患者使用,保持病室整洁美观。

(二)用物准备

同备用床,必要时备橡胶中单、中单。

(三)操作方法

(1)将备用床的盖被四折叠于床尾。若被单式,在床头将罩单向下包过棉胎上端,再翻上衬单作25 cm的反折,包在棉胎及罩单外面。然后将罩单、棉胎、衬单一并四折,叠于床尾。

(2)根据病情需要铺橡胶中单、中单。中单上缘距床头 50 cm,中线与床中线对齐,床缘的下垂部分一并塞床垫下。至对侧同上法铺好。

三、麻醉床

(一)目的

(1)铺麻醉床便于接受和护理手术后患者。

(2)使患者安全、舒适和预防并发症。

(3)防止被褥被污染,并便于更换。

(二)用物准备

1.被服类

同备用床,另加橡胶中单、中单两条。弯盘、纱布数块、血压计、听诊器、护理记录单、笔。根据手术情况备麻醉护理盘或急救车上备麻醉护理用物。

2.麻醉护理盘用物

治疗巾内置张口器、压舌板、舌钳、牙垫、通气导管、治疗碗、镊子、输氧导管、吸痰导管、纱布数块。治疗巾外放电筒、胶布等。必要时备输液架,吸痰器、氧气筒、胃肠减压器等。天冷时无空调设备应备热水袋及布套各 2 只、毯子。

(三)操作方法

(1)拆去原有枕套、被套、大单等。

(2)按使用顺序备齐用物至床边,放于床尾。

(3)移开床旁桌椅等同备用床。

(4)同暂空床铺好一侧大单、中段橡胶中单、中单及上段橡胶中单、中单,上段中单与床头齐。转至对侧,按上法铺大单、橡胶中单、中单。

(5)铺盖被。①被套式:盖被头端两侧同备用床,尾端系带后向内或向上折叠与床尾齐,将向门口一侧的盖被三折叠于对侧床边。②被单式:头端铺法同暂空床,下端向上反折和床尾齐,两侧边缘向上反折同床沿齐,然后将盖被折叠于一侧床边。

(6)套枕套后将枕头横立于床头,以防患者躁动时头部碰撞床栏而受伤(图3-3)。

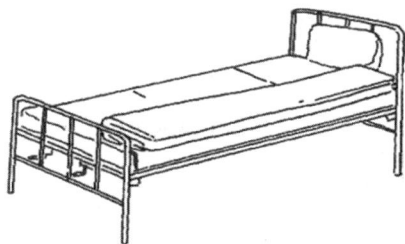

图3-3 麻醉床

(7)移回床旁桌,椅子放于接受患者对侧床尾。

(8)麻醉护理盘置于床旁桌上,其他用物放于妥善处。

(四)注意事项

(1)铺麻醉床时,必须更换各类清洁被服。

(2)床头一块橡胶中单、中单可根据病情和手术部位需要铺于床头或床尾。若下肢手术者将单铺于床尾,头胸部手术者铺于床头。全麻手术者为防止呕吐物污染床单则铺于床头。而一般手术者,可只铺床中部中单即可。

(3)患者的盖被根据医院条件增减。冬季必要时可置热水袋两只加布套,分别放于床中部及床尾的盖被内。

(4)输液架、胃肠减压器等物放于妥善处。

四、卧有患者床

(一)扫床法

1.目的

(1)使病床平整无皱褶,患者睡卧舒适,保持病室整洁美观。

(2)随扫床操作协助患者变换卧位,又可预防压疮及坠积性肺炎。

2.用物准备

护理车上置浸有消毒液的半湿扫床巾的盆,扫床巾每床一块。

3.操作方法

(1)备齐用物,推护理车至患者床旁,向患者解释,以取得合作。

(2)移开床旁桌椅,半卧位患者,若病情许可,暂将床头、床尾支架放平,以便操作。若床垫已下滑,须上移与床头齐。

(3)松开床尾盖被,助患者翻身侧卧背向护士,枕头随患者翻身移向对侧。松开近侧各层被单,取扫床巾分别扫净中单、橡胶中单后搭在患者身上。然后自床头至床尾扫净大单上碎屑,注意枕下及患者身下部分各层应彻底扫净,最后将各单逐层拉平铺好。

(4)助患者翻身侧卧于扫净一侧,枕头也随之移向近侧。转至对侧,以上法逐层扫净拉平铺好。

(5)助患者平卧,整理盖被,将棉胎与被套拉平,披成被筒,为患者盖好。

（6）取出枕头，揉松，放于患者头下，支起床上支架。

（7）移回床旁桌椅，整理床单位，保持病室整洁美观，向患者致谢意。

（8）清理用物，归回原处。

（二）更换床单法

1.目的

（1）使病床平整无皱褶，患者睡卧舒适，保持病室整洁美观。

（2）随扫床操作协助患者变换卧位，又可预防压疮及坠积性肺炎。

2.用物准备

清洁的大单、中单、被套、枕套，需要时备患者衣裤。护理车上置浸有消毒液的半湿扫床巾的盆，扫床巾每床一块。

3.操作方法

（1）适用于卧床不起、病情允许翻身者（图3-4）：①备齐用物推护理车至患者床旁，向患者解释，以取得合作。移开床旁桌椅，半卧位患者，若病情许可，暂将床头、床尾支架放平，以便操作。若床垫已下滑，须上移与床头齐。清洁的被服按更换顺序放于床尾椅上。②松开床尾盖被，助患者侧卧，背向护士，枕头随之移向对侧。③松开近侧各单，将中单卷入患者身下，用扫床巾扫净橡胶中单上的碎屑，搭在患者身上再将大单卷入患者身下，扫净床上碎屑。④取清洁大单，使中线与床中线对齐。将对侧半幅卷紧塞于患者身近侧，半幅自床头、床尾、中部先后展平拉紧铺好，放下橡胶中单，铺上中单（另一半卷紧塞于患者身下），两层一并塞入床垫下铺平。移枕头并助患者翻身面向护士。转至对侧，松开各单，将中单卷至床尾大单上，扫净橡胶中单上的碎屑后搭于患者身上，然后将污大单从床头卷至床尾与污中单一并丢入护理车污衣袋或护理车下层。⑤扫净床上碎屑，依次将清洁大单、橡胶中单、中单逐层拉平，同上法铺好。助患者平卧。⑥解开污被套尾端带子，取出棉胎盖在污被套上，并展平。将清洁被套铺于棉胎上（反面在外），两手伸入清洁被套内，抓住棉胎上端两角，翻转清洁被套，整理床头棉被，一手抓棉被下端，一手将清洁被套往下拉平，同时顺手将污棉套撤出放入护理车污衣袋或护理车下层。棉被上端可压在枕下或请患者抓住，然后至床尾逐层拉平后系好带子，掀成被筒为患者盖好。⑦一手托起头颈部，一手迅速取出枕头，更换枕套，助患者枕好枕头。⑧清理用物，归回原处。

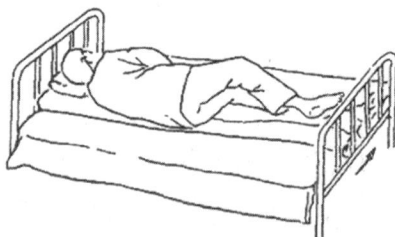

图3-4 卧有允许翻身患者床换单法

（2）适用于病情不允许翻身的侧卧患者（图3-5）：①备齐用物推护理车至患者床旁，向患者解释，以取得合作。移开床旁桌椅，半卧位患者，若病情许可，暂将床头、床尾支架放平，以便操作。若床垫已下滑，需上移与床头齐。清洁的被服按更换顺序放于床尾椅上。②双人操作。一人一手托起患者头颈部，另一人一手迅速取出枕头，放于床尾椅上。松开床尾盖被，大单、中单及橡胶中单。从床头将大单横卷成筒式至肩部。③将清洁大单横卷成筒式铺于床头，大单中线与床中线对齐,铺好床头大单。一人抬起患者上半身(骨科患者可利用牵引架上拉手,自己抬起身躯),将污大单、橡胶中单、中单一起从床头卷至患者臀下,同时另一人将清洁大单也随着污单拉至臀部。④放下上半身,一人托起臀部,一人迅速撤出污单,同时将清洁大单拉至床尾,橡胶中单放在床尾椅背上,污单丢入护理车污衣袋或护理车下层,展平大单铺好。⑤一人套枕套为患者枕好。一人备橡胶中单、中单,并先铺好一侧,余半幅塞患者身下至对侧,另一人展平铺好。⑥更换被套、枕套同方法一,两人合作更换。

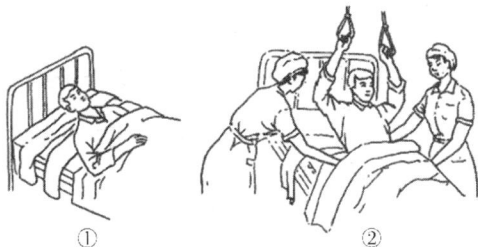

图 3-5　卧有不允许翻身患者床换单法

(3)盖被为被单式更换衬单和罩单的方法:①将床头污衬单反折部分翻至被下,取下污罩单丢入污衣袋或护理车下层。②铺大单(衬单)于棉胎上,反面向上,上端反折 10 cm,与床头齐。③将棉胎在衬单下由床尾退出,铺于衬单上,上端距床头 15 cm。④铺罩单,正面向上,对准中线,上端和床头齐。⑤在床头将罩单向下包过棉胎上端,再翻上衬单作 25 cm 的反折,包在棉胎和罩单的外面。⑥盖被上缘压于枕下或请患者抓住,在床尾撤出衬单,并逐层拉平铺好床尾,注意松紧,以防压迫足趾。

4.注意事项

(1)更换床单或扫床前,应先评估患者及病室环境是否适宜操作。需要时应关闭门窗。

(2)更换床单时注意保暖,动作敏捷,勿过多翻动和暴露患者,以免患者过劳和受凉。

(3)操作时要随时注意观察病情。

(4)患者若有输液管或引流管,更换床单时可从无管一侧开始,操作较为方便。

(5)撤下的污单切勿丢在地上或他人床上。

(张菁华)

第四章

心血管介入护理

第一节 介入护理学概述

一、介入护理学的概念

(一)介入护理学的概念

介入护理学是伴随介入医学的发展而发展起来的。由于介入放射学具有微创、简便、安全、有效的特点,并对一些传统疗法难以治疗或疗效不佳的疾病,如心血管和神经系统及肿瘤性疾病等提供了一种新的治疗途径,具有良好的临床效果。因此,在近 20 年里获得了蓬勃发展。20 世纪 80 年代后,随着介入设备和医用介入材料的不断发展,介入医学的诊治范围更加广泛,介入技术得到了进一步提高,使介入医学有了突飞猛进的发展。

随着国内外介入医学领域的扩大和发展,介入护理学也逐渐成为一门独立的与内、外科护理学并驾齐驱的学科。目前,国内护理学者对介入护理学研究甚少。介入放射学是一门融影像学和临床治疗学于一体的学科,应用范围广,涉及人体多系统、多器官疾病的诊断与治疗。那么介入护理学就是应用多学科的护理手段,从生物、心理、人文社会三个层面,研究接受介入治疗患者全身心的整体护理,帮助患者恢复健康,对各种利用影像介入手段诊治疾病的患者进行全身心的整体护理,并研究和帮助健康人群如何预防疾病,提高生活质量的一门学科。介入护理学是介入医学治疗的一个重要组成部分,是护理学的一门分支学科,是建立在一般护理学基础上一门独立的专科护理学。

(二)介入护理学的目标

护理是帮助人类维护健康,预防疾病,以恢复功能为根本目标。介入护理学更加强调患者术前心理及生理的准备、术中与医师的配合及术后恢复期的护理配合,从而达到治疗疾病、恢复健康的目的。

二、介入护理学的任务和范畴

(一)介入护理学的任务

(1)研究和培养介入性治疗护理人员应具备的职业素质、良好的职业道德和心理素质。

（2）研究和探索介入科病房的人员配备、制度、科学管理方法。

（3）研究和实施对介入治疗患者全身心的护理方法,进行护理评估,找出护理问题,实施护理措施。

（4）研究和实施导管室的护理管理和各种介入诊疗术的术中配合。

（5）帮助实施介入治疗术的患者恢复健康,提高生活质量。

（6）面向患者、家属、社会进行健康教育,广泛宣传介入治疗的方法,让介入放射治疗学和介入护理学逐渐被人们所熟悉和认知。以促进健康,预防疾病,恢复功能。

（7）介入护理学是一门新兴的学科,许多问题还在研究和探索,对介入护理知识的探索、总结、研究还要不断加强和提高,不断完善,服务于临床。

（二）介入护理学的范畴

随着介入放射学应用范畴的不断扩大,介入护理学的范畴也越来越广,按其不同的介入放射学分类方法,其护理范畴分类如下。

（1）按照穿刺入路途径不同,可分为血管性介入护理学和非血管性介入护理学。

（2）按照操作方法不同,可分为介入成形术护理、介入栓塞术护理、介入动脉内药物灌注术护理、经皮穿刺引流术护理、经皮穿刺活检术护理、肿瘤消融术护理、血管和非血管支架置入术护理等。

（3）按照治疗的领域不同,可分为神经介入护理学、心脏介入护理学和肿瘤介入护理学。

（4）按照护理程序,可分为术前护理、术中护理、术后护理和健康教育。

（三）介入性治疗护士应具备的职业素质

1.具有高度的责任心

护理人员的职责是治病救人,维护生命,促进健康。如果护士在工作中疏忽大意,掉以轻心,就会增加患者的痛苦,甚至丧失抢救患者的时机。

因此,每个护士都应认识到护理工作的重要性,树立崇高的敬业精神,具有高度的工作责任心,全心全意为患者服务。

2.具备扎实全面的业务素质

由于介入放射学不仅涉及全身各系统、器官,还涉及影像、内、外、妇、儿多个专业。因此,要求护理人员必须具备扎实全面的基础医学知识和多学科的专业知识;要有严格的无菌观念和机智、敏捷的应变能力;较高的外语水平和勤学苦干的工作作风,才会适应飞速发展的介入放射学的护理工作。

3.具备良好的身体素质

介入科急诊患者多、节奏快、高效率,成为介入科护理工作的特点之一,具备良好的身体素质和耐受X射线的照射,具有奉献精神,才适合介入手术室的护理工作。因此,健康的身体、开朗的性格、饱满的精神状态和雷厉风行的工作作风是合格的介入科护士的标准。

三、介入护理学的现状与发展

（一）介入护理学的现状

1.国外介入护理学的发展现状

20世纪70年代末、80年代初,随着介入放射学的蓬勃发展,一些介入放射学家就开始意识到护理对于介入放射学的重要性。在其后尤其是最近的10年间,随着介入医学治疗范围的不断拓展和深入,护理学对于介入医学的重要的辅助作用也越来越明显。由于目前介入医学既涉及众多的医学学科,又涉及材料、计算机等相关学科,这就对从业人员提出了更高的要求,从而使护理学在自身的不断发展中又与介入医学密切结合,形成了自己的特色。

最近的研究发现,患者进行介入治疗时住院率可达到 65%,同时一项对欧洲 977 个介入放射学家的调查发现,51% 的介入放射学家拥有观察床位,30% 拥有住院床位。

由此可见,介入治疗学的发展需要与之相适应的介入护理学。另外,研究发现近年来介入医学疗效的改善与护理人员的参与密切相关。

在过去 10 年里介入护理学已经发生了根本性的变化,其中许多变化的发生是源于护理理论知识和实践技能的革命性变化。

研究认为介入护理学的作用是便于随访,改善治疗的基础条件,改善患者与医务人员之间的关系,并缩短治疗时间及减少并发症的发生,有利于患者的治疗和康复。目前介入护理学关注的重点是患者症状和功能的观察,减少并发症,对患者及其家庭成员的健康教育,对患者住院过程中治疗反应和心理及日常活动的护理等。

具体表现:①促进本学科的发展。由于介入医学主要是利用微创的导管技术对心血管、神经、肿瘤、消化、呼吸及肌肉骨骼等疾病进行治疗,同时还有许多新技术的应用,使护理学面临新的挑战,如对于肿瘤介入治疗后疼痛的处理,护理人员应该了解肿瘤的解剖生理功能、介入治疗的知识、药物的毒性反应等,还应注意治疗过程中患者的症状及其生理和心理变化等。另外,由于涉及麻醉等问题,介入护理学还应注意与镇静和麻醉等有关的问题。②提高介入治疗效果。介入护理可以减少穿刺点的出血,除了参与介入治疗的护理管理,护理人员还可以帮助介入医师进行手术操作和诊断,如有经验的护理人员可以辅助介入医师做导管插管进行化疗栓塞等。另外,护理人员在介入治疗复杂疼痛中的支持作用越来越大,护理学通过观察监控和教育患者使操作的成功率明显增加。③提高护理质量。介入放射护理学专家对患者及其家属进行的宣教,可以增加他们对病情的了解和提高满意率。对于恶性肿瘤介入术导致的疼痛,护理宣教和交流能够使疼痛明显减轻,同时护理人员对于介入技术的充分了解,对整个治疗期间患者的护理、术前准备和术后的管理等都非常重要。护理人员了解血管穿刺技术并发症的原因并进行评估和处理,对治疗起着重要的作用。④护理人员的培训。1999 年德国的一项调查发现,介入辅助人员的培训仍然明显低于介入医师,在所有的辅助人员中 73.1% 没有经过任何培训,而在辅助人员中59.1% 是护理人员。增加护理培训可节约费用,提高疗效和提高患者的满意率。例如,球囊血管成形术促进了心脏介入学的发展,护理人员了解这方面的知识可以对患者进行有效的管理和教育。

2.国内介入护理学现状

国内护理学起步较晚,但发展很快。20 世纪 70 年代开始起步,护士开始与医师配合参与疾病的介入诊治;80 年代部分医院成立导管室,由护士专门负责导管室的管理和术中配合,但需住院介入治疗的患者分散在各临床科室,护理工作由各科护士承担,应用介入技术治疗的患者,专业整体护理未得到实现,在医疗工作中护理质量差。1990 年 4 月卫生部医政司发出"关于将具备一定条件的放射科改为临床科室的通知"以来,一部分有条件的医院相继成立了介入放射科病房,真正地成为临床科室,拥有自己单独的护理单元,使介入治疗的护理工作逐渐走向专业化、程序化、规范化,介入科护士逐渐向专业化发展。2004 年 7 月中华护理学会介入放射护理分会在上海全国第六届介入放射学年会上成立,这是介入护理走向成熟的标志。

(二)介入护理学的发展与未来

介入护理学随着介入放射学的发展而发展,随着介入放射学应用范畴的不断扩大和介入技术的不断提高,介入放射学以其简便、安全、有效、微创的优点越来越被广大患者所接受,并为失去手术机会的晚期恶性肿瘤患者开辟了一条新的治疗途径,已成为继外科、内科之后的第三大临床学科,是最具有潜力和发展前景的专业之一,所以介入护理的前景是光明的。我国的介入护理正处于年轻时期,在实践中不断摸索和总结经验,还需广大介入护理同仁加强交流,互相切磋介入护理工作中的经验,以促进介入护理学的发展和成熟。

（孙爱英）

第二节　介入术中的监护与急救

一、术中配合与护理

术中护理人员的正确配合是保证手术顺利进行的重要环节,以及时准确的物品传递可缩短介入治疗术的时间;认真细致的病情观察和正确地实施监护手段,可及时发现患者的病情变化,以便做出预见性处理,减少各种不良反应及并发症的发生,提高介入治疗术的成功率。因此,导管护士在术中应配合医师做好以下工作。

(一)患者的体位

协助患者平卧于介入手术台上,双手自然放置于床边,用支架承托患者输液侧手臂,告知患者术中制动的重要性,避免导管脱出和影响荧光屏图像监视而影响手术的进行。对术中躁动不能配合者给予约束或全麻。术中还应根据介入术的要求指导患者更换体位或姿势,不论哪种姿势都应注意保持呼吸道通畅。

(二)准确传递术中所需物品和药物

使用前再次检查物品材料的名称、型号、性能和有效期,确保完好无损。术中所用药物护士必须再复述一遍药名、剂量、用法,正确无误后方可应用,并将安瓿保留再次核对。

(三)密切观察病情变化,以及时预防和处理并发症

1.监测患者生命体征、尿量、神志的变化

最好使用心电监护,注意心率、心律、血压的变化,观察患者有无胸闷、憋气、呼吸困难,警惕心血管并发症的发生。由于导管和高压注射对比剂对心脏的机械刺激,易发生一过性心律失常、严重的心律失常及对比剂渗透性利尿而致低血压。因此,应加强监护,一旦发生应对症处理,解除机械性刺激后心律失常仍未恢复正常者,应及时应用抗心律失常药物和开放静脉通道输液、输血及应用升压药。

2.低氧血症的观察与护理

对全麻、小儿、肺部疾病患者,术中应注意保持呼吸道通畅,预防舌后坠及分泌物、呕吐物堵塞呼吸道而影响肺通气量。给予面罩吸氧,加强血氧饱和度的监测,预防低氧血症的发生。

3.下肢血液循环的观察与护理

术中由于导管、导丝的刺激及患者精神紧张等,易发生血管痉挛,处于高凝状态及未达到肝

素化的患者易发生血栓形成或栓子脱落。因此,术中护士应定时触摸患者的足背动脉搏动是否良好,观察穿刺侧肢体的皮肤颜色、温度、感觉、运动等,发现异常及时报告医师进行处理。

4.对比剂变应反应的观察与护理

尽管目前非离子型对比剂的应用较广泛,但在血管内介入治疗中,造影药物仍是变应反应最常见的原因,尤其是在注入对比剂后及患者本身存在过敏的高危因素时易发生。如出现面色潮红、恶心、呕吐、头痛、血压下降、呼吸困难、惊厥、休克和昏迷时,应考虑变应反应。重度变应反应可危及患者的生命,故应引起护士的高度重视。

5.呕吐的观察及护理

肿瘤患者行动脉栓塞化疗术时,由于短时间内注入大剂量的化疗药可致恶心、呕吐。护士应及时清除呕吐物,保持口腔清洁,尤其是老年、体弱、全麻、小儿等患者,咳嗽反射差,一旦发生呕吐应将患者的头偏向一侧,防止呕吐物误吸,必要时使用吸痰器帮助吸出口腔呕吐物,预防窒息的发生。护士应站在患者身旁,给患者以支持和安慰。术前30分钟使用止吐药可预防。

6.疼痛的观察和护理

术中当栓塞剂和/或化疗药到达靶血管时,刺激血管内膜,引起血管强烈收缩,随着靶血管逐渐被栓塞,引起血管供应区缺血,出现组织缺血性疼痛。对轻微疼痛者护士可给予安慰、鼓励,对估计可能疼痛程度较重的患者,可在术前或术中按医嘱注射哌替啶等药物,以减轻患者的痛苦。

二、监护与急救

(一)心率和心律的监测

在各种介入检查治疗过程中,由于导管对心肌和冠状动脉的刺激、对比剂注射过多或使用离子型对比剂、导管嵌顿在冠状动脉内等因素,均可导致心律失常,因此应加强心率、心律的监测。常用多导生理仪进行监测,将电极安放在肢体及胸前相应的部位上,可观察各种心律失常,如窦性心律不齐、窦性心动过速、窦性心动过缓、房性期前收缩、心房颤动、心房扑动、室上性心动过速、室性期前收缩、短阵室速、心室颤动、房室传导阻滞等。对患者出现的各种心律失常应及时报告医师,根据具体情况作相应的处理。如窦性心动过缓和房室传导阻滞可用阿托品静脉注射,若仍不恢复可埋置心脏临时起搏器,必要时埋置永久性心脏起搏器。心房扑动、心房颤动应给予毛花苷C、普罗帕酮、胺碘酮等药物静脉注射。室上性心动过速可静脉注射维拉帕米、普罗帕酮、胺碘酮等药物。室性期前收缩、短阵室速可用利多卡因静脉注射。心室颤动是最严重的心律失常,应立即给予电除颤并准备好抢救药品和器械。

(二)动脉压力监测

在心脏疾病介入术中常用,通过股动脉、股静脉、桡动脉直接穿刺,连接压力换能器,然后与监护仪压力传感器相连,显示收缩压、舒张压、平均压、动脉压的波形。动脉压力监测在冠脉疾病介入术中多指冠脉压力口的监测。术中压力突然升高而压力波形示动脉压波形时,应给予患者舌下含化降压药,待压力恢复正常后再进行操作;若压力突然降低,可能与导管插入过深、冠状动脉开口或起始部病变造成的导管嵌顿有关,回撤导管后压力仍不恢复,应及时给予升压药如多巴胺、间羟胺并做好抢救准备。

(三)血氧饱和度监测

血氧饱和度是指氧和血红蛋白的结合程度,即血红蛋白含氧的百分数。正常范围为96%～97%,反映机体的呼吸功能状态及缺氧程度。在介入术中,全麻患者或发生休克、严重心律失常等患者易发生低氧血症,故护理中应加强血氧饱和度监测,有利于指导给氧治疗。同时注意患者的皮肤温度、指甲颜色、指套松紧等变化。

(四)介入治疗中急救

由于疾病本身引起的脏器功能损害、操作技术引起的不良反应、疼痛、药物变应反应等因素,均可引起患者的呼吸、循环及中枢神经系统意外,甚至心跳呼吸骤停。因此应密切注意患者心电监护及生命体征的监测,发现异常及时向医师反映,一经确定心搏和/或呼吸停止,应迅速进行以下有效抢救措施挽救患者的生命。

1.保持呼吸道通畅

清除口腔内异物,如义齿、呕吐物,托起下颌。

2.人工呼吸

人工呼吸多采用口对口(鼻)人工呼吸法,有条件时应立即改行气管插管,采用呼吸器或呼吸机辅助呼吸。

3.人工循环

在心搏骤停1分钟内,心前区叩击可能触发心脏电兴奋而引起心肌收缩,使循环恢复,出现窦性心律。叩击后心跳仍未恢复者可行胸外心脏按压。

4.电除颤

后期复苏时,室颤应以效果肯定的电除颤(非同步)治疗为主。电除颤的指征为心肌氧合良好,无严重酸中毒,心电图显示为粗颤。成人胸外除颤电能为200 J,小儿为2 J/kg。首次除颤未恢复节律心跳者,应继续施行心脏按压和人工呼吸,准备再次除颤,电量可适量加至300~400 J。

5.起搏

对严重心动过缓、房室传导阻滞的患者突发心跳停止,经复苏心跳恢复但难以维持者,可考虑放置起搏器。

6.复苏药物

用药途径以静脉为主,也可术者台上动脉导管给药。肾上腺素是首选的常用药,为心脏正性肌力药物,可使室颤由细颤变为粗颤,易于电除颤成功,每次0.5~1 mg。利多卡因可治疗室性心律失常,剂量1 mg/kg静脉注射。阿托品可降低迷走神经张力,每次1 mg。呼吸兴奋剂如尼可刹米、洛贝林、二甲弗林。升压药如多巴胺、间羟胺。纠正酸中毒的药物如碳酸氢钠等。

7.护理

在抢救患者的过程中,护士应密切观察患者生命体征、意识、瞳孔、尿量的变化,并认真记录。维持静脉通路,保持有效循环血容量。严格按医嘱给药,用药剂量、途径、时间要准确。在抢救患者的同时遵医嘱进行血气分析、电解质监测,以指导用药。做好患者家属的安慰、解释工作,以及时向患者家属通报患者的病情及抢救经过,以取得家属的配合,提高抢救成功率。

(孙爱英)

第三节　X线损伤的防护

一、X线对人体的危害

放射病是主要危害之一,从事介入放射工作的人员,机体在较长时间内连续或间断地受到超剂量电离辐射,可产生各种有害效应,称为辐射生物效应,而不同程度的损伤称为辐射损伤,国际放射委员会(ICRP)1990年在第60号出版物中,将电离辐射生物效应分为确定性效应、随机性效应、胚胎和胎儿效应。

(一)确定性效应及阈剂量

组织细胞被电离辐射灭活,在组织或器官中产生严重的功能性损伤,其发生率和严重程度都随剂量变化而变化。辐射所致的DNA损伤可导致细胞死亡,若受照剂量不大,细胞死亡数量较少,机体能够再生和代偿,则不会出现临床上可见的损害;当受照剂量达到足以使细胞的死亡数目超过机体的再生和代偿能力,导致组织器官的结构改变和功能障碍时,可产生临床上的损害,即出现确定性效应。这种效应是由大剂量照射引起的,存在剂量阈值,即受照剂量低于该值时,此效应表现不出来。不同组织和器官的辐射敏感性不同,阈值剂量不同。人体的性腺、眼晶状体和骨髓是敏感的组织器官。如果放射工作人员受到超职业剂量限值和患者受到超剂量指导水平的照射,就有可能出现某些确定性效应,特别是在那些受照剂量较大的部位和那些对辐射较敏感的组织和器官,如皮肤、眼晶状体、性腺和骨髓组织。

1.皮肤的损伤

皮肤是射线首先作用的部位,其损伤最易发现。皮肤及其附属器对射线的敏感顺序为皮脂腺＞毛囊＞表皮＞汗腺。可分为急性和慢性损伤。局部皮肤长期受到超剂量当量限制的照射,可出现慢性皮肤损伤,表现为皮肤干燥、少汗脱屑、感觉过敏及出现肥厚斑,手指掌面指纹破坏或消失,重者可造成皮肤溃疡,经久不愈,并可转为皮肤癌。

2.晶状体的损伤

眼晶状体对射线较为敏感,一定剂量的照射可诱发晶状体浑浊,重者影响视力而造成放射性白内障。

3.生殖系统的损伤

性腺是人体对射线高度敏感的器官,男性全身或局部受到一定剂量的照射后,可出现精子数量减少、活动度降低及畸形精子数增加,从而影响生育能力。辐射也可造成女性生殖系统的损伤,引起闭经或绝经。

4.造血系统的损害

造血系统是对射线最敏感的组织,大剂量X射线作用于人体,造血器官很快出现一系列形态、功能和代谢变化。受到长期小剂量射线照射时,机体外周血可出现变化,其主要变化是血白细胞总数和淋巴细胞绝对数减少。

5.慢性放射病

放射工作人员在较长时间内连续或间断受到超剂量当量限制的外照射,达到一定累计剂量,引起以造血组织为主并伴有其他系统改变的全身性疾病,称为慢性放射病。其主要症状以疲乏无力、头痛头晕、睡眠障碍为主,进而发展为神经衰弱综合征,伴有消化功能低下、出血倾向、性功能减退、脱发等,脱离放射工作后可缓解。

(二)随机性效应

随机性效应是指细胞变异造成的效应,包括辐射致癌和遗传效应。细胞变异是指受照射的细胞没有被杀死,还保持增殖能力,这种细胞把错误的信息传递给后代,演变成具有特定DNA变化的异常细胞克隆。若变异的细胞是体细胞,其在体内外因素作用下进一步积累突变而导致恶性变化,最终发展成癌症;若变异的细胞是性细胞,则错误信息将向后代传递,结果引起后代的遗传性疾病。

(三)胚胎和胎儿效应

胚胎和胎儿受照的主要效应包括胚胎死亡、智力障碍、出生后生长发育障碍及白血病等,胚胎和胎儿效应除取决于射线照射的剂量、照射方式和射线的性质外,主要取决于胚胎发育阶段。妊娠6周前受照,主要效应是胚胎死亡;妊娠6～13周受照,主要效应是畸形;妊娠8～15周受照,主要效应是智商降低和严重智力障碍;胎儿期受照产生的效应是出生后生长发育障碍和儿童期癌症危险性高,特别是白血病。

二、防护措施

(一)X线辐射防护的基本要求

介入放射治疗是在X线引导下进行的操作,X线属于可控制的外照射源,可从时间、距离和屏蔽三方面进行防护。

1.时间防护

时间防护是指缩短受照时间,人体受到的累计剂量随时间延长而增加,介入治疗操作者和患者的受照剂量与曝光时间成正比,时间防护就是要求介入操作者准备充分、技术熟练、操作准确,尽量缩短介入手术时的曝光时间,以减少工作人员和患者的受照剂量。

2.距离防护

距离防护是指增大与辐射源的距离,人体受到照射的剂量率随离开源的距离增大而减少。在进行介入性治疗时,X线机的焦皮距离不能小于35 cm,以减少患者受照部位的皮肤剂量,而介入放射医师的操作位置要尽量远离患者照射区,以减少散射线剂量。

3.屏蔽防护

屏蔽防护是在X线球管和人员之间放置一种能有效吸收射线的屏蔽材料,从而减弱甚至消除射线对人体的危害。介入放射工作属于近台操作,即介入治疗者在X射线的辐射场内进行操作,因此,单靠缩短时间和增大距离防护是有限度的,而屏蔽防护是介入放射治疗过程中的主要措施。常用的防护材料有铅玻璃、铅板、防护帽、颈套、眼镜、面罩、手套等。

(二)介入放射设备的要求

X线机处于工作状态时,在X射线辐射场中有三种射线:有用射线、漏射线、散射线。X线机本身的防护性能主要体现在辐射场内漏射线量、散射线量,以及用于诊断的有用射线束能量、面积、发射时间有效控制方面,同时与影像记录系统的灵敏度有关。开展介入放射诊断工作对X射线设备的防护性能要求较高,所以,已经或准备开展介入放射工作的单位要配备先进的多功能血管造影机。

(三)介入用 X 线机房的要求

(1)适宜的机房面积:介入导管室需要的设备、物品较多,所占空间较大,为了操作方便并减少反向散射线对人体的影响,室内空间、面积应足够大,以大于 40 m² 为宜。

(2)房间布置合理:介入放射诊疗操作室的房间既不同于外科手术室,也有别于一般放射科工作间,开展介入诊疗的导管造影床、电视监视器及高压注射器、手术器械台、无菌物品橱、心电监护设备等应安放合理,并留有 3~5 名操作者的活动空间,还应有与暗室、敷料器械准备室、观察室相通的通道。这样既安全,又有利于开展较为复杂的介入放射技术项目。

(3)良好的通风设施:X 线机开机时机房内有多种有害因素,对人体产生不良影响。由于介入手术操作的曝光时间长,射线引起室内空气电离,产生多种产物,如氮氧化物、臭氧、自由基等,并致正、负离子平衡失调;机房内含铅物质较多,特别是用铅板装修墙壁和顶棚,使机房内变成了一个铅房,室内空气铅含量增高;射线对人体进行照射,机房内有多种不利人体健康的因素。因此,机房内应有良好的通风设施,以便及时排出空气中的有害物质。

(4)机房的墙壁、门、窗和观察窗应有足够的防护厚度,阻挡 X 线的辐射。

(5)为防止静电,机房内最好采用水磨石地面,若用绝缘木地板或采用聚乙烯材料装饰地面,容易产生静电,对人体及数字减影设备造成不良影响。遇有上述情况,可采用接地线的方法消除静电。

(四)介入诊疗中受检者的防护

介入放射技术在临床医学中的应用给患者带来了很大的好处,同时也对患者的皮肤等正常器官和组织造成了一定危害。尽管介入诊疗技术的辐射危险与患者从介入诊疗中所获得的医疗利益相比微不足道,但是由于在介入技术操作中患者的受照剂量比普通 X 线诊断中患者的受照剂量大得多,且随着接受介入治疗次数的增加,辐射引起的损伤逐渐增加。如果重视患者的防护,减少一切不必要的照射,就会预防或减少由介入治疗给患者及其后代造成的潜在性危害。

(孙爱英)

第四节　心脏瓣膜病的介入护理

一、二尖瓣狭窄的介入治疗

(一)病因

绝大多数二尖瓣狭窄是风湿热的后遗症。极少数为先天性狭窄或老年性二尖瓣环或环下钙化。好发于 20~40 岁的青壮年,其中 2/3 为女性,约 40% 的风湿性心脏病患者为单纯性二尖瓣狭窄。

(二)病理

由于瓣膜交界处和基底部炎症水肿和赘生物形成,纤维化和/或钙质沉着,瓣叶广泛粘连,腱索融合缩短,瓣叶僵硬,导致瓣口变形和狭窄,狭窄显著时成为一个裂隙样的孔。按病变进程分为隔膜型和漏斗型。隔膜型主瓣体无病变或病变较轻,活动尚可;漏斗型瓣叶明显增厚和纤维化,腱索和乳头肌粘连和缩短,整个瓣膜变硬呈漏斗状,活动明显受限,常伴有不同程度的关闭不全。瓣叶钙化进一步加重狭窄,并可引起血栓形成和栓塞。

(三)临床症状与体征

1.症状

通常情况下,从初次风湿性心肌炎到出现明显二尖瓣狭窄的症状可长达10年,此后10~20年逐渐丧失活动能力。常见的症状有呼吸困难、咳嗽、咯血、疲乏无力等。左心房扩大和左肺动脉扩张压迫喉返神经可引起声音嘶哑,左心房明显扩大可压迫食管引起吞咽困难,右心衰竭时可出现食欲减退、腹胀、恶心等症状。

2.体征

(1)心尖区舒张中晚期低调的隆隆样杂音是其最重要的体征。

(2)心尖区第1心音亢进及开瓣音常见于隔膜型,高度提示狭窄的瓣膜仍有一定的柔顺性和活动力,有助于隔膜型二尖瓣狭窄的诊断,对决定手术治疗的方法有一定意义。

(3)肺动脉瓣区第2心音亢进、分裂,是肺动脉高压的表现。

(4)二尖瓣面容,表现为面颊、口唇及耳垂发绀,这是心排血量降低、末梢血氧饱和度降低的结果,是中重度的表现。右心室扩大时可产生三尖瓣相对关闭不全的体征,右心功能不全时可出现体循环淤血的体征。

(四)影像学检查

1.心电图

左心房显著扩大时,可出现二尖瓣型P波。当合并肺动脉高压时,则显示右心室增大,电轴亦可右偏。

2.X线

X线所见与二尖瓣狭窄的程度和疾病的发展阶段有关。仅中度以上狭窄病例在检查时方可发现左心房增大,肺动脉段突出,左支气管抬高,并可有右心室增大等。后前位心影呈梨状,右前斜位显示左心房向后增大,充钡的食管向后移位。其他尚有肺淤血、间质性肺水肿等征象。

3.超声心动图

超声心动图为定性和定量诊断二尖瓣狭窄的可靠方法。二维超声心动图可显示狭窄瓣膜的形态和活动度,测绘二尖瓣口面积。用连续和脉冲多普勒可测定二尖瓣口血流速度,计算跨瓣压差和二尖瓣口面积,还可提供房室大小、室壁厚度和运动、心功能、肺动脉压等信息。

(五)诊断与鉴别诊断

1.诊断

中青年患者有风湿热史,心尖区舒张期隆隆样杂音伴X线、心电图及食管钡餐检查显示左心房扩大,一般可做出诊断,确诊有赖于超声心动图。

2.鉴别诊断

(1)可引起心尖区舒张期杂音的疾病:如重度主动脉瓣关闭不全产生的奥-弗氏杂音、风湿性心瓣膜炎产生的凯-库氏杂音等,应结合各特点加以鉴别。

(2)左心房黏液瘤,可产生类似二尖瓣狭窄的症状和体征,但其杂音往往间歇出现,随体位而改变。超声心动图可见二尖瓣前叶后方的云团状肿瘤反射回声,在收缩期退入左心房。

(六)经皮穿刺球囊二尖瓣成形术(PBMV)

PBMV是一种非外科手术治疗二尖瓣狭窄的新技术,于1982年由Inoue等首先报道,方法为经静脉穿刺房间隔后进行二尖瓣球囊扩张术。迄今,PBMV已积累了不少临床经验,取得了较满意的近期临床疗效。我国自1985年开展这一工作以来,取得了良好的效果。

1.适应证

有症状的二尖瓣狭窄患者,心功能在Ⅱ～Ⅲ级,二尖瓣口面积 $0.5～1.5\ cm^2$,瓣叶较柔软、有弹性、无明显增厚及钙化,左心房内无血栓是理想的病例。

2.禁忌证

(1)合并中度或中度以上二尖瓣关闭不全者。

(2)二尖瓣有显著的钙化或硬化者。

(3)右心房巨大者。

(4)心房内有血栓形成或最近 6 个月内有体循环栓塞者。

(5)有严重心脏或大血管转位者。

(6)升主动脉明显扩张者。

(7)脊柱畸形者。

(8)进行抗凝治疗的患者。

(9)有风湿活动者。

(10)全身情况差、不能耐受心导管手术者。

3.操作要点

患者仰卧位,右股静脉穿刺,将直径为 0.81 mm 的导丝送至上腔静脉,沿导丝将心房间隔穿刺导管送至上腔静脉,退出指引导丝,在透视下房间隔穿刺。房间隔穿刺成功的标志:穿刺针的压力监测显示心房压力增高,波形变为左心房压力波形曲线;从穿刺针腔抽出的血流为动脉血,颜色鲜红;从穿刺针注射对比剂时在左心房中弥散。退出穿刺针,注射肝素抗凝,插入专用导丝,扩张股静脉及房间隔穿刺孔,选择Inoue球囊导管,一般选 26～29 mm 直径的球囊,送球囊进入左心房,再进入左心室,向球囊注入稀释的对比剂充盈球囊前半部,并在心室内来回移动 2～3 次以防球囊卡在腱索间。然后将球囊导管回拉致使球囊中央正好嵌在二尖瓣口,助手迅速将事先准备好的稀释对比剂推进球囊,使之完全充盈,充盈后立即回抽排空球囊,一次扩张即告完成。球囊在充盈初期因受狭窄的二尖瓣口挤压而呈"腰状征",在扩张后期随球囊膨胀力的增加,使二尖瓣口扩大而显示"腰状征"消失。如一次扩张不满意,可如上反复扩张4～8 次。在整个操作过程中需持续监测血压和心电,同时应有心外科医师做好紧急开胸的手术准备,以协助处理可能发生的严重并发症。

4.并发症

(1)心脏压塞:多由于房间隔穿刺所引起。

(2)二尖瓣反流:多因球囊过大、钙化的联合部扩张后不能对合所引起。如有严重二尖瓣反流者,应及时进行二尖瓣置换术。

(3)栓塞:术前通过食管超声心动图检查观察心房内有无血栓,有助于减少本症。

(4)心律失常:可能发生多种心律失常,一般不需特殊处理。

(5)其他:短暂低血压、胸痛、短暂意识障碍、血肿和感染等。

二、主动脉瓣狭窄的介入治疗

(一)病因和病理

1.风心病

风湿性炎症导致瓣膜交界处粘连融合,瓣叶纤维化、僵硬、钙化和挛缩畸形,因而瓣口狭窄。

几乎无单纯的风湿性主动脉瓣狭窄,大多伴有关闭不全和二尖瓣损害。

2.先天性畸形

先天性二叶瓣畸形为最常见的先天性主动脉瓣狭窄的病因。单叶、四叶主动脉瓣畸形偶有发生。

3.退行性老年性主动脉瓣狭窄

退行性老年性主动脉瓣狭窄为 65 岁以上老年人单纯性主动脉瓣狭窄的常见原因。无交界处融合,瓣叶主动脉面有钙化结节限制瓣叶活动,常伴有二尖瓣环钙化。

(二)临床症状与体征

1.症状

大多数狭窄较轻的病例无症状。但如瓣膜口有足够的狭窄,则可发生心绞痛、眩晕、昏厥,并可引起心力衰竭。左心衰竭表现为活动后气促、阵发性呼吸困难、端坐呼吸及肺水肿,随后出现右心衰竭的症状。

2.体征

最主要的体征是主动脉瓣区粗糙的喷射性Ⅲ级以上收缩期杂音,常伴有收缩期震颤;杂音沿动脉传导,甚至达肱动脉;一般杂音越长、越响,收缩高峰出现越迟,狭窄越严重。动脉血压差缩小。

(三)影像学与实验检查

1.心电图

可有左心室肥厚、劳损。

2.X 线检查

显示不同程度的左心室增大,在侧位透视下可见主动脉瓣钙化。

3.超声心动图

为定性和定量主动脉瓣狭窄的重要方法。二维超声心动图可探测主动脉瓣异常,有助于确定狭窄和病因;借助于连续多普勒可计算出跨瓣压差和瓣口面积。

(四)诊断及鉴别诊断

1.诊断

根据主动脉瓣区收缩期杂音的特点及伴有的震颤,不难做出诊断。确诊有赖于超声心动图。

2.鉴别诊断

(1)先天性主动脉瓣狭窄:本病于幼年便可发现,超声心动图可发现畸形。

(2)肥厚型梗阻性心肌病:由于收缩期二尖瓣前叶前移致左心室流出道梗阻,产生收缩中期或晚期喷射性杂音,最响部位在胸骨左缘,不向颈部传导,有快速上升的重搏脉。超声心动图可助诊断。

(五)经皮腔内球囊主动脉瓣成形术(PBAV)

PBAV 虽然已经成为常规介入治疗手段,但仍然存在许多重要限制,例如,多数患者术后仍有较明显的残余狭窄、主动脉瓣口面积增加幅度有限、远期再狭窄率和病死率相对较高。但对于一些经过慎重选择的病例,仍然是一种可以选择的有效治疗手段。

1.适应证

(1)主动脉瓣明显狭窄但存在主动脉瓣置换术禁忌证,如高龄、一般情况差或伴有其他重要脏器疾病。

（2）需优先进行非心脏手术，可以先进行 PBAV 改善心功能，保证非心脏手术的安全进行，术后再酌情保守治疗或行主动脉瓣置换术。

（3）重度主动脉狭窄引发严重心力衰竭或心源性休克，对这种患者可行急诊 PBAV 稳定血流动力学，为择期主动脉瓣置换术创造条件。

（4）主动脉瓣狭窄合并的充血性心力衰竭原因不明，对这种患者可先行 PBAV，如果术后心功能明显改善，说明主动脉瓣狭窄是充血性心力衰竭的主要原因。如果术后瓣口面积扩大，但心功能却改善不明显，则表明充血性心力衰竭是由其他原因所致。

2.禁忌证

主动脉瓣狭窄合并中度以上主动脉瓣关闭不全，或合并严重的冠心病及有一般心导管手术禁忌者，则不能行 PBAV。

3.操作步骤（经动脉逆行法）

（1）进行左心导管检查和升主动脉造影，测量主动脉跨瓣压差、瓣环直径，计算瓣口面积。

（2）进行冠状动脉造影检查冠状动脉供血情况。

（3）经双 J 导管将导丝送入左心室，退出双 J 导管，保留导丝。

（4）根据主动脉瓣环直径选择球囊导管，球囊直径与主动脉瓣环直径的比值为 1.1～1.2 较为合适。多数患者选用直径为 15～23 mm 的球囊。

（5）多数术者习惯选用 Inoue 球囊导管，因为其球囊导管直径能准确控制，扩张时球囊能良好固定于主动脉瓣口。如果单球囊扩张效果不满意，可换用双球囊技术进行扩张。

（6）沿导丝将球囊导管送至主动脉瓣口，注射少量对比剂确定球囊位置合适。

（7）手推注射器充盈球囊，扩张 3～5 秒后排空球囊。扩张中透视观察球囊最大充盈时腰部凹陷消失的程度。一般扩张 2～3 次后球囊腰部凹陷即完全消失。

（8）如果单球囊扩张效果不满意，可换用双球囊技术扩张。第二根球囊导管可经对侧股动脉或肱动脉送入，两个球囊直径之和应等于主动脉瓣环直径的 1.2～1.3 倍。通常双球囊技术仅限于单球囊扩张后主动脉瓣压力阶差下降不满意的病例。

4.并发症

（1）血管损伤：最常见，主要是由于穿刺和扩张动脉所引起。其中 9％～15％需行血管修补术或输血处理。近年来，随着球囊外径减小，其发生率已明显下降。

（2）严重主动脉瓣反流：发生率为 1％～2％，主要原因是球囊直径过大，尤其是当球囊直径大于主动脉瓣环直径 1.3 倍时更易发生。

（3）猝死：发生率 4％～5％，手术病死率 1％。死因包括难治性心力衰竭、严重主动脉瓣反流、心脏压塞、脑栓塞、内出血及感染等。心功能差、重度主动脉瓣狭窄及合并严重冠状动脉病变者病死率较高。

三、肺动脉瓣狭窄的介入治疗

（一）病因及病理

肺动脉瓣狭窄最常见的病因为先天性畸形。风湿性极少见。本病的主要病理变化在肺动脉瓣及其上下，分为三型。瓣膜型表现为瓣膜肥厚、瓣口狭窄，重者瓣叶可融合成圆锥状；瓣下型为右心室流出道漏斗部肌肉肥厚造成梗阻；瓣上型指肺动脉主干或主要分支有单发或多发性狭窄，此型较少见。

(二)临床症状与体征

轻中度肺动脉瓣狭窄一般无明显症状,其平均寿命与常人相似;重度狭窄运动耐力差,可有胸痛、头晕、晕厥等症状。主要体征是肺动脉瓣区响亮、粗糙、吹风样收缩期杂音,肺动脉瓣区第2心音减弱伴分裂,吸气后更明显。

(三)影像学及实验检查

1.心电图

轻度狭窄时可正常;中度以上狭窄可出现右心室肥大、右心房增大。也可见不完全性右束支传导阻滞。

2.X线检查

可见肺动脉段突出,此为狭窄后扩张所致。肺血管影细小,肺野异常清晰;心尖左移上翘为右心室肥大的表现。

3.超声心动图

可见肺动脉瓣增厚,可定量测定瓣口面积;瓣下型漏斗状狭窄也可清楚判定其范围;应用多普勒技术可计算出跨瓣或狭窄上下压力阶差。

(四)诊断及鉴别诊断

典型的杂音、X线表现及超声心动图检查可以确诊。鉴别诊断应考虑原发性肺动脉扩张、房、室间隔缺损等。

(五)经皮穿刺球囊肺动脉瓣成形术(PBPV)

1.适应证

凡先天性肺动脉瓣膜型狭窄且需进行治疗者,均可采用本法作为首选的治疗方案。若其跨瓣膜收缩期压力阶差>4.0 kPa(30 mmHg)或右心室收缩压>6.7 kPa(50 mmHg),均有做PBPV的指征。

2.禁忌证

如果患者的全身情况很差,有严重肝肾功能损害及对碘过敏者,不宜行PBPV。

3.操作步骤

(1)常规右心导管检查和右心造影,测定血流动力学参数,计算跨瓣压差,测量肺动脉瓣环直径等,为选择球囊和判断成形效果提供参考。

(2)经股静脉送入右心导管,经下腔静脉、右心房、右心室、跨越肺动脉瓣进入左上肺动脉。

(3)通过右心导管送入0.81 mm或0.97 mm的J形交换导丝,进入左上肺动脉末端。

(4)保留导丝,撤出右心导管。间断透视防止导丝移位。

(5)根据肺动脉瓣环直径选择球囊,原则是球囊直径与瓣环直径比值为1.1~1.3。

(6)经导丝送入球囊导管,根据球囊导管的透视影像或标志将球囊中部定位在狭窄的瓣膜处。

(7)术者固定球囊导管,助手快速推注对比剂使球囊充盈,5秒后迅速排空。一般扩张3~5次,直到球囊中部的凹陷消失。撤出球囊导管,重复肺动脉造影和血流动力学参数测量,评价成形效果。

4.注意事项

对于心脏显著扩大和严重肺动脉瓣狭窄的患者,有时右心导管难以跨越肺动脉瓣,此时可采取以下几种方法。

(1)将右心导管送到肺动脉瓣下,再经右心导管送入直导丝,协调配合操作导管和导丝跨越肺动脉瓣。

(2)先将漂浮导管漂至肺动脉瓣下,然后迅速排空气囊,使导管随血流进入肺动脉。

(3)将右冠状动脉指引导管送至肺动脉瓣下,使其顶端开口指向肺动脉瓣口,再沿指引导管送入直导丝,协调操作指引导管和导丝跨越肺动脉瓣。

四、心脏瓣膜疾病的介入护理

(一)护理要点

(1)向患者介绍介入治疗的目的、方法、注意事项,消除顾虑,使其积极配合治疗。

(2)执行术前常规准备。

(3)注意观察听诊心脏杂音的变化,以利于术中、术后对照。

(4)行股动脉穿刺者,穿刺侧肢体制动 12 小时,穿刺点沙袋压迫 6 小时;行股静脉穿刺者,穿刺侧肢体制动 6 小时,穿刺点沙袋压迫 2 小时。观察穿刺点有无渗血、出血及足背动脉搏动和皮肤颜色等情况。

(5)遵医嘱应用药物。

(6)术后注意观察有无二尖瓣反流、瓣叶撕裂或穿孔等并发症。一旦穿刺心房间隔引起心包积血而造成心脏压塞时,需做紧急处理。

(7)注意观察心电监护和心电图的变化,以便及时发现各种类型的心律失常。

(二)健康教育

(1)根据患者的情况指导活动,预防感冒。

(2)遵医嘱应用抗凝药物。

(3)饮食以清淡、低盐易消化为宜,避免过饱。

(4)定期门诊复查心电图、心脏彩色多普勒、出凝血试验等。

(孙爱英)

第五节　先天性心脏病的介入护理

先天性心脏病为胎儿心脏在母体内发育缺陷所造成。患者出生后即有心脏血管病变,部分发育至成人才开始出现临床症状。本节主要介绍房间隔缺损、室间隔缺损及动脉导管未闭三种常见的心脏病。

病因:①遗传。患先心病的母亲和父亲其子女先心病的患病率分别为 3%～16% 和 1%～3%,远高于普通人群的患病率。先心病中 5% 伴有染色体异常,3% 伴有单基因突变。②子宫内环境变化。子宫内病毒感染,以风疹病毒感染最为突出。③其他。药物、接触放射线、高原环境、早产、营养不良、糖尿病、苯丙酮尿症和高钙血症等因素。

一、房间隔缺损的介入治疗

房间隔缺损(atrial septal defect,ASD)是成人中最常见的先天性心脏病,女性多于男性,男女之比为1：2。

(一)病理

房间隔缺损一般分为原发孔缺损和继发孔缺损,前者实际上属于部分心内膜垫缺损,常同时合并二尖瓣和三尖瓣发育不良。后者为单纯房间隔缺损(包括卵圆窝型、卵圆窝上型、卵圆窝后下型和单心房)。房间隔缺损对血流动力学的影响主要取决于分流量的大小,由于左心房压力高于右心房,所以形成左向右的分流。持续的肺血流量增加导致肺淤血,肺血管顺应性下降,从功能性肺动脉高压发展为器质性肺动脉高压,最终使原来的左向右分流逆转为右向左分流而出现发绀。

(二)临床症状与体征

1.症状

症状轻重不一,缺损小者可无症状,仅在检查时被发现。缺损大者的主要症状为劳累后气急、心悸、乏力、咳嗽和咯血。可发生室上性心律失常、房扑和房颤等。有些患者可因右心室容量负荷加重而发生右心衰竭。晚期部分患者因重度肺动脉高压出现由右向左分流而有发绀,形成艾森门格综合征。

2.体征

心脏浊音界扩大,肺动脉瓣区第二心音亢进,呈固定性分裂,并可闻及Ⅱ～Ⅲ级收缩期喷射性杂音,此由肺动脉血流量增加、肺动脉瓣关闭延迟并相对性狭窄所致。

(三)影像学及实验检查

1.X线检查

肺野充血,肺动脉增粗,肺动脉段明显突出,肺门血管影粗而搏动强烈,形成所谓肺门舞蹈征,右心房及右心室增大,主动脉弓缩小。

2.心电图检查

右束支传导阻滞和右心室增大,电轴右偏,P-R间期延长。

3.超声心动图检查

可见右心房、右心室增大,肺动脉增宽,剑突下心脏四腔图显示房间隔缺损的部位和大小,彩色多普勒可显示分流的方向和部位。

4.心导管检查

右心导管检查可发现从右心房开始至右心室和肺动脉的血氧含量均高出腔静脉血的氧含量达1.9 Vol%以上,说明在心房水平存在由左至右分流。

(四)诊断与鉴别诊断

典型的心脏听诊、心电图和X线表现可提示房间隔缺损的存在,超声心动图的典型表现可确诊。

本病需与下列疾病相鉴别。

1.室间隔缺损

室缺患者在胸骨左缘可闻及收缩期杂音,但室缺的杂音位置较低,常在胸骨左缘第3～4肋间,多伴有震颤,左心室常增大。超声心动图有助于确诊。

2.单纯肺动脉瓣狭窄

单纯肺动脉瓣狭窄在肺动脉瓣区可听到收缩期杂音,较房间隔缺损的杂音粗糙,且常可扪及收缩期震颤,P_2减弱甚至消失;右心导管检查可发现右心室压明显高于主肺动脉压。超声心动图能明确诊断。

(五)介入治疗要点

尽管外科手术治疗房间隔缺损已经非常成熟,但近年来影像学及导管技术的飞速发展,介入治疗在一定范围内取代了手术治疗,目前多数医院用 Amplatzer 双面伞对房间隔缺损进行封堵。

(六)适应证

(1)年龄大于 3 岁,小于 60 岁,体重大于 5 kg。

(2)继发孔房间隔缺损,其局部解剖结构必须满足以下条件:最大伸展直径<40 mm;继发孔房间隔缺损边缘至少 4 mm,特别是离上腔静脉、下腔静脉、冠状静脉窦口和肺静脉开口;房间隔直径大于房间隔缺损 14 mm。

(3)复杂先天性心脏病功能矫治术后遗留的房间隔缺损。

(4)继发孔房间隔缺损经外科手术修补后残余分流或再通。

(5)二尖瓣球囊扩张术后明显的心房水平左向右分流。

(6)临床有右心室容量负荷过重的表现,如右心室扩大等。

(七)禁忌证

(1)有明显发绀并右向左分流,肺动脉高压。

(2)部分或完全肺静脉畸形引流;多发性房间隔缺损;左心房发育不良,复杂先心伴房间隔缺损。

(3)左心房隔膜或超声提示心脏内有明显血栓,特别是左右心耳内。

(4)其他情况:存在没有完全控制的全身感染,有出凝血功能障碍、未治疗的溃疡、阿司匹林应用禁忌等。

(八)操作技术

(1)穿刺股静脉,行常规右心导管检查。将右心导管送至左心房,并在导丝的引导下到达左上肺静脉。

(2)通过右心导管将加硬的置换导丝放置在左上肺静脉,撤出右心导管及血管鞘,并通过静脉输液通道对患者进行肝素化处理。

(3)将测量球囊在体外进行注水(含对比剂的生理盐水)、排气。当其内气体完全排空后,抽成负压状态,沿交换导丝送达 ASD 处,注入稀释后的对比剂。在 X 光及超声心动图的监测下,观察球囊对 ASD 的封堵情况,然后将球囊撤出体外,根据测量板了解 ASD 的直径,并与 X 光及超声测得的结果对比,选择封堵 ASD 的封堵器的大小。

(4)沿交换导丝将输送鞘管送至左心房,特别要注意这一过程,切勿将气体带入体内,以免引起冠状动脉气栓。

(5)在体外将输送导丝穿过装载器,并沿顺时针方向将封堵器安装在输送导丝顶端,反复磨合 3～4 次后拧紧,但切勿安装过紧。

(6)将封堵器及装载器浸入生理盐水中,反复排气,将封堵器完全拉进装载器里。

(7)将装载器连接输送鞘管,推送输送导丝,使封堵器通过输送鞘管送至左心房,推动过程中不要随意旋转输送导丝。在透视或超声心动图监测下张开封堵器的左心房侧,然后轻柔地回拉使其紧贴,固定输送导丝轻轻回撤输送鞘管,张开封堵器的右心房部。

(8)在超声心动图的监测下反复拉动输送导丝,以确保封堵器安全到位,如发现不合适,可将封堵器重新收回,或再行释放或更换封堵器。

（9）按逆时针方向旋转输送导丝的尾端,将封堵器释放。

（10）术后3天内对患者进行肝素化处理,术后半年内使用抗凝血药物(阿司匹林)。

(九)并发症

1.封堵器脱落

封堵器脱落是放置Amplatzer双面伞后的严重并发症,发生率小于0.1%。一旦发生封堵器脱落,一般需开胸手术处理或通过介入的方法取出封堵器。

2.血管栓塞

若操作过程中将气体带到左心系统或手术中肝素化不够、器械用肝素水冲洗不完全,各种器械表面的细小血栓脱落可导致动脉系统特别是冠状动脉或脑动脉栓塞。术后未服用阿司匹林等抗凝药也可导致动脉栓塞。

3.急性心脏压塞

常见的原因为心房穿孔(左心房或右心房),其次为肺静脉破裂,均与手术操作有关。一旦发生上述情况,应尽快行心包穿刺引流。

4.心律失常

手术操作过程中可出现一过性心律失常,如房性期前收缩、房性心动过速、房室传导阻滞,均可在术中自动终止。

二、室间隔缺损的介入治疗

室间隔是分隔左、右心室的心内结构,由膜部、漏斗部和肌部三部分组成。室间隔缺损(ventricular septal defect,VSD)是指左、右心室间隔缺损导致了左、右心室的异常通道,本病男性较多见。

(一)病理

（1）室间隔缺损:①嵴上型,缺损在肺动脉瓣下,常合并主动脉瓣关闭不全。②嵴下型或膜部缺损,为最常见的类型。③房室通道型。④肌型缺损。

（2）室间隔缺损导致心室水平的左向右分流,其血流动力学改变为肺循环血流量增多;左心室容量负荷增大;体循环血量下降。

(二)临床症状与体征

1.症状

缺损小、分流量小的患者可无症状;缺损大者可有发育不良、劳力后气急、心悸、咳嗽和肺部感染等症状。后期可有心力衰竭。肺动脉高压由右向左分流者出现发绀。本病易发生感染性心内膜炎。

2.体征

胸骨左缘第3~4肋间有响亮而粗糙的全收缩期杂音,伴有震颤。分流量较大的缺损者,于肺动脉瓣区可闻及第二心音增强或亢进。随着病情的发展,肺血管阻力增高,左向右分流减少,收缩期杂音也随之减弱甚至消失,而肺动脉瓣区第二心音则明显亢进。

(三)影像学检查

1.X线检查

心室内分流量小时,心肺基本正常或肺纹理稍增多。大量分流者肺纹理明显增粗,肺动脉段突出,肺门动脉扩张,搏动增强,甚至呈肺门舞蹈征。

2.超声心动图

可见室间隔回声中断征象。脉冲多普勒和彩色多普勒血流显像可明确心室内分流的存在,并可间接测量肺动脉的压力。

3.心电图

VSD 缺损小者心电图正常;缺损大者以右心室肥厚为主;左、右心室肥厚及右束支传导阻滞等改变。

4.右心导管检查

对室间隔缺损的诊断和选择手术适应证具有重要的参考意义。右心室平均血氧含量超过右心房平均血氧含量 1 Vol% 以上,或右心室内某一标本血氧含量突出增多,均表明心室水平有由左向右的分流,且在肺动脉压不高或轻度增高的患者,其分流量常与缺损的大小相一致。

(四)诊断与鉴别要点

根据典型的心脏杂音、X 线和心电图改变可提表示室间隔缺损,超声心动图及右心导管检查可确定诊断。本病需与下列疾病相鉴别。

1.房间隔缺损

通常 ASD 的杂音位置较高,较柔和,较少伴有震颤。心电图及胸部 X 线均示右心扩大,超声心动图可帮助确诊。

2.肺动脉瓣狭窄

肺动脉瓣狭窄者的杂音呈喷射性,P_2 减弱,心电图显示右心优势,而胸部 X 线则呈肺血减少。右心导管检查可测到跨瓣压差。

(五)介入治疗要点

室间隔缺损的介入治疗是近年来发展迅速的一项经导管介入技术。由于其创伤小、并发症低、康复快,已经得到了医师和患者的接受;但介入治疗室间隔缺损也有其固有的缺陷。介入治疗只能治疗为 60%～70% 的膜部 VSD,部分患者膜部 VSD 的局部解剖仍然不适合介入方法治疗,外科开胸是唯一的选择。肌部 VSD 由于其发生率低,因而积累的病例数还不够多。本节仅介绍用 Amplatzer 封堵器关闭膜部室间隔缺损。

(六)适应证

(1)年龄大于 3 岁,小于 60 岁,体重大于 5 kg。

(2)有外科手术适应证的膜部室间隔缺损。

(3)膜部室间隔缺损的上缘离主动脉瓣至少 1 mm,离三尖瓣隔瓣至少 3 mm,室间隔缺损的最窄直径小于 14 mm。

(4)伴膜部室间隔瘤形成时,瘤体未影响右心室流出道。

(5)轻到中等度肺动脉高压,而无右向左分流。

(6)外科手术关闭膜部室间隔缺损后遗留的 VSD,且对心脏的血流动力学有影响。

(七)禁忌证

(1)膜部室间隔缺损自然闭合趋势者。

(2)膜部室间隔缺损合并严重肺动脉高压和右向左分流而发绀者。

(3)膜部 VSD 的局部解剖结构缺损过大(大于 16 mm)。

(4)膜部 VSD 合并其他先天性心脏畸形不能进行介入治疗者。

（八）操作技术

（1）穿刺股动脉、股静脉，行常规左、右心导管检查。用双 J 导管行左心室造影（左心室长轴斜位），了解 VSD 的大小、形态、部位及距主动脉瓣的距离。

（2）以右冠导管或其他特型导管在左心室面寻找 VSD，并通过 VSD 将导管送至右心室，将 260 cm 泥鳅导丝或面条导丝通过该导管送达右心室并达肺动脉。

（3）放置右心导管至肺动脉，通过网篮状异物钳寻找上述泥鳅导丝，并将该导丝通过右心导管拉出体外，以建立主动脉-左心室-VSD-右心室-右心房-下腔静脉轨道。撤除右心导管及血管鞘，将封堵器输送鞘管通过上述轨道，经下腔静脉-右心房-右心室-VSD 达到左心室，此时鞘管前端应尽量送达至左心室心尖部。

（4）在体外将输送导丝穿过装载器，并沿顺时针方向将封堵器安装在输送导丝的顶端，反复磨合 3～4 次后拧紧。将封堵器及装载器浸入生理盐水中，反复排气，将封堵器完全拉进装载器里。将装载器连接输送鞘管，推送输送导丝将封堵器通过输送鞘管至左心室。在透视或超声监测下张开封堵器的左心室侧，然后轻柔地回拉使其紧贴 VSD（这可通过输送系统传导感觉，通过超声心动图观察到）；固定输送导丝，轻轻回撤输送导管，张开封堵器的右心室部。

（5）以双 J 导管在左心室重复左心室造影，观察封堵器对 VSD 的封堵效果、位置及是否影响主动脉瓣。

（6）认真进行超声心动图检查，了解封堵器与主动脉瓣及三尖瓣的位置关系，是否对以上结构造成损伤。

（7）观察心电图，了解有无心律失常，以判断封堵器是否可以释放。

（8）如发现不合适，可将封堵器重新收回到输送鞘管内，或再行释放或更换封堵器。

（9）将输送导丝逆时针方向旋转，释放封堵器。

（九）并发症

1.一过性心律失常

大多数患者在手术操作过程中会出现一过性心律失常，如室性期前收缩、室性心动过速等，一般不需处理。因为一旦停止心导管操作，这些心律失常多会自然终止。

2.主动脉瓣关闭不全

如果因放置膜部室间隔缺损封堵器后造成了主动脉瓣关闭不全，应当立即取出封堵器。

3.三尖瓣关闭不全

发生率约 1%。在选择膜部室间隔缺损的治疗方法中，膜部室间隔缺损离三尖瓣的距离是非常重要的，一般要求膜部室间隔缺损离三尖瓣在 3 mm 或以上，才能采用经导管法关闭膜部室间隔缺损。

三、动脉导管未闭的介入治疗

动脉导管未闭（patent ductus arteriosus，PDA）是指主动脉和肺动脉之间的一种先天性异常通道，多位于主动脉峡部和肺动脉根部之间，是常见的先心病之一，发病率女多于男，约为 3∶1。

（一）病理

动脉导管连接肺动脉与降主动脉，是胎儿期血液循环的主要渠道。出生后一般在数月内因失用而闭塞，如 1 岁后仍未闭塞即为动脉导管未闭。病理生理改变为主动脉血流通过未闭的动脉导管进入肺动脉，使肺循环血流量增多，肺动脉及其分支扩张，回流至左心系统的血流量也相应增加,左心室增大。

(二)临床症状与体征

1.症状

分流量小者可无临床症状,分流量大者常有乏力、劳累后心悸、气喘胸闷等。

2.体征

胸骨左缘第2肋间及左锁骨下方可闻及连续性机器样杂音,可伴有震颤,脉压轻度增大。外周血管征阳性。后期因继发性严重肺动脉高压可导致右向左分流,此时上述杂音的舒张期成分减轻或消失。

(三)影像学检查

1.心电图

常见的有左心室、左心房肥大的改变,有肺动脉高压时,可出现右心房、右心室肥大。

2.X线检查

透视下所见肺门舞蹈征是本病的特征性变化。胸片上可见肺动脉凸出,肺血增多,左心房及左心室增大。

3.超声心动图

二维超声心动图可显示动脉导管未闭,左心室内径增大。彩色多普勒可测得主动脉与肺动脉之间的分流。

4.心导管检查及造影

右心导管检查显示肺动脉血氧含量较右心室的血氧含量高出 0.5 Vol‰ 以上,肺血流量增多。心导管可由肺动脉通过未闭的动脉导管进入降主动脉,肺动脉压显著增高者可有双向性或右向左分流。选择性主动脉造影可见主动脉弓显影的同时肺动脉也显影。

(四)诊断与鉴别要点

根据典型的心脏杂音、X线及超声心动图表现,大部分可做出正确诊断,右心导管检查可进一步确定病情。本病应与下列疾病鉴别。

1.单纯肺动脉瓣狭窄

单纯肺动脉瓣狭窄在肺动脉瓣区可闻及收缩期杂音,扪及收缩期震颤,P_2 减弱甚至消失。胸部 X 线示肺动脉段凸出,肺血少,而 PDA 患者则肺血多。右心导管检查显示右心室压明显高于肺动脉压。

2.室间隔缺损继发主动脉瓣关闭不全

室间隔缺损的收缩期杂音与主动脉反流的舒张期杂音同时存在,产生类似连续性杂音,可与动脉导管未闭的杂音相混淆,同时也有脉压增大的表现。

(五)介入治疗要点

应用 Amplatzer 封堵器,封堵 PDA 疗效好、安全性高、并发症少,有适应证的 PDA 患者应首选该方法治疗。

(六)适应证

(1)确诊为动脉导管未闭的患者,PDA 内径<1.2 cm。

(2)体重≥5 kg。

(七)禁忌证

(1)髂静脉或下腔静脉血栓形成;超声心动图确诊心腔内有血栓,特别是右心房内的血栓。

(2)败血症未治愈。

(3)反复的肺部感染病史,而近期肺部感染未得到控制。

(4)生存希望小于3年的恶性肿瘤患者。

(5)肺动脉压力超过8 Woods单位。

(6)合并需要进行心外科手术的先天性心脏病。

(7)PDA是某些复杂先天性心脏病的生命通道时,如主动脉缩窄合并的PDA则是关闭未闭动脉导管的绝对禁忌证。

(8)体重<5 kg。

(八)操作技术

(1)穿刺股动脉、股静脉,行常规左、右心导管检查。

(2)用双J导管在主动脉弓降部进行造影,了解PDA的大小、形态、部位。

(3)将右心导管通过PDA送至主动脉侧,经该导管送入交换导丝,撤出右心导管及血管鞘,再将输送鞘管经交换导丝送达降主动脉。

(4)根据主动脉造影结果测量PDA的大小,选择一个较PDA直径大2~4 mm的封堵器,在体外进行安装。

(5)将输送导丝穿过装载器,并沿顺时针方向将封堵器安装在输送导丝的顶端。

(6)将封堵器及装载器浸入生理盐水中反复排气,将封堵器完全拉进装载器里。

(7)将装载器连接于输送鞘管,然后将封堵器通过输送鞘管送至降主动脉。

(8)在降主动脉先张开封堵器的裙状结构,并拉回使其牢固地卡在PDA上(这可以通过透视观察、听心脏杂音、同步的主动脉搏动等方式清楚地感觉到),固定输送导丝,轻轻回撤输送鞘管,使封堵器的腰部张开,安全置于PDA上。

(9)再次进行主动脉弓降部造影,以观察封堵器的封堵效果,有无残余分流。如不满意可将封堵器重新收回到输送鞘管内,或再行释放或更换封堵器。

(10)将输送导丝尾端按逆时针方向旋转,将封堵器释放。

(九)并发症及处理

1.残余分流

手术可有极少数患者存在少量残余分流,随着时间的推移,一般2~3个月后残余分流可以消失,这种情况属于正常现象。如果术后半年仍有残余分流,可考虑在第一次手术后一年左右再次进行介入治疗。

2.封堵器脱落

发生率低于0.1%。一旦发生封堵器脱落,可通过网篮道导管将其套出体外,如不成功则需外科手术将其取出。

3.溶血

主要由于封堵术后残余分流过大或封堵器过大突入主动脉所造成,发生率为0.3%。轻度溶血时在严密观察下,保守治疗(应用降压、激素等药物)可治愈。残余分流较大者,药物治疗控制无效时,可再置入一个封堵器,封堵残余缺口后溶血可治愈。如置入封堵器失败或置入封堵器后仍有难以控制的溶血,则需外科手术将封堵器取出。

四、先天心脏病的介入护理

(一)护理要点

1.术前准备

(1)做好患儿及家属的心理指导,以解除患儿的紧张情绪,配合治疗。

(2)协助医师做好各种检查 测定血常规、尿常规、血型、出凝血时间、肝功能、肾功能及心脏彩色多普勒等检查。

(3)术前3天口服血小板抑制药,如阿司匹林3～5 mg/(kg・d)。

(4)术前1天双侧腹股沟区备皮,并观察股动脉和足背动脉的搏动情况。

(5)了解药物过敏史,做好青霉素皮试、碘试验。

(6)对较大的患儿训练床上大小便,术前禁饮食6小时;年龄较小准备行全麻的患儿禁食禁饮12小时。

(7)术前30分钟肌内注射氯丙嗪1.5～2.0 mg/kg体重,以达到镇静、止痛的目的,或根据患儿的情况术前半小时肌内注射阿托品0.02 mg/kg体重。

2.术后护理

(1)将全麻的患儿术后放置在监护室,准备好各种抢救物品,如吸引器、氧气、气管插管用物及抢救药品,给患者进行心电监护、血压监测,神志不清或半清醒的患儿头偏向一侧,避免误吸导致吸入性肺炎或窒息,严密观察病情变化,每15～30分钟观察并记录一次,应严密监测血氧饱和度,如低于95%应查找原因,以及时报告医师。禁食期间注意保持静脉输液通畅。神志完全清醒后给予少量流质饮食。

(2)行右心导管检查的患儿术后卧床12小时,术侧肢体伸直并制动6小时,行左心导管检查的患儿术后卧床24小时,术侧肢体伸直并制动12小时,穿刺点用0.5 kg沙袋压迫6小时,避免咳嗽、打喷嚏、用力排便、憋尿等增加动脉压及腹压的因素,还要注意观察穿刺侧肢体的颜色、温度、感觉、足背动脉搏动是否对称有力,下床活动后注意患儿的步态,不会行走的婴幼儿停止制动后注意观察穿刺侧肢体是否活动自如。若发现穿刺侧肢体疼痛、肤色苍白或发绀、肢体发凉、足背动脉搏动减弱或消失,应考虑动脉血运不良或血栓形成。

(3)并发症的观察及护理:①封堵器脱落及异位栓塞是PDA封堵术的严重并发症,由于封堵器型号选择不当或放置位置不合适所引起。封堵器脱落常常进入肺循环,患儿可出现胸痛、呼吸困难、发绀等。因此,术后应密切观察患者有无胸闷、气促、呼吸困难、胸痛、发绀等症状,注意心脏杂音的变化。②机械性溶血的观察及护理,机械性溶血是PDA封堵术罕见的严重并发症。一般认为溶血与残余分流有关,通过已封堵PDA的血流速度越快,越易发生机械性溶血。因此,术后要密切观察心脏杂音的变化、小便的颜色,必要时送检尿常规。注意皮肤有无黄染。当发现溶血时,要做好再次封堵的准备工作。③对比剂反应的观察及护理,心血管造影时大量对比剂的快速注入,部分患儿有头痛、头晕、恶心、呕吐、荨麻疹等反应,严重者可出现心律失常、休克、虚脱、发绀、喉黏膜水肿、呼吸困难。如果心腔造影时对比剂进入心肌内或心壁穿孔,可引起急性心脏压塞。术后要密切观察对比剂的不良反应,监测呼吸、心率、心律、血压,注意有无心脏压塞、心包摩擦音等。④感染性心内膜炎的预防及护理,为预防感染,术中应严格注意无菌操作,术后按医嘱使用抗生素3～5天,术后注意监测体温的变化。

(4)房间隔缺损患者的护理:①注意遵医嘱抗凝,因左心房压力低,血流恢复慢,在封堵器外周内皮细胞未完全覆盖之前,极易导致血栓形成。护理人员要将抗凝的重要性告诉患者及家属,以引起足够的重视,使其严格按医嘱用药。②由于左心房压力大于右心房,封堵器脱落时一般脱落在右心房,然后到达右心室进入肺动脉分叉处,会出现一系列右心功能不全的症状。如果有右心循环障碍的临床表现,应立即通知医师寻找原因及时处理。③房间隔缺损的患者常会合并有房性心律失常,加上血液黏稠度高和心房内有一异物,易导致血栓形成或栓子脱落,因此术后患者如有呼吸困难,应立即采取有力措施进一步检查,明确是否有肺栓塞等并及时处理。

(5)室间隔缺损患者的护理:因室间隔部位的传导系统组织丰富,术中的导管刺激及封堵器的存在,一旦封堵影响三尖瓣的血流或压迫甚至机械损伤房室传导系统,会出现房室传导阻滞或束支传导阻滞,应严密观察心电监护和心电图的变化,以及时报告医师进行处理。术后还可能出现急性主动脉瓣关闭不全。术后应询问患者有无心前区不适、头部动脉搏动感等,并动态观察患者的血压,特别注意脉压的大小及外周血管征,并及时通知医师。

(6)动脉导管未闭患者的护理:实行封堵术的患者,由于残余分流会导致溶血,由高速血流通过网状封堵器所致,因此,72 小时内应严密观察患者的面色,有无贫血貌,定时查血尿常规、血红蛋白,如患者面色苍白,尿常规检查有红细胞,血红蛋白含量下降至 70 g/L 以下,则表明严重溶血,应告知医师有关情况,并及时诊断处理。如为管状动脉导管未闭的患者,术后 3 个月内避免剧烈活动,防止封堵器脱落。3 个月后血管内皮细胞完全封盖封堵器,封堵器不会脱落,运动不受限制。

(二)健康教育

(1)指导患儿及家长近期内避免剧烈活动,穿刺处 1 周之内避免洗澡,防止出血。

(2)预防感冒及其他感染。

(3)遵医嘱应用药物,并于术后 1 个月、3 个月、6 个月、1 年定期来院随访,行心脏超声、EKG、X 线胸片检查,了解其疗效及有无并发症,观察肺血流改变和封堵器的形态、结构有无变化等。

(孙爱英)

第六节　心脏及血管造影术的护理

采用经皮穿刺技术,用带针芯的穿刺针,经皮穿透血管前后壁,缓慢向外拔针,血流从针尾射出为动脉,血流从针尾流出为静脉,即引入导丝,退出穿刺针。通过导丝,将导管送至预期造影的血管——靶血管,行心脏及血管造影术。

一、目的

(1)明确血管病变的影像学特征,如血管变异、狭窄、闭塞及损伤等。

(2)确定肿瘤病变的血供特征,如血供多少,为进一步治疗提供依据。

二、适应证

适应心脏及全身各部位血管造影检查。

三、禁忌证

碘过敏者;严重心、肝、肾功能损害者;凝血机制障碍且未能得到纠正者。

四、血管造影穿刺部位

(一)股动脉逆行穿刺

股动脉是最常用的穿刺部位,该动脉在腹股沟附近,管径较粗,位置表浅,比较固定,外周无重要器官。皮肤穿刺点:腹股沟韧带下1~2 cm处。

适应造影部位:①下肢血管。②盆腔血管。③腹主动脉及其分支。④胸主动脉及其分支。⑤头臂血管。⑥冠状动脉与左心。

(二)肱动脉穿刺

皮肤穿刺点:上臂下1/3处,肱二头肌内侧搏动最明显处。

适应造影部位:①上肢血管。②脑动脉。③股动脉插管不成功者。

(三)腋动脉穿刺

腋动脉是最少被使用的穿刺部位,因为臂丛神经紧靠腋动脉。如果遭到损伤或由于血肿的压迫则神经损害可能是永久性的,而且该处血管活动性大,使穿刺很难成功。所以只能在其他径路不适用时才使用。

皮肤穿刺点:患者屈肘,伸臂,手掌向上放在头下,在腋部触及搏动最强之点。

适应造影部位:同肱动脉。

(四)股静脉穿刺

股静脉与股动脉伴行,在股动脉内侧。皮肤穿刺点:股动脉穿刺点内侧0.5~1 cm处。

适应造影部位:①右心系(右心房、右心室、肺动脉)。②下腔静脉系(肾、肾上腺、精索内静脉等)。③肝静脉。④两侧髂静脉。

(五)颈静脉穿刺

皮肤穿刺点:患者头部转向左方45°;在胸锁乳突肌前缘深部可触及颈动脉搏动,在右锁骨上5~6 cm处,约相当于甲状软骨水平入针,与皮肤呈20°~30°向胸锁关节外三指宽处穿入。

适应造影部位:同股静脉穿刺。

五、术前准备

(1)做好患者思想工作,消除其思想顾虑,详细向患者解释造影中可能出现的一些反应,以便得到患者的积极配合。

(2)常规检查:包括心电图、X线胸片、超声心动图、血常规、出凝血时间、凝血酶原时间及活动度、肝肾功能、电解质等。

(3)碘过敏试验方法:用30%泛影葡胺1 mL静脉注射。15~20分钟观察有无胸闷、气短、咳嗽、恶心、呕吐、皮肤荨麻疹,甚至喉头水肿、喉痉挛、哮喘、惊厥等过敏症状。若无上述症状,可在血管造影时应用泛影葡胺造影剂。若有上述任何一症状。需要更换非离子造影剂。

(4)术日晨禁食水。

(5)按穿刺部位做好皮肤准备。

(6)过敏试验:青霉素、普鲁卡因、碘试验。

(7)为患者安静地接受检查,治疗时减少迷走神经反应,在术前 0.5 小时肌内注射阿托品 0.5 mg 和地西泮 10 mg 或苯巴比妥钠 0.1 g。

六、手术备品

(1)无菌血管造影器械包内有小孔巾一块,尺寸＝100 cm×100 cm,中间有 10 cm×7 cm 小孔。大孔巾一块,尺寸＝250 cm×150 cm,于 1/3 处中间有 10 cm×7 cm 小孔。中敷布一块,盐水盆一个,换药碗两个,麻醉杯一个,弯盘一个,敷布钳、刀柄、蚊式钳各一把。将上述物品包在器械包里层,外层放消毒弯盘一个,组织钳一把。打开器械包,术者即能拿到弯盘和组织钳进行皮肤消毒。

(2)无菌手术衣、手套、纱布、10 mL 注射器、20 mL 注射器各一支。

(3)药品包括局麻药、造影剂、0.9％NaCl 及各种抢救药品,如升压药、呼吸兴奋剂、强心药、抗过敏药、镇痛药、镇静药等。

(4)心肺复苏所需用品,如气管插管、呼吸囊、氧气、吸痰器等。

七、器材准备

常规血管造影器材如下。

(1)17G 穿刺针(由套针和针芯组成)。

(2)6F 或 7F 动、静脉导管鞘(由外鞘、扩张器、0.09 cm 或 0.10 cm 短导丝组成)。

(3)0.09 cm 或 0.10 cm 一长 145 cm J 形导丝。

(4)11 号手术尖刀片和一次性高压自动注射器筒。

(5)根据不同的血管造影部位选择所需造影用导管。

八、术中配合

(1)严格执行无菌操作原则及查对制度。接待患者换鞋进入导管室。协助患者仰卧于造影床上,充分暴露穿刺部位。

(2)建立一条可靠的静脉通道,以保证意外时急救药物的及时输入。

(3)穿刺点皮肤消毒,2％碘酒涂擦三次,75％乙醇涂擦三次或 0.5％碘伏涂擦 2 次。

(4)血管造影器械包置于器械台上展开,将血管造影器械及所需物品置于台上。协助术者穿手术衣,戴手套。

(5)无菌敷料铺盖法:以股动脉穿刺点为例,小孔巾由孔显露穿刺点,中敷料连接小孔巾铺至足下,大孔巾由颈部铺至足下及敷盖造影床,其孔显露穿刺点。

(6)用 0.9％NaCl 冲洗术者手套,用肝素盐水(0.9％NaCl 500 mL 加肝素 25 mg)冲洗造影导管两遍。

(7)麻醉:局部麻醉,1％利多卡因或 1％普鲁卡因(用前做过敏试验);全麻,婴幼儿或不能合作的患者。

(8)血管造影过程中要密切观察患者生命体征变化,并经常询问患者有无异常感觉。做好术中记录。特别是全麻患者更要密切观察,注意呼吸变化,给予吸氧,并备好吸痰器。

(9)护士要熟悉掌握造影术中的每个步骤,随时提供术中所需器械和药品。

(10)造影结束后,穿刺部位按压 20 分钟,局部用无菌纱布卷弹力绷带加压包扎,沙袋压迫返回病房。

九、意外情况处理

(1)穿刺局部出血和血肿:常因穿刺技术不佳或压迫止血不彻底引起,也可为凝血机理异常所致。如果血肿较大或出血不止并影响肢体血运时,应行血肿清除术止血。

(2)造影剂过敏:碘试敏阴性在造影过程中也可发生变态反应。轻者出现皮肤潮红、荨麻疹,此时应静脉注射地塞米松 10 mg 或肌内注射异丙嗪 25 mg。严重者可出现过敏性休克,应立即按过敏性休克抢救。

(3)呕吐:造影过程中有时患者可出现呕吐,患者呕吐时嘱患者头偏向一侧,以防误吸,症状不缓解者可给溴米那普鲁卡因 2 mL,肌内注射。

(4)血管痉挛:多为暂时性的不良反应,由于它可导致血流速度减慢,血液黏稠度增加,加之血管内皮损伤可发生血栓形成。血管痉挛时可经导管注入 2% 利多卡因 5~10 mL,以解除痉挛。肢体血管痉挛者局部热敷。30 分钟仍不见症状改善者,应立即经静脉注入肝素 50~100 mg,防止血栓形成。

(5)血管穿孔和血管壁撕裂极少发生。使用端孔导管造影时,在过高压力注射下会导致主动脉或心脏穿孔或血管撕裂,因此,在进行心脏及主动脉造影对应选用双 J 导管,因双 J 导管细孔较多,可避免血管穿孔和血管壁撕裂。

十、术后护理

(1)及时了解患者所行心导管检查和治疗的目的及术中情况。

(2)休息:右心导管检查术后卧床 12 小时;左心室造影、冠状动脉造影术后卧床休息 24 小时;行介入性治疗者,应根据情况卧床 48 小时,同时多饮水,以利造影剂排泄。

(3)每天记录心电图 1 次,共 3 天,注意观察有无异常心电图,如出现心肌缺血、损伤、坏死图形、结合临床症状,可按心肌梗死处理。

(4)行介入性治疗者应注意观察:①持续心电护理 24~72 小时,观察有无心律失常,尤其是频发期前收缩、短阵性行动过速等,发现异常及时报告医师处理,必要时描记心电图。②术后继续抗凝治疗者,应注意观察穿刺部位和皮肤黏膜有无出血倾向,并随时监测出凝血时间和凝血酶原时间。③在静脉输入肝素时,应严格按医嘱保持匀速滴入,并根据监测指标,随时调整浓度。④术后 2 小时之内每 15 分钟观察血压、心律和呼吸的变化,2 小时以后仍需密切观察至术后 24~48 小时,以便及时发现肺水肿、肺梗死、心绞痛、心肌梗死和空气栓塞等症状。

(5)穿刺点观察及护理:①注意穿刺部位有无红肿、疼痛及渗血。②保持穿刺点的干燥,敷料污染时应及时更换。③留置血管鞘时,应注意鞘外周有无渗血,若渗血明显时,应拔出鞘管,在拔出鞘管以前不得压以沙袋,以防造成动脉鞘变形加重出血。④行动脉穿刺后,局部穿刺点应加压止血,一般用沙袋压迫 6~10 小时。

(6)为防止血栓形成及脱落,应嘱患者穿刺侧肢体尽量避免过度弯曲。

(7)导管术后,尤其是留置血管鞘者,应注意观察足背或桡动脉搏动情况,皮肤颜色及温度的变化,如发现动脉搏动消失、皮肤苍白、发凉或肢体肿胀时,多为肢体动脉栓塞,应报告医师及时应用血管扩张剂,并应用溶栓、抗凝等治疗。

(8)为防止穿刺点感染,细菌性心内膜炎和败血症的发生,术后可给予抗生素治疗 3 天。

（9）并发症：心律失常、血管痉挛、机械性损伤、感染、心力衰竭、肺水肿、肺梗死、导管在心腔内打结等。

十一、其他部位血管造影注意事项

（1）心血管造影时，做好心电监护及记录，严密观察心电示波变化，并备好除颤器及抢救物品及药品。如发现心律失常、室性心动过速、心室颤动等异常情况，立即通知医师对症处理及抢救。

（2）脑血管造影时，应密切观察病情变化，患者意识状态、语言功能、肢体运动，并选用非离子造影剂。

（3）血管造影时短时间大剂量注入造影剂，患者自觉全身发热，下肢血管造影时可出现疼痛，在造影前应向患者讲清楚，以取得患者合作。胸腹部造影时嘱患者屏住气。

（4）冠状动脉造影后，因造影剂刺激及造影剂短时间内停留在冠状动脉内，患者可能出现胸闷、气短、心动过速、心前区不适等症状，造影结束后嘱患者立即用力咳嗽，促使造影剂迅速从冠状动脉内排出，以避免上述症状的发生。

（孙爱英）

第七节 冠状动脉溶栓术的护理

一、目的与基本方法

冠状动脉溶栓术是采用经皮穿刺技术，将导管插入冠状动脉、经冠状动脉滴注溶栓药物使血栓溶解，并使冠状动脉再开放，缺血的心肌得到再灌注，改善左心功能，降低急性心肌梗死早期死亡率。冠状动脉溶栓术是治疗急性心肌梗死的主要有效手段。

二、适应证

（1）胸痛发作少于 6 小时的急性心肌梗死，心电图示 2 个导联明显 S-T 段抬高。
（2）不稳定型心绞痛患者，冠状动脉造影证实冠状动脉内急性堵塞（血栓形成）。
（3）其他原因引起的急性冠状动脉血栓栓塞。

三、禁忌证

（一）绝对禁忌证
活动性内出血；急性脑出血病程在 2 个月以内；近期严重创伤。

（二）相对禁忌证
外科手术，脏器活检 10 天以内；凝血机制障碍；恶性肿瘤；严重高血压；肝肾功能不全；链球菌感染、细菌性心内膜炎者禁用链激酶；糖尿病伴视网膜出血；妊娠期、围生期、溃疡病活动期有潜在出血倾向者；年龄大于 75 岁者。

四、术前准备

（1）对急性心肌梗死进行支持治疗。10％葡萄糖 500 mL 加硝酸甘油 40 mg,静脉滴入。

（2）右侧腹股沟备皮。

（3）碘过敏试验。

（4）向患者家属交代病情及治疗方案,强调指出再灌注对心肌的影响,取得患者和家属的合作。

（5）冠状动脉溶栓术通常是在急诊情况下实施,抓紧抢救时间是保证溶栓术效果的关键,要在最短时间内做好术前准备。

五、手术备品

（1）无菌血管造影器械包内有小孔巾一块,尺寸＝100 cm×100 cm,中间有 10 cm×7 cm 小孔。大孔巾一块,尺寸＝250 cm×150 cm,于 1/3 处中间有 10 cm×7 cm 小孔。中敷布一块,盐水盆一个,换药碗两个,麻醉杯一个,弯盘一个,敷布钳、刀柄、蚊式钳各一把。将上述物品包在器械包里层,外层放消毒弯盘一个,组织钳一把。打开器械包,术者即能拿到弯盘和组织钳进行皮肤消毒。

（2）无菌手术衣、手套、纱布、10 mL 注射器、20 mL 注射器各一支。

（3）药品包括局麻药、造影剂、0.9％NaCl 及各种抢救药品,如升压药、呼吸兴奋剂、强心药、抗过敏药、镇痛药、镇静药等。

（4）心肺复苏所需用品,如气管插管、呼吸囊、氧气、吸痰器等。

六、器材准备

（1）17G 穿刺针(由套针和针芯组成)。

（2）6F 或 7F 动、静脉导管鞘(由外鞘、扩张器、0.09 cm 或 0.10 cm 短导丝组成)。

（3）0.09 cm 或 0.10 cm 一长 145 cm J 形导丝。

（4）11 号手术尖刀片和一次性高压自动注射器筒。

（5）冠状动脉血管造影器材:7F 动脉导管鞘、7F 左、右冠状动脉造影导管、7F 双 J 导管、测压管、三连三通、三圈注射器、6F 静脉导管鞘、6F 起搏电极导管,按需型体外心脏起搏器及其起搏用鱼口夹导线。

七、术中配合

（1）严格执行无菌操作原则及查对制度。接待患者换鞋进入导管室。协助患者仰卧于造影床上,充分暴露穿刺部位。

（2）建立一条可靠的静脉通道,以保证意外时急救药物的及时输入。

（3）穿刺点皮肤消毒,2％碘酒涂擦三次,75％乙醇涂擦三次或 0.5％碘伏涂擦 2 次。

（4）血管造影器械包置于器械台上展开,将血管造影器械及所需物品置于台上。协助术者穿手术衣,戴手套。

（5）无菌敷料铺盖法:以股动脉穿刺点为例,小孔巾由孔显露穿刺点,中敷料连接小孔巾铺至足下,大孔巾由颈部铺至足下及敷盖造影床,其孔显露穿刺点。

（6）用0.9％NaCl冲洗术者手套,用肝素盐水(0.9％NaCl 500 mL加肝素25 mg)冲洗造影导管两遍。

（7）麻醉:局部麻醉,1％利多卡因或1％普鲁卡因(用前做过敏试验);全麻,婴幼儿或不能合作的患者。

（8）血管造影过程中要密切观察患者生命体征变化,并经常询问患者有无异常感觉。做好术中记录。特别是全麻患者更要密切观察,注意呼吸变化,给予吸氧,并备好吸痰器。

（9）护士要熟悉掌握造影术中的每个步骤,随时提供术中所需器械和药品。

（10）穿刺右股静脉,经6F静脉导管鞘送6F起搏电极导管,置其先端位于右心室心尖,外接按需型起搏器,确认起搏有效后将频率调至60次/分备用,做好心电监护,密切观察患者生命体征,吸氧。

（11）经股动脉插管后,行左、右冠状动脉造影及左心室造影,了解栓塞部位,造影后经冠状动脉内给予硝酸甘油0.2~0.4 mg。除外造成血管闭塞的痉挛因素。

（12）从选择性冠状动脉插管内注入链激酶或尿激酶,其用法如下:链激酶$2×10^4$ U冲击量(在2分钟内推注),然后每分钟4 000 U维持60~90分钟,总剂量约$40×10^4$ U,链激酶可能发生变态反应,成人术中可给予地塞米松10 mg,必要时6~8小时重复一次。

尿激酶稀释成1 500 U/mL溶液,以6 000~8 000 U/min速度滴注,维持不超过2小时,总量约100万U,用输液泵或高压自动注射器来保证在有效时间内输完。

（13）滴药过程中每30分钟重复造影一次,观察闭塞之冠状动脉开通情况。监测心电、冠状动脉内压力及血压,注意及时处理再灌注反应。溶栓60分钟后仍未出现再灌注可行PTCA,使更多溶栓药物进入血栓提高疗效。

（14）冠状动脉开通后重复左心室及冠状动脉造影,复查全套心电图,疗效满意后退出导管,保留动脉导管鞘,缝皮一针,尾端固定后,无菌纱布包扎,在医师陪同下返回病房。

八、术后处理

（1）肝素治疗3天,以600~700 U/h速度滴注,维持凝血时间为对照值的两倍(从导管内取血,避免穿刺点出血),待凝血机制恢复正常后拔出导管鞘,局部按压30分钟后,弹力绷带加压包扎。

（2）口服阿司匹林0.3 g,1次/天;双嘧达莫50 mg,3次/天;硝苯地平10 mg,3次/天;硝酸异山梨酯10 mg,3次/天,持续6个月以上。

（3）观察术后心电图变化,每周检查1次,术后2~4周做同位素心肌显像,必要时进一步行PTCA或冠状动脉搭桥治疗。

九、意外情况处理

(一)出血

发生率为10％~20％,多见于穿刺点,亦见于颅内、心包和消化道。穿刺点可压迫止血,严重内出血时应终止治疗,适当输血,以鱼精蛋白中和肝素。

(二)发热和过敏

发热约占1/4,链激酶变态反应约为6％,可用相应药物对症处理。

(三)心律失常

在冠状动脉再通、心肌恢复再灌注后较常见。多发生于溶栓成功后 10～20 分钟。主要表现为室性心律失常、期前收缩、室性心动过速和心房颤动。室性心动过速、窦性停搏及室性自主心律多发生在右冠状动脉病变,严重者可导致死亡。一般选用钙通道阻滞剂,如硝苯地平,地尔硫䓬、维拉帕米预防心室颤动。以 α 受体阻滞剂如酚妥拉明、哌唑嗪降低心室自律性,以减少再灌注心律失常。

(四)出血性心肌梗死

长时间缺血使心肌毛细血管损伤,血管再通后出现出血性梗死,造影表现为造影剂侵入心脏,出血性梗死多局限于不可逆的梗死区内。

(孙爱英)

第八节　心脏临时起搏术的护理

一、目的与适应证

(一)目的

急症情况需临时起搏,以度过最危险时期,或作为一种过渡方式,以争取时间置入适应于病情的永久起搏器。

(二)适应证

(1)三度房室传导阻滞(三度 AVB)或窦房结功能不全。

(2)急性心肌炎、急性心梗所致三度房室传导阻滞。

(3)药物中毒所致的心律失常。

(4)预防性安置临时起搏器,以预防在检查治疗及手术麻醉时发生意外:①各种重症或复杂的心脏直视手术后可能会出现高度 AVB 可给予房室顺序起搏,保持正常的心排量,以度过术后的危险期。②冠状动脉造影患者原有双束支或三束支阻滞或显著心动过缓,需要用大量心脏抑制药者。③需做心导管检查的先天性心脏病患者伴三度 AVB。④需置入永久性起搏器,三度 AVB、高龄或病情危重。⑤心脏扩大明显的心脏疾病,发生房颤、顽固室上速确需作电复律者。⑥急需做较大外科手术而患者有高度 AVB。

二、术前准备

(1)急症情况需安置临时起搏器,要在最短时间内,完善必要的检查,确定适应证后,腹股沟备皮,立即施行临时起搏术。

(2)预防性安置临时起搏器,可根据病情需要做其术前准备,腹股沟备皮。

三、手术备品

(1)无菌血管造影器械包内有小孔巾一块,尺寸＝100 cm×100 cm,中间有 10 cm×7 cm 小孔。大孔巾一块,尺寸＝250 cm×150 cm,于 1/3 处中间有 10 cm×7 cm 小孔。中敷布一块,盐水盆一个,换药碗两个,麻醉杯一个,弯盘一个,敷布钳、刀柄、蚊式钳各一把。将上述物品包在器械包里层,外层放消毒弯盘一个,组织钳一把。打开器械包,术者即能拿到弯盘和组织钳进行皮肤消毒。

(2)无菌手术衣、手套、纱布、10 mL 注射器、20 mL 注射器各一支。

(3)药品包括局麻药、造影剂、0.9%NaCl 及各种抢救药品,如升压药、呼吸兴奋剂、强心药、抗过敏药、镇痛药、镇静药等。

(4)心肺复苏所需用品,如气管插管、呼吸囊、氧气、吸痰器等。

四、器材准备

临时起搏器材:17G 穿刺针,6F 静脉导管鞘(由外鞘、扩张器、直径为 0.09 cm 或 0.10 cm 短导丝组成)。6F 临时起搏电极,按需型体外心脏起搏器及其延长导线。11 号手术尖刀片,缝合线,缝合针,持针器。

五、术中配合

(1)建立一条有效的静脉通路,急症患者可对症滴入抗心律失常药物。

(2)做好心电监护,术中密切观察患者生命体征变化。

(3)将临时起搏器材置于台上,协助术者穿手术衣、戴手套。

(4)穿刺点皮肤常规消毒,铺盖无菌敷料。

(5)局麻:右股静脉穿刺,经 6F 静脉导管鞘送 6F 起搏电极导管,置其先端位于右心室心尖部,外接按需型起搏器,确认起搏器有效后。根据病情需要将频率调至 60～70 次/分。急症或预防性临时起搏需留置者,缝皮一针固定起搏电极,敷盖无菌纱布包扎。不留置者,拔出临时起搏电极导管和导管鞘,穿刺点按压 20 分钟后,弹力绷带加压包扎。

六、术后护理

(1)做好心电监护,密切观察病情变化。

(2)术后患者绝对卧床休息,防止临时起搏电极移位。

(3)注意观察穿刺点有无出血。

(孙爱英)

第九节　永久性起搏器埋藏术的护理

应用永久性起搏器埋藏术是治疗和抢救某些危及生命的心律失常患者的重要措施。通过起搏器用特定频率的脉冲电流,经电极导管刺激心脏,代替心脏的起搏点发放冲动,达到心脏有规律地收缩。由于不同类型起搏器具有不同的功能,在不同病情下可选择应用不同类型的起搏器,并要有相应的程控仪等支持设施,使各种起搏器发挥最完美的功能,达到最佳的治疗效果。

现在常用的永久心脏起搏器:①心房起搏器(AAI),起搏心房、感知心房、R 波抑制型。②心室起搏器(VVI),起搏心室,感知心室、R 波抑制型。③频率反应性单腔起搏器(AAIR、VVIR),

R 代表频率调制。④双腔起搏器(DDD),心房心室双腔顺序起搏,心房心室双腔感知,双重感知方式。⑤频率反应性双腔起搏器(DDDR),R 代表频率调制。

一、适应证

三度房室传导阻滞;双束支或三束支阻滞;病窦综合征;颈动脉高敏综合征伴心脏抑制;心动过速;QT 延长综合征。

二、术前准备

(1)做好患者思想工作,向患者介绍手术过程及安装人工心脏起搏器的必要性,取得患者的理解和配合。

(2)完善术前各项检查(血常规、电解质、血清肌酐、出凝血时间,胸片及心电图)。

(3)术日晨禁食水。

(4)术前 10 分钟肌内注射地西泮 10 mg。

(5)术区备皮:上至下颌至肋缘,内至胸部正中线,外至腋中线。

(6)检查起搏器的包装日期,检查完善各种抢救措施。

三、手术备品

(1)无菌血管造影器械包内有小孔巾一块,尺寸=100 cm×100 cm,中间有 10 cm×7 cm 小孔。大孔巾一块,尺寸=250 cm×150 cm,于 1/3 处中间有 10 cm×7 cm 小孔。中敷布一块,盐水盆一个,换药碗两个,麻醉杯一个,弯盘一个,敷布钳、刀柄、蚊式钳各一把。将上述物品包在器械包里层,外层放消毒弯盘一个,组织钳一把。打开器械包,术者即能拿到弯盘和组织钳进行皮肤消毒。

(2)无菌手术衣、手套、纱布、10 mL 注射器、20 mL 注射器各一支。

(3)药品包括局麻药、造影剂、0.9%NaCl 及各种抢救药品,如升压药、呼吸兴奋剂、强心药、抗过敏药、镇痛药、镇静药等。

(4)心肺复苏所需用品,如气管插管、呼吸囊、氧气、吸痰器等。

四、器材准备

9F 起搏器专用套管,17G 锁骨下静脉穿刺针,0.09 cm 短导丝。

起搏器埋藏术器械:蚊式钳、小拉钩、止血钳、敷布钳备二把。有钩镊子、无钩镊子、刀柄、持针器、乳突扩张器各一把。10 号手术刀片,手术缝合针,手术缝合线。

五、术中配合

(1)建立一条有效的静脉通道,如术前即有频发室性心律失常的患者。应予以有效的抗心律失常药物控制。在整个手术过程中,要密切注意观察患者的生命体征变化,要设专人负责心电监测,备好心肺复苏抢救药品和器械。

(2)将起搏器材置于台上,协助术者穿手术衣,戴手套。

(3)术区用 2%碘伏、75%乙醇消毒,铺无菌敷料。患者头部戴消毒帽。

(4)局麻锁骨下静脉穿刺,可用插管的静脉共有八条,左右各四条,浅静脉为头静脉和颈外静脉,深静脉为锁骨下静脉和颈内静脉,临床常用锁骨下静脉穿刺,穿刺部位在锁骨下第一肋骨下缘,相当于锁骨中内 1/3 处,患者取头低位,肩背部垫一小的枕头,利于刺进血管。用 17G 锁骨下静脉穿刺针紧贴皮肤或与皮肤呈 30°,针头指向胸骨上凹或喉结刺进皮肤。

(5)右心室电极安置锁骨下静脉穿刺成功后,借助于指引钢丝、扩张管和套管的办法,将电极导管送入右心室,电极头位于稳定的部位,阈值测试符合要求,导管保持合适的张力,通过患者的翻身活动、咳嗽等检验电极头固定是否牢靠。

(6)右心房电极安置右心房壁平滑肌小梁不发达,不易使电极固定,通过将电极放入右心耳、冠状静脉窦或采用螺旋电极直接拧入右心房间隔的方法,使电极固定满意,阈值测试符合要求。

(7)双腔起搏器需插入右心房和右心室两条电极导管,由于心房电极固定较困难,容易移位,故先将心室电极固定好再固定心房电极。

(8)起搏器埋藏过程中起搏阈值的测试阈值测试是埋藏心脏起搏器的一个重要步骤,影响到术后起搏器的正常工作。因为心肌应激阈值是决定能否起搏的重要内在因素,阈值超过起搏器的有效输出强度就不能起搏,且在同一患者心腔内不同部位阈值也不尽相同。测试项目包括电压、电流、心肌阻抗,P 波和 R 波振幅。

(9)起搏阈值把心内电极导管连接起搏测试仪的负极,起搏测试仪正极连接于切口皮下,构成回路。起搏脉宽调节与置入起搏器相同,一般为 0.5～0.6 ms。起搏阈值,心室起搏要求小于 1 V,心房起搏要求小于 1.5 V。起搏系统阻抗,要求在 500～1 000 Ω 范围内。心内电图幅度,心室 V 波幅度大于 5 mV,心房 A 波幅度大于 2.5 mV。

(10)起搏器埋植于乳房上方 5～7 cm 做 5 cm 长的横切口,切开皮肤,皮下组织,暴露胸大肌肌膜,用中、食指钝性剥离外周组织,做与起搏器大小合适的囊袋,注意彻底止血,防止形成血肿,继发感染。起搏器囊袋不宜过大或过小,囊袋过大有可能使其在内翻动牵拉导管而移位,老年人因皮肤松弛容易发生。囊袋过小,起搏器对外周组织压迫紧,甚至磨破皮肤,使起搏器外露。起搏器应置于胸大肌肌膜面,避免过深或过浅,起搏器完全埋植于囊袋后,其上缘应在切口之下 2 cm 左右,避免高于切口或与切口平等,影响伤口愈合。在静脉穿刺点与起搏器置入切口之间作一皮下隧道,使电极导管与起搏器连接,剩余之导管盘旋后置于起搏器下面,逐层缝合,刀口用 75% 乙醇消毒后,上面敷盖 75% 乙醇纱布条,敷盖无菌纱布封闭加压包扎。

六、意外情况处理

(1)锁骨下静脉穿刺可造成:①锁骨下动脉损伤。穿刺针刺破锁骨下动脉后果并不严重,重要的是扩张管损伤血管,导致大出血。因此,在插入扩张管前必须在透视下弄清导引钢丝是否在下腔静脉,确认后方可插入扩张管。②气胸、臂丛神经损伤。由于穿刺针方向不正确刺破肺脏和损伤神经引起。③空气栓塞。由于深部静脉与外界大气压交通,插管时应避免咳嗽和深呼吸,防止空气栓塞。

(2)术后平卧不宜翻动以免电极移位,密切观察生命体征变化,随时发现起搏系统的故障,了解药物的影响及患者使用起搏器的情况,从而可调整起搏器的工作参数。

(3)根据埋藏日期与起搏器设计的使用寿限,计算出电池将要耗尽的日期,适当提早为患者做好更换起搏器的准备。

(4)安置起搏器的患者可能发生快速型房性或室性心律失常,需要用体外电击除颤或复律,虽然大多数起搏器内都具有除颤保护电路,但并不绝对保险,因此在给患者除颤或复律时,电极应尽量远离埋藏起搏器的位置,以免损坏起搏器。

(5)术后常规应用抗生素预防感染。

七、术后护理

人工心脏起搏器不但不能根治心脏病,而且起搏器本身也可能发生故障及产生并发症,因此术后的观察和护理十分重要。

(1)将患者安置在冠心病监护病房内,进行特别监护48小时,如病情不稳定,可适当延长监护时间。室内应设置有完整的监护措施,备好一切抢救物品。

(2)切口护理密切观察手术切口有无渗血渗液,如有敷料污染应及时更换;常规用0.9～1.4 kg沙袋压迫6～8小时,以减少其渗血;术后1周每1～2天用消毒剂消毒,并使用抗生素预防感染的发生;保持病室及床单的整洁,同时应指导患者注意个人卫生。

(3)休息卧床休息是预防电极脱位最有效的方法之一。因为心内膜电极需要胶原纤维形成包裹,使之不易脱落移位,一般胶原纤维在损伤后6～7天明显出现,2周内达高峰。因而患者宜卧床2周左右,采用平卧或左侧卧位,每2小时交替1次。翻身时,动作需轻稳,但应鼓励患者活动除安装起搏器侧以外的肢体,以防静脉血栓的形成。

(4)饮食及排便的护理由于患者生活习惯的改变,常易引起便秘,而用力屏气易造成电极脱位及原有心脏病加重。因此,除了做好饮食护理,多食含纤维素类食物外,还应指导患者正确使用便器及排便方法,特别是术前即进行床上使用便器训练。如出现便秘,可根据医嘱给予缓泻剂,大黄片口服、开塞露注肛等及时纠正。

(5)观察体温:观察体温能及时发现机体的全身反应情况。一般术后3天内有低热,体温<38.5 ℃,如果持续时间长,应考虑为感染可能。如果切口感染重,持续高热,应考虑为沿导管所致的内膜炎之可能,必要时需拔除导管。

(6)脉搏、心率、心律的观察:安装起搏器患者的脉搏和心率应与起搏频率相一致,且心率和脉搏不会因为发热而增加。如果测得动脉搏或心率超出或少于预置心率的5次/分以上者,即为异常。如果脉搏、心率<40次/分时,往往导致阿-斯综合征的发生。遇此情况,应立即给予静脉滴注异丙肾上腺素,通知医师紧急处理。同时,还要注意搏动强度及心律之变化。如果发现心律不齐、期前收缩等,应立即加以处理,避免发生危及生命的严重心律失常。

(7)呼吸监护:观察呼吸频率、节律、强度的变化,以及时发现呼吸衰竭而对心脏的严重影响。如果突然出现呼吸急促和不能解释的胸痛时应观察有无心律失常、咯血、低血压、发绀等症状,如果出现上述症状,则提示有肺梗死的可能。

(8)血压监护:术后应常规测量血压,如发现不明原因的低血压,起搏随着体位或呼吸运动而改变,并出现胸痛或上腹部疼痛,听诊闻及心包摩擦音时,应考虑心肌穿孔的可能,应立即做床边X光摄片,观察电极的位置。如发现休克症状,静脉压增高、奇脉时,应考虑心脏压塞可能,此时应严格监护心律,立即做好抢救工作。

八、出院指导

由于起搏器安置术后可能有一定的并发症,而且有效使用期有一定期限,加之起搏器的使用只在一定程度上改善了循环功能,对其心脏病的基本病因未加消除,因此安装起搏器后,对患者必须做好出院指导。

（1）出院前,应向患者及家属仔细交代有关起搏治疗的知识和注意事项,告知患者随身携带简明卡片,内容包括姓名、年龄、疾病诊断、安装起搏器日期及类型、家庭及单位地址等,并带好阿托品、异丙肾上腺素,以备起搏器故障时临时应用。

（2）注意切口部位的清洁,防止感染的发生。

（3）指导患者每天自行检测脉搏,并注意记录,以利及时发现心率的改变。如脉搏的频率和节律异常时,以及时到医院检查。

（4）避免进入有电磁场的环境,如理疗室、高电压区,避免使用电动剃头、剃须刀、口腔电钻、电磁炉等,禁做磁共振,超声检查并避免进入该区,以防起搏电路受影响而失效。同时,应避免手术侧肢体过度上提下拉,以防电极脱位。

（5）继续治疗原有的心脏疾病。

（6）能否从事家务、工作或旅游,必须根据自身的心脏功能量力而行,不能勉强。

（7）定期复查,由于安装人工心脏起搏器的并发症最常见发生于手术后2个月内,应每周随访,其后每3个月随访一次,3年后可改为每半年一次。

（8）每个患者要掌握起搏器的工作年限,在起搏器工作后期,应嘱患者勤去医院检查,以防发生意外。

（孙爱英）

第十节　经皮冠状动脉腔内成形术的护理

一、目的与基本方法

经皮冠状动脉腔内成形术（简称PTCA）,是采用经皮穿刺技术,将球囊导管插入冠状动脉狭窄部位,球囊内注入造影剂使球囊膨胀、狭窄部位扩张,从而增加冠状动脉血流量,恢复冠状循环供血。该成形术是冠状动脉狭窄和心肌梗死较理想的治疗方法。

二、适应证

（1）冠状动脉单支、双支病变的多发性狭窄。

（2）急性心肌梗死冠状动脉内溶栓后仍有明显狭窄,或溶栓失败及有溶栓禁忌证。

（3）6个月内完全闭塞的单支病变,冠状动脉造影证实其远端血管通畅,经侧支循环充盈良好,该血管供应区内仍有存活心肌。

（4）搭桥术后移植血管的再狭窄或PTCA后的再狭窄。

（5）有效的外科旁路手术后左冠状动脉主干狭窄。

（6）同种异体心脏移植后伴有冠状动脉严重狭窄。

三、禁忌证

（1）严重肝肾功能不全、严重左心衰竭、出血性疾病等。

（2）左主干病变,或前降支、回旋支开口部有严重狭窄。构成重要侧支循环的分支狭窄,万一闭塞可导致死亡者。

（3）冠状动脉完全闭塞超过 6 个月,伴有钙化者。

（4）弥漫性病变,病变长度大于 20 mm 者。

四、术前准备

（1）进行详细的术前检查,除急诊患者外,应预先进行冠状动脉造影,以明确适应证和禁忌证。

（2）参加术前讨论,了解治疗方案及可能出现的一些症状,并备好应急措施。备好硝酸甘油片,必要时舌下含服。做好急诊冠状动脉搭桥的术前准备。

（3）对患者和家属进行必要的解释工作,取得理解和合作。

（4）术前备皮,青霉素试敏及碘过敏试验,手术晨禁食水。

（5）术前 1 天给予阿司匹林 0.3 g,双嘧达莫 75 mg,3 次/天。

（6）术前 1 天晚上睡前给予地西泮 10 mg,口服。以保证睡眠。

（7）术前 10 分钟肌内注射地西泮 10 mg。

五、手术备品

（1）无菌血管造影器械包内有小孔巾一块,尺寸＝100 cm×100 cm,中间有 10 cm×7 cm 小孔。大孔巾一块,尺寸＝250 cm×150 cm,于 1/3 处中间有 10 cm×7 cm 小孔。中敷布一块,盐水盆一个,换药碗两个,麻醉杯一个,弯盘一个,敷布钳、刀柄、蚊式钳各一把。将上述物品包在器械包里层,外层放消毒弯盘一个,组织钳一把。打开器械包,术者即能拿到弯盘和组织钳进行皮肤消毒。

（2）无菌手术衣、手套、纱布、10 mL 注射器、20 mL 注射器各一支。

（3）药品包括局麻药、造影剂、0.9％NaCl 及各种抢救药品,如升压药、呼吸兴奋剂、强心药、抗过敏药、镇痛药、镇静药等。

（4）心肺复苏所需用品,如气管插管、呼吸囊、氧气、吸痰器等。

六、器材准备

（1）17G 穿刺针,8F 动脉导管鞘,7F 左、右冠状动脉造影导管,7F 双 J 导管,直径 0.10 cm、长 145 cm导丝,测压管,剪刀,缝合线,缝合针,持针器,三圈注射器,11 号手术刀片和一次性高压注射器筒。

（2）临时心内起搏器材 6F 静咏导管鞘,6F 起搏电极导管,按需型体外心脏起搏器及其延长导线。

（3）PTCA 专用器材 PTCA 球囊导管,有多种型号。通常选用病变部位正常、血管直径 1～1.2 倍的球囊,常用直径 2.5～30 mm、长 2～2.5 cm。PTCA 专用引导钢丝直径 0.04 cm、长 175 cm直形和 J 形导丝,直径 0.04 cm、长 260 cm 或 300 cm 交换导丝,8F 左、右冠状动脉导向导管。

专用压力泵,由特殊的注射器、压力表和连接管组成,注射器上有锁闭装置,可在球囊充盈后维持压力。

其他辅助器材有 Y 形三通、导丝导入器、三连三通、连接管等。

七、术中配合

(1)严格执行无菌操作原则及查对制度。接待患者换鞋进入导管室。协助患者仰卧于造影床上,充分暴露穿刺部位。

(2)建立一条可靠的静脉通道,以保证意外时急救药物的及时输入。

(3)穿刺点皮肤消毒,2%碘酒涂擦三次,75%乙醇涂擦三次或0.5%碘伏涂擦2次。

(4)血管造影器械包置于器械台上展开,将血管造影器械及所需物品置于台上。协助术者穿手术衣,戴手套。

(5)无菌敷料铺盖法。以股动脉穿刺点为例,小孔巾由孔显露穿刺点,中敷料连接小孔巾铺至足下,大孔巾由颈部铺至足下及敷盖造影床,其孔显露穿刺点。

(6)用0.9%NaCl冲洗术者手套,用肝素盐水(0.9%NaCl 500 mL加肝素25 mg)冲洗造影导管两遍。

(7)麻醉。局部麻醉,1%利多卡因或1%普鲁卡因(用前做过敏试验);全麻,婴幼儿或不能合作的患者。

(8)血管造影过程中要密切观察患者生命体征变化,并经常询问患者有无异常感觉。做好术中记录。特别是全麻患者更要密切观察,注意呼吸变化,给予吸氧,并备好吸痰器。

(9)护士要熟悉掌握造影术中的每个步骤,随时提供术中所需器械和药品。

(10)做好心电监护密切观察患者生命体征及心电示波的变化,呼吸困难者给予吸氧。保持输液通畅,以便急救药物的输入。

(11)穿刺右股静脉经6F静脉导管鞘送6F起搏电极导管,置其先端位于右心室心尖部,外接按需型起搏器,确认起搏有效后将频率调至60次/分备用。

(12)穿刺右股动脉将左、右冠状动脉造影导管送至左、右冠状动脉,将造影剂瓶盖消毒后插入滴流管,悬挂于造影床滴流架上,滴流管保持无菌状态,与三连三通连接,用三圈注射器抽出造影剂行左、右冠状动脉造影。必要时行左心室造影。了解病变位置、范围、程度及侧支循环等情况。造影结束后经导管冠状动脉内给予硝酸甘油0.2~0.4 mg,解除血管闭塞狭窄的痉挛。在行PTCA前经静脉注入肝素1万U,然后根据造影结果选择直径适宜的PTCA球囊导管和导丝,将导丝插入球囊导管内,将导向导管、球囊导管通过Y形连接器、止血活瓣和三连三通与压力泵相连接。将球囊导管送入导向导管,使其先端距导向导管开口约1 cm处,固定导向导管及球囊导管,轻柔地送入PTCA导丝,利用导丝旋扭及导丝前端的曲度控制导丝的方向使其进入相应分支并越过狭窄部位,推送过程中可从导向导管内注入造影剂以辨认导丝在血管中的位置和走向。导丝到达后患者含硝苯地平5 mg(血压偏低者慎用),预防冠状动脉痉挛。固定导丝推送球囊导管到位,使其中点位于狭窄段中点,记录狭窄段前后的收缩压差。球囊到位后用0.9%NaCl稀释造影剂充盈球囊,首次扩张时以2~4个大气压,以后每次增加1~2个大气压直至6~8个大气压或满意为止。每次扩张15~90秒,以病变情况和患者耐受程度而定,若出现心绞痛,心电图有ST-T改变或心律失常应立即停止加压迅速抽瘪球囊,待休息后症状缓解再行下一次扩张。一般扩张需重复3~5次,病变扩张不理想时适当增加扩张压力及时间,亦可改送260 cm球囊导管交换导丝,换用稍大的球囊。

对完全梗阻的病变试行PTCA,可选用直径为0.04 cm~0.05 cm的导丝进行试探,若导丝能通过病变则应确定其前端位于远端的血管腔内,然后才可推送球囊以避免医源性冠状动脉内夹层或穿孔。

扩张结束后,再测冠状动脉内收缩压差以评定疗效,退出 PTCA 导管和球囊导管并以导向导管重复冠状动脉造影与术前进行对比,疗效满意后退出导向导管保留动静脉导管鞘于血管腔内缝皮一针,其尾部固定,敷盖无菌敷料包扎,在医师陪同下返回病房。

八、意外情况处理

(1)冠状动脉造影后,因造影剂刺激及造影剂短时间内停留在冠状动脉内,患者可能出现胸闷、气短、心前区不适等症状。造影前即嘱咐患者,造影结束后,立即用力咳嗽,促使造影剂迅速从冠状动脉内排出,避免上述症状的发生,如出现心前区疼痛,立即舌下含服硝酸甘油 0.3 mg,为减少造影剂的不良反应,冠状动脉造影最好选择非离子造影剂。

(2)防止血栓形成动、静脉导管鞘拔出前用 $5×10^4$ U/mL 肝素盐水冲洗,每 30 分钟一次,同时静脉内滴注肝素 700～1 000 U/h,肝素抗凝需维持 24 小时,有明显动脉损伤时加倍。在使用肝素时要注意有无出血倾向,停用肝素 4 小时 ACT 正常即可拔出动、静脉导管鞘并按压 30 分钟行弹力绷带加压包扎,绝对卧床休息 24 小时后才能下床活动。

(3)冠状动脉闭塞极少数患者脱落的斑块碎片或血凝块可堵塞远端血管,术中充分抗凝,操作尽量轻柔可减少并发症,发生后可在栓塞部位 PTCA 或溶栓治疗。

（孙爱英）

第五章

呼吸内科护理

第一节　急性呼吸道感染

急性呼吸道感染通常包括急性上呼吸道感染和急性气管-支气管炎。急性上呼吸道感染是鼻腔、咽或喉部急性炎症的总称,常见病原体为病毒,仅有少数由细菌引起。本病全年皆可发病,但冬春季节多发,具有一定的传染性,有时引起严重的并发症,应积极防治。急性气管-支气管炎是指感染、物理、化学、过敏等因素引起的气管-支气管黏膜的急性炎症,可由急性上呼吸道感染蔓延而来。多见于寒冷季节或气候多变时。

一、病因及发病机制

(一)急性上呼吸道感染

急性上呼吸道感染有70%~80%由病毒引起,其中主要包括流感病毒、副流感病毒、呼吸道合胞病毒、腺病毒、鼻病毒等。由于感染病毒类型较多,又无交叉免疫,人体产生的免疫力较弱且短暂,同时在健康人群中有病毒携带者,故一个人可有多次发病。细菌感染占20%~30%,可直接或继病毒感染之后发生,以溶血性链球菌最为多见,其次为流感嗜血杆菌、肺炎球菌和葡萄球菌等,偶见革兰阴性杆菌。当全身或呼吸道局部防御功能降低时,尤其是年老体弱或有慢性呼吸道疾病者更易患病,原先存在于上呼吸道或外界侵入的病毒和细菌迅速繁殖,引起本病。通过含有病毒的飞沫或被污染的用具传播,引起发病。

(二)急性气管-支气管炎

急性气管-支气管炎由病毒、细菌直接感染,或急性上呼吸道病毒(如腺病毒、流感病毒)、细菌(如流感嗜血杆菌、肺炎链球菌)感染迁延而来,也可在病毒感染后继发细菌感染,亦可为衣原体和支原体感染。过冷空气、粉尘、刺激性气体或烟雾的吸入使气管-支气管黏膜受到急性刺激和损伤,引起本病。花粉、有机粉尘、真菌孢子等的吸入及对细菌蛋白质过敏等,均可引起气管-支气管的变态反应。寄生虫(如钩虫、蛔虫的幼虫)移行至肺,也可致病。

二、临床表现

(一)急性上呼吸道感染

主要症状和体征个体差异大,根据病因不同可有不同类型,各型症状、体征之间无明显界定,也可互相转化。

1.普通感冒

普通感冒又称急性鼻炎或上呼吸道卡他,以鼻咽部卡他症状为主要表现,俗称"伤风"。成人多为鼻病毒所致,起病较急,初期有咽干、咽痒或咽痛,同时或数小时后有打喷嚏、鼻塞、流清水样鼻涕,2~3天后分泌物变稠,伴咽鼓管炎可引起听力减退,伴流泪、味觉迟钝、声嘶、少量咳嗽、低热不适、轻度畏寒和头痛。检查可见鼻腔黏膜充血、水肿、有分泌物,咽部轻度充血。如无并发症,一般经5~7天痊愈。

2.流行性感冒

流行性感冒(简称流感)则由流感病毒引起,起病急,鼻咽部症状较轻,但全身症状较重,伴高热、全身酸痛和眼结膜炎症状。而且常有较大或大范围的流行。

3.病毒性咽炎和喉炎

临床特征为咽部发痒、不适和灼热感、声嘶、讲话困难、咳嗽、咳嗽时咽喉疼痛,无痰或痰呈黏液性,有发热和乏力,伴有咽下疼痛时,常提示有链球菌感染,体检发现咽部明显充血和水肿、局部淋巴结肿大且触痛,提示流感病毒和腺病毒感染,腺病毒咽炎可伴有眼结膜炎。

4.疱疹性咽峡炎

主要由柯萨奇病毒A引起,夏季好发。有明显咽痛、常伴有发热,病程约一周。体检可见咽充血,软腭、腭垂、咽和扁桃体表面有灰白色疱疹及浅表溃疡,周围有红晕。多见儿童,偶见于成人。

5.咽结膜热

常为柯萨奇病毒、腺病毒等引起。夏季好发,游泳传播为主,儿童多见。表现为发热、咽痛、畏光、流泪、咽及结膜明显充血。病程为4~6天。

6.细菌性咽-扁桃体炎

多由溶血性链球菌感染所致,其次为流感嗜血杆菌、肺炎球菌、葡萄球菌等引起。起病急,咽痛明显、伴畏寒、发热,体温超过39℃。检查可见咽部明显充血,扁桃体充血肿大,其表面有黄色点状渗出物,颌下淋巴结肿大伴压痛,肺部无异常体征。

(二)急性气管-支气管炎

起病较急,常先有急性上呼吸道感染的症状,继之出现干咳或少量黏液性痰,随后可转为黏液脓性或脓性痰液,痰量增多,咳嗽加剧,偶可痰中带血。全身症状一般较轻,可有发热,38℃左右,多于3~5天后消退。咳嗽、咳痰为最常见的症状,常为阵发性咳嗽,咳嗽、咳痰可延续2~3周才消失,如迁延不愈,则可演变为慢性支气管炎。呼吸音常正常或增粗,两肺可听到散在干、湿啰音。

三、护理

(一)护理目标

患者躯体不适缓解,日常生活不受影响;体温恢复正常;呼吸道通畅;睡眠改善;无并发症发生或并发症被及时控制。

(二)护理措施

1.一般护理

注意隔离患者,减少探视,避免交叉感染。患者咳嗽或打喷嚏时应避免对着他人。患者使用的餐具、痰盂等用具应按规定消毒，或用一次性器具，回收后焚烧弃去。多饮水，补充足够的热量，给予清淡易消化、高热量、丰富维生素、富含营养的食物。避免刺激性食物，戒烟、酒。患者以休息为主，特别是在发热期间。部分患者往往因剧烈咳嗽而影响正常的睡眠，可给患者提供容易入睡的休息环境，保持病室适宜温度、湿度和空气流通。保证周围环境安静，关闭门窗。指导患者运用促进睡眠的方式，如睡前泡脚、听音乐等。必要时可遵医嘱给予镇咳、祛痰或镇静药物。

2.病情观察

关注疾病流行情况、鼻咽部发生的症状、体征及血常规和 X 线胸片改变。注意并发症，如耳痛、耳鸣、听力减退、外耳道流脓等提示中耳炎；如头痛剧烈、发热、伴脓涕、鼻窦有压痛等提示鼻窦炎；如在恢复期出现胸闷、心悸、眼睑水肿、腰酸和关节痛等提示心肌炎、肾炎或风湿性关节炎，应及时就诊。

3.对症护理

(1)高热护理：体温超过 37.5 ℃，应每 4 小时测体温 1 次，观察体温过高的早期症状和体征，体温突然升高或骤降时，应随时测量和记录，并及时报告医师。体温＞39 ℃时，要采取物理降温。降温效果不好可遵照医嘱选用适当的解热剂进行降温。患者出汗后应及时处理，保持皮肤的清洁和干燥，并注意保暖。鼓励多饮水。

(2)保持呼吸道通畅：清除气管、支气管内分泌物，减少痰液在气管、支气管内的聚积。指导患者采取舒适的体位进行有效咳嗽。观察咳痰情况，如痰液较多且黏稠，可嘱患者多饮水，或遵照医嘱给予雾化吸入治疗，以湿润气道、利于痰液排出。

4.用药护理

(1)对症治疗：选用抗感冒复合剂或中成药减轻发热、头痛，减少鼻、咽充血和分泌物，如对乙酰氨基酚(扑热息痛)、银翘解毒片等。干咳者可选用右美沙芬、喷托维林(咳必清)等；咳嗽有痰可选用复方氯化铵合剂、溴己新(必嗽平)或雾化祛痰。咽痛者可含服喉片或草珊瑚片等。气喘者可用平喘药，如特布他林、氨茶碱等。

(2)抗病毒药物：早期应用抗病毒药有一定疗效，可选用利巴韦林、奥司他韦、金刚烷胺、吗啉胍和抗病毒中成药等。

(3)抗菌药物：如有细菌感染，最好根据药物敏感试验选择有效抗菌药物治疗，常可选用大环内酯类、青霉素类、氟喹诺酮类及头孢菌素类。

根据医嘱选用药物，告知患者药物的作用、可能发生的不良反应和服药的注意事项，如按时服药；应用抗生素者，注意观察有无迟发变态反应发生；对于应用解热镇痛药者注意避免大量出汗引起虚脱等。发现异常及时就诊等。

5.心理护理

急性呼吸道感染预后良好，多数患者于一周内康复，仅少数患者可因咳嗽迁延不愈而发展为慢性支气管炎，患者一般无明显心理负担。但如果咳嗽较剧烈，加之伴有发热，可能会影响患者的休息、睡眠，进而影响工作和学习，个别患者产生急于缓解咳嗽等症状的焦虑情绪。护理人员应与患者进行耐心、细致的沟通，通过对病情的客观评价，解除患者的心理顾虑，建立治疗疾病的信心。

6.健康指导

(1)疾病知识指导：帮助患者和家属掌握急性呼吸道感染的诱发因素及本病的相关知识，避免受凉、过度疲劳，注意保暖；外出时可戴口罩，避免寒冷空气对气管、支气管的刺激。积极预防和治疗上呼吸道感染,症状改变或加重时应及时就诊。

(2)生活指导:平时应加强耐寒锻炼,增强体质,提高机体免疫力。有规律生活,避免过度劳累。室内空气保持新鲜、阳光充足。少去人群密集的公共场所。戒烟、酒。

(三)护理评价

患者舒适度改善;睡眠质量提高;未发生并发症或发生后被及时控制。

(邱泉珍)

第二节　慢性支气管炎

慢性支气管炎是由于感染或非感染因素引起气管、支气管黏膜及其周围组织的慢性非特异性炎症。临床以咳嗽、咳痰或伴有喘息反复发作为特征,每年持续 3 个月以上,且连续 2 年以上。

一、病因和发病机制

慢性支气管炎的病因极为复杂,迄今尚有许多因素还不够明确,往往是多种因素长期相互作用的综合结果。

(一)感染

病毒、支原体和细菌感染是本病急性发作的主要原因。病毒感染以流感病毒、鼻病毒、腺病毒和呼吸道合胞病毒常见;细菌感染以肺炎链球菌、流感嗜血杆菌和卡他莫拉菌及葡萄球菌常见。

(二)大气污染

化学气体如氯气、二氧化氮、二氧化硫等刺激性烟雾,空气中的粉尘等均可刺激支气管黏膜,使呼吸道清除功能受损,为细菌入侵创造条件。

(三)吸烟

吸烟为本病发病的主要因素。吸烟时间的长短与吸烟量决定发病率的高低,吸烟者的患病率较不吸烟者高 2～8 倍。

(四)过敏因素

喘息型支气管患者,多有过敏史。患者痰中嗜酸性粒细胞和组胺的含量及血中 IgE 明显高于正常。此类患者实际上应属慢性支气管炎合并哮喘。

(五)其他因素

气候变化,特别是寒冷空气对慢支的病情加重有密切关系。自主神经功能失调,副交感神经功能亢进,老年人肾上腺皮质功能减退,慢性支气管炎的发病率增加。维生素 C 缺乏,维生素 A 缺乏,易患慢性支气管炎。

二、临床表现

(一)症状

患者常在寒冷季节发病,出现咳嗽、咳痰,尤以晨起显著,白天多于夜间。病毒感染痰液为白色黏液泡沫状,继发细菌感染,痰液转为黄色或黄绿色黏液脓性,偶可带血。慢性支气管炎反复发作后,支气管黏膜的迷走神经感受器反应性增高,副交感神经功能亢进,可出现变态反应而发生喘息。

（二）体征

早期多无体征。急性发作期可有肺底部闻及干、湿啰音。喘息型支气管炎在咳嗽或深吸气后可闻及哮鸣音,发作时,有广泛哮鸣音。

（三）并发症

（1）阻塞性肺气肿:为慢性支气管炎最常见的并发症。

（2）支气管肺炎:慢性支气管炎蔓延至支气管周围肺组织中,患者表现寒战、发热、咳嗽加剧、痰量增多且呈脓性;白细胞总数及中性粒细胞增多;X线胸片显示双下肺野有斑点状或小片阴影。

（3）支气管扩张症。

三、诊断

（一）辅助检查

1.血常规

白细胞总数及中性粒细胞数可升高。

2.胸部X线检查

单纯型慢性支气管炎,X线检查阴性或仅见双下肺纹理增多、增粗、模糊、呈条索状或网状。继发感染时为支气管周围炎症改变,表现为不规则斑点状阴影,重叠于肺纹理之上。

3.肺功能检查

早期病变多在小气道,常规肺功能检查多无异常。

（二）诊断要点

凡咳嗽、咳痰或伴有喘息,每年发作持续3个月,连续2年或2年以上者,并排除其他心、肺疾病（如肺结核、肺尘埃沉着病、支气管哮喘、支气管扩张症、肺癌、肺脓肿、心脏病、心功能不全等）、慢性鼻咽疾病后,即可诊断。如每年发病不足3个月,但有明确的客观检查依据（如胸部X线检查、肺功能等）亦可诊断。

（三）鉴别诊断

1.支气管扩张

多于儿童或青年期发病,常继发于麻疹、肺炎或百日咳后,并有咳嗽、咳痰反复发作的病史,合并感染时痰量增多,并呈脓性或伴有发热,病程中常反复咯血。在肺下部周围可闻及不易消散的湿性啰音。晚期重症患者可出现杵状指（趾）。胸部X线上可见双肺下野纹理粗乱或呈卷发状。薄层高分辨CT（HRCT）检查有助于确诊。

2.肺结核

活动性肺结核患者多有午后低热、消瘦、乏力、盗汗等中毒症状。咳嗽痰量不多,常有咯血。老年肺结核的中毒症状多不明显,常被慢性支气管炎的症状所掩盖而误诊。胸部X线检查可发现结核病灶,部分患者痰结核菌检查可获阳性。

3.支气管哮喘

支气管哮喘常为特质性患者或有过敏性疾病家族史,多于幼年发病。一般无慢性咳嗽、咳痰史。哮喘多突然发作,且有季节性,血和痰中嗜酸性粒细胞常增多,治疗后可迅速缓解。发作时双肺布满哮鸣音,呼气延长,缓解后可消失,且无症状,但气道反应性仍增高。慢性支气管炎合并哮喘的患者,病史中咳嗽、咳痰多发生在喘息之前,迁延不愈较长时间后伴有喘息,且咳嗽、咳痰的症状多较喘息更为突出,平喘药物疗效不如哮喘等可资鉴别。

4.肺癌

肺癌多发生于40岁以上男性,并有多年吸烟史的患者,刺激性咳嗽常伴痰中带血和胸痛。X线检查肺部常有块影或反复发作的阻塞性肺炎。痰脱落细胞及支气管镜等检查,可明确诊断。

5.慢性肺间质纤维化

慢性咳嗽,咳少量黏液性非脓性痰,进行性呼吸困难,双肺底可闻及爆裂音(Velcro 啰音),严重者发绀并有杵状指。X线检查见中下肺野及肺周边部纹理增多紊乱呈网状结构,其间见弥漫性细小斑点阴影。肺功能检查呈限制性通气功能障碍,弥散功能减低,PaO_2 下降。肺活检是确诊的手段。

四、治疗

(一)急性发作期及慢性迁延期的治疗

以控制感染、祛痰、镇咳为主,同时解痉平喘。

1.抗感染药物

及时、有效、足量,感染控制后及时停用,以免产生细菌耐药或二重感染。一般患者可按常见致病菌用药。可选用青霉素 G 80 万单位肌内注射;复方磺胺甲噁唑(SMZ),每次 2 片,2 次/天;阿莫西林 2~4 g/d,3~4 次口服;氨苄西林 2~4 g/d,分 4 次口服;头孢氨苄 2~4 g/d 或头孢拉定1~2 g/d,分 4 次口服;头孢呋辛 2 g/d 或头孢克洛 0.5~1 g/d,分 2~3 次口服。亦可选择新一代大环内酯类抗生素,如罗红霉素,0.3 g/d,2 次口服。抗菌治疗疗程一般 7~10 天,反复感染病例可适当延长。严重感染时,可选用氨苄西林、环丙沙星、氧氟沙星、阿米卡星、奈替米星或头孢菌素类联合静脉滴注给药。

2.祛痰镇咳药

刺激性干咳者不宜单用镇咳药物,否则痰液不易咳出。可给盐酸溴环己胺醇 30 mg 或羧甲基半胱氨酸 500 mg,3 次/天口服。乙酰半胱氨酸(富露施)及氯化铵甘草合剂均有一定的疗效。α-糜蛋白酶雾化吸入亦有消炎祛痰的作用。

3.解痉平喘

解痉平喘主要为解除支气管痉挛,利于痰液排出。常用药物为氨茶碱 0.1~0.2 g,8 次/小时口服;丙卡特罗 50 mg,2 次/天;特布他林 2.5 mg,2~3 次/天。慢性支气管炎有可逆性气道阻塞者应常规应用支气管舒张剂,如异丙托溴铵(异丙阿托品)气雾剂、特布他林等吸入治疗。阵发性咳嗽常伴不同程度的支气管痉挛,应用支气管扩张药后可改善症状,并有利于痰液的排出。

(二)缓解期的治疗

应以增强体质,提高机体抗病能力和预防发作为主。

(三)中药治疗

采取扶正固本原则,按肺、脾、肾的虚实辨证施治。

五、护理措施

(一)常规护理

1.环境

保持室内空气新鲜,流通,安静,舒适,温湿度适宜。

2.休息

急性发作期应卧床休息,取半卧位。

3.给氧

持续低流量吸氧。

4.饮食

给予高热量、高蛋白、高维生素易消化饮食。

(二)专科护理

(1)解除气道阻塞,改善肺泡通气。及时清除痰液,神志清醒患者应鼓励咳嗽,痰稠不易咯出时,给予雾化吸入或雾化泵药物喷入,减少局部淤血水肿,以利痰液排出。危重体弱患者,定时更换体位,叩击背部,使痰易于咯出,餐前应给予胸部叩击或胸壁震荡。方法:患者取侧卧位,护士两手手指并拢,手背隆起,指关节微屈,自肺底由下向上、由外向内叩拍胸壁,震动气管,边拍边鼓励患者咳嗽,以促进痰液的排出,每侧肺叶叩击 3~5 分钟。对神志不清者,可进行机械吸痰,需注意无菌操作,抽吸压力要适当,动作轻柔,每次抽吸时间不超过 15 秒,以免加重缺氧。

(2)合理用氧减轻呼吸困难。根据缺氧和二氧化碳潴留的程度不同,合理用氧,一般给予低流量、低浓度、持续吸氧,如病情需要提高氧浓度,应辅以呼吸兴奋剂刺激通气或使用呼吸机改善通气,吸氧后如呼吸困难缓解、呼吸频率减慢、节律正常、血压上升、心率减慢、心律正常、发绀减轻、皮肤转暖、神志转清、尿量增加等,表示氧疗有效。若呼吸过缓,意识障碍加深,需考虑二氧化碳潴留加重,必要时采取增加通气量措施。

(邱泉珍)

第三节 慢性阻塞性肺疾病

慢性阻塞性肺疾病(chronic obstructive pulmonary disease,COPD)是一种以不完全可逆性气流受限为特征,呈进行性发展的肺部疾病。COPD 是呼吸系统疾病中的常见病和多发病,由于其患病人数多,死亡率高,社会经济负担重,已成为一个重要的公共卫生问题。

一、病因及发病机制

确切的病因不清,可能与下列因素有关。

(一)吸烟

吸烟是最危险的因素。国内外的研究均证明吸烟与慢支的发生有密切关系,吸烟者慢性支气管炎的患病率比不吸烟者高 2~8 倍,吸烟时间越长,量越大,COPD 患病率越高。烟草中的多种有害化学成分,可损伤气道上皮细胞使巨噬细胞吞噬功能降低和纤毛运动减退;黏液分泌增加,使气道净化能力减弱;支气管黏膜充血水肿、黏液积聚,而易引起感染。慢性炎症及吸烟刺激黏膜下感受器,引起支气管平滑肌收缩,气流受限。烟草、烟雾还可使氧自由基增多,诱导中性粒细胞释放蛋白酶,抑制抗蛋白酶系统,使肺弹力纤维受到破坏,诱发肺气肿形成。

(二)职业性粉尘和化学物质

职业性粉尘及化学物质,如烟雾、变应原、工业废气及室内污染空气等,浓度过大或接触时间过长,均可导致与吸烟无关的 COPD。

(三)空气污染

大气污染中的有害气体(如二氧化硫、二氧化氮、氯气等)可损伤气道黏膜,并有细胞毒作用,使纤毛清除功能下降,黏液分泌增多,为细菌感染创造条件。

(四)感染

感染是 COPD 发生发展的重要因素之一。长期、反复感染可破坏气道正常的防御功能,损伤细支气管和肺泡。主要病毒为流感病毒、鼻病毒和呼吸道合胞病毒等;细菌感染以肺炎链球菌、流感嗜血杆菌、卡他莫拉菌及葡萄球菌为多见,支原体感染也是重要因素之一。

(五)蛋白酶-抗蛋白酶失衡

蛋白酶对组织有损伤和破坏作用;抗蛋白酶对弹性蛋白酶等多种蛋白酶有抑制功能。在正常情况下,弹性蛋白酶与其抑制因子处于平衡状态。其中 α_1-抗胰蛋白酶(α_1-AT)是活性最强的一种。蛋白酶增多和抗蛋白酶不足均可导致组织结构破坏产生肺气肿。

(六)其他

机体内在因素如呼吸道防御功能及免疫功能降低、自主神经功能失调、营养、气温的突变等都可能参与 COPD 的发生、发展。

二、临床表现

(一)症状

1.慢性咳嗽

晨间起床时咳嗽明显,白天较轻,睡眠时有阵咳或排痰。随病程发展可终生不愈。

2.咳痰

一般为白色黏液或浆液性泡沫痰,偶可带血丝,清晨排痰较多。急性发作伴有细菌感染时,痰量增多,可有脓性痰。

3.气短或呼吸困难

早期仅在体力劳动或上楼等活动时出现,随着病情发展逐渐加重,日常活动甚至休息时也感到气短。气短或呼吸困难是 COPD 的标志性症状。

4.喘息和胸闷

重度患者或急性加重时出现喘息,甚至静息状态下也感气促。

5.其他

晚期患者有体重下降,食欲减退等全身症状。

(二)体征

早期可无异常,随疾病进展慢性支气管炎病例可闻及干啰音或少量湿啰音。有喘息症状者可在小范围内出现轻度哮鸣音。肺气肿早期体征不明显,随疾病进展出现桶状胸,呼吸活动减弱,触觉语颤减弱或消失;叩诊呈过清音,心浊音界缩小或不易叩出,肺下界和肝浊音界下移,听诊心音遥远,两肺呼吸音普遍减弱,呼气延长,并发感染时,可闻及湿啰音。

三、COPD 严重程度分级及病程分期

(一)COPD 严重程度分级

根据第一秒用力呼气容积占用力肺活量的百分比(FEV$_1$/FVC%)、第一秒用力呼气容积占预计值百分比(FEV$_1$%预计值)和症状对 COPD 的严重程度做出分级(表 5-1)。

表 5-1 慢性阻塞性肺疾病的严重程度分级

分级	分级标准	分级	分级标准
0级:高危	有罹患 COPD 的危险因素 肺功能在正常范围 有慢性咳嗽、咳痰症状	Ⅲ级:重度	FEV$_1$/FVC<70% 30%≤FEV$_1$<50%预计值 有或无慢性咳嗽、咳痰症状
Ⅰ级:轻度	FEV$_1$/FVC<70% FEV$_1$≥80%预计值 有或无慢性咳嗽、咳痰症状	Ⅳ级:极重度	FEV$_1$/FVC<70% FEV$_1$<30%预计值 或 FEV$_1$<50%预计值,伴慢性呼吸衰竭
Ⅱ级:中度	FEV$_1$/FVC<70% 50%≤FEV$_1$<80%预计值 有或无慢性咳嗽、咳痰症状		

(二)COPD 病程分期

COPD 按病程可分为急性加重期和稳定期,前者指在短期内咳嗽、咳痰、气短和/或喘息加重、脓痰量增多,可伴发热等症状;稳定期指咳嗽、咳痰、气短症状稳定或轻微。

四、护理

(一)护理目标

患者痰能咳出,喘息缓解;活动耐力增强;营养得到改善;焦虑减轻。

(二)护理措施

1.一般护理

(1)休息和活动:患者采取舒适的体位,晚期患者宜采取身体前倾位,使辅助呼吸肌参与呼吸。发热、咳喘时应卧床休息,视病情安排适当的活动量,活动以不感到疲劳、不加重症状为宜。室内保持合适的温湿度,冬季注意保暖,避免直接吸入冷空气。

(2)饮食护理:呼吸功的增加可使热量和蛋白质消耗增多,导致营养不良。应制订出高热量、高蛋白、高维生素的饮食计划。正餐进食量不足时,应安排少量多餐,避免餐前和进餐时过多饮水。餐后避免平卧,有利于消化。为减少呼吸困难,保存能量,患者饭前至少休息 30 分钟。每天正餐应安排在患者最饥饿、休息最好的时间。指导患者采用缩唇呼吸和腹式呼吸减轻呼吸困难。为促进食欲,提供给患者舒适的就餐环境和喜爱的食物,餐前及咳痰后漱口,保持口腔清洁;腹胀的患者应进软食,细嚼慢咽。避免进食产气的食物,如汽水、啤酒、豆类、马铃薯和胡萝卜等;避免易引起便秘的食物,如油煎食物、干果、坚果等。如果患者通过进食不能吸收足够的营养,可应用管喂饮食或全胃肠外营养。

2.病情观察

观察咳嗽、咳痰的情况,痰液的颜色、量及性状,咳痰是否顺畅;呼吸困难的程度,能否平卧,与活动的关系,有无进行性加重;患者的营养状况、肺部体征及有无慢性呼吸衰竭、自发性气胸、慢性肺源性心脏病等并发症产生。监测动脉血气分析和水、电解质、酸碱平衡情况。

3.氧疗的护理

呼吸困难伴低氧血症者,遵医嘱给予氧疗。一般采用鼻导管持续低流量吸氧,氧流量 1～2 L/min。COPD 患者因长期二氧化碳潴留,主要靠缺氧刺激呼吸中枢,如果吸入高浓度的氧,反而会导致呼吸频率和幅度降低,引起二氧化碳潴留。而持续低流量吸氧维持 $PaO_2 \geqslant 8.0$ kPa(60 mmHg),既能改善组织缺氧,也可防止因缺氧状态解除而抑制呼吸中枢。护理人员应密切注意患者吸氧后的变化,如观察患者的意识状态、呼吸的频率及幅度、有无窒息或呼吸停止和动脉血气复查结果。氧疗有效指标:患者呼吸困难减轻、呼吸频率减慢、发绀减轻、心率减慢、活动耐力增加。

对 COPD 慢性呼吸衰竭者提倡进行长期家庭氧疗(LTOT)。LTOT 为持续低流量吸氧它能改变疾病的自然病程,改善生活质量。LTOT 是指一昼夜吸入低浓度氧 15 小时以上,并持续较长时间,使 $PaO_2 \geqslant 8.0$ kPa(60 mmHg),或 SaO_2 升至 90% 的一种氧疗方法。LTOT 指征:①$PaO_2 \leqslant 7.3$ kPa(55 mmHg)或 $SaO_2 \leqslant 88\%$,有或没有高碳酸血症。②PaO_2 为 7.3～8.0 kPa(55～60 mmHg)或 $SaO_2 < 88\%$,并有肺动脉高压、心力衰竭所致的水肿或红细胞增多症(血细胞比容 > 0.55)。LTOT 对血流动力学、运动耐力、肺生理和精神状态均会产生有益的影响,从而提高 COPD 患者的生活质量和生存率。

4.用药护理

(1)稳定期治用药。①支气管舒张药:短期应用以缓解症状,长期规律应用预防和减轻症状。常选用 β_2 肾上腺素受体激动剂、抗胆碱药、氨茶碱或其缓(控)释片。②祛痰药:对痰不易咳出者可选用盐酸氨溴索或羧甲司坦。

(2)急性加重期的治疗用药:使用支气管舒张药及对低氧血症者进行吸氧外,应根据病原菌类型及药物敏感情况合理选用抗生素治疗。如给予 β 内酰胺类/β 内酰胺酶抑制剂;第二代头孢菌素、大环内酯类或喹诺酮类。如出现持续气道阻塞,可使用糖皮质激素。

(3)遵医嘱应用抗生素、支气管舒张药、祛痰药物,注意观察疗效及不良反应。

5.呼吸功能锻炼

COPD 患者需要增加呼吸频率来代偿呼吸困难,这种代偿多数是依赖于辅助呼吸肌参与呼吸,即胸式呼吸,而非腹式呼吸。然而胸式呼吸的有效性要低于腹式呼吸,患者容易疲劳。因此,护理人员应指导患者进行缩唇呼气、腹式呼吸、膈肌起搏(体外膈神经电刺激)、吸气阻力器等呼吸锻炼,以加强胸、膈呼吸肌肌力和耐力,改善呼吸功能。

(1)缩唇呼气:缩唇呼吸的技巧是通过缩唇形成的微弱阻力来延长呼气时间,增加气道压力,延缓气道塌陷。患者闭嘴经鼻吸气,然后通过缩唇(吹口哨样)缓慢呼气,同时收缩腹部。吸气与呼气时间比为 1:2 或 1:3。缩唇大小程度与呼气流量,以能使距口唇 15～20 cm 处,与口唇等高点水平的蜡烛火焰随气流倾斜又不至于熄灭为宜。

(2)膈式或腹式呼吸:患者可取立位、平卧位或半卧位,两手分别放于前胸部和上腹部。用鼻缓慢吸气时,膈肌最大程度下降,腹肌松弛,腹部凸出,手感到腹部向上抬起。呼气时用口呼出,腹肌收缩,膈肌松弛,膈肌随腹腔内压增加而上抬,推动肺部气体排出,手感到腹部下降。

另外,可以在腹部放置小枕头、杂志或书锻炼腹式呼吸。如果吸气时,物体上升,证明是腹式呼吸。缩唇呼吸和腹式呼吸每天训练 3～4 次,每次重复 8～10 次。腹式呼吸需要增加能量消耗,因此指导患者只能在疾病恢复期如出院前进行训练。

6.心理护理

COPD 患者因长期患病,社会活动减少,经济收入降低等方面发生的变化,容易形成焦虑和压抑的心理状态,失去自信,躲避生活。也可由于经济原因,患者可能无法按医嘱常规使用某些药物,只能在病情加重时应用。医护人员应详细了解患者及其家庭对疾病的态度,关心体贴患者,了解患者心理、性格、生活方式等方面发生的变化,与患者和家属共同制订和实施康复计划,定期进行呼吸肌功能锻炼、合理用药等,减轻症状,增强患者战胜疾病的信心;对表现焦虑的患者,教会患者缓解焦虑的方法,如听轻音乐、下棋、做游戏等娱乐活动,以分散注意力,减轻焦虑。

7.健康指导

(1)疾病知识指导:使患者了解 COPD 的相关知识,识别和消除使疾病恶化的因素,戒烟是预防 COPD 的重要且简单易行的措施,应劝导患者戒烟;避免粉尘和刺激性气体的吸入;避免和呼吸道感染患者接触,在呼吸道传染病流行期间,尽量避免去人群密集的公共场所。指导患者要根据气候变化,以及时增减衣物,避免受凉感冒。学会识别感染或病情加重的早期症状,尽早就医。

(2)康复锻炼:使患者理解康复锻炼的意义,充分发挥患者进行康复的主观能动性,制订个体化的锻炼计划,选择空气新鲜、安静的环境,进行步行、慢跑、气功等体育锻炼。在潮湿、大风、严寒气候时,避免室外活动。教会患者和家属依据呼吸困难与活动之间的关系,判断呼吸困难的严重程度,以便合理的安排工作和生活。

(3)家庭氧疗:对实施家庭氧疗的患者,护理人员应指导患者和家属做到以下几点。①了解氧疗的目的、必要性及注意事项;注意安全,供氧装置周围严禁烟火,防止氧气燃烧爆炸;吸氧鼻导管需每天更换,以防堵塞,防止感染;氧疗装置定期更换、清洁、消毒。②告诉患者和家属宜采取低流量(氧流量 1～2 L/min 或氧浓度 25％～29％)吸氧,且每天吸氧的时间不宜少于 10 小时,因夜间睡眠时,部分患者低氧血症更为明显,故夜间吸氧不宜间断;监测氧流量,防止随意调高氧流量。

(4)心理指导:引导患者适应慢性病并以积极的心态对待疾病,培养生活乐趣,如听音乐、养花种草等爱好,以分散注意力,减少孤独感,缓解焦虑、紧张的精神状态。

(三)护理评价

患者 PaO_2 和 $PaCO_2$ 维持在正常范围内;能坚持药物治疗;能演示缩唇呼吸和腹式呼吸技术;呼吸困难发作时能采取正确体位,使用节能法;清除过多痰液,保持呼吸道通畅;使用控制咳嗽方法;增加体液摄入;减少症状恶化;根据身高和年龄维持正常体重;减少急诊就诊和入院的次数。

(邱泉珍)

第四节 支气管扩张

支气管扩张是指直径大于 2 mm 支气管由于管壁的肌肉和弹性组织破坏引起的慢性异常扩张。临床表现为慢性咳嗽,咳大量脓性痰和/或反复咯血。患者多有童年麻疹、百日咳或支气管肺炎等病史。由于生活条件的改善,麻疹和百日咳疫苗的预防接种及抗生素的应用等,本病的发病率已明显减少。

一、病因及发病机制

(一)支气管-肺组织感染和阻塞

婴幼儿期支气管-肺组织感染是支气管扩张最常见的原因。由于儿童支气管管腔细和管壁薄,易阻塞,反复感染导致支气管壁各层组织,尤其是平滑肌和弹性纤维的破坏,削弱了对管壁的支撑作用。支气管炎症使支气管黏膜充血、水肿,分泌物阻塞管腔,致使引流不畅而加重感染。另外,支气管内膜结核引起管腔狭窄和阻塞、肺结核纤维组织增生和收缩牵拉、吸入腐蚀性气体、支气管曲真菌感染等均可损伤支气管壁,反复继发感染也可引起支气管扩张。肿瘤、异物、感染、支气管周围肿大的淋巴结或肺癌的压迫可使支气管阻塞导致肺不张,胸腔负压直接牵拉支气管管壁,导致支气管扩张。感染引起支气管阻塞,阻塞又加重感染,两者互为因果,促使支气管扩张的发生与发展。

(二)支气管先天性发育障碍和遗传因素

支气管先天发育障碍,如巨大气管-支气管症、Kartagener 综合征(支气管扩张、鼻窦炎及内脏转位),先天性软骨缺失症、支气管肺隔离症、肺囊性纤维化、遗传性 α1-抗胰蛋白酶缺乏症、先天性免疫缺乏症等与发育和遗传因素有关的疾病也可伴有支气管扩张。

(三)全身性疾病

全身性疾病如类风湿关节炎、克罗恩病、溃疡性结肠炎、系统性红斑狼疮、人免疫缺陷病毒(HIV)感染等疾病可同时伴有支气管扩张。心肺移植术后也可因移植物慢性排斥发生支气管扩张。有些不明原因的支气管扩张患者体液免疫和/或细胞免疫功能有不同程度的改变,提示支气管扩张可能与机体免疫功能失调有关。

二、临床表现

(一)症状

1.慢性咳嗽、大量脓痰

痰量与体位改变有关,这是由于分泌物积储于支气管的扩张部位,改变体位时分泌物刺激支气管黏膜引起咳嗽和排痰。严重度可用痰量估计:<10 mL/d 为轻度;10~50 mL/d 为中度;>150 mL/d为重度。感染急性发作时,黄绿色脓痰量明显增加,每天可达数百毫升。感染时痰液静置后出现分层的特征:上层为泡沫,下悬脓性成分,中层为浑浊黏液,下层为坏死组织沉淀物。厌氧菌感染时痰有臭味。

2.反复咯血

50％～70％的患者有不同程度的咯血,可为痰中带血或大量咯血,咯血量与病情严重程度、病变范围有时不一致。部分患者无咳嗽、咳痰,仅以反复咯血为唯一症状,临床上称为"干性支气管扩张",其病变多位于引流良好的上叶支气管,常见于结核性支气管扩张。

3.反复肺部感染

其特点为同一肺段反复发生感染并迁延不愈。

4.慢性感染中毒症状

可出现发热、乏力、食欲缺乏、消瘦、贫血等全身中毒症状。

(二)体征

早期或干性支气管扩张肺部体征可无异常,病变重或继发感染时,在下胸部、背部可闻及固定而持久的局限性粗湿啰音,有时可闻及哮鸣音,部分慢性患者有杵状指(趾)。

三、护理

(一)护理目标

患者能掌握有效咳痰技巧,营养得到改善,未发生并发症。

(二)护理措施

1.一般护理

(1)休息与活动:休息能减少肺活动度,避免因活动诱发咯血。急性感染或病情严重者应卧床休息。保持室内空气流通,维持适宜的温湿度,注意保暖。

(2)饮食护理:提供高热量、高蛋白质、富含维生素饮食,避免冰冷食物诱发咳嗽,少食多餐。指导患者在咳痰后及进食前后漱口,祛除痰臭,保持口腔清洁,促进食欲。为了稀释痰液,利于排痰,应鼓励患者多饮水,每天不少于1 500 mL。合并充血性心力衰竭或肾脏疾病者应指导患者低盐饮食。

2.病情观察

观察痰液的量、颜色、性质、气味,以及与体位的关系,痰液静置后是否有分层现象,记录24 小时痰液排出量。观察咯血的颜色、性质及量。病情严重者需观察患者的缺氧情况,是否有呼吸困难、发绀、面色的改变。密切观察病情变化,警惕窒息的各种症状,并备好抢救药品和用品;注意患者有无发热、消瘦、贫血等全身症状。

3.体位引流

体位引流是利用重力作用促使呼吸道分泌物流入气管、支气管排出体外。应根据病变部位采取相应的体位进行引流。如体位引流排痰效果不理想可经纤维支气管镜吸痰及用生理盐水冲洗痰液,也可局部注入抗生素。

(1)引流前准备:引流前向患者说明体位引流的目的、过程和注意事项,消除顾虑,取得合作。同时监测生命体征和肺部听诊,明确病变部位。对于痰液黏稠者,可先用生理盐水雾化吸入。

(2)引流体位:根据病变部位和患者耐受程度采取适当的体位。原则上应使病变部位处于高处,引流支气管开口在下,利于痰液流入大支气管和气管排出。

(3)引流时间:要视病变部位、患者身体状况而定,一般每天1～3 次,每次15～20 分钟;在空腹下进行。

(4)引流时的观察:引流时应有护士或家人协助,观察患者有无出汗、脉搏细弱、头晕、疲劳、面色苍白等症状,如出现咯血、头晕、发绀、心悸、呼吸困难等情况,应及时停止引流。评估患者对体位引流的耐受程度,在体位引流过程中,鼓励并指导患者作腹式深呼吸,辅以胸部叩击或震荡等措施。同时指导患者进行有效咳嗽,以提高引流效果。

(5)引流后的护理:引流后,协助患者休息,给予漱口,并记录痰量和性质,复查生命体征和肺部呼吸音及啰音变化。评价体位引流的效果。

4.咯血的护理

(1)饮食护理:大量咯血者暂时禁食,小量咯血者或大咯血停止后,宜进少量凉或温的流质饮食,多饮水、多食含纤维素食物,保持大便通畅,避免排便时增加腹压而引起再度咯血。

(2)休息与体位:小量咯血者应静卧休息,中量和大量咯血者需绝对卧床休息,保持病室安静,避免搬动患者。协助患者取平卧位,头偏向一侧,以及时咯出或吸出呼吸道积血,防止血块阻塞呼吸道;或取患侧卧位(如肺结核),减少患侧活动度,防止病灶向健侧扩散,有利于健侧肺的通气功能。如若有窒息征象立即采取头低脚高体位,轻叩背部,排出血块,必要时做好气管插管或气管切开的准备。

(3)其他:告诉患者咯血时不能屏气,以免诱发喉头痉挛,血液引流不畅形成血块,导致窒息。保持呼吸道的通畅,嘱患者轻轻将气管内存留的积血咯出。及时为患者擦净血迹,漱口,保持口腔清洁、舒适,以防口腔异味刺激,再度引起咯血。

5.防止窒息的护理

(1)备好抢救物品,如吸引器、氧气、鼻导管、气管切开包、止血药、呼吸兴奋剂、升压药等抢救设备和药品。

(2)注意观察患者有无胸闷、气急、发绀、烦躁、面色苍白、大汗淋漓等异常表现,监测生命指征。

(3)痰液黏稠咳痰无力者,可经鼻腔吸痰,为防止吸痰引起低氧血症,重症患者应在吸痰前后加大吸氧浓度。

(4)咯血时劝告患者身心放松,不要屏气,防止声门痉挛,应将气管内痰液和积血轻轻咳出,保持气道通畅。

(5)大咯血出现窒息征象时,立即取头低脚高 45°俯卧位,面部偏向一边,轻拍背部以利血块排出,迅速清除口鼻腔血凝块,必要时行气管插管或气管切开。

6.用药护理

治疗原则:保持呼吸道引流通畅,控制感染,处理咯血,必要时手术治疗。

(1)保持呼吸道通畅:遵医嘱应用祛痰药及支气管舒张药稀释脓痰和促进排痰,再经体位引流清除痰液,痰液引流和抗生素治疗同等重要,以减少继发感染及减轻全身中毒症状。祛痰药可选用溴己新或盐酸氨溴索。支气管舒张药在支气管痉挛时,用 β_2 受体激动剂、异丙托溴铵喷雾吸入或口服氨茶碱及其缓释制剂。

(2)控制感染:是急性感染期的主要治疗措施。轻症者可口服阿莫西林或第一、二代头孢菌素,喹诺酮类药物、磺胺类药物。重症患者特别是假单胞菌属细菌感染者,常选用抗假单胞菌抗生素,常需静脉给药,如头孢他啶、头孢吡肟和亚胺培南等。如有厌氧菌混合感染,加用甲硝唑、替硝唑或克林霉素。雾化吸入庆大霉素或妥布霉素可改善气道分泌和炎症。

(3)抗生素、祛痰剂、支气管舒张药,掌握药物的疗效、剂量、用法和不良反应。

7.心理护理

该病迁延不愈,患者易产生悲观、焦虑心理;咯血时,又感到对生命造成严重威胁,会出现恐惧,甚至绝望的心理。医护人员态度应亲切,多与患者交谈,说明支气管扩张反复发作的原因及治疗进展,来帮助患者树立战胜疾病的信心,消除焦虑不安心理。咯血时,医护人员应陪伴及安慰患者,使患者情绪稳定,避免因情绪波动加重出血。

8.健康指导

(1)预防呼吸道感染:支气管扩张与感染密切相关。积极防治百日咳、麻疹、支气管肺炎、肺结核等呼吸道感染;及时治疗上呼吸道慢性病灶(如龋齿、扁桃体炎、鼻窦炎),避免受凉,预防感冒;减少刺激性气体吸入等措施。戒烟、避免烟雾和灰尘刺激有助于避免疾病的复发,防止病情恶化。

(2)疾病及保健知识的指导:帮助患者和家属了解疾病发生、发展与治疗、护理过程。与患者及家属共同制订长期防治的计划。指导患者自我监测病情,患者和家属应学会识别病情变化的征象,学会识别支气管扩张典型的临床表现;一旦发现症状加重,如痰量增多、血痰、呼吸困难加重、发热、寒战和胸痛等,应及时就诊。掌握有效咳嗽、雾化吸入、体位引流方法,以及抗生素的作用、用法、不良反应等。

(3)生活指导:讲明营养对机体康复的作用,使患者能主动摄取必需的营养素,以增加机体抗病能力。鼓励患者参加体育锻炼,建立良好的生活习惯,劳逸结合,消除紧张心理,防止病情进一步恶化。以维护心、肺功能状态。

(三)护理评价

患者能进行有效的咳嗽,将痰液咳出,保持呼吸道的通畅。能识别咯血的先兆,并采取有效的预防措施。症状消失或明显改善,未发生窒息。

(邱泉珍)

第五节　支气管哮喘

支气管哮喘(简称哮喘)是由多种细胞(如嗜酸性粒细胞、肥大细胞、T淋巴细胞、中性粒细胞、气道上皮细胞等)和细胞组分参与的气道慢性炎症性疾病。这种慢性炎症导致气道高反应性和广泛多变的可逆性气流受限,并引起反复发作性的喘息、气急、胸闷或咳嗽等症状,常在夜间和/或清晨发作和加重,多数患者可自行缓解或治疗后缓解。支气管哮喘如贻误诊治,随病程的延长可产生气道不可逆性狭窄和气道重塑。因此,合理的防治至关重要。

一、病因及发病机制

(一)病因

本病的病因不十分清楚。目前认为哮喘是多基因遗传病,受遗传因素和环境因素双重影响。

1.遗传因素

哮喘发病具有明显的家族集聚现象,临床家系调查发现,哮喘患者亲属患病率高于群体患病率,且亲缘关系越近患病率越高;病情越严重,其亲属患病率也越高。

2.环境因素

主要为哮喘的激发因素,如下。

(1)吸入性变应原:尘螨、花粉、真菌、动物毛屑、二氧化硫、氨气等各种特异和非特异性吸入物。

(2)感染:细菌、病毒、原虫、寄生虫等。

(3)食物:鱼、虾、蟹、蛋类、牛奶等。

(4)药物:普萘洛尔(心得安)、阿司匹林等。

(5)其他:气候改变、运动、妊娠等。

(二)发病机制

哮喘的发病机制非常复杂(图 5-1),变态反应、气道炎症、气道反应性增高和神经等因素及其相互作用被认为与哮喘的发病关系密切。其中气道炎症是哮喘发病的本质,而气道高反应性是哮喘的重要特征。根据变应原吸入后哮喘发生的时间,可分为速发性哮喘反应(IAR)、迟发性哮喘反应(LAR)和双相型哮喘反应(DAR)。IAR 在吸入变应原的同时立即发生反应,15～30 分钟达高峰,2 小时逐渐恢复正常。LAR 在吸入变应原 6 小时左右发作,持续时间长,症状重,常呈持续性哮喘表现,为气道慢性炎症反应的结果。

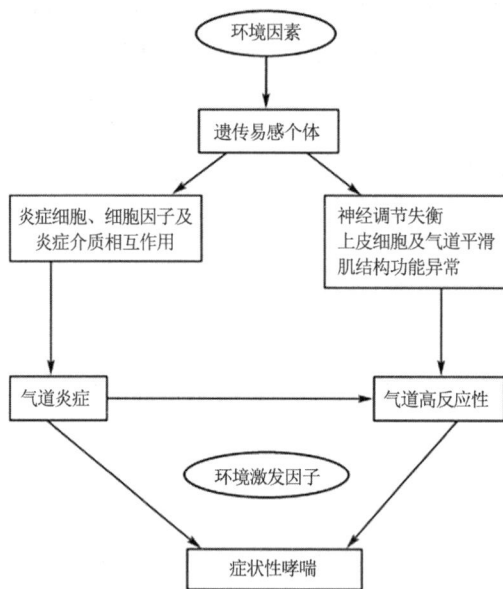

图 5-1　哮喘发病机制

二、临床表现

(一)症状

典型表现为发作性呼气性呼吸困难或发作性胸闷和咳嗽,伴有哮鸣音。严重者呈强迫坐位或端坐呼吸,甚至出现发绀等;干咳或咳大量泡沫样痰。哮喘发作前常有干咳、呼吸紧迫感、连打喷嚏、流泪等先兆表现;有时仅以咳嗽为唯一的症状(咳嗽变异性哮喘)。哮喘症状可在数分钟内发作,经数小时至数天,用支气管舒张药可缓解或自行缓解。在夜间及凌晨发作和加重常是哮喘的特征之一。有些青少年,在运动时出现咳嗽、胸闷和呼吸困难(运动性哮喘)。

(二)体征

发作时胸部呈过度充气征象,双肺可闻及广泛的哮鸣音,呼气音延长。严重者可有辅助呼吸肌收缩加强,心率加快、奇脉、胸腹反常运动和发绀。但在轻度哮喘或非常严重哮喘发作时,哮鸣音可不出现,称之为寂静胸。非发作期可无阳性体征。

三、分期

根据临床表现哮喘分为急性发作期、慢性持续期和缓解期。

(一)急性发作期

急性发作期是指气促、咳嗽、胸闷等症状突然发生,常有呼吸困难,以呼气流量降低为其特征,常因接触刺激物或治疗不当所致。哮喘急性发作时严重程度评估见表5-2。

表 5-2　哮喘急性发作时病情严重程度的分级

病情程度	临床表现	生命体征	血气分析	支气管舒张剂
轻度	对日常生活影响不大,可平卧,说话连续成句,步行、上楼时有气短	脉搏<100 次/分	基本正常	能被控制
中度	日常生活受限,稍事活动便有喘息,喜坐位,讲话时断时续,有焦虑和烦躁,哮鸣音响亮而弥漫	脉搏100~120 次/分	PaO_2 8.0~10.7 kPa(60~80 mmHg) $PaCO_2$<6.0 kPa(45 mmHg)	仅有部分缓解
重度	喘息持续发作,日常生活受限,休息时亦喘,端坐前弓位,大汗淋漓,常有焦虑和烦躁	脉搏明显增快,有奇脉、发绀	PaO_2<8.0 kPa(60 mmHg) $PaCO_2$>6.0 kPa(45 mmHg)	无效
危重	患者不能讲话,出现意识障碍,呼吸时,哮鸣音明显减弱或消失,胸腹部矛盾运动	脉搏>120 次/分或脉律徐缓不规则,血压下降	PaO_2<8.0 kPa(60 mmHg) $PaCO_2$>6.0 kPa(45 mmHg)	无效

(二)慢性持续期

在哮喘非急性发作期,患者仍有不同程度的哮喘症状或 PEF 降低。根据临床表现和肺功能可将慢性持续期的病情程度分为 4 级,见表 5-3。

表 5-3　哮喘慢性持续期病情严重度的分级

分级	临床表现	肺功能改变
间歇发作(第一级)	症状<每周 1 次,短暂发作,夜间哮喘症状<每月 2 次	FEV_1≥80%预计值或 PEF≥80%个人最佳值,PEF 或 FEV_1 变异率<20%
轻度持续(第二级)	症状≥每周 1 次,但<每天 1 次,可能影响活动及睡眠,夜间哮喘症状>每月 2 次,但<每周 1 次	FEV_1≥80%预计值或 PEF≥80%个人最佳值,PEF 或 FEV_1 变异率 20%~30%
中度持续(第三级)	每天有症状,影响活动及睡眠,夜间哮喘症状≥每周 1 次	FEV_1 60%~79%预计值或 PEF 60%~79%个人最佳值,PEF 或 FEV_1 变异率>30%

分级	临床表现	肺功能改变
重度持续(第四级)	每天有症状,频繁发作,经常出现夜间哮喘症状,体力活动受限	$FEV_1 < 60\%$ 预计值或 $PEF < 60\%$ 个人最佳值,PEF 或 FEV_1 变异率 $> 30\%$

(三)缓解期

缓解期是指经过或未经过治疗症状、体征消失,肺功能恢复到急性发作前水平,并维持 4 周以上。

四、护理

(一)护理目标

患者呼吸困难缓解,能进行有效呼吸;痰液能排出;能正确使用雾化吸入器;未发生并发症。

(二)护理措施

支气管哮喘目前尚无根治的方法。护理措施和治疗的目的为控制症状,防止病情恶化,尽可能保持肺功能正常,维持正常活动能力(包括运动),避免治疗不良反应,防止不可逆气道阻塞,避免死亡。

1.一般护理

(1)环境与体位:提供安静、舒适、温湿度适宜的环境,保持室内清洁、空气流通。脱离变应原非常必要,找到引起哮喘发作的变应原或其他非特异刺激因素,并使患者迅速脱离,这是防治哮喘最有效的方法。病室不宜布置花草,避免使用羽绒或蚕丝织物。发作时,协助患者采取舒适的半卧位或坐位,或用过床桌使患者伏桌休息,以减轻体力消耗。

(2)饮食护理:大约 20% 的成年人和 50% 的哮喘患儿可因不适当饮食而诱发或加重哮喘。护理人员应帮助患者找出与哮喘发作的有关食物。哮喘患者的饮食以清淡、易消化、高蛋白,富含维生素 A、维生素 C、钙食物为主,如哮喘发作与进食某些异体蛋白如鱼、虾、蟹、蛋类、牛奶等有关,应忌食;某些食物添加剂如酒石黄、亚硝酸盐(制作糖果、糕点用于漂白、防腐)也可诱发哮喘发作,应当引起注意。慎用或忌用某些引起哮喘的药物,如阿司匹林或阿司匹林的复方制剂。戒酒、戒烟。哮喘发作时,患者呼吸增快、出汗,极易形成痰栓阻塞小支气管,若无心、肾功能不全时,应鼓励患者饮水 $2\,000 \sim 3\,000$ mL/d,必要时,遵医嘱静脉补液,注意输液速度。

(3)保持身体清洁舒适:哮喘患者常会大量出汗,应每天以温水擦浴,勤换衣服和床单,保持皮肤的清洁、干燥和舒适。协助并鼓励患者咳嗽后用温水漱口,保持口腔清洁。

(4)氧疗护理:重症哮喘患者常伴有不同程度的低氧血症存在,应遵医嘱给予吸氧,吸氧流量为每分钟 $1 \sim 3$ L,吸氧浓度一般不超过 40%。为避免气道干燥和寒冷气流的刺激而导致气道痉挛,吸入的氧气应尽量温暖湿润。

2.病情观察

观察哮喘发作的前驱症状,如鼻咽痒、喷嚏、流涕、眼痒等黏膜过敏症状;哮喘发作时,观察患者意识状态、呼吸频率、节律、深度及辅助呼吸肌是否参与呼吸运动等,监测呼吸音、哮鸣音变化,监测动脉血气分析和肺功能情况,了解病情和治疗效果。呼吸困难时遵医嘱给予吸氧,注意氧疗效果;哮喘发作严重时,如经治疗病情无缓解,做好机械通气准备工作;加强对急性期患者的监护,尤其在夜间和凌晨易发生哮喘的时间段内,严密观察有无病情变化。

3.用药护理

(1)β₂ 肾上腺素受体激动剂(简称 β₂ 受体激动剂):是控制哮喘急性发作症状的首选药物,短效 β₂ 受体激动剂起效较快,但药效持续时间较短,一般仅维持 4～6 小时,常用药物有沙丁胺醇、特布他林等。长效β₂ 受体激动剂作用时间均在 10 小时以上,且有一定抗感染作用,如福莫特罗、沙美特罗及丙卡特罗等,用药方法可采用定量气雾剂(MDI)吸入、干粉吸入、持续雾化吸入等,也可用口服或静脉注射。首选吸入法,因药物直接作用于呼吸道,局部浓度高且作用迅速,所用剂量较小,全身性不良反应少。常用沙丁胺醇或特布他林,每天 3～4 次,每次 1～2 喷。干粉吸入方便较易掌握。持续雾化吸入多用于重症和儿童患者,方法简单易于配合。β₂ 受体激动剂的缓(控)释型口服制剂,用于防治反复发作性哮喘和夜间哮喘。注射用药,用于严重哮喘,一般每次用量为沙丁胺醇 0.5 mg,只在其他疗法无效时使用。指导患者按医嘱用药,不宜长期规律、单一、大量使用,否则会引起气道 β₂ 受体功能下调,药物减效;由于本类药物(特别是短效制剂)无明显抗炎作用,故宜与吸入激素等抗炎药配伍使用。口服沙丁胺醇或特布他林时,观察有无心悸、骨骼肌震颤等不良反应。静脉点滴沙丁胺醇注意滴速 2～4 µg/min,并注意有无心悸等不良反应。

(2)糖皮质激素:是当前控制哮喘发作最有效的药物。可分为吸入、口服和静脉用药。吸入治疗是目前推荐长期抗感染治疗哮喘的最常用的方法。常用吸入药物有倍氯米松、氟替卡松、莫米松等,起效慢,通常需规律用药一周以上方能起效。口服药物用于吸入糖皮质激素无效或需要短期加强的患者。有泼尼松、泼尼松龙,起始 30～60 mg/d,症状缓解后逐渐减量至≤10 mg/d。然后停用,或改用吸入剂。在重度或严重哮喘发作时,提倡及早静脉给药。吸入治疗药物全身性不良反应少,少数患者可出现口腔念珠菌感染、声音嘶哑或呼吸道不适,指导患者吸药后必须立即用清水充分漱口以减轻局部反应和胃肠吸收。全身用药应注意肥胖、糖尿病、高血压、骨质疏松、消化性溃疡等不良反应,口服用药宜在饭后服用,以减少对胃肠道黏膜的刺激。气雾吸入糖皮质激素可减少其口服量,当用吸入剂替代口服剂时,通常需同时使用两周后逐步减少口服量,指导患者不得自行减量或停药。

(3)茶碱类:是目前治疗哮喘的有效药物,通过抑制磷酸二酯酶,提高平滑肌细胞内的 cAMP 浓度,拮抗腺苷受体,刺激肾上腺分泌肾上腺素,增强呼吸肌的收缩;同时具有气道纤毛清除功能和抗炎作用。口服氨茶碱一般剂量每天 6～10 mg/kg,控(缓)释茶碱制剂,可用于夜间哮喘。静脉给药主要应用于危、重症哮喘,静脉注射首次剂量 4～6 mg/kg,注射速度不超过0.25 mg/(kg·min),静脉滴注维持量为 0.6～0.8 mg/(kg·h)日注射量一般不超过 1.0 g。其主要不良反应为胃肠道、心脏和中枢神经系统的毒性反应。氨茶碱用量过大或静脉注射(滴注)速度过快可引起恶心、呕吐、头痛、失眠、心律失常,严重者引起室性心动过速,抽搐乃至死亡。静脉注射时浓度不宜过高、速度不宜过快,注射时间宜在 10 分钟以上,以防中毒症状发生,观察用药后疗效和不良反应,最好在用药中监测血药浓度,其安全有效浓度为 6～15 µg/mL。发热、妊娠、小儿或老年有心、肝、肾功能障碍及甲状腺功能亢进者慎用。合用西咪替丁(甲氰米胍)、喹诺酮类、大环内酯类药物等可影响茶碱代谢而使其排泄减慢,应减少用量。茶碱缓释片或茶碱控释片由于药片有控释材料,不能嚼服,必须整片吞服。

(4)抗胆碱药:胆碱能受体(M 受体)拮抗剂,有舒张支气管及减少痰液的作用。常用异丙托溴铵吸入或雾化吸入,约 10 分钟起效,维持 4～6 小时;长效抗胆碱药噻托溴铵作用维持时间可达 24 小时。

(5)其他:色苷酸钠是非糖皮质激素抗炎药物。对预防运动或变应原诱发的哮喘最为有效。色苷酸钠雾化吸入 3.5～7 mg 或干粉吸入 20 mg,每天 3～4 次。酮替酚和新一代组胺 H_1 受体拮抗剂阿司咪唑、曲尼斯特等对轻症哮喘和季节性哮喘有效,也可与 β_2 受体激动剂联合用药。色苷酸钠及尼多酸钠,少数病例可有咽喉不适、胸闷、偶见皮疹,孕妇慎用。抗胆碱药吸入后,少数患者可有口苦或口干感。白三烯(LT)拮抗剂具有抗炎和舒张支气管平滑肌的作用。白三烯调节剂的主要不良反应是较轻微的胃肠道症状,少数有皮疹、血管性水肿、转氨酶升高,停药后可恢复正常。

4.吸入器的正确使用

(1)定量雾化吸入器(MDI):MDI 的使用需要患者协调呼吸动作,正确使用是保证吸入治疗成功的关键。根据患者文化层次、学习能力,提供雾化吸入器的学习资料。

MDI 使用方法:打开盖子,摇匀药液,深呼气至不能再呼时,张口,将 MDI 喷嘴置于口中,双唇包住咬口,以慢而深的方式经口吸气,同时以手指按压喷药,至吸气末屏气 10 秒,使较小的雾粒沉降在气道远端,然后缓慢呼气,休息 3 分钟后可再重复使用一次。指导患者反复练习,医护人员演示,直至患者完全掌握。

特殊 MDI 的使用:对不易掌握 MDI 吸入方法的儿童或重症患者,可在 MDI 上加储物罐,可以简化操作,增加吸入到下呼吸道和肺部的药物量,减少雾滴在口咽部沉积引起刺激,增加雾化吸入疗效。

(2)干粉吸入器:较常用的有蝶式吸入器、都宝装置和准纳器。①蝶式吸入器:指导患者正确将药物转盘装进吸入器中,打开上盖至垂直部位(刺破胶囊),用口唇含住吸嘴用力深吸气,屏气数秒钟。重复上述动作 3～5 次,直至药粉吸尽为止。完全拉出滑盘,再推回原位(此时旋转转盘至一个新囊泡备用)。②都宝装置:使用时移去瓶盖,一手垂直握住瓶体,另一手握住底盖,先右转再向左旋转至听到"喀"的一声。吸入前先呼气,然后含住吸嘴,仰头,用力深吸气,屏气 5～10 秒。③准纳器:使用时一手握住外壳,另一手的大拇指放在拇指柄上向外推动至完全打开,推动滑杆直至听到"咔哒"声,将吸嘴放入口中,经口深吸气,屏气 10 秒。

5.心理护理

研究证明,精神因素在哮喘的发生发展过程中起重要作用,培养良好的情绪和战胜疾病的信心是哮喘治疗和护理的重要内容。哮喘患者的心理表现类型多种多样,可有抑郁、焦虑、恐惧、性格的改变(如悲观、失望、孤独、脆弱、躁动、敌对、易于冲动、神经质、自卑等)、社会工作能力的下降(如自信心及适应能力下降、交际减少等)或自主神经紊乱的表现,如多汗、头晕、眼花、食欲减退、手颤、胸闷、气短、心悸等。针对哮喘患者心理障碍的情况,护理人员应体谅和同情患者的痛苦,尤其对于慢性哮喘治疗效果不佳的患者更应关心,给予心理疏导和教育,向患者解释避免不良情绪的重要性,多用鼓励性语言,减轻患者的心理压力,提高治疗的信心和依从性。

6.健康指导

(1)疾病知识指导:通过教育使患者能懂得哮喘虽不能彻底治愈,但只要坚持充分地正规治疗,完全可以有效地控制哮喘的发作,即患者可达到没有或仅有轻度症状,能坚持日常工作和学习。

(2)识别和避免触发因素:针对个体情况,指导患者有效控制可诱发哮喘发作的各种因素,如避免摄入引起过敏的食物;室内布局力求简洁,避免使用地毯、种植花草、不养宠物;经常打扫房间,清洗床上用品;避免接触刺激性气体及预防呼吸道感染;避免进食易引起哮喘的食物;避免强烈的精神刺激和剧烈的运动;避免大笑、大哭、大喊等过度换气动作;在缓解期应加强体育锻炼、耐寒锻炼及耐力训练,以增强体质。

(3)自我监测病情:识别哮喘加重的早期情况,学会哮喘发作时进行简单的紧急自我处理方法,学会利用峰流速仪来监测最大呼气峰流速(PEFR),做好哮喘日记,为疾病预防和治疗提供参考资料。峰流速仪是一种可随身携带,能测量 PEFR 的一种小型仪器。使用方法:取站立位,尽可能深吸一口气,然后用唇齿部分包住口含器后,以最快的速度,用一次最有力的呼气吹动游标滑动,游标最终停止的刻度,就是此次峰流速值。峰流速测定是发现早期哮喘发作最简便易行的方法,在没有出现症状之前,PEFR 下降,提示早期哮喘的发生。临床试验观察证实,每天测量的 PEFR 与标准的 PEFR 进行比较,不仅能早期发现哮喘发作,还能判断哮喘控制的程度和选择治疗措施。如果 PEFR 经常地、有规律地保持在80%～100%,为安全区,说明哮喘控制理想;如果 PEFR 在 50%～80%,为警告区,说明哮喘加重,需及时调整治疗方案;如果 PEFR ＜50%,为危险区,说明哮喘严重,需要立即到医院就诊。

(4)用药指导:哮喘患者应了解自己所用的每种药的药名、用法及使用时的注意事项,了解药物的主要不良反应及如何采取相应的措施来避免。指导患者或家属掌握正确的药物吸入技术。一般先用 β_2 受体激动剂,后用糖皮质激素吸入剂。与患者共同制订长期管理、防止复发的计划。坚持定期随访保健,指导正确用药,使药物不良反应减至最少,受体激动剂使用量减至最小,甚至不用也能控制症状。

(5)心理-社会指导:保持有规律的生活和乐观情绪,积极参加体育锻炼,最大程度恢复劳动能力,特别向患者说明发病与精神因素和生活压力的关系。动员与患者关系密切的力量,如家人或朋友参与对哮喘患者的管理;为其身心健康提供各方面的支持,并充分利用社会支持系统。

(三)护理评价

患者呼吸平稳,肺部听诊呼吸音正常,哮鸣音消失。动脉血气检测结果维持在正常范围;患者能摄入足够的液体,痰液稀薄,容易咳出;患者能描述使用吸入器的目的、注意事项、正确掌握使用方法。

(邱泉珍)

第六节　肺　炎

肺炎是指终末气道、肺泡和肺间质的炎症,可由病原微生物、理化因素、免疫损伤、过敏及药物所致。细菌性肺炎是最常见的肺炎,也是最常见的感染性疾病之一。尽管新的强效抗生素不断投入应用,但其发病率和病死率仍很高。

一、概述

(一)分类

1.解剖分类

(1)大叶性(肺泡性)肺炎:为肺实质炎症,通常并不累及支气管。病原体先在肺泡引起炎症,经肺泡间孔向其他肺泡扩散,导致部分或整个肺段、肺叶发生炎症改变。致病菌多为肺炎链球菌。

(2)小叶性(支气管)肺炎:指病原体经支气管入侵,引起细支气管、终末细支气管和肺泡的炎症。病原体有肺炎链球菌、葡萄球菌、病毒、肺炎支原体及军团菌等。常继发于其他疾病,如支气管炎、支气管扩张、上呼吸道病毒感染及长期卧床的危重患者。

(3)间质性肺炎:以肺间质炎症为主,病变累及支气管壁及其周围组织,有肺泡壁增生及间质水肿。可由细菌、支原体、衣原体、病毒或肺孢子菌等引起。

2.病因分类

(1)细菌性肺炎:如肺炎链球菌、金黄色葡萄球菌、甲型溶血性链球菌、肺炎克雷伯杆菌、流感嗜血杆菌、铜绿假单胞菌、棒状杆菌、梭形杆菌等引起的肺炎。

(2)非典型病原体所致肺炎:如支原体、军团菌和衣原体等。

(3)病毒性肺炎:如冠状病毒、腺病毒、呼吸道合胞病毒、流感病毒、麻疹病毒、巨细胞病毒、单纯疱疹病毒等。

(4)真菌性肺炎:如白念珠菌、曲霉、放射菌等。

(5)其他病原体所致的肺炎:如立克次体、弓形虫、寄生虫等。

(6)理化因素所致的肺炎:如放射性损伤引起的放射性肺炎、胃酸吸入、药物等引起的化学性肺炎等。

3.患病环境分类

(1)社区获得性肺炎:是指在医院外罹患的感染性肺实质炎症,也称院外肺炎,包括具有明确潜伏期的病原体感染而在入院后平均潜伏期内发病的肺炎。常见致病菌为肺炎链球菌、流感嗜血杆菌、卡他莫拉菌和非典型病原体。

(2)医院获得性肺炎:简称医院内肺炎,是指患者入院时既不存在、也不处于潜伏期,而于入院48小时后在医院(包括老年护理院、康复院等)内发生的肺炎,也包括出院后48小时内发生的肺炎。无感染高危因素患者的常见病原体依次为肺炎链球菌、流感嗜血杆菌、金黄色葡萄球菌、铜绿假单胞菌、大肠埃希菌、肺炎克雷伯杆菌等;有感染高危因素患者的常见病原体依次为金黄色葡萄球菌、铜绿假单胞菌、肠杆菌属、肺炎克雷伯杆菌等。

(二)病因及发病机制

正常的呼吸道免疫防御机制(支气管内黏液-纤毛运载系统、肺泡巨噬细胞防御的完整性等)使气管隆凸以下的呼吸道保持无菌。肺炎的发生主要由病原体和宿主两个因素决定。如果病原体数量多、毒力强和/或宿主呼吸道局部和全身免疫防御系统损害,即可发生肺炎。病原体可通过空气吸入、血行播散、邻近感染部位蔓延、上呼吸道定植菌的误吸引起社区获得性肺炎。医院获得性肺炎还可通过误吸胃肠道的定植菌(胃食管反流)和通过人工气道吸入环境中的致病菌引起。

二、肺炎链球菌肺炎

肺炎链球菌肺炎或称肺炎球菌肺炎,是由肺炎链球菌或称肺炎球菌所引起的肺炎,占社区获得性肺炎的半数以上。通常急骤起病,以高热、寒战、咳嗽、血痰及胸痛为特征。X线检查呈肺段或肺叶急性炎性实变,近年来因抗菌药物的广泛使用,致使本病的起病方式、症状及X线检查改变均不典型。

（一）临床表现

1.症状

起病多急骤,高热、寒战,全身肌肉酸痛,体温通常在数小时内升至 39～40 ℃,高峰在下午或傍晚,或呈稽留热,脉率随之增速。可有患侧胸部疼痛,放射到肩部或腹部,咳嗽或深呼吸时加剧。痰少,可带血或呈铁锈色,食欲锐减,偶有恶心、呕吐、腹痛或腹泻,易被误诊为急腹症。

2.体征

患者呈急性病容,面颊绯红,鼻翼翕动,皮肤灼热、干燥,口角及鼻周有单纯疱疹;病变广泛时可出现发绀。有败血症者,可出现皮肤、黏膜出血点,巩膜黄染。早期肺部体征无明显异常,仅有胸廓呼吸运动幅度减小,叩诊稍浊,听诊可有呼吸音减低及胸膜摩擦音。肺实变时叩诊浊音、触觉语颤增强并可闻及支气管呼吸音。消散期可闻及湿啰音。心率增快,有时心律不齐。重症患者有肠胀气,上腹部压痛多与炎症累及膈胸膜有关。重症感染时可伴休克、急性呼吸窘迫综合征及神经精神症状,表现为神志模糊、烦躁、呼吸困难、嗜睡、谵妄、昏迷等。累及脑膜时有颈抵抗及出现病理性反射。

本病自然病程大致为 1～2 周。发病 5～10 天,体温可自行骤降或逐渐消退;使用有效的抗菌药物后可使体温在 1～3 天恢复正常。患者的其他症状与体征亦随之逐渐消失。

（二）护理

1.护理目标

体温恢复正常范围;患者呼吸平稳,发绀消失;症状减轻呼吸道通畅;疼痛减轻,感染控制未发生休克。

2.护理措施

（1）一般护理。①休息与环境:保持室内空气清新,病室保持适宜的温、湿度,环境安静、清洁、舒适。限制患者活动,限制探视,避免因谈话过多影响体力。要集中安排治疗和护理活动,保证足够的休息,减少氧耗量,缓解头痛、肌肉酸痛、胸痛等症状。②体位:协助或指导患者采取合适的体位。对有意识障碍患者,如病情允许可取半卧位,增加肺通气量;或侧卧位,以预防或减少分泌物吸入肺内。为促进肺扩张,每 2 小时变换体位 1 次,减少分泌物淤积在肺部而引起并发症。③饮食与补充水分:给予高热量、高蛋白质、高维生素、易消化的流质或半流质饮食,以补充高热引起的营养物质消耗。宜少食多餐,避免压迫膈肌。若有明显麻痹性肠梗阻或胃扩张,应暂时禁食,遵医嘱给予胃肠减压,直至肠蠕动恢复。鼓励患者多饮水（1～2 L/d）,来补充发热、出汗和呼吸急促所丢失的水分,并利于痰液排出。轻症者无须静脉补液,脱水严重者可遵医嘱补液,补液有利于加快毒素排泄和热量散发,尤其是食欲差或不能进食者。心脏病或老年人应注意补液速度,过快过多易导致急性肺水肿。

（2）病情观察:监测患者神志、体温、呼吸、脉搏、血压和尿量,并做好记录。尤其应注意密切观察体温的变化。观察有无呼吸困难及发绀,以及时适宜给氧。重点观察儿童、老年人、久病体弱者的病情变化,注意是否伴有感染性休克的表现。观察痰液颜色、性状和量,如肺炎球菌肺炎呈铁锈色,葡萄球菌肺炎呈粉红色乳状,厌氧菌感染者痰液多有恶臭等。

（3）对症护理。①高热的护理:体温超过 37.5 ℃,应每 4 小时测体温 1 次,观察体温过高的早期症状和体征,体温突然升高或骤降时,应随时测量和记录,并及时报告医师。体温＞39 ℃时,要采取物理降温。降温效果不好可遵照医嘱选用适当的解热剂进行降温。患者出汗后应及时处理,保持皮肤的清洁和干燥,并注意保暖。鼓励多饮水。②咳嗽、咳痰的护理:协助和鼓励患者有效咳嗽、排痰,以及时清除口腔和呼吸道内痰液、呕吐物。痰液黏稠不易咳出时,在病情允许情况下可扶患者坐起,给予拍背,协助咳嗽,遵医嘱应用祛痰药及超声雾化吸入,稀释痰液,促进痰的排出。必要时吸痰,预防窒息。吸痰前,注意告知病情。③气急发绀的护理:监测动脉血气分析值,给予吸氧,提高血氧饱和度,改善发绀,增加患者的舒适度。氧流量一般为每分钟4～6 L,若为COPD患者,应给予低流量低浓度持续吸氧。注意观察患者呼吸频率、节律、深度等变化,皮肤色泽和意识状态有无改变,如果病情恶化,准备气管插管和呼吸机辅助通气。④胸痛的护理:维持患者舒适的体位。患者胸痛时,常随呼吸、咳嗽加重,可采取患侧卧位,在咳嗽时可用枕头等物夹紧胸部,必要时用宽胶布固定胸廓,以降低胸廓活动度,减轻疼痛。疼痛剧烈者,遵医嘱应用镇痛、止咳药,缓解疼痛和改善肺通气,如口服可待因。⑤其他:鼓励患者经常漱口,做好口腔护理。口唇疱疹者局部涂液体石蜡或抗病毒软膏,防止继发感染。烦躁不安、谵妄、失眠者酌情使用地西泮或水合氯醛,禁用抑制呼吸的镇静药。

(4)感染性休克的护理。①观察休克的征象:密切观察生命体征、实验室检查和病情的变化。发现患者神志模糊、烦躁、发绀、四肢湿冷、脉搏细数、脉压变小、呼吸浅快、面色苍白、尿量减少(<30 mL/h)等休克早期症状时,以及时报告医师,采取救治措施。②环境与体位:应将感染性休克的患者安置在重症监护室,注意保暖和安全。取仰卧中凹位,抬高头胸部20°,抬高下肢约30°,有利于呼吸和静脉回流,增加心排血量。尽量减少搬动。③吸氧:应给高流量吸氧,维持动脉氧分压在8.0 kPa(60 mmHg)以上,改善缺氧状况。④补充血容量:快速建立两条静脉通路,遵医嘱给予右旋糖酐或平衡液以维持有效血容量,降低血液的黏稠度,防止弥散性血管内凝血。随时监测患者一般情况、血压、尿量、尿比重、血细胞比容等;监测中心静脉压,作为调整补液速度的指标,中心静脉压<5 cmH₂O可放心输液,达到10 cmH₂O应慎重。以中心静脉压不超过10 cmH₂O、尿量每小时在30 mL以上为宜。补液不宜过多过快,以免引起心力衰竭和肺水肿。若血容量已补足而24小时尿量仍<400 mL、尿比重<1.018时,应及时报告医师,注意是否合并急性肾衰竭。⑤纠正酸中毒:有明显酸中毒可静脉滴注5%的碳酸氢钠,因其配伍禁忌较多,宜单独输入。随时监测和纠正电解质和酸碱失衡等。⑥应用血管活性药物的护理:遵医嘱在应用血管活性药物,如多巴胺、间羟胺(阿拉明)时,滴注过程中应注意防止液体溢出血管外,引起局部组织坏死和影响疗效。可应用输液泵单独静脉输入血管活性药物,根据血压随时调整滴速,维持收缩压在12.0～13.3 kPa(90～100 mmHg),保证重要器官的血液供应,改善微循环。⑦对因治疗:应联合、足量应用强有力的广谱抗生素控制感染。⑧病情转归观察:随时监测和评估患者意识、血压、脉搏、呼吸、体温、皮肤、黏膜、尿量的变化,判断病情转归。如患者神志逐渐清醒、皮肤及肢体变暖、脉搏有力、呼吸平稳规则、血压回升、尿量增多,预示病情已好转。

(5)用药护理:遵医嘱及时使用有效抗感染药物,注意观察药物疗效及不良反应。

抗菌药物治疗:一经诊断即应给予抗菌药物治疗,不必等待细菌培养结果。首选青霉素G,用药途径及剂量视病情轻重及有无并发症而定。对于成年轻症患者,可用24×10⁵ U/d,分3次肌内注射,或用普鲁卡因青霉素每12小时肌内注射6×10⁵ U;病情稍重者,宜用青霉素G每天(24～48)×10⁵ U,每6～8小时静脉滴注1次;重症及并发脑膜炎者,可增至每天(1～3)×10⁷ U,分4次静脉滴注;对青霉素过敏者或耐青霉素或多重耐药菌株感染者,可用呼吸氟喹诺酮类、头孢噻肟或头孢曲松等药物,多重耐药菌株感染者可用万古霉素、替考拉宁等。药物治疗48～72小时后应对病情进行评价,治疗有效表现为体温下降、症状改善、白细胞数量逐渐降低或恢复正常等。如用药72小时后病情仍无改善,需及时报告医师并作相应处理。药物不良反应及护理措施可参见表 5-4。

表 5-4　治疗肺炎常用抗感染药物的剂量用法、主要不良反应及护理措施

药名	剂量及用法	主要不良反应	注意事项和/或护理措施
青霉素 G	40 万～80 万单位/次,肌内注射或静脉滴注,每天 1～2 次,重症患者每天剂量可增至 $(1～3)×10^7$ U	变态反应最常见,以荨麻疹、药疹和血清样反应多见。最严重的是过敏性休克,另外可出现局部红肿、疼痛和硬结	1.仔细询问病史,对青霉素过敏者禁用,使用前要进行皮试;避免滥用和局部用药,避免在饥饿时注射,注射液要现用现配,同时要准备好急救药物和抢救设备,用药后需观察 30 分钟。一旦发生过敏性休克,立即组织抢救 2.避免快速给药,注意皮疹及局部反应情况
苯唑西林	每次 0.5～1 g,空腹口服或肌内注射或静脉滴注,每 4～6 小时一次	不良反应少,除与青霉素 G 有交叉变态反应外,少数患者可出现口干、恶心、腹痛、腹胀、胃肠道反应	1.观察药物疗效及胃肠道反应,反应较重者可遵医嘱服用制酸剂等药物 2.注意变态反应的发生,变态反应的注意事项和/或护理措施同上
头孢呋辛	每次 0.75～1.5 g,肌内注射或静脉滴注,每天 3 次	不良反应较少,常见的是变态反应,多表现为皮疹,过敏性休克少见	注意观察用药疗效及皮疹出现情况
左氧氟沙星	每次 0.1 g,口服,每天 3 次	胃肠道反应	1.嘱患者餐后服药,注意观察用药效果,胃肠道反应较重者可遵医嘱加服制酸剂 2.儿童、孕妇、哺乳期妇女慎用或禁用
红霉素	每次 0.25～0.5 g,口服,每天 3～4 次	胃肠道反应较多见,少数患者可发生肝损害、药疹、耳鸣、耳聋等反应	1.嘱患者餐后服药以减轻胃肠道反应,反应较重者及时报告医师 2.注意有无黄疸及肝大等情况,同时要检测肝功能 3.注意有无过敏性药疹、耳鸣、耳聋等反应
利巴韦林	0.8～1.0 g/d,分 3～4 次口服;或肌内注射或静脉滴注每天 10～15 mg/kg,分 2 次缓慢静脉滴注	少数患者可出现口干、稀便、白细胞减少等症状,另动物试验有致畸作用	注意监测血常规及消化道反应,发现异常及时向医师汇报。妊娠初期 3 月内孕妇禁用

支持疗法:患者应卧床休息,注意补充足够蛋白质、热量及维生素。密切监测病情变化,注意防止休克。剧烈胸痛者,可酌情用少量镇痛药,如可待因 15 mg。不用阿司匹林或其他解热药,以免过度出汗、脱水及干扰真实热型,导致临床判断错误。鼓励饮水每天 1～2 L,轻症患者不需要常规静脉输液,确有失水者可输液,保持尿比重＜1.020,血清钠＜145 mmol/L。中等或重症患者[PaO_2＜8.0 kPa(60 mmHg)或有发绀]应给氧。若有明显麻痹性肠梗阻或胃扩张,应暂时禁食、禁饮和胃肠减压,直至肠蠕动恢复。烦躁不安、谵妄、失眠者酌用地西泮 5 mg 或水合氯醛 1～1.5 g,禁用抑制呼吸的镇静药。

并发症的处理:经抗菌药物治疗后,高热常在 24 小时内消退,或数天内逐渐下降。若体温降而复升或 3 天后仍不降者,应考虑肺炎链球菌的肺外感染,如脓胸、心包炎或关节炎等。持续发热的其他原因尚有耐青霉素的肺炎链球菌(PRSP)或混合细菌感染、药物热或并存其他疾病。肿瘤或异物阻塞支气管时,经治疗后肺炎虽可消散,但阻塞因素未除,肺炎可再次出现。10％～20％肺炎链球菌肺炎伴发胸腔积液者,应酌情取胸液检查及培养以确定其性质。若治疗不当,约5％并发脓胸,应积极排脓引流。

(6)心理护理:患病前健康状态良好的患者会因突然患病而焦虑不安;病情严重或患有慢性基础疾病的患者则可能出现消极、悲观和恐慌的心理反应。要耐心给患者讲解疾病的有关知识,解释各种症状和不适的原因,讲解各项诊疗、护理操作目的、操作程序和配合要点,使患者清楚大部分肺炎治疗、预后良好。询问和关心患者的需要,鼓励患者说出内心感受,与患者进行有效的沟通。帮助患者祛除不良心理反应,树立治愈疾病的信心。

(7)健康指导。①疾病知识指导:让患者及家属了解肺炎的病因和诱因,有皮肤疖、痈、伤口感染、毛囊炎、蜂窝织炎时应及时治疗。避免受凉、淋雨、酗酒和过度疲劳,特别是年老体弱和免疫功能低下者,如糖尿病、慢性肺病、慢性肝病、血液病、营养不良、艾滋病等。天气变化时随时增减衣服,预防上呼吸道感染。可注射流感或肺炎免疫疫苗,使之产生免疫力。②生活指导:劝导患者要注意休息,劳逸结合,生活有规律。保证摄取足够的营养物质,适当参加体育锻炼,增强机体抗病能力。对有意识障碍、慢性病、长期卧床者,应教会家属注意帮助患者经常改变体位、翻身、拍背,协助并鼓励患者咳出痰液,有感染征象时及时就诊。③出院指导:出院后需继续用药者,应指导患者遵医嘱按时服药,向患者介绍所服药物的疗效、用法、疗程、不良反应,不能自行停药或减量。教会患者观察疾病复发症状,如出现发热、咳嗽、呼吸困难等不适表现时,应及时就诊。告知患者随诊的时间及需要准备的有关资料,如X线胸片等。

3.护理评价

患者体温恢复正常;能进行有效咳嗽,痰容易咳出,显示咳嗽次数减少或消失,痰量减少;休克发生时及时发现并给予及时的处理。

三、其他类型肺炎

(一)葡萄球菌肺炎

葡萄球菌肺炎是由葡萄球菌引起的急性肺部化脓性炎症。葡萄球菌的致病物质主要是毒素与酶,具有溶血、坏死、杀白细胞和致血管痉挛等作用。其致病力可用血浆凝固酶来测定,阳性者致病力较强,是化脓性感染的主要原因。但其他凝固酶阴性的葡萄球菌亦可引起感染。随着医院内感染的增多,由凝固酶阴性葡萄球菌引起的肺炎也不断增多。医院获得性肺炎中,葡萄球菌感染占11％～25％。常发生于有糖尿病、血液病、艾滋病、肝病或慢性阻塞性肺疾病等原有基础疾病者。若治疗不及时或不当,病死率甚高。

1.临床表现

(1)症状:起病多急骤,寒战、高热,体温高达39～40 ℃,胸痛,咳大量脓性痰,带血丝或呈脓血状。全身肌肉和关节酸痛,精神萎靡,病情严重者可出现周围循环衰竭。院内感染者常起病隐袭,体温逐渐上升,咳少量脓痰。老年人症状可不明显。

(2)体征:早期可无体征,晚期可有双肺散在湿啰音。病变较大或融合时可出现肺实变体征。但体征与严重的中毒症状和呼吸道症状不平行。

2.治疗要点

早期清除原发病灶,积极抗感染治疗,加强支持疗法,预防并发症。通常首选耐青霉素酶的半合成青霉素或头孢菌素,如苯唑西林、头孢呋辛等。用法、剂量等可见表5-4。对甲氧西林耐药株可用万古霉素、替考拉宁等治疗。疗程为 2～3 周,有并发症者需 4～6 周。

(二)肺炎支原体肺炎

肺炎支原体肺炎是由肺炎支原体引起的呼吸道和肺部的急性炎症。常同时有咽炎、支气管炎和肺炎。肺炎支原体是介于细菌和病毒之间,兼性厌氧、能独立生活的最小微生物。健康人吸入患者咳嗽、打喷嚏时喷出的口鼻分泌物可感染,即通过呼吸道传播。病原体通常吸附宿主呼吸道纤毛上皮细胞表面,不侵入肺实质,抑制纤毛活动和破坏上皮细胞。其致病性可能与患者对病原体及其代谢产物的变态反应有关。支原体肺炎占非细菌性肺炎的 1/3 以上,或各种原因引起的肺炎的 10%。以秋冬季发病较多,可散发或小流行,患者以儿童和青年人居多,婴儿间质性肺炎亦应考虑本病的可能。

1.临床表现

(1)症状:通常起病缓慢,潜伏期 2～3 周,症状主要为乏力、咽痛、头痛、咳嗽、发热、食欲缺乏、肌肉酸痛等。多为刺激性咳嗽,咳少量黏液痰,发热可持续 2～3 周,体温恢复正常后可仍有咳嗽。偶伴有胸骨后疼痛。

(2)体征:可见咽部充血、颈部淋巴结肿大等体征。肺部可无明显体征,与肺部病变的严重程度不相称。

2.治疗要点

肺炎支原体肺炎首选大环内酯类抗生素,如红霉素,用法、剂量等可见表 5-4。疗程一般为 2～3 周。

(三)病毒性肺炎

病毒性肺炎是由上呼吸道病毒感染,向下蔓延所致的肺部炎症。常见病毒为甲、乙型流感病毒、腺病毒、副流感病毒、呼吸道合胞病毒和冠状病毒等。患者可同时受一种以上病毒感染,气道防御功能降低,常继发细菌感染。病毒性肺炎为吸入性感染,常有气管-支气管炎。呼吸道病毒通过飞沫与直接接触而迅速传播,可暴发或散发流行。病毒性肺炎约占需住院的社区获得性肺炎的 8%,大多发生于冬春季节。密切接触的人群或有心肺疾病者、老年人等易受感染。

1.临床表现

(1)症状:一般临床症状较轻,与支原体肺炎症状相似。起病较急,发热、头痛、全身酸痛、乏力等较突出。有咳嗽、少痰或白色黏液痰、咽痛等症状。老年人或免疫功能受损的重症患者,可表现为呼吸困难、发绀、嗜睡、精神萎靡,甚至并发休克、心力衰竭和呼吸衰竭,严重者可发生急性呼吸窘迫综合征。

(2)体征:本病常无显著的胸部体征,病情严重者有呼吸浅速、心率增快、发绀、肺部干湿啰音。

2.治疗要点

病毒性肺炎以对症治疗为主,板蓝根、黄芪、金银花、连翘等中药有一定的抗病毒作用。对某些重症病毒性肺炎应采用抗病毒药物,如选用利巴韦林、阿昔洛韦等。

(四)真菌性肺炎

肺部真菌感染是最常见的深部真菌病。真菌感染的发生是机体与真菌相互作用的结果,最终取决于真菌的致病性、机体的免疫状态及环境条件对机体与真菌之间关系的影响。广谱抗生素、糖皮质激素、细胞毒药物及免疫抑制剂的广泛使用,人免疫缺陷病毒(HIV)感染和艾滋病增多使肺部真菌感染的机会增加。

1.临床表现

真菌性肺炎多继发于长期应用抗生素、糖皮质激素、免疫抑制剂、细胞毒药物或因长期留置导管、插管等诱发,其症状和体征无特征性变化。

2.治疗要点

真菌性肺炎目前尚无理想的药物,两性霉素 B 对多数肺部真菌仍为有效药物,但由于其不良反应较多,使其应用受到限制。其他药物尚有氟胞嘧啶、米康唑、酮康唑、制霉菌素等也可选用。

(五)重症肺炎

目前重症肺炎还没有普遍认同的标准,各国诊断标准不一,但都注重肺部病变的范围、器官灌注和氧合状态。我国制定的重症肺炎标准:①意识障碍。②呼吸频率>30 次/分。③PaO_2<8.0 kPa (60 mmHg),PO_2/FiO_2<300,需行机械通气治疗。④血压<12.0/8.0 kPa (90/60 mmHg)。⑤胸片显示双侧或多肺叶受累,或入院48 小时内病变扩大≥50%。⑥少尿:尿量<20 mL/h 或每 4 小时<80 mL,或急性肾衰竭需要透析治疗。

(邱泉珍)

第七节 肺 脓 肿

肺脓肿是由多种病原菌引起肺实质坏死的肺部化脓性感染。早期为肺组织的化脓性炎症,继而坏死、液化,由肉芽组织包绕形成脓肿。高热、咳嗽和咳大量脓臭痰为其临床特征。本病可见于任何年龄,青壮年男性及年老体弱有基础疾病者多见。自抗生素广泛应用以来,发病率有明显降低。

一、病因及发病机制

急性肺脓肿的主要病原体是细菌,常为上呼吸道、口腔的定植菌,包括需氧、厌氧和兼性厌氧菌。厌氧菌感染占主要地位,较重要的厌氧菌有核粒梭形杆菌、消化球菌等。常见的需氧和兼性厌氧菌为金黄色葡萄球菌、化脓链球菌(A 组溶血性链球菌)、肺炎克雷伯杆菌和铜绿假单胞菌等。免疫力低下者,如接受化学治疗、白血病或艾滋病患者其病原菌也可为真菌。根据不同病因和感染途径,肺脓肿可分为以下三种类型。

(一)吸入性肺脓肿

吸入性肺脓肿是临床上最多见的类型,病原体经口、鼻、咽吸入致病,误吸为最主要的发病原因。正常情况下,吸入物可由呼吸道迅速清除,但当由于受凉、劳累等诱因导致全身或局部免疫力下降时;在有意识障碍,如全身麻醉或气管插管、醉酒、脑血管意外时,吸入的病原菌即可致病。此外,也可由上呼吸道的慢性化脓性病灶,如扁桃体炎、鼻窦炎、牙槽脓肿等脓性分泌物经气管被吸入肺内致病。吸入性肺脓肿发病部位与解剖结构有关,常为单发性,由于右主支气管较陡直,且管径较粗大,因而右侧多发。病原体多为厌氧菌。

(二)继发性肺脓肿

继发性肺脓肿可继发于某些肺部疾病,如细菌性肺炎、支气管扩张、空洞型肺结核、支气管肺癌、支气管囊肿等感染；支气管异物堵塞也是肺脓肿尤其是小儿肺脓肿发生的重要因素；邻近器官的化脓性病变蔓延至肺，如食管穿孔感染、膈下脓肿、肾周围脓肿及脊柱脓肿等波及肺组织引起肺脓肿。阿米巴肝脓肿可穿破膈肌至右肺下叶，形成阿米巴肺脓肿。

（三）血源性肺脓肿

血源性肺脓肿是因皮肤外伤感染、痈、疖、骨髓炎、静脉吸毒、感染性心内膜炎等肺外感染病灶的细菌或脓毒性栓子经血行播散至肺部引起小血管栓塞，产生化脓性炎症、组织坏死导致肺脓肿。金黄色葡萄球菌、表皮葡萄球菌及链球菌为常见致病菌。

二、临床表现

（一）症状

急性肺脓肿患者，起病急，寒战、高热，体温高达 39～40 ℃，伴有咳嗽、咳少量黏液痰或黏液脓性痰，典型痰液呈黄绿色、脓性，有时带血。炎症累及胸膜可引起胸痛。伴精神不振、全身乏力、食欲减退等全身毒性症状。如感染未能及时控制，于发病后 10～14 天可突然咳出大量脓臭痰及坏死组织，痰量可达300～500 mL/d，痰静置后分三层。厌氧菌感染时痰带腥臭味。一般在咳出大量脓痰后，体温明显下降，全身毒性症状随之减轻。约 1/3 的患者有不同程度的咯血，偶有中、大量咯血而突然窒息死亡者。部分患者发病缓慢，仅有一般的呼吸道感染症状。血源性肺脓肿多先有原发病灶引起的畏寒、高热等全身脓毒血症的表现。经数天或数周后出现咳嗽、咳痰，痰量不多，极少咯血。慢性肺脓肿患者除咳嗽、咳脓痰、不规则发热、咯血外，还有贫血、消瘦等慢性消耗症状。

（二）体征

肺部体征与肺脓肿的大小、部位有关。早期病变较小或位于肺深部，多无阳性体征；病变发展较大时可出现肺实变体征，有时可闻及异常支气管呼吸音；病变累及胸膜时，可闻及胸膜摩擦音或胸腔积液体征。慢性肺脓肿常有杵状指（趾）、消瘦、贫血等。血源性肺脓肿多无阳性体征。

三、护理

（一）护理目标

体温降至正常，营养改善，呼吸系统症状减轻或消失，未发生并发症。

（二）护理措施

1.一般护理

保持室内空气流通、适宜温湿度、阳光充足。晨起、饭后、体位引流后及睡前协助患者漱口，做好口腔护理。鼓励患者多饮水，进食高热量、高蛋白、高维生素等营养丰富的食物。

2.病情观察

观察痰的颜色、性状、气味和静置后是否分层。准确记录 24 小时排痰量。当大量痰液排出时，要注意观察患者咳痰是否顺畅，咳嗽是否有力，避免脓痰引起窒息；当痰液减少时，要观察患者中毒症状是否好转，若中毒症状严重，提示痰液引流不畅，做好脓液引流的护理，以保持呼吸道通畅。若发现血痰，应及时报告医师，咯血量较多时，应严密观察体温、脉搏、呼吸、血压及神志的变化，准备好抢救药品和用品，嘱患者患侧卧位，头偏向一侧，警惕大咯血或窒息的突然发生。

3.用药及体位引流护理

（1）抗生素治疗：吸入性肺脓肿一般选用青霉素，对青霉素过敏或不敏感者可用林可霉素、克林霉素或甲硝唑等药物。开始给药采用静脉滴注,体温通常在治疗后 3～10 天降至正常,然后改为肌内注射或口服。如抗生素有效,宜持续 8～12 周,直至胸片上空洞和炎症完全消失,或仅有少量稳定的残留纤维化。若疗效不佳,要注意根据细菌培养和药物敏感试验结果选用有效抗菌药物。遵医嘱使用抗生素、祛痰药、支气管扩张剂等药物,注意观察疗效及不良反应。

(2)痰液引流:可缩短病程,提高疗效。无大咯血、中毒症状轻者可进行体位引流排痰,每天 2～3 次,每次 10～15 分钟。痰黏稠者可用祛痰药、支气管舒张药或生理盐水雾化吸入以利脓液引流。有条件应尽早应用纤维支气管镜冲洗及吸引治疗,脓腔内还可注入抗生素,加强局部治疗。

(3)手术治疗:内科积极治疗 3 个月以上效果不好,或有并发症可考虑手术治疗。

4.心理护理

向患者及家属及时介绍病情,解释各种症状和不适的原因,说明各项诊疗、护理操作目的、操作程序和配合要点。由于疾病带来口腔脓臭气味使患者害怕与人接近,在帮助患者口腔护理的同时消除患者的紧张心理。主动关心并询问患者的需要,使患者增加治疗的依从性和信心,指导患者正确对待本病,使其勇于说出内心感受,并积极进行疏导。教育患者家属配合医护人员做好患者的心理指导,使患者树立治愈疾病的信心,以促进疾病早日康复。

5.健康指导

(1)疾病知识指导:指导患者及家属了解肺脓肿发生、发展、治疗和有效预防方面的知识。积极治疗肺炎,皮肤疖、痈或肺外化脓性等原发病灶。教会患者练习深呼吸,鼓励患者咳嗽并采取有效的咳嗽方式进行排痰,保持呼吸道的通畅,促进病变的愈合。对重症患者做好监护,教育家属及时发现病情变化,并及时向医师报告。

(2)生活指导:指导患者生活要有规律,注意休息,劳逸结合,应增加营养物质的摄入。提倡健康的生活方式,重视口腔护理,在晨起、饭后、体位引流后、晚睡前要漱口、刷牙,防止污染分泌物误吸入下呼吸道。鼓励平日多饮水,戒烟、酒。保持环境整洁、舒适,维持适宜的室温与湿度,注意保暖,避免受凉。

(3)用药指导:抗生素治疗非常重要,但需要时间较长,为防止病情反复,应遵从治疗计划。指导患者及家属根据医嘱服药,向患者讲解抗生素等药物的用药疗程、方法、不良反应,发现异常及时向医师报告。

(4)加强易感人群护理:对意识障碍、慢性病、长期卧床者,应注意指导家属协助患者经常变换体位、翻身、拍背促进痰液排出,疑有异物吸入时要及时清除。有感染征象时应及时就诊。

(三)护理评价

患者体温平稳,呼吸系统症状消失,营养改善,无并发症发生或发生后及时得到处理。

(邱泉珍)

第八节 肺 结 核

肺结核是由结核分枝杆菌感染引起的肺部慢性传染性疾病。排菌患者为重要传染源,病原菌通过呼吸道传播感染,当机体抵抗力降低时发病。可累及全身多个脏器,以肺部感染最为常见。发病以青壮年居多,男性多于女性。结核病为全球流行的传染病之一,为传染疾病的主要死因,在我国仍属于需要高度重视的公共卫生问题。

一、病因及发病机制

(一)结核菌

肺炎致病菌为结核分枝杆菌,又称抗酸杆菌。可分为人型、牛型、非洲型和鼠型 4 类,引起人类感染的为人型结核分枝杆菌,少数为牛型菌感染。结核菌抵抗力强,在阴湿处能生存 5 个月以上,但在烈日暴晒下 2 小时,5%～12%甲酚(来苏水)接触 2～12 小时,70%乙醇接触 2 分钟,或煮沸1 分钟,即被杀死。该病原菌有较强的耐药性,最简单灭菌方法是将痰吐在纸上直接焚烧。

(二)感染途径

肺结核通过呼吸道传染,患者随地吐痰,痰液干燥后随尘埃飞扬;病原菌也可通过飞沫传播,免疫力低下者吸入传染源喷出的带菌飞沫可发病。少数患者可经饮用未消毒的带菌牛奶引起消化道传染。其他感染途径少见。

(三)人体反应性

机体对入侵结核菌的反应有两种。

1.免疫力

机体对结核菌的免疫力分非特异性和特异性免疫力两种。后者通过接种卡介苗或感染结核菌后获得免疫力。机体免疫力强可不发病或病情较轻,免疫力低下者易感染发病,或引发原病灶重新发病。

2.变态反应

结核菌入侵 4～8 周后,机体针对致病菌及其代谢产物所发生的变态反应,属Ⅳ型(迟发型)变态反应。

(四)结核感染及肺结核的发生发展

1.原发性结核

初次感染结核,病菌毒力强、机体抵抗力弱,病原菌在体内存活并大量繁殖引起局部炎性病变,称原发病灶。可经淋巴引起血行播散。

2.继发性结核

原发病灶遗留的结核分枝杆菌重新活动引起结核病,属内源性感染;由结核分枝杆菌再次感染而发病,由于机体具备特异性免疫力,一般不引起局部淋巴结肿大和全身播散,但可导致空洞形成和干酪性坏死。

(五)临床类型

1.Ⅰ型肺结核(原发性肺结核)

Ⅰ型肺结核多发生于儿童或边远山区、农村初次进入城市的成人。初次感染肺结核即发病,以上叶底部、中叶或下叶上部多见,X 线典型征象为哑铃型阴影。通常病灶逐渐自行吸收或钙化。

2.Ⅱ型肺结核(血行播散型肺结核)

Ⅱ型肺结核分急性、慢性或亚急性血行播散型肺结核。成人多见,结核病灶破溃,致病菌短时间内大量进入血液循环可引起肺内广泛播散引起急性病征,X 线显示肺内病灶细如粟米、均匀散布于两肺。若机体免疫力强,少量致病菌经血分批侵入肺部,形成亚急性或慢性血行性播散型肺结核。

3.Ⅲ型肺结核(浸润型肺结核)

Ⅲ型肺结核包括干酪性肺炎和结核球两种特殊类型。以成人多见,抵抗力降低时,原发病灶重新活动,引起渗出和细胞浸润,是最常见的继发性肺结核。病灶多位于上肺野,X线显示渗出和浸润征象,可有不同程度的干酪样病变和空洞形成。

4.Ⅳ型肺结核(慢性纤维空洞型肺结核)

Ⅳ型肺结核为各种原因使肺结核迁延不愈,症状起伏所致,属于肺结核晚期,痰中常有结核菌,为结核病的重要传染源。X线显示单或双侧肺有厚壁空洞,伴明显胸膜肥厚。由于肺组织纤维收缩,肺门向上牵拉,肺纹理呈垂柳状阴影,纵隔向患侧移位,健侧呈代偿性肺气肿。

5.Ⅴ型肺结核(结核性胸膜炎)

Ⅴ型肺结核多见于青少年,结核菌累及胸膜引起渗出性胸膜炎。X线显示病变部位均匀致密阴影,可随体位变换而改变。

二、临床表现

(一)症状与体征

1.全身症状

起病缓慢,病程长。常有午后低热、面颊潮红、乏力、食欲缺乏、体重减轻、盗汗等结核毒性症状。当肺部病灶急剧进展播散时,可出现持续高热。妇女可有月经失调、结节性红斑。

2.呼吸系统症状

干咳或有少量黏液痰。继发感染时,痰呈黏液性或脓性。痰中偶有干酪样物,约1/3的患者有痰血或不同程度咯血。少数患者可出现大量咯血。胸痛、干酪样肺炎或大量胸腔积液者,可有发绀和渐进性呼吸困难。病灶范围大而表浅者可有实变体征,叩诊呈浊音。大量胸腔积液局部叩诊浊音或实音。锁骨上下及肩胛间区可闻及湿啰音。慢性纤维空洞型肺结核及胸膜增厚者可有胸廓内陷,肋间变窄,气管偏移等。

(二)并发症

可并发自发性气胸、脓气胸、支气管扩张、慢性肺源性心脏病等。

三、辅助检查

(一)血常规检查

活动性肺结核有轻度白细胞计数升高,红细胞沉降率增快,急性粟粒型肺结核时白细胞计数可减少,有时出现类白血病反应的血常规结果。

(二)结核菌检查

痰中查到结核菌是确诊肺结核的主要依据。涂片抗酸染色镜检快捷方便,痰菌量较少可用集菌法。痰培养、聚合酶链反应(PCR)检查更为敏感。痰菌检查阳性,提示病灶为开放性有传染性。

(三)影像学检查

胸部X线检查可早期发现肺结核。常见肺结核X线检查表现:有纤维钙化的硬结病灶者呈高密度、边缘清晰的斑点、条索或结节;浸润性病灶则呈现出低密度、边缘模糊的云雾状阴影;X线征象呈现出较高密度、浓淡不一,有环形边界的透光空洞者,提示干酪样病灶。胸部CT检查可发现微小、隐蔽性病变。

（四）结核菌素（简称结素）试验

用于测定人体是否感染过结核菌。常用 PPD 试验,方法:取 0.1 mL 纯结素(5 U)稀释液,常规消毒后于左前臂屈侧中、上 1/3 交界处行皮内注射,48～72 小时后观察皮肤硬结的直径,<5 mm 为阴性,5～9 mm 为弱阳性,10～19 mm 为阳性反应,超过 20 mm。以上或局部发生水疱与坏死者为强阳性反应。

我国城镇居民的结核感染率高,5 U 阳性表示已有结核感染,若 1 U 皮试强阳性提示体内有活动性结核病灶。成人结素试验阳性表示曾感染过结核菌或接种过卡介苗,并不一定患病,反之,则提示未感染过结核菌,或感染初期机体变态反应尚未建立。机体免疫功能低下或受抑制,可显示结素试验阴性。

（五）其他检查

纤维支气管镜检查对诊断有重要价值。

（六）诊治结果的描述和记录

描述内容包括肺结核类型、病变范围、痰菌检查、治疗史等。

1.肺结核类型的记录

血行播散型肺结核应注明"急性"或"慢性";继发性肺结核应注明"浸润型"或"纤维空洞"。

2.病变范围的描述

按左、右侧,以第 2 肋和第 4 肋下缘内侧端为分界线又分为上、中、下肺野。

3.痰菌检查结果的描记

分别用"(－)"或"(＋)"描述;痰涂片、痰集菌和痰培养检查分别用"涂""集""培"表示,患者无痰或未查痰,应注明"无痰"或"未查"。

4.治疗史的描记

可分为"初治""复治":初治指未开始抗结核治疗,正进行标准化疗疗程未满,不规则化疗未满1个月者;复治则指初治失败,规则满疗程用药后痰菌复阳性,不规范化疗超过 1 个月,慢性排菌者。以上条件符合其中任何 1 条即为初治或复治。

5.并发症或手术情况描述

并发症如"自发性气胸、肺不张"等,并存病如"糖尿病"等及手术情况。

描述举例:右侧浸润型肺结核涂(＋),初治,支气管扩张、糖尿病。

四、诊断要点

根据患者症状体征和病史,结合体格检查、痰结核菌检查及胸部 X 线检查结果可做出诊断。确诊后应进一步明确肺结核是否处于活动期,有无排菌等,以确定是否属于传染源。

(1)经确定为活动性病变必须给予治疗。活动性病变胸片可显示有中心溶解和空洞或播散病灶。无活动性肺结核胸片显示钙化、硬结或纤维化,痰检查不排菌,无肺结核症状。

(2)肺结核的转归的综合判断。①进展期:新发现的活动性病变;病变较前增多、恶化;新出现空洞或空洞增大;痰菌转阳性。凡有其中任何 1 条,即属进展期。②好转期:病变较前吸收好转;空洞缩小或闭合;痰菌减少或转阴。凡具备其中 1 条,即为好转期。③稳定期:病变无活动性,空洞关闭,痰菌连续 6 个月均为阴性者(每月至少查 1 次),若有空洞存在者,则痰菌连续阴性1年以上。

五、治疗要点

治疗原则为监督患者全程化疗,加强支持疗法,根治病灶,达痊愈目的。

(一)抗结核化学药物治疗(简称化疗)

化疗对疾病控制起关键作用,凡为活动性肺结核患者均需化疗。

1.化疗原则

治疗强调早期、规律、全程、联合和适量用药,即肺结核一经确诊立即给予化疗,根据病情及药物特点,联合使用两种以上的药物,以增强疗效,减少耐药性的产生。严格遵医嘱按时按量用药,指导患者执行治疗方案,途中无遗漏或间断,坚持完成规定疗程,以达彻底杀菌和减少疾病复发的目的。

2.常规用药

常用药物见表5-5。

表5-5　常用抗结核药物剂量、不良反应和注意事项

药名	每天剂量	间歇疗法	主要不良反应	注意事项
异烟肼 (H,INH)	0.3 g 空腹顿服	0.6~0.8 g/d 2~3次/周	周围神经炎、偶有肝功能损害、精神异常、皮疹、发热	避免与抗酸药同服,注意消化道反应,肢体远端感觉及精神状态,定期查肝功能
利福平 (R,REP)	0.45~0.60 g 空腹顿服	0.6~0.9 g/d 2~3次/周	肝、肾功能损害、胃肠不适、腹泻	体液及分泌物呈橘黄色,监测肝脏毒性及变态反应,会加速口服避孕药、茶碱等药物的排泄,降低药效
链霉素 (S,SM)	0.75~1.00 g 一次肌内注射	0.75~1.00 g/d 2次/周	听神经损害、眩晕、听力减退、口唇麻木、发热、肝功能损害、痛风	进行听力检查,了解有无平衡失调及听力改变,了解尿常规及肾功能变化
吡嗪酰胺 (Z,PZA)	1.5~2.0 g 顿服	2~3 g/d 2~3次/周	可引起发热、黄疸、肝功能损害、痛风	警惕肝脏毒性,注意关节疼痛、皮疹反应,定期监测 ALT 及血清尿酸,避免日光过度照射
乙胺丁醇 (E,EMB)	0.75~1.0 g 顿服	1.5~2.0 g/d 3次/周	视神经炎	检查视觉灵敏度和颜色的鉴别力
对氨基水杨酸钠 (P,PAS)	8~12 g 分3次饭后服	10~12 g/d 3次/周	胃肠道反应,变态反应,肝功能损害	定期查肝功能,监测不良反应的症状和体征

3.化疗方法

两阶段化疗法。开始1~3个月为强化阶段,联合应用2种或2种以上的抗生素,迅速控制病情,至痰菌检查阴性或病灶吸收好转后,维持治疗或称巩固期治疗,疗程为9~15个月。

(1)间歇疗法:有规律用药,每周2~3次,由于用药后结核菌生长受抑制,当致病菌重新生长繁殖时再度高剂量用药,使病菌最终被消灭。此法与每天给药效果相同,其优点在于可减少用药的次数,节约经费,减少药物毒性作用。一般主张在巩固期采用。

(2)顿服:一次性将全天药物剂量全部服用,使血药浓度维持相对高峰,效果优于分次口服。

4.化疗方案

应根据病情轻重、痰菌检查和细菌耐药情况,结合药源供应和个人经济条件等,选择化疗方案。分长程和短程化疗。

长程化疗为联合应用异烟肼、链霉素及对氨基水杨酸钠,疗程为 12～18 个月。常用方案为 2HSP/10HP、2HSE/16H$_3$E$_3$,即前 2 个月为强化阶段,后 10 个月为巩固阶段,H$_3$E$_3$ 表示间歇用药,每周 3 次。其中英文字母为各种药物外文缩写,数字为用药疗程"月",下标数字代表每周用药的次数。

短程化疗总疗程为 6～9 个月,联合应用 2 个或 2 个以上的杀菌剂。常用方案有 2SHR/4HR、2HRZ/4HR、2HRZ/4H$_3$R$_3$ 等,短程化疗与标准化疗相比,患者容易接受和执行,因而已在全球推广。

(二)对症治疗

1.毒性症状

轻度结核毒性症状会在有效治疗 1～3 周消退,重症者可酌情加用肾上腺糖皮质激素对症治疗。

2.胸腔积液

胸腔积液过多引起呼吸困难者,可行胸腔穿刺抽液,每次抽液量不超过 1 L,抽液速度不宜过快,操作中患者出现头晕、心悸、四肢发凉等胸膜反应时,应立即停止操作,让患者平卧,密切观察血压变化,必要时皮下注射肾上腺素,防止休克。

(三)手术治疗

肺结核以内科治疗为主,手术适用于合理化疗无效,多重耐药的厚壁空洞、大块干酪灶、支气管胸膜瘘和大咯血非手术治疗无效者。

六、护理评估

(一)健康史

患者既往健康状况,有无结核病史,了解患病及治疗经过,有无接受正规治疗,有无传染源接触史,有无接受卡介苗注射,有无长期使用激素或免疫抑制药,居住环境如何,日常活动与休息、饮食情况等。

(二)身体状况

测量生命体征,了解全身有无盗汗、乏力、午后低热及消瘦等中毒症状,有无咳嗽、咳痰、呼吸困难及咯血,咯血量的大小等。

(三)心理及社会因素

了解患者及家属对疾病的认知及态度,有无心理障碍,经济状况如何,家庭支持程度如何,需要何种干预。

(四)实验室及其他检查

痰培养结果,X 线胸片及血常规检查是否异常。

七、护理诊断及合作性问题

(一)知识缺乏

缺乏疾病预防及化疗方面的知识。

(二)营养失调

低于机体需要量与长期低热消耗增多及摄入不足有关。

(三)活动无耐力

活动无耐力与长期低热、咳嗽,体重逐渐下降有关。

(四)社交孤立

社交孤立与呼吸道隔离沟通受限及健康状况改变有关。

八、护理目标

(1)加强相关知识宣教,提高患者及家属对疾病的认知、治疗依从性增加。

(2)患者体重增加,恢复基础水平,清蛋白、血红蛋白值在正常范围内。

(3)进行适当的户外活动,无气促疲乏感。

(4)能描述新的应对行为所带来的积极效果,能尽快恢复健康与人沟通和交流。

九、护理措施

(一)一般护理

室内保持良好的空气流通。肺结核活动期,有咯血、高热等重症者,应卧床休息,症状轻者适当增加户外活动,保证充足的睡眠,做到劳逸结合。盗汗者及时擦汗和更衣,避免受凉。

(二)饮食护理

供给高热量、高蛋白、高维生素、富含钙质饮食,促进机体康复。成人每天蛋白质为 1.5～2.0 g/kg,以优质蛋白为主。适量补充矿物质和水分,如铁、钾、钠和水分。注意饮食调配,患者不需忌口,食物应多样化,荤素搭配,色、香、味俱全,刺激患者食欲。患者在化疗期间尤其注意营养的补充。每周测量体重 1 次。

(三)用药护理

本病疗程长,短期化疗不少于 10 个月。应提供药物治疗知识,强调早期、联合、适量、规律、全程化学治疗的重要性,告知耐药产生与加重经济负担等不合理用药的后果,使患者理解规范治疗的重要意义,提高用药的依从性。督促患者按时按量用药,告知并密切观察药物疗效及药物不良反应,如有胃肠不适、眩晕、耳鸣、巩膜黄染等症状时,应及时与医师沟通,不可擅自停药。

(四)咯血的护理

患者大咯血出现窒息征象时,立即协助其取头低足高位,头偏一侧,快速清除气道和口咽部血块,以及时解除呼吸道阻塞。必要时气管插管、气管切开或气管镜直视下吸出血凝块。

(五)消毒隔离

痰涂片阳性的肺结核患者住院治疗期间须进行呼吸道隔离,要求病室光线充足,通风良好,定时进行空气消毒。患者衣被要经常清洗,被褥、书籍在烈日下暴晒 6 小时以上。餐具要专用,经煮沸或消毒液浸泡消毒,剩下饭菜应煮沸后弃掉。注意个人卫生,打喷嚏时应用纸巾遮掩口鼻,纸巾焚烧处理;不要随地吐痰,痰液吐在有盖容器中,患者的排泄物、分泌物应消毒后排放。减少探视,避免患者与健康人频繁接触,探视者应戴口罩。患者外出应戴口罩,口罩要每天煮沸清洗。医护人员与患者接触可戴呼吸面罩、接触患者应穿隔离衣、戴手套。处置前、后应洗手。传染性消失应及时解除隔离措施。

(六)心理护理

结核病是慢性传染病,病程长,恢复慢,在工作、生活等方面对患者乃至整个家庭产生不良影响,患者情绪变化呈多样性,护士及家属应主动了解患者的心理状态,应给予良好的心理支持,督促患者按要求用药,告知不规则用药的后果,使患者树立战胜疾病的信心,安心休息,积极配合治疗。一般情况下,痰涂片阴性和经有效抗结核治疗 4 周以上,无传染性或仅有极低传染性者,鼓励患者回归家庭和社会,以消除隔离感。

十、护理评价

(1)患者治疗的依从性是否提高,能否自觉按时按量服药。
(2)营养状况如何,饮食摄入量是否充足,体重有无改变。
(3)日常活动耐受水平是否有改变。
(4)是否有孤独感,与周围环境的关系如何。

十一、健康教育

(1)加强疾病传播知识的宣教,普及新生儿接种卡介苗制度,疾病的高危人群应定期到医院体检或进行相应预防性处理。
(2)培养良好的卫生习惯,不随地吐痰和凌空打喷嚏,同桌共餐应使用公筷。
(3)注意营养,忌烟酒,避免疲劳,增强体质,预防呼吸道感染。
(4)处于传染活动期的患者,应进行隔离治疗。
(5)全程督导结核患者坚持化学治疗,避免复发,定期复查肝功能和胸片。

(邱泉珍)

第九节　间质性肺疾病

间质性肺疾病(interstitial lung disease,ILD)是一组肺间质的炎症性疾病,是主要累及肺间质、肺泡和/或细支气管的一组肺部弥漫性疾病。除细支气管以上的各级支气管外,ILD 几乎累及所有肺组织。由于细支气管和肺泡壁纤维化,使肺顺应性下降,肺容量减少和限制性通气功能障碍,细支气管的炎症及肺小血管闭塞引起通气/血流比例失调和弥散功能降低,最终发生低氧血症和呼吸衰竭。

一、病因与病理生理

(一)病因

1.职业/环境

无机粉尘包括二氧化硅、石棉、滑石、铍、煤、铝、铁等引起的尘肺;有机粉尘吸入导致的外源性过敏性肺泡炎(如霉草、蘑菇肺、蔗尘、饲鸽肺等)。

2.药物

抗肿瘤药物(博莱霉素、甲氨蝶呤等);心血管药物(胺碘酮等);抗癫痫药(苯妥英钠等);其他药物(呋喃妥因、口服避孕药、口服降糖药等)。

3.其他

治疗诱发:放射线照射、氧中毒等治疗因素。感染:结核、病毒、细菌、真菌、卡氏肺孢子菌、寄生虫等感染。恶性肿瘤:癌性淋巴管炎、肺泡细胞癌、转移性肺癌等。

4.病因不明

结缔组织病相关的肺间质病包括类风湿关节炎、全身性硬化症、系统性红斑狼疮、多发性肌炎、皮肌炎、干燥综合征、混合性结缔组织病、强直性脊柱炎等。遗传性疾病相关的肺间质病包括家族性肺纤维化、结节性硬化病、神经纤维瘤病等。

(二)病理生理

肺泡结构的破坏,纤维化伴蜂窝肺形成。早期主要是炎性细胞渗出,晚期是成纤维细胞和胶原纤维增生,逐渐形成纤维化,气腔变形扩张成囊状大小从1厘米至数厘米,称为蜂窝肺。

二、临床表现

(一)咳嗽、咳痰

初期仅有咳嗽,多以干咳为主,个别病例有少量白痰或白色泡沫痰,部分患者痰中带血,但大咯血非常少见。

(二)气促、发绀

气促是最常见的首诊症状,多为隐袭性,在较剧烈活动时开始,渐进性加重,常伴浅快呼吸,很多患者伴有明显的易疲劳感,偶有胸痛、严重时出现胸闷、呼吸困难。病情进一步加重可出现发绀并可发展为肺心病。

(三)发热

急性感染时可有发热。

三、诊断要点

(一)胸部X线

可见双肺弥漫性网状、结节状阴影。双肺底部网状形、提示间质水肿或纤维化,随病情发展,出现粗网状影,至病变晚期可出现环状条纹影。结节大小、形状和边缘可各不相同,为肺内肉芽肿和肺血管炎。

(二)肺功能检查

间质性肺疾病常为限制性通气功能障碍,如肺活量和肺总量减少,残气量随病情进展而减低。第1秒用力呼气量与用力肺活量之比值升高,流量容积曲线呈限制性描图。间质纤维组织增生,弥散距离增加,弥散功能降低,肺顺应性差,中晚期出现通气与血流比例失调,因而出现低氧血症,并引起通气代偿性增加所致的低碳酸血症。间质性肺病在X线影像未出现异常之前,即有弥散功能降低和运动负荷时发生低氧血症。肺功能检查对评价呼吸功能损害的性质和程度,以及治疗效果有帮助。

四、治疗要点

(一)首要的治疗

祛除诱因。有部分患者在脱离病因及诱因后,可自然缓解,不需要应用激素治疗。

（二）主要的治疗

抗炎、抗纤维化、抗氧化剂、抗蛋白酶、抗凝剂、细胞因子拮抗剂、基因治疗及肺移植等。

（三）最常用、有效的治疗

应用糖皮质激素和免疫抑制剂，以及应用干预肺间质纤维化形成的药物。

（四）氧疗

给予氧气吸入，必要时应用无创呼吸机辅助通气。

五、护理

（一）护理评估

（1）评估患者的病情、意识、呼吸状况、合作程度及缺氧程度。

（2）评估患者的咳痰能力、影响咳痰的因素、痰液的黏稠度及气道通畅情况。

（3）评估肺部呼吸音情况。

（二）氧疗护理

（1）护士必须掌握给氧的方法（如持续或间歇给氧和给氧的流量），正确安装氧气装置。

（2）了解肺功能检查和血气分析的临床意义，发现异常及时通知医师。

（3）用氧的过程中严密观察病情，密切观察患者的呼吸、神志、氧饱和度及缺氧程度改善情况等。

（三）用药护理

（1）嘱患者按时服用护胃药。避免粗糙过硬饮食。观察大便色、质，询问有无腹痛等情况。

（2）使用激素时必须规律、足量、全程服用药物，不能擅自停药或减量。劳逸结合，少去公共场所，以免交叉感染。

（3）建议补钙，预防骨质疏松，注意饮食中补充蛋白质，控制脂肪与糖分的摄入。注意血压及血糖的改变，定期、定时监测血压及血糖。

（四）健康指导

（1）注意保暖，随季节的变更加减衣服，预防感冒，少去公共场所，如有不适及时就医。

（2）适当锻炼，如慢走，上下楼等，用以提高抗病能力。进行呼吸功能锻炼以改善通气功能。

（3）吸烟对人体的危害，劝告患者戒烟。

（4）指导有效的咳嗽、排痰。间质性肺病的患者常有咳嗽，一般情况下为刺激性干咳，合并肺部感染时，有咳痰，因此有效的咳嗽能促进痰液的排出，保持呼吸道通畅。

（5）使用激素时必须规律、足量、全程服用药物，不能擅自停药或减量。

（邱泉珍）

第十节　急性肺血栓栓塞症

肺栓塞是以各种栓子阻塞肺动脉系统为其发病原因的一组疾病或临床综合征的总称，包括肺血栓栓塞症、脂肪栓塞综合征、羊水栓塞、空气栓塞等。其中，肺血栓栓塞症占肺栓塞中的绝大多数，该病在我国绝非少见病，且发病率有逐年增高的趋势，病死率高，但临床上易漏诊或误诊，如果早期诊断和治疗得当,生存的希望甚至康复的可能性是很大的。

肺血栓栓塞症为来自静脉系统或右心的血栓阻塞肺动脉或其分支所致疾病,以肺循环和呼吸功能障碍为其主要临床和病理生理特征。引起肺血栓栓塞症的血栓主要来源于深静脉血栓形成。

急性肺血栓栓塞症造成肺动脉较广泛阻塞时,可引起肺动脉高压,至一定程度导致右心失代偿、右心扩大,出现急性肺源性心脏病。

一、病理与病理生理

引起肺血栓栓塞症的血栓可以来源于下腔静脉径路、上腔静脉径路或右心腔,其中,大部分来源于下肢深静脉,特别是从腘静脉上端到髂静脉段的下肢近端深静脉。肺血栓栓塞症栓子的大小有很大的差异,可单发或多发,一般多部位或双侧性的血栓栓塞更为常见。

(一)对循环的影响

栓子阻塞肺动脉及其分支达一定程度后,通过机械阻塞作用,加之神经体液因素和低氧所引起的肺动脉收缩,使肺循环阻力增加,肺动脉高压,继而引起右室扩大与右侧心力衰竭。右心扩大致室间隔左移,使左心室功能受损,导致心排血量下降,进而可引起体循环低血压或休克;主动脉内低血压和右心房压升高,使冠状动脉灌注压下降,心肌血流减少,特别是右心室内膜下心肌处于低灌注状态。

(二)对呼吸的影响

肺动脉栓塞后不仅引起血流动力学的改变,同时还可因栓塞部位肺血流减少,肺泡无效腔量增大;肺内血流重新分布,通气/血流比例失调;神经体液因素引起支气管痉挛;肺泡表面活性物质分泌减少,肺泡萎陷,呼吸面积减小,肺顺应性下降等因素导致呼吸功能不全,出现低氧血症和低碳酸血症。

二、危险因素

肺血栓栓塞症的危险因素包括任何可以导致静脉血液淤滞、静脉系统内皮损伤和血液高凝状态的因素。原发性危险因素由遗传变异引起。继发性危险因素包括骨折、严重创伤、手术、恶性肿瘤、口服避孕药、充血性心力衰竭、心房颤动、因各种原因的制动或长期卧床、长途航空或乘车旅行和高龄等。上述危险因素可以单独存在,也可同时存在,协同作用。年龄可作为独立的危险因素,随着年龄的增长,肺血栓栓塞症的发病率逐渐增高。

三、临床特点

肺血栓栓塞症临床表现的严重程度差别很大,可以从无症状到血流动力学不稳定,甚至发生猝死,主要取决于栓子的大小、多少、所致的肺栓塞范围、发作的急缓程度,以及栓塞前的心肺状况。肺血栓栓塞症的临床症状也多种多样,不同患者常有不同的症状组合,但均缺乏特异性。

(一)症状

1.呼吸困难及气促(80%~90%)

呼吸困难及气促是肺栓塞最常见的症状,呼吸频率>20次/分,伴或不伴有发绀。呼吸困难严重程度多与栓塞面积有关,栓塞面积较小,可基本无呼吸困难,或呼吸困难发作较短暂。栓塞面积大,呼吸困难较严重,且持续时间长。

2.胸痛

其包括胸膜炎性胸痛(40%～70%)或心绞痛样胸痛(4%～12%),胸膜炎性胸痛多为钝痛,是由于栓塞部位附近的胸膜炎症所致,常与呼吸有关。心绞痛样胸痛为胸骨后疼痛,与肺动脉高压和冠状动脉供血不足有关。

3.晕厥(11%～20%)

其主要表现为突然发作的一过性意识丧失,多合并有呼吸困难和气促表现。多由于巨大栓塞所致,晕厥与脑供血不足有关;巨大栓塞可导致休克,甚至猝死。

4.烦躁不安、惊恐甚至濒死感(55%)

其主要由严重的呼吸困难和胸痛所致。当出现该症状时,往往提示栓塞面积较大,预后差。

5.咯血(11%～30%)

其常为小量咯血,大咯血少见;咯血主要反映栓塞局部肺泡出血性渗出。

6.咳嗽(20%～37%)

其多为干咳,有时可伴有少量白痰,合并肺部感染时可咳黄色脓痰。主要与炎症反应刺激呼吸道有关。

(二)体征

(1)呼吸急促(70%):是常见的体征,呼吸频率>20次/分。

(2)心动过速(30%～40%):心率>100次/分。

(3)血压变化:严重时出现低血压甚至休克。

(4)发绀(11%～16%):并不常见。

(5)发热(43%):多为低热,少数为中等程度发热。

(6)颈静脉充盈或搏动(12%)。

(7)肺部可闻及哮鸣音或细湿啰音。

(8)胸腔积液的相应体征(24%～30%)。

(9)肺动脉瓣区第二音亢进,$P_2 > A_2$,三尖瓣区收缩期杂音。

四、辅助检查

(一)动脉血气分析

其常表现为低氧血症,低碳酸血症,肺泡-动脉血氧分压差[$P_{(A-a)}O_2$]增大。部分患者的结果可以正常。

(二)心电图

大多数患者表现有非特异性的心电图异常。较为多见的表现包括$V_1 \sim V_4$的T波改变和ST段异常;部分患者可出现$S_I Q_{III} T_{III}$征(即I导S波加深,III导出现Q/q波及T波倒置);其他心电图改变包括完全或不完全右束支传导阻滞、肺型P波、电轴右偏、顺钟向转位等。心电图的动态演变对于诊断具有更大意义。

(三)血浆D-二聚体

D-二聚体是交联纤维蛋白在纤溶系统作用下产生的可溶性降解产物。对急性肺血栓栓塞有排除诊断价值。若其含量<500 μg/L,可基本除外急性肺血栓栓塞症。

(四)胸部X线片

胸部X线片多有异常表现,但缺乏特异性。表现:①区域性肺血管纹理变细、稀疏或消失,肺野透亮度增加。②肺野局部浸润性阴影,尖端指向肺门的楔形阴影,肺不张或膨胀不全。③右下肺动脉干增宽或伴截断征,肺动脉段膨隆及右心室扩大征。④患侧横膈抬高。⑤少到中量胸腔积液征等。仅凭X线胸片不能确诊或排除肺栓塞,但在提供疑似肺栓塞线索和除外其他疾病方面具有重要作用。

(五)超声心动图

超声心动图是无创的能够在床旁进行的检查,为急性肺血栓栓塞症的诊断提供重要线索。不仅能够诊断和除外其他心血管疾病,而且对于严重的肺栓塞患者,可以发现肺动脉高压、右心室高负荷和肺源性心脏病的征象,提示或高度怀疑肺栓塞。若在右心房或右心室发现血栓,同时患者临床表现符合肺栓塞,可以做出诊断。超声检查偶可因发现肺动脉近端的血栓而确定诊断。

(六)核素肺通气/灌注扫描(V/Q 显像)

其是肺血栓栓塞症重要的诊断方法。典型征象是呈肺段分布的肺灌注缺损,并与通气显像不匹配。但由于许多疾病可以同时影响患者的通气及血流状况,使通气灌注扫描在结果判定上较为复杂,需密切结合临床。通气/灌注显像的肺栓塞诊断分为高度可能、中度可能、低度可能及正常。如显示中度可能及低度可能,应进一步行其他检查以明确诊断。

(七)螺旋 CT 和电子束 CT 造影(CTPA)

由于电子束 CT 造影是无创的检查且方便,现指南中将其作为首选的肺栓塞诊断方法。该项检查能够发现段以上肺动脉内的栓子,是确诊肺栓塞的手段之一,但 CT 对亚段肺栓塞的诊断价值有限。直接征象为肺动脉内的低密度充盈缺损,部分或完全包在不透光的血流之间,或者呈完全充盈缺损,远端血管不显影;间接征象包括肺野楔形密度增高影,条带状的高密度区或盘状肺不张,中心肺动脉扩张及远端血管分支减少或消失等。CT 扫描还可以同时显示肺及肺外的其他胸部疾病。电子束 CT 扫描速度更快,可在很大程度上避免因心搏和呼吸的影响而产生伪影。

(八)肺动脉造影

肺动脉造影为诊断肺栓塞的"金标准"。肺动脉造影是一种有创性检查,且费用昂贵。发生致命性或严重并发症的可能性分别为 0.1% 和 1.5%,应严格掌握其适应证。

(九)下肢深静脉血栓形成的检查

下肢深静脉血栓形成的检查有超声技术、肢体阻抗容积图(IPG)、放射性核素静脉造影等。

五、诊断与鉴别诊断

(一)诊断

肺血栓栓塞症诊断分 3 个步骤,疑诊—确诊—求因。

1.根据临床情况疑诊肺血栓栓塞症

(1)对存在危险因素,特别是并存多个危险因素的患者,要有强的诊断意识。

(2)结合临床症状、体征,特别是在高危患者出现不明原因的呼吸困难、胸痛、晕厥和休克,或伴有单侧或双侧不对称性下肢肿胀、疼痛。

(3)结合心电图、X线胸片、动脉血气分析、D-二聚体、超声心动图下肢深静脉超声。

2.对疑诊肺栓塞患者安排进一步检查以明确肺栓塞诊断

(1)核素肺通气/灌注扫描。

(2)CT 肺动脉造影(CTPA)。

(3)肺动脉造影。

3.寻找肺血栓栓塞症的成因和危险因素

只要疑诊肺血栓栓塞症,即要明确有无深静脉血栓形成,并安排相关检查尽可能发现其危险因素,并加以预防或采取有效的治疗措施。

(二)急性肺血栓栓塞症临床分型

1.大面积肺栓塞

临床上以休克和低血压为主要表现,即体循环动脉收缩压<12.0 kPa(90 mmHg)或较基础血压下降幅度≥5.3 kPa(40 mmHg),持续15分钟以上。需除外新发生的心律失常、低血容量或感染中毒症等其他原因所致的血压下降。

2.非大面积肺栓塞

不符合以上大面积肺血栓栓塞症的标准,即未出现休克和低血压的肺血栓栓塞症。非大面积肺栓塞中有一部分患者属于次大面积肺栓塞,即超声心动图显示右心室运动功能减退或临床上出现右心功能不全。

(三)鉴别诊断

肺血栓栓塞症应与急性心肌梗死、ARDS、肺炎、胸膜炎、支气管哮喘、自发性气胸等鉴别。

六、治疗

急性肺血栓栓塞症病情危重的,须积极抢救。

(一)一般治疗

(1)应密切监测呼吸、心率、血压、心电图及血气分析的变化。

(2)要求绝对卧床休息,不要过度屈曲下肢,保持大便通畅,避免用力。

(3)对症处理:有焦虑、惊恐症状的可给予适当使用镇静药;胸痛严重者可给吗啡5~10 mg皮下注射,昏迷、休克、呼吸衰竭者禁用。对有发热或咳嗽的给予对症治疗。

(二)呼吸循环支持

对有低氧血症者,给予吸氧,严重者可使用经鼻(面)罩无创性机械通气或经气管插管行机械通气,应避免行气管切开,以免在抗凝或溶栓过程发生不易控制的大出血。

对出现右心功能不全,心排血量下降,但血压尚正常的患者,可予多酚丁胺和多巴胺治疗。合并休克者给予增大剂量,或使用其他血管加压药物,如间羟胺、肾上腺素等。可根据血压调节剂量,使血压维持在 12.0/8.0 kPa(90/60 mmHg)以上。对支气管痉挛明显者,应给予氨茶碱0.25 g静脉滴注,必要时加地塞米松,同时积极进行溶栓、抗凝治疗。

(三)溶栓治疗

可迅速溶解血栓,恢复肺组织再灌注,改善右心功能,降低死亡率。溶栓时间窗为14天,溶栓治疗指征:主要适用于大面积肺栓塞患者,对于次大面积肺栓塞,若无禁忌证也可以进行溶栓;对于血压和右心室运动功能均正常的患者,则不宜溶栓。

1.溶栓治疗的禁忌证

(1)绝对禁忌证:有活动性内出血,近期自发性颅内出血。

(2)相对禁忌证:2周内的大手术、分娩、器官活检或不能以压迫止血部位的血管穿刺,2个月内的缺血性脑卒中,10天内的胃肠道出血,15天内的严重创伤,1个月内的神经外科和眼科手术,难以控制的重度高血压,近期曾行心肺复苏,血小板计数低于 $100×10^9/L$,妊娠,细菌性心内膜炎及出血性疾病,严重肝肾功能不全。

对于大面积肺血栓栓塞症,因其对生命的威胁性大,上述绝对禁忌证应视为相对禁忌证。

2.常用溶栓方案

(1)尿激酶 2 小时法,尿激酶 20 000 U/kg 加入 0.9％氯化钠液 100 mL 持续静脉滴注 2 小时。

(2)尿激酶 12 小时法,尿激酶负荷量 4 400 U/kg,加入 0.9％氯化钠液 20 mL 静脉注射 10 分钟,随后以 2 200 U/(kg·h)加入 0.9％氯化钠液 250 mL 持续静脉滴注 12 小时。

(3)重组组织型纤溶酶原激活剂 50 mg 加入注射用水 50 mL 持续静脉滴注 2 小时。使用尿激酶溶栓期间不可同用肝素。溶栓治疗结束后,应每 2～4 小时测定部分活化凝血活酶时间,当其水平低于正常值的 2 倍,即应开始规范的肝素治疗。

3.溶栓治疗的主要并发症为出血

为预防出血的发生,或发生出血时得到及时处理,用药前要充分评估出血的危险性,必要时应配血,做好输血准备。溶栓前宜留置外周静脉套管针,以方便溶栓中能够取血化验。

(四)抗凝治疗

抗凝治疗可有效地防止血栓再形成和复发,是肺栓塞和深静脉血栓的基本治疗方法。常用的抗凝药物为普通肝素、低分子肝素、华法林。

1.普通肝素

采取静脉滴注和皮下注射的方法。持续静脉泵入法:首剂负荷量 80 U/kg(或 5 000～10 000 U)静脉注射,然后以 18 U/(kg·h)持续静脉滴注。在开始治疗后的最初 24 小时内,每 4～6 小时测定 APTT,根据 APTT 调整肝素剂量,尽快使 APTT 达到并维持于正常值的 1.5～2.5 倍(表 5-6)。

表 5-6　根据 APTT 监测结果调整静脉肝素用量的方法

APTT	初始剂量及调整剂量	下次 APTT 测定的间隔时间
测基础 APTT	初始剂量:80 U/kg 静脉注射,然后按 18 U/(kg·h)静脉滴注	4～6 小时
APTT<35 秒	予 80 U/kg 静脉注射,然后增加静脉滴注剂量 4 U/(kg·h)	6 小时
APTT 35～45 秒	予 40 U/kg 静脉注射,然后增加静脉滴注剂量 2 U/(kg·h)	6 小时
APTT 46～70 秒	无须调整剂量	6 小时
APTT 71～90 秒	减少静脉滴注剂量 2 U/(kg·h)	6 小时
APTT>90 秒	停药 1 小时,然后减少剂量 3 U/(kg·h)后恢复静脉滴注	6 小时

2.低分子肝素

采用皮下注射。应根据体重给药,每天 1～2 次。对于大多数患者不需监测 APTT 和调整剂量。

3.华法林

在肝素或低分子肝素开始应用后的第 24～48 小时加用口服抗凝剂华法林,初始剂量为 3.0～5.0 mg/d。由于华法林需要数天才能发挥全部作用,因此与肝素需重叠应用 4～5 天,当连续 2 天测定的国际标准化比率(INR)达到 2.5(2.0～3.0)时,或 PT 延长至 1.5～2.5 倍时,即可停止使用肝素或低分子肝素,单独口服华法林治疗,应根据 INR 或 PT 调节华法林的剂量。在达到治疗水平前,应每天测定 INR,其后 2 周每周监测 2～3 次,以后根据 INR 的稳定情况每周监测 1 次或更少。若行长期治疗,每 4 周测定 INR 并调整华法林剂量 1 次。

(五)深静脉血栓形成的治疗

70％～90％急性肺栓塞的栓子来源于深静脉血栓形成的血栓脱落,特别是下肢深静脉尤为常见。深静脉血栓形成的治疗原则是卧床、患肢抬高、溶栓(急性期)、抗凝、抗感染及使用抗血小板聚集药等。为防止血栓脱落肺栓塞再发,可于下腔静脉安装滤器,同时抗凝。

(六)手术治疗

肺动脉血栓摘除术适用于:①大面积肺栓塞,肺动脉主干或主要分支次全阻塞,不合并固定性肺动脉高压(尽可能通过血管造影确诊)。②有溶栓禁忌证者。③经溶栓和其他积极的内科治疗无效者。

七、护理

(一)基础护理

为了防止栓子的脱落,患者绝对卧床休息 2 周。如果已经确认肺栓塞的位置应取健侧卧位。避免突然改变体位,禁止搬动患者。肺栓塞栓子 86％ 来自下肢深静脉,而下肢深静脉血栓者51％发生肺栓塞。因此有下肢静脉血栓者应警惕肺栓塞的发生。抬高患肢,并高于肺平面 20～30 cm。密切观察患肢的皮肤有无青紫、肿胀、发冷、麻木等感觉障碍。一经发现及时通知医师处理,严禁挤压、热敷、针刺、按摩患肢,防止血栓脱落,造成再次肺栓塞。指导患者进食高蛋白、高维生素、粗纤维、易消化饮食,多饮水,保持大便通畅,避免便秘、咳嗽等,以免增加腹腔压力,影响下肢静脉血液回流。

(二)维持有效呼吸

本病 89％的患者有低氧血症。给予高流量吸氧,5～10 L/min,均以文丘里面罩或储氧面罩给氧,既能消除高流量给氧对患者鼻腔的冲击所带来的不适,又能提供高浓度的氧,注意及时根据血氧饱和度指数或血气分析结果来调整氧流量。年老体弱或痰液黏稠难以咳出患者,每天给予生理盐水 2 mL 加盐酸氨溴索 15 mg 雾化吸入 2 次。使痰液稀释,易于咳出,必要时吸痰,注意观察痰液的量、色、气味、性质。呼吸平稳后指导患者深呼吸运动,使肺早日膨胀。

(三)加强症状观察

肺栓塞临床表现多样化、无特异性,据报道典型的胸痛、咯血、呼吸困难三联征所占比例不到1/3,而胸闷、呼吸困难、晕厥、咯血、胸痛等都可为肺栓塞首发症状。因此,接诊的护士除了询问现病史外,还应了解患者的基础疾病。目前已知肺栓塞危险因素如静脉血栓、静脉炎、血液黏滞度增加、高凝状态、恶性肿瘤、术后长期静卧、长期使用皮质激素等。患者接受治疗后,我们注意观察患者发绀、胸闷、憋气、胸部疼痛等症状有无改善。有 21 例患者胸痛较剧,导致呼吸困难加重,血氧饱和度为 72％～84％,给予加大吸氧浓度,同时氨茶碱 0.25 g＋生理盐水 50 mL 微泵静脉推注 5 mL/h,盐酸哌替啶 50 mg 肌内注射。经以上处理,胸痛、呼吸困难缓解,病情趋于稳定。

(四)监测生命体征

持续多参数监护仪监护,专人特别护理。每 15～30 分钟记录 1 次,严密观察心率、心律、血氧饱和度、血压、呼吸的变化,发现异常及时报告医师,平稳后测 P、R、BP,1 次/小时。

(五)溶栓及抗凝护理

肺栓塞一旦确诊,最有效的方法是用溶栓和抗凝疗法,使栓塞的血管再通,维持有效的怖循环血量,迅速降低心前阻力。溶栓治疗最常见的并发症是出血,平均为 5%～7%,致死性出血约为 1%。因此要注意观察有无出血倾向,注意皮肤、黏膜、牙龈及穿刺部位有无出血,是否有咯血、呕血、便血等现象。严密观察患者意识、神志的变化,发现有头痛、呕吐症状,要及时报告医师处理。谨防脑出血的发生。溶栓期间要备好除颤器、利多卡因等各种抢救用品,防止溶栓后血管再通,部分未完全溶解的栓子随血流进入冠状动脉,发生再灌注心律失常。用药期间应监测凝血时间及凝血酶原时间。

(六)注重心理护理

胸闷、胸痛、呼吸困难,易给患者带来紧张、恐惧的情绪,甚至造成濒死感。有文献报道,情绪过于激动也可诱发栓子脱落,因此我们要耐心指导患者保持情绪的稳定。尽量帮助患者适应环境,接受患者这个特殊的角色,同时向患者讲解治疗的目的、要求、方法,使其对诊疗情况心中有数,减少不必要的猜疑和忧虑。及时取得家属的理解和配合。指导加强心理支持,采取心理暗示和现身说教,帮助患者树立信心,使其积极配合治疗。

(邱泉珍)

第十一节 急性呼吸窘迫综合征

急性呼吸窘迫综合征(acute respiratory distress syndrome,ARDS)是指严重感染、创伤、休克等非心源性疾病过程中,肺毛细血管内皮细胞和肺泡上皮细胞损伤造成弥漫性肺间质及肺泡水肿,导致的急性低氧性呼吸功能不全或衰竭,属于急性肺损伤(acute lung injury,ALI)的严重阶段。以肺容积减少、肺顺应性降低、严重的通气/血流比例失调为病理生理特征。临床上表现为进行性低氧血症和呼吸窘迫,肺部影像学表现为非均一性的渗出性病变。本病起病急、进展快、死亡率高。

ALI 和 ARDS 是同一疾病过程中的两个不同阶段,ALI 代表早期和病情相对较轻的阶段,而 ARDS 代表后期病情较为严重的阶段。发生 ARDS 时患者必然经历过 ALI,但并非所有的 ALI 都要发展为 ARDS。引起 ALI 和 ARDS 的原因和危险因素很多,根据肺部直接和间接损伤对危险因素进行分类,可分为肺内因素和肺外因素。肺内因素是指致病因素对肺的直接损伤,包括:①化学性因素,如吸入毒气、烟尘、胃内容物及氧中毒等。②物理性因素,如肺挫伤、放射性损伤等。③生物性因素,如重症肺炎。肺外因素是指致病因素通过神经体液因素间接引起肺损伤,包括严重休克、感染中毒症、严重非胸部创伤、大面积烧伤、大量输血、急性胰腺炎、药物或麻醉品中毒等。ALI 和 ARDS 的发生机制非常复杂,目前尚不完全清楚。多数学者认为,ALI 和 ARDS 是由多种炎性细胞、细胞因子和炎性介质共同参与引起的广泛肺毛细血管急性炎症性损伤过程。

一、临床特点

ARDS 的临床表现可以有很大差别,取决于潜在疾病和受累器官的数目和类型。

(一)症状体征

(1)发病迅速:ARDS 多发病迅速,通常在发病因素攻击(如严重创伤、休克、败血症、误吸)后

12～48 小时发病,偶尔有长达 5 天者。

(2)呼吸窘迫:是 ARDS 最常见的症状,主要表现为气急和呼吸频率增快,呼吸频率大多在 25～50 次/分。其严重程度与基础呼吸频率和肺损伤的严重程度有关。

(3)咳嗽、咳痰、烦躁和神志变化:ARDS 可有不同程度的咳嗽、咳痰,可咳出典型的血水样痰,可出现烦躁、神志恍惚。

(4)发绀:是未经治疗 ARDS 的常见体征。

(5)ARDS 患者也常出现呼吸类型的改变,主要为呼吸浅快或潮气量的变化。病变越严重,这一改变越明显,甚至伴有吸气时鼻翼翕动及三凹征。在早期自主呼吸能力强时,常表现为深快呼吸,当呼吸肌疲劳后,则表现为浅快呼吸。

(6)早期可无异常体征,或仅有少许湿啰音;后期多有水泡音,亦可出现管状呼吸音。

(二)影像学表现

1.X 线胸片

早期病变以间质性为主,胸部 X 线片常无明显异常或仅见血管纹理增多,边缘模糊,双肺散在分布的小斑片状阴影。随着病情进展,上述的斑片状阴影进一步扩展,融合成大片状,或两肺均匀一致增加的毛玻璃样改变,伴有支气管充气征,心脏边缘不清或消失,称为"白肺"。

2.胸部 CT

与 X 线胸片相比,胸部 CT 尤其是高分辨 CT(HRCT)可更为清晰地显示出肺部病变分布、范围和形态,为早期诊断提供帮助。由于肺毛细血管膜通透性一致性增高,引起血管内液体渗出,两肺斑片状阴影呈现重力依赖性现象,还可出现变换体位后的重力依赖性变化。在 CT 上表现为病变分布不均:①非重力依赖区(仰卧时主要在前胸部)正常或接近正常。②前部和中间区域呈毛玻璃样阴影。③重力依赖区呈现实变影。这些提示肺实质的实变出现在受重力影响最明显的区域。无肺泡毛细血管膜损伤时,两肺斑片状阴影均匀分布,既不出现重力依赖现象,也无变换体位后的重力依赖性变化。这一特点有助于与感染性疾病鉴别。

(三)实验室检查

1.动脉血气分析

$PaO_2 < 8.0$ kPa(60 mmHg),有进行性下降趋势,在早期 $PaCO_2$ 多不升高,甚至可因过度通气而低于正常;早期多为单纯呼吸性碱中毒;随病情进展可合并代谢性酸中毒,晚期可出现呼吸性酸中毒。氧合指数较动脉氧分压更能反映吸氧时呼吸功能的障碍,而且与肺内分流量有良好的相关性,计算简便。氧合指数参照范围为 53.3～66.7 kPa(400～500 mmHg),在 ALI 时 ≤40.0 kPa(300 mmHg),ARDS 时≤26.7 kPa(200 mmHg)。

2.血流动力学监测

通过漂浮导管,可同时测定并计算肺动脉压(PAP)、肺动脉楔压(PAWP)等,不仅对诊断、鉴别诊断有价值,而且对机械通气治疗亦为重要的监测指标。肺动脉楔压一般＜1.6 kPa(12 mmHg),若＞2.4 kPa(18 mmHg),则支持左侧心力衰竭的诊断。

3.肺功能检查

ARDS 发生后呼吸力学发生明显改变,包括肺顺应性降低和气道阻力增高,肺无效腔/潮气量是不断增加的,肺无效腔/潮气量增加是早期 ARDS 的一种特征。

二、诊断及鉴别诊断

中华医学会呼吸病学分会制定的诊断标准如下。

(1)有 ALI 和/或 ARDS 的高危因素。

(2)急性起病、呼吸频数和/或呼吸窘迫。

(3)低氧血症:ALI 时氧合指数≤40.0 kPa(300 mmHg);ARDS 时氧合指数≤26.7 kPa(200 mmHg)。

(4)胸部 X 线检查显示两肺浸润阴影。

(5)肺动脉楔压≤2.4 kPa(18 mmHg)或临床上能除外心源性肺水肿。

符合以上 5 项条件者,可以诊断 ALI 或 ARDS。必须指出,ARDS 的诊断标准并不具有特异性,诊断时必须排除大片肺不张、自发性气胸、重症肺炎、急性肺栓塞和心源性肺水肿(表 5-7)。

表 5-7　ARDS 与心源性肺水肿的鉴别

类别	ARDS	心源性肺水肿
特点	高渗透性	高静水压
病史	创伤、感染等	心脏疾病
双肺浸润阴影	+	+
重力依赖性分布现象	+	+
发热	+	可能
白细胞增多	+	可能
胸腔积液	—	+
吸纯氧后分流	较高	可较高
肺动脉楔压	正常	高
肺泡液体蛋白	高	低

三、治疗

ARDS 是呼吸系统的一个急症,必须在严密监护下进行合理治疗。治疗目标:改善肺的氧合功能,纠正缺氧,维护脏器功能和防治并发症。治疗措施如下。

(一)氧疗

应采取一切有效措施尽快提高 PaO_2,纠正缺氧。可给高浓度吸氧,使 $PaO_2 \geqslant 8.0$ kPa(60 mmHg)或 $SaO_2 \geqslant 90\%$。轻症患者可使用面罩给氧,但多数患者需采用机械通气。

(二)祛除病因

病因治疗在 ARDS 的防治中占有重要地位,主要是针对涉及的基础疾病。感染是 ALI 和 ARDS 常见原因也是首位高危因素,而 ALI 和 ARDS 又易并发感染。如果 ARDS 的基础疾病是脓毒症,除了清除感染灶外,还应选择敏感抗生素,同时收集痰液或血液标本分离培养病原菌和进行药敏试验,指导下一步抗生素的选择。一旦建立人工气道并进行机械通气,即应给予广谱抗生素,以预防呼吸道感染。

(三)机械通气

机械通气是最重要的支持手段。如果没有机械通气,许多 ARDS 患者会因呼吸衰竭在数小时至数天内死亡。机械通气的指征目前尚无统一标准,多数学者认为一旦诊断为 ARDS,就应进行机械通气。在 ALI 阶段可试用无创正压通气,使用无创机械通气治疗时应严密监测患者的生命体征及治疗反应。神志不清、休克、气道自洁能力障碍的 ALI 和 ARDS 患者不宜应用无创机械通气。如无创机械通气治疗无效或病情继续加重,应尽快建立人工气道,行有创机械通气。

为了防止肺泡萎陷,保持肺泡开放,改善氧合功能,避免机械通气所致的肺损伤,目前常采用肺保护性通气策略,主要措施包括以下两方面。

1.呼气末正压

适当加用呼气末正压可使呼气末肺泡内压增大,肺泡保持开放状态,从而达到防止肺泡萎陷,减轻肺泡水肿,改善氧合功能和提高肺顺应性的目的。应用呼气末正压应首先保证有效循环血容量足够,以免因胸内正压增加而降低心排血量,而减少实际的组织氧运输;呼气末正压先从低水平 0.29～0.49 kPa(3～5 cmH$_2$O)开始,逐渐增加,直到 PaO$_2$>8.0 kPa(60 mmHg)、SaO$_2$>90%时的呼气末正压水平,一般呼气末正压水平为 0.49～1.76 kPa(5～18 cmH$_2$O)。

2.小潮气量通气和允许性高碳酸血症

ARDS 患者采用小潮气量(6～8 mL/kg)通气,使吸气平台压控制在 34.3 kPa(35 cmH$_2$O)以下,可有效防止因肺泡过度充气而引起的肺损伤。为保证小潮气量通气的进行,可允许一定程度的二氧化碳潴留[PaCO$_2$ 一般不宜高于 13.3 kPa(100 mmHg)]和呼吸性酸中毒(pH 7.25～7.30)。

(四)控制液体入量

在维持血压稳定的前提下,适当限制液体入量,配合利尿药,使出入量保持轻度负平衡(每天 500 mL 左右),使肺脏处于相对"干燥"状态,有利于肺水肿的消除。液体管理的目标是在最低 0.7～1.1 kPa(5～8 mmHg)的肺动脉楔压下维持足够的心排血量及氧运输量。在早期可给予高渗晶体液,一般不推荐使用胶体液。存在低蛋白血症的 ARDS 患者,可通过补充清蛋白等胶体溶液和应用利尿药,有助于实现液体负平衡,并改善氧合。若限液后血压偏低,可使用多巴胺和多巴酚丁胺等血管活性药物。

(五)加强营养支持

营养支持的目的在于不但纠正现有的患者的营养不良,还应预防患者营养不良的恶化。营养支持可经胃肠道或胃肠外途径实施。如有可能应尽早经胃肠补充部分营养,不但可以减少补液量,而且可获得经胃肠营养的有益效果。

(六)加强护理、防治并发症

有条件时应在 ICU 中动态监测患者的呼吸、心律、血压、尿量及动脉血气分析等,以及时纠正酸碱失衡和电解质紊乱。注意预防呼吸机相关性肺炎的发生,尽量缩短病程和机械通气时间,加强物理治疗,包括体位、翻身、拍背、排痰和气道湿化等。积极防治应激性溃疡和多器官功能障碍综合征。

(七)其他治疗

糖皮质激素、肺泡表面活性物质替代治疗、吸入一氧化氮在 ALI 和 ARDS 的治疗中可能有一定价值,但疗效尚不肯定。不推荐常规应用糖皮质激素预防和治疗 ARDS。糖皮质激素既不能预防 ARDS 的发生,对早期 ARDS 也没有治疗作用。ARDS 发病>14 天应用糖皮质激素会明显增加病死率。感染性休克并发 ARDS 的患者,如合并肾上腺皮质功能不全,可考虑应用替代剂量的糖皮质激素。肺表面活性物质,有助于改善氧合,但是还不能将其作为 ARDS 的常规治疗手段。

四、护理

在救治 ARDS 过程中,精心护理是抢救成功的重要环节。护士应做到及早发现病情,迅速协助医师采取有力的抢救措施。密切观察患者生命体征,做好各项记录,准确完成各种治疗,备齐抢救器械和药品,防止机械通气和气管切开的并发症。

(一)护理目标

(1)及早发现 ARDS 的迹象,以及早有效地协助抢救。维持生命体征稳定,挽救患者生命。

(2)做好人工道的管理,维持患者最佳气体交换,改善低氧血症,减少机械通气并发症。

(3)采取俯卧位通气护理,缓解肺部压迫,改善心脏的灌注。

(4)积极预防感染等各种并发症,提高救治成功率。

(5)加强基础护理,增加患者舒适感。

(6)减轻患者心理不适,使其合作、平静。

(二)护理措施

1.病情观察

及早发现病情变化 ARDS 通常在疾病或严重损伤的最初 24~48 小时后发生。首先出现呼吸困难,通常呼吸浅快。吸气时可存在肋间隙和胸骨上窝凹陷。皮肤可出现发绀和斑纹,吸氧不能使之改善。

护士发现上述情况要高度警惕,以及时报告医师,进行动脉血气和胸部 X 线等相关检查。一旦诊断考虑 ARDS,立即积极治疗。若没有机械通气的相应措施,应尽早转至有条件的医院。患者转运过程中应有专职医师和护士陪同,并准备必要的抢救设备,氧气必不可少。若有指征行机械通气治疗,可以先行气管插管后转运。

2.严密监测生命体征

迅速连接监测仪,密切监护心率、心律、血压等生命体征,尤其是呼吸的频率、节律、深度及血氧饱和度等。观察患者意识、发绀情况、外周温度等。注意有无呕血、黑粪等消化道出血的表现。

3.氧疗和机械通气的护理

治疗 ARDS 最紧迫问题在于纠正顽固性低氧,改善呼吸困难,为治疗基础疾病赢得时间。需要对患者实施氧疗甚至机械通气。

严密监测患者呼吸情况及缺氧症状。若单纯面罩吸氧不能维持满意的血氧饱和度,应予辅助通气。首先可尝试采用经面罩持续气道正压吸氧等无创通气,但大多需要机械通气吸入氧气。遵医嘱给予高浓度氧气吸入或使用呼气末正压呼吸(positive end expiratory pressure,PEEP)并根据动脉血气分析值的变化调节氧浓度。

使用 PEEP 时应严密观察,防止患者出现气压伤。PEEP 是在呼气终末时给予气道以一恒定正压使之不能恢复到大气压的水平。可以增加肺泡内压和功能残气量改善氧合,防止呼气使肺泡萎陷,增加气体分布和交换,减少肺内分流,从而提高 PaO_2。由于 PEEP 使胸腔内压升高,静脉回流受阻,致心搏减少,血压下降,严重时可引起循环衰竭,另外正压过高,肺泡过度膨胀、破裂有导致气胸的危险。所以在监护过程中,注意 PEEP 观察有无心率增快、突然胸痛、呼吸困难加重等相关症状,发现异常立即调节 PEEP 压力并报告医师处理。

帮助患者采取有利于呼吸的体位,如端坐位或高枕卧位。

人工气道的管理:①妥善固定气管插管,观察气道是否通畅,定时对比听诊双肺呼吸音。经口插管者要固定好牙垫,防止阻塞气道。每班检查并记录导管刻度,观察有无脱出或误入一侧主支气管。套管固定松紧适宜,以能放入一指为准。②气囊充气适量。充气过少易产生漏气,充气过多可压迫气管黏膜导致气管食管瘘,可以采用最小漏气技术,用来减少并发症发生。方法:用

10 mL 注射器将气体缓慢注入,直至在喉及气管部位听不到漏气声,每次向外抽出气体 0.25～0.50 mL,至吸气压力到达峰值时出现少量漏气为止,再注入 0.25～0.50 mL 气体,此时气囊容积为最小封闭容积,气囊压力为最小封闭压力,记录注气量。观察呼吸机上气道峰压是否下降及患者能否发音说话,长期机械通气患者要观察气囊有无破损、漏气现象。③保持气道通畅。严格无菌操作,按需适时吸痰。过多反复抽吸会刺激黏膜,使分泌物增加。先吸气道再吸口、鼻腔,吸痰前给予充分气道湿化、翻身叩背、吸纯氧 3 分钟,吸痰管最大外径不超过气管导管内径的 1/2,迅速插吸痰管至气管插管,感到阻力后撤回吸痰管 1～2 cm,打开负压边后退边旋转吸痰管,吸痰时间不应超过 15 秒。吸痰后密切观察痰液的颜色、性状、量及患者心率、心律、血压和血氧饱和度的变化,一旦出现心律失常和呼吸窘迫,立即停止吸痰,给予吸氧。④用加温湿化器对吸入气体进行湿化,根据病情需要加入盐酸氨溴索、异丙托溴铵等,每天 3 次雾化吸入。湿化满意标准为痰液稀薄、无泡沫、不附壁能顺利吸出。⑤呼吸机使用过程中注意电源插头要牢固,不要与其他仪器共用一个插座;机器外部要保持清洁,上端不可放置液体;开机使用期间定时倒掉管道及集水瓶内的积水,集水瓶安装要牢固;定时检查管道是否漏气、有无打折、压缩机工作是否正常。

4.维持有效循环,维持出入液量轻度负平衡

循环支持治疗的目的是恢复和提供充分的全身灌注,保证组织的灌流和氧供,促进受损组织的恢复。在能保持酸碱平衡和肾功能前提下达到最低水平的血管内容量。①护士应迅速帮助完成该治疗目标。选择大血管,建立 2 个以上的静脉通道,正确补液,改善循环血容量不足。②严格记录出入量、每小时尿量。出入量管理的目标是在保证血容量、血压稳定前提下,24 小时出量大于入量 500 mL,利于肺内水肿液的消退。充分补充血容量后,护士遵医嘱给予利尿剂,消除肺水肿。观察患者对治疗的反应。

5.俯卧位通气护理

由仰卧位改变为俯卧位,可使 75% ARDS 患者的氧合改善。可能与血流重新分布,改善背侧肺泡的通气,使部分萎陷肺泡再膨胀达到"开放肺"的效果有关。随着通气/血流比例的改善进而改善了氧合。但血流动力学不稳定、颅内压增高、脊柱外伤、急性出血、骨科手术、近期腹部手术、妊娠等禁忌实施俯卧位。①患者发病 24～36 小时后取俯卧位,翻身前给予纯氧吸入 3 分钟。预留足够的管路长度,注意防止气管插管过度牵拉致脱出。②为减少特殊体位给患者带来的不适,用软枕垫高头部 15°～30°,嘱患者双手放在枕上,并在髋、膝、踝部放软枕,每 1～2 小时更换 1 次软枕的位置,每 4 小时更换 1 次体位,同时考虑患者的耐受程度。③注意血压变化,因俯卧位时支撑物放置不当,可使腹压增加,下腔静脉回流受阻而引起低血压,必要时在翻身前提高吸氧浓度。④注意安全、防坠床。

6.预防感染的护理

注意严格无菌操作,每天更换气管插管切口敷料,保持局部清洁干燥,预防或消除继发感染。加强口腔及皮肤护理,以防护理不当而加重呼吸道感染及发生压疮。密切观察体温变化,注意呼吸道分泌物的情况。

7.心理护理

减轻恐惧,增加心理舒适度:①评估患者的焦虑程度,指导患者学会自我调整心理状态,调控不良情绪。主动向患者介绍环境,解释治疗原则,解释机械通气、监测及呼吸机的报警系统,尽量消除患者的紧张感。②耐心向患者解释病情,对患者提出的问题要给予明确、有效和积极的信息,消除心理紧张和顾虑。③护理患者时保持冷静和耐心,表现出自信和镇静。④如果患者由于

呼吸困难或人工通气不能讲话,可提供纸笔或以手势与患者交流。⑤加强巡视,了解患者的需要,帮助患者解决问题。⑥帮助并指导患者及家属应用松弛疗法、按摩等。

8.营养护理

ARDS 患者处于高代谢状态,应及时补充热量和高蛋白、高脂肪营养物质。能量的摄取既应满足代谢的需要,又应避免糖类的摄取过多,蛋白摄取量一般为每天 1.2~1.5 g/kg。

尽早采用肠内营养,协助患者取半卧位,充盈气囊,证实胃管在胃内后,用加温器和输液泵匀速泵入营养液。若有肠鸣音消失或胃潴留,暂停鼻饲,给予胃肠减压。一般留置 5~7 天后拔除,更换到对侧鼻孔,以减少鼻窦炎的发生。

(三)健康指导

在疾病的不同阶段,根据患者的文化程度做好有关知识的宣传和教育,让患者了解病情的变化过程。

(1)提供舒适安静的环境以利于患者休息,指导患者正确卧位休息,讲解由仰卧位改变为俯卧位的意义,尽可能减少特殊体位给患者带来的不适。

(2)向患者解释咳嗽、咳痰的重要性,指导患者掌握有效咳痰的方法,鼓励并协助患者咳嗽、排痰。

(3)指导患者自己观察病情变化,如有不适及时通知医护人员。

(4)嘱患者严格按医嘱用药,按时服药,不要随意增减药物剂量及种类。服药过程中,需密切观察患者用药后反应,以指导用药剂量。

(5)出院指导指导患者出院后仍以休息为主,活动量要循序渐进,注意劳逸结合。此外,患者病后生活方式的改变需要家人的积极配合和支持,应指导患者家属给患者创造一个良好的身心休养环境。出院后 1 个月内来院复查 1~2 次,出现情况随时来院复查。

(杨三敏)

第十二节　呼 吸 衰 竭

呼吸衰竭是各种原因引起的肺通气和/或换气功能严重障碍,以致在静息条件下亦不能维持有效的气体交换,导致缺氧伴或不伴二氧化碳潴留,引起一系列生理功能和代谢紊乱的临床综合征。即在海平面大气压、静息状态下,呼吸室内空气,排除心内解剖分流和原发心排血量降低等情况后,动脉血氧分压(PaO_2)<8.0 kPa(60 mmHg),伴或不伴有二氧化碳分压($PaCO_2$)>6.7 kPa(50 mmHg),即为呼吸衰竭。

一、病因及发病机制

(一)病因

导致呼吸衰竭的原因很多,参与呼吸运动的任何环节,包括呼吸中枢、运动神经、肌肉、胸廓、胸膜、肺和气道的病变都会导致呼衰的发生。临床常见的病因如下。

1.呼吸系统疾病

(1)上呼吸道梗阻、气管-支气管炎、支气管哮喘、呼吸道肿瘤等引起气道阻塞,导致通气不足或伴有气体分布不匀,引起通气/血流比例失调。

(2)肺组织病变,如肺部感染、重症肺结核、肺气肿、弥漫性肺纤维化、肺水肿、急性呼吸窘迫综合征(ARDS)、硅肺等导致有效呼吸面积减少,肺顺应性下降。

(3)胸廓病变,如胸廓畸形、外伤、手术创伤、气胸和大量胸腔积液等影响换气功能;肺血管疾病,如肺血管栓塞、肺毛细血管瘤等引起通气/血流比例失调。

2.神经系统及呼吸肌病变

如脑血管病变、脑炎、脑外伤、药物中毒、电击等直接或间接抑制呼吸中枢;脊髓灰质炎、多发性神经炎、重症肌无力等导致呼吸肌无力和麻痹,因呼吸动力下降引起通气不足。

慢性呼吸衰竭是指原有慢性疾病,包括呼吸和神经-肌肉系统疾病等,导致呼吸功能损害逐渐加重,经过较长时间才发展为呼吸衰竭。在引起慢性呼吸衰竭的病因中,以支气管-肺疾病为最多见,如COPD、重症肺结核、肺间质纤维化、尘肺等。胸廓及神经肌肉病变亦可导致慢性呼吸衰竭的发生。

(二)发病机制

缺氧和二氧化碳潴留发生的主要机制为肺泡通气量不足,通气/血流比例失调,以及气体弥散障碍。

1.肺泡通气不足

COPD可引起气道阻力增加,呼吸动力减弱,生理无效腔增加,最终导致肺泡通气不足。肺泡通气不足引起缺氧和二氧化碳潴留。

2.通气/血流比例失调

通气/血流比例失调是造成低氧血症最常见的原因。正常每分钟肺泡通气量(V)为 4 L,肺毛细血管血流量(Q)为 5 L,两者之比(V/Q)在正常情况下应保持在 0.8,才能保证有效的气体交换。若 V/Q<0.8,则静脉血不能充分氧合,形成肺动-静脉分流;若 V/Q>0.8,吸入气体则不能与血液进行有效的气体交换,即生理无效腔增多。V/Q失调通常只引起缺氧而无二氧化碳潴留。

3.弥散障碍

肺内气体交换是通过弥散过程来实现的。弥散过程受多种因素影响,如弥散面积、肺泡膜的厚度、气体的弥散能力、气体分压差等。氧的弥散能力仅为二氧化碳的 1/20,故弥散障碍主要影响氧的交换,产生单纯缺氧。

二、分类

(一)按动脉血气分析分类

1.1 型呼吸衰竭

1 型呼吸衰竭有缺氧但无二氧化碳潴留,即 $PaO_2<8.0$ kPa(60 mmHg)、$PaCO_2$ 降低或正常,见于存在换气功能障碍(通气/血流比例失调、弥散功能损害和肺动-静脉分流)的患者,如ARDS 等。

2.2 型呼吸衰竭

2 型呼吸衰竭有缺氧同时伴二氧化碳潴留,即 $PaO_2<8.0$ kPa(60 mmHg)、$PaCO_2>6.7$ kPa (50 mmHg),由肺泡通气不足所致,单纯通气不足,缺氧和二氧化碳潴留的程度是平行的,若伴换气功能损害,则缺氧更为严重,如 COPD。

(二)按发病急缓分类

1.急性呼吸衰竭

急性呼吸衰竭是指呼吸功能原来正常,由于多种突发致病因素使通气或换气功能迅速出现严重损害,在短时间内发展为呼衰。

2.慢性呼吸衰竭

慢性呼吸衰竭多发生在一些慢性疾病(主要是呼吸和神经-肌肉系统疾病)的基础上,导致呼吸功能损害逐渐加重,经过较长时间才发展为呼吸衰竭。

(三)按发病机制分类

1.泵衰竭

泵衰竭由呼吸泵(驱动或制约呼吸运动的神经、肌肉和胸廓)功能障碍引起。

2.肺衰竭

肺衰竭是由肺组织及肺血管病变或气道阻塞引起。

三、临床表现

(一)症状

除原发病症状外,主要是缺氧和二氧化碳潴留引起的呼吸困难和多脏器功能紊乱的表现。

1.呼吸困难

呼吸困难是最早、最突出的症状,患者可出现呼吸频率、节律和深度的改变。表现为呼吸浅促、点头、提肩呼吸,或出现"三凹征"。严重者,有呼吸节律的改变,如中枢性呼吸衰竭呈潮式、间歇或抽泣样呼吸;严重肺心病并发呼吸衰竭二氧化碳麻醉时,可出现浅慢呼吸。

2.发绀

发绀是缺氧的典型症状,当动脉血氧饱和度(SaO_2)<90%时,可在口唇、甲床等处出现发绀。因发绀的程度与还原血红蛋白含量相关,故伴有严重贫血或出血者,发绀可不显露,而COPD的患者,由于红细胞数量增多,发绀则更明显。

3.精神神经症状

慢性呼吸衰竭的精神症状不如急性呼吸衰竭明显,多表现为智力或定向功能障碍。缺氧早期由于脑血管扩张、血流量增加,出现搏动性头痛,继而注意力分散,智力或定向力减退;随着缺氧程度的加重,患者可逐渐出现烦躁不安、神志恍惚,进而嗜睡、昏迷。二氧化碳潴留常表现出先兴奋后抑制的症状,兴奋症状包括多汗、烦躁不安、白天嗜睡、夜间失眠等;二氧化碳潴留加重时,中枢神经系统则表现出抑制作用,患者出现神志淡漠、肌肉震颤或扑翼样震颤、间歇抽搐、昏睡、昏迷等称"肺性脑病"。

4.心血管系统症状

二氧化碳潴留使外周浅表静脉充盈、皮肤充血、温暖多汗。早期,由于心排血量增多,患者可有心率增快、血压升高;后期出现周围循环衰竭、血压下降、心率减慢和心律失常,同时,由于长期的慢性缺氧和二氧化碳潴留引起肺动脉高压,患者可出现右心衰竭的症状。

(二)体征

主要为缺氧和二氧化碳潴留的表现。除与症状共有的表现外,可见外周浅表静脉充盈,皮肤温暖、面色潮红、多汗,球结膜充血水肿。部分患者可见视盘水肿,瞳孔缩小,腱反射减弱或消失,锥体束征阳性等。

四、护理

(一)护理目标

患者呼吸困难缓解,发绀减轻或消失;气道通畅,痰能排出,痰鸣音明显减少或消失;精神状态好转,神志逐渐清醒;体重增加,营养状态好转;能够与医护人员有效沟通,并积极配合治疗护理;各种紊乱得以纠正,并发症能被及时发现并采取相应措施。

(二)护理措施

本病为临床急症,一旦发现,应立即采取有效措施。处理原则是在保持呼吸道通畅的条件下,改善缺氧,纠正二氧化碳潴留及代谢功能紊乱,防止多器官功能损害,从而为基础疾病和诱发因素的治疗争取时间和创造条件。慢性呼吸衰竭死亡率的高低,与能否早期诊断、合理治疗与护理有密切关系。

1.改善呼吸,保持气道通畅

(1)休息与体位:协助患者取半卧位,以利于增加通气量。注意室内空气清新、温暖,定时消毒,防止交叉感染。

(2)清除呼吸道分泌物:注意清除口咽部分泌物或胃内反流物,预防呕吐物反流入气管。要鼓励患者多饮水和用力咳嗽排痰;对咳嗽无力者应定时帮助翻身、拍背,边拍边鼓励排痰。可遵医嘱给予口服祛痰剂,无效时采用雾化吸入的方法以湿化气道。对昏迷患者则定时使用无菌多孔导管吸痰,以保持呼吸道通畅。

(3)缓解支气管痉挛:遵医嘱应用支气管扩张剂,以松弛支气管平滑肌,减少气道阻力,改善通气功能。

(4)控制感染:呼吸衰竭时,呼吸道分泌物积滞常易导致继发感染而加重呼吸困难。因此,在保持呼吸道引流通畅的前提下,根据痰菌培养和药敏试验结果,选择有效的抗生素控制呼吸道感染十分重要。在实施氧疗、气管插管、气管切开、建立人工气道进行机械通气的过程中,必须注意无菌操作,并注意保暖和口腔清洁,以防呼吸道感染。

(5)建立人工气道:对于病情严重又不能配合,昏迷或呼吸道大量痰液潴留伴有窒息危险,全身状态较差,明显无力,或动脉血二氧化碳分压进行性增高的患者,应及时建立人工气道和机械通气支持。

(6)鼻插管护理:为避免气管插管及气管切开,近年来多采用经鼻插管。经鼻插管的患者耐受性好,可停留较长时间,并减少了并发症的发生。①插管前将塑料导管经30 ℃加温使之变软,使之易于经鼻腔从鼻孔插入气道,减少插管对气道的机械损伤。②因管腔长,吸痰管必须超过导管顶端,吸痰时边抽边旋转吸痰,将深部分泌物吸出。③充分湿化气道使痰液稀释,以利清除,防止管腔阻塞。④塑料导管气囊压力较好,每天仅需放气1～2次,气囊可减少口咽分泌物进入下呼吸道。

2.合理给氧

通过增加吸氧浓度,提高肺泡内氧分压(PaO_2),进而提高 PaO_2 和 SaO_2,可纠正缺氧和改善呼吸功能。目前多采用鼻导管、鼻塞或面罩给氧,配合机械通气可气管内给氧。

(1)对于低氧血症伴高碳酸血症者,应低流量(1～2 L/min)、低浓度(25％～29％)持续给氧,主要原因:在缺氧伴高碳酸血症的慢性呼衰患者,其呼吸中枢化学感受器对二氧化碳的反应性差,此时呼吸的维持主要依靠缺氧对颈动脉窦和主动脉体化学感受器的兴奋作用;若吸入高浓度氧,PaO_2 迅速上升,使外周化学感受器失去了缺氧的刺激,其结果是患者的呼吸变慢变浅,肺泡通气量下降,$PaCO_2$ 随即迅速上升,严重时可陷入二氧化碳麻醉状态,病情加重。在使用呼吸兴奋剂刺激通气或使用辅助呼吸机改善通气时,吸入氧浓度可稍高。

(2)对低氧血症不伴高碳酸血症者,应予以高浓度吸氧($>35\%$),使 PaO_2 提高到 8.0 kPa(60 mmHg)或 SaO_2 在 90% 以上。此类患者的主要病变是氧合障碍,由于通气量足够,高浓度吸氧后,不会引起二氧化碳潴留。

(3)给氧过程中,若呼吸频率正常、心率减慢、发绀减轻、尿量增多、神志清醒、皮肤转暖,提示组织缺氧改善,氧疗有效。当患者发绀消失、神志清楚、精神好转、$PaO_2>8.0$ kPa(60 mmHg),$PaCO_2<6.7$ kPa(50 mmHg)时,可考虑终止氧疗。停止吸氧前必须间断吸氧,以后逐渐停止氧疗。

3.加强病情观察

(1)注意生命体征和意识改变,随时发现病情变化,以及时报告医师。

(2)加强安全防范措施。因患者常有烦躁、抽搐、神志恍惚等现象,故应加强安全防范措施,如加床栏等,以防受伤。

4.理解关心患者,促进身心休息

护士在解除患者疾苦的同时,要多了解和关心患者,特别是建立人工气道和使用呼吸机治疗的患者,应经常作床旁巡视、照料,通过语言或非语言交流抚慰患者,在采用各项医疗护理措施前,应向患者作简要说明,并以同情、关切的态度和有条不紊的工作作风给患者以安全感,取得患者信任和合作。

5.观察及预防并发症

(1)体液失衡:定期采血进行血气分析和血生化检查,根据血气分析结果判断酸碱失衡情况。呼吸衰竭中常见的酸碱失衡包括:呼吸性酸中毒、呼吸性酸中毒合并代谢性酸中毒、呼吸性酸中毒合并代谢性碱中毒。针对这些酸碱失衡,临床上除做到充分供氧和改善通气以纠正呼吸性酸中毒外,护士可遵医嘱静脉滴注少量 5%碳酸氢钠以治疗代谢性酸中毒,或通过采取避免二氧化碳排出过快、适当补氯、补钾等措施缓解代谢性碱中毒。

(2)上消化道出血:严重缺氧和二氧化碳潴留患者,应根据医嘱服用硫糖铝以保护胃黏膜,预防上消化道出血,同时予以充足热量及高蛋白、易消化、少刺激、富维生素饮食。注意观察呕吐物和粪便情况,出现黑粪时,予以温凉流质饮食;出现呕血时,应暂禁食,并静脉输入西咪替丁、奥美拉唑等。

6.用药护理

(1)抗生素:呼吸道感染是呼吸衰竭最常见的诱因,建立人工气道进行机械通气和免疫功能低下的患者可因反复感染而加重病情。在保持气道通畅的条件下,根据痰细菌培养和药敏试验结果,选择有效的抗生素积极控制感染。

(2)呼吸兴奋剂:为改善肺泡通气,促进二氧化碳的排出,可遵医嘱使用呼吸兴奋剂,以刺激呼吸中枢,增加呼吸频率和潮气量,从而改善通气。尼可刹米是目前常用的呼吸中枢兴奋剂,可兴奋呼吸中枢、增加通气量并有一定的苏醒作用。使用中应密切观察药物的不良反应。阿米三嗪是口服的呼吸兴奋剂,主要通过刺激颈动脉窦和主动脉体化学感受器来兴奋呼吸中枢,适用于较轻的呼吸衰竭患者。

7.健康指导

（1）向患者及家属讲解疾病的发病机制、发展和转归。语言力求通俗易懂,尤其对一些文化程度不高的老年患者应反复讲解。

（2）教会患者缩唇、腹式呼吸等呼吸功能锻炼的方法,以促进康复、延缓肺功能的恶化。指导患者如何进行体位引流及有效地咳嗽、咳痰,以保持气道通畅。

（3）嘱患者坚持正确用药,掌握药物剂量、用法和注意事项。对出院后仍需吸氧的患者,应指导患者和家属学会合理的家庭氧疗方法,并了解氧疗时应注意的问题,保证用氧安全。

（4）增强体质,积极避免各种引起呼吸衰竭的诱因。具体措施:教会患者预防上呼吸道感染的方法,如用冷水洗脸等耐寒锻炼;鼓励患者改进膳食结构,加强营养;避免吸入刺激性气体,劝告吸烟者戒烟;避免日常生活中不良因素的刺激,如情绪激动等,以免加重气急而诱发呼吸衰竭;尽量少去客流较大公共场所,减少与感冒者的接触,减少呼吸道感染的机会。

（5）若有咳嗽、咳痰加重,痰量增多、出现脓性痰,气急加重或伴发热,应及时就医,以控制呼吸道感染。

（三）护理评价

患者呼吸频率、幅度和节律正常,动脉血氧分压和二氧化碳分压在正常范围;掌握有效咳嗽、咳痰技术,呼吸道通畅;焦虑缓解,无明显体重减轻;无与低氧血症和高碳酸血症相关的损害发生。

（杨三敏）

第六章

消化内科护理

第一节　反流性食管炎

反流性食管炎(reflux esophagitis,RE),是指胃、十二指肠内容物反流入食管所引起的食管黏膜炎症、糜烂、溃疡和纤维化等病变,甚至引起咽喉、气道等食管以外的组织损害。其发病男性多于女性,男女比例为(2~3):1,发病率为1.92%。随着年龄的增长,食管下段括约肌收缩力的下降,胃、十二指肠内容物自发性反流,而使老年人反流性食管炎的发病率有所增加。

一、病因与发病机制

(一)抗反流屏障削弱

食管下括约肌是指食管末端3~4 cm长的环形肌束。正常人静息时压力为1.3~4.0 kPa(10~30 mmHg),为一高压带,防止胃内容物反流入食管。由于年龄的增长,机体老化导致食管下括约肌的收缩力下降引起食物反流。一过性食管下括约肌松弛也是反流性食管炎的主要发病机制。

(二)食管清除作用减弱

正常情况下,一旦发生食物的反流,大部分反流物通过1~2次食管自发和继发性的蠕动性收缩将食管内容物排入胃内,即容量清除,剩余的部分则由唾液缓慢地中和。老年人食管蠕动缓慢和唾液产生减少,影响了食管的清除作用。

(三)食管黏膜屏障作用下降

反流物进入食管后,可以凭借食管上皮表面黏液、不移动水层和表面 HCO_3^- 、复层扁平上皮等构成上皮屏障,以及黏膜下丰富的血液供应构成的后上皮屏障,发挥其抗反流物对食管黏膜损伤的作用。随着机体老化,食管黏膜逐渐萎缩,黏膜屏障作用下降。

二、护理评估

(一)健康史

询问患者的饮食结构及习惯、有无长期服用药物史。

(二)身体评估

1.反流症状

反酸、反食、反胃(指胃内容物在无恶心和不用力的情况下涌入口腔)、嗳气等,多在餐后明显或加重,平卧或躯体前屈时易出现。

2.反流物引起的刺激症状

胸骨后或剑突下烧灼感、胸痛、吞咽困难等。常由胸骨下段向上伸延,常在餐后1小时出现,平卧、弯腰或腹压增高时可加重。反流物刺激食管痉挛导致胸痛,常发生在胸骨后或剑突下。严重时可为剧烈刺痛,可放射到后背、胸部、肩部、颈部、耳后,有的酷似心绞痛的特点。

3.其他症状

咽部不适,有异物感、棉团感或堵塞感,可能与酸反流引起食管上段括约肌压力升高有关。

4.并发症

(1)上消化道出血:因食管黏膜炎症、糜烂及溃疡可以导致上消化道出血。

(2)食管狭窄:食管炎反复发作致使纤维组织增生,最终导致瘢痕性狭窄。

(3)Barrett食管:在食管黏膜的修复过程中,食管-贲门交界处2cm以上的食管扁平上皮被特殊的柱状上皮取代,称之为Barrett食管。Barrett食管发生溃疡时,又称Barrett溃疡。Barrett食管是食管癌的主要癌前病变,其腺癌的发生率较正常人高30~50倍。

(三)辅助检查

1.内镜检查

内镜检查是反流性食管炎最准确、最可靠的诊断方法,能判断其严重程度和有无并发症,结合活检可与其他疾病相鉴别。

2.24小时食管pH监测

应用便携式pH记录仪在生理状态下对患者进行24小时食管pH连续监测,可提供食管是否存在过度酸反流的客观依据。在进行该项检查前3天,应停用抑酸药与促胃肠动力的药物。

3.食管吞钡X线检查

对不愿意接受或不能耐受内镜检查者行该检查。严重患者可发现阳性X线征。

(四)心理社会状况

反流性食管炎长期持续存在,病情反复、病程迁延,因此患者会出现食欲减退,体重下降,导致患者心情烦躁、焦虑;合并消化道出血时会使患者紧张、恐惧。应注意评估患者的情绪状态及对本病的认知程度。

三、诊断要点与治疗原则

(一)诊断要点

临床上有明显的反流症状,内镜下有反流性食管炎的表现,食管过度酸反流的客观依据即可做出诊断。

(二)治疗原则

以药物治疗为主,对药物治疗无效或发生并发症者可做手术治疗。

1.药物治疗

目前多主张采用递减法,即开始使用质子泵抑制剂加促胃肠动力药,迅速控制症状,待症状控制后再减量维持。

(1)促胃肠动力药:目前主要常用的药物是西沙必利。常用量为每次 5～15 mg,每天 3～4 次,疗程8～12 周。

(2)抑酸药:①H_2 受体拮抗剂(H_2RA)。西咪替丁 400 mg、雷尼替丁 150 mg、法莫替丁 20 mg,每天2 次,疗程 8～12 周。②质子泵抑制剂(PPI)。奥美拉唑 20 mg、兰索拉唑 30 mg、泮托拉唑 40 mg、雷贝拉唑 10 mg 和埃索美拉唑 20 mg,一日 1 次,疗程 4～8 周。③抗酸药。仅用于症状轻、间歇发作的患者作为临时缓解症状用。反流性食管炎有并发症或停药后很快复发者,需要长期维持治疗。H_2RA、西沙必利、PPI 均可用于维持治疗,其中以 PPI 效果最好。维持治疗的剂量因患者而异,以调整至患者无症状的最低剂量为合适剂量。

2.手术治疗

手术为不同术式的胃底折叠术。手术指征:①严格内科治疗无效。②虽经内科治疗有效,但患者不能忍受长期服药。③经反复扩张治疗后仍反复发作的食管狭窄。④确证由反流性食管炎引起的严重呼吸道疾病。

3.并发症的治疗

(1)食管狭窄:大部分狭窄可行内镜下食管扩张术治疗。扩张后予以长程 PPI 维持治疗可防止狭窄复发。少数严重瘢痕性狭窄需行手术切除。

(2)Barrett 食管:药物治疗是预防 Barrett 食管发生和发展的重要措施,必须使用 PPI 治疗及长期维持。

四、常见护理诊断及问题

(一)疼痛

与胃食管黏膜炎性病变有关。

(二)营养失调:低于机体需要量

与害怕进食、消化吸收不良等有关。

(三)有体液不足的危险

与合并消化道出血引起活动性体液丢失、呕吐及液体摄入量不足有关。

(四)焦虑

与病情反复、病程迁延有关。

(五)知识缺乏

缺乏对反流性食管炎病因和预防知识的了解。

五、护理措施

(一)一般护理

为减少平卧时及夜间反流可将床头抬高 15～20 cm。避免睡前 2 小时内进食,白天进餐后亦不宜立即卧床。应避免食用使食管下括约肌压力降低的食物和药物,如高脂肪、巧克力、咖啡、浓茶及硝酸甘油、钙通道阻滞剂等。应戒烟及禁酒。减少一切影响腹压增高的因素,如肥胖、便秘、紧束腰带等。

(二)用药护理

遵医嘱给予药物治疗,注意观察药物的疗效及不良反应。

1.H₂受体拮抗剂

药物应在餐中或餐后即刻服用,若需同时服用抗酸药,则两药应间隔 1 小时以上。若静脉给药应注意控制速度,过快可引起低血压和心律失常。西咪替丁对雄性激素受体有亲和力,可导致男性乳腺发育、阳痿及性功能紊乱,应做好解释工作。该药物主要通过肾排泄,用药期间应监测肾功能。

2.质子泵抑制剂

奥美拉唑可引起头晕,应嘱患者用药期间避免开车或做其他必须高度集中注意力的工作。兰索拉唑的不良反应包括荨麻疹、皮疹、瘙痒、头痛、口苦、肝功能异常等,轻度不良反应不影响继续用药,较严重时应及时停药。泮托拉唑的不良反应较少,偶可引起头痛和腹泻。

3.抗酸药

该药在饭后 1 小时和睡前服用。服用片剂时应嚼服,乳剂给药前应充分摇匀。

抗酸剂应避免与奶制品、酸性饮料及食物同时服用。

(三)饮食护理

(1)指导患者有规律地定时进餐,饮食不宜过饱,选择营养丰富,易消化的食物。避免摄入过咸、过甜、过辣的刺激性食物。

(2)制订饮食计划:与患者共同制订饮食计划,指导患者及家属改进烹饪技巧,增加食物的色、香、味,刺激患者食欲。

(3)观察并记录患者每天进餐次数、量、种类,以了解其摄入营养素的情况。

六、健康指导

(一)疾病知识的指导

向患者及家属介绍本病的有关病因,避免诱发因素。保持良好的心理状态,平时生活要有规律,合理安排工作和休息时间,注意劳逸结合,积极配合治疗。

(二)饮食指导

指导患者加强饮食卫生和饮食营养,养成有规律的饮食习惯;避免过冷、过热、辛辣等刺激性食物及浓茶、咖啡等饮料;嗜酒者应戒酒。

(三)用药指导

根据病因及病情进行指导,嘱患者长期维持治疗,介绍药物的不良反应,如有异常及时复诊。

(杨三敏)

第二节　胃　炎

胃炎是指不同病因所致的胃黏膜炎症,通常包括上皮损伤、黏膜炎症反应和细胞再生 3 个过程,是最常见的消化道疾病之一。

一、急性胃炎

急性胃炎是由多种病因引起的急性胃黏膜炎症,内镜检查可见胃黏膜充血、水肿、出血、糜烂及浅表溃疡等一过性病变。临床上,以急性糜烂出血性胃炎最常见。

(一)病因与发病机制

1.药物

最常引起胃黏膜炎症的药物是非甾体抗炎药,如阿司匹林、吲哚美辛等,可破坏胃黏膜上皮层,引起黏膜糜烂。

2.急性应激

严重的重要脏器衰竭、严重创伤、大手术、大面积烧伤、休克甚至精神心理因素等引起的急性应激,导致胃黏膜屏障破坏和 H^+ 弥散进入黏膜,引起胃黏膜糜烂和出血。

3.其他

酒精具有亲脂性和溶脂能力,高浓度酒精可直接破坏胃黏膜屏障。某些急性细菌或病毒感染、胆汁和胰液反流、胃内异物及肿瘤放疗后的物理性损伤,可造成胃黏膜损伤引起上皮细胞损害、黏膜出血和糜烂。

(二)临床表现

1.症状

轻者大多无明显症状;有症状者主要表现为非特异性消化不良的表现。上消化道出血是该病突出的临床表现。

2.体征

上腹部可有不同程度的压痛。

(三)辅助检查

1.实验室检查

大便潜血试验呈阳性。

2.内镜检查

纤维胃镜检查是诊断的主要依据。

(四)治疗要点

治疗原则是去除致病因素和积极治疗原发病。药物引起者,立即停药。急性应激者,在积极治疗原发病的同时,给予抑制胃酸分泌的药物。发生上消化道大出血时,按上消化道出血处理。

(五)护理措施

1.休息与活动

注意休息,减少活动。急性应激致病者应卧床休息。

2.饮食护理

定时、规律进食,少食多餐,避免辛辣刺激性食物。

3.用药指导

指导患者遵医嘱慎用或禁用对胃黏膜有刺激作用的药物,并指导患者正确服用抑酸剂、胃黏膜保护剂等药物。

二、慢性胃炎

慢性胃炎是由各种病因引起的胃黏膜慢性炎症。其发病率在各种胃病中居首位。

（一）病因与发病机制

1.幽门螺杆菌感染

幽门螺杆菌感染被认为是慢性胃炎最主要的病因。

2.饮食和环境因素

饮食中高盐和缺乏新鲜蔬菜、水果与发生慢性胃炎相关。幽门螺杆菌可增加胃黏膜对环境因素损害的易感性。

3.物理及化学因素

物理及化学因素可削弱胃黏膜的屏障功能,使其易受胃酸-胃蛋白酶的损害。

4.自身免疫

由于壁细胞受损,机体产生壁细胞抗体和内因子抗体,使胃酸分泌减少乃至缺失,还可影响维生素 B_{12} 吸收,导致恶性贫血。

5.其他因素

慢性胃炎与年龄相关。

（二）临床表现

1.症状

$70\%\sim80\%$ 的患者可无任何症状,部分患者表现为非特异性的消化不良,症状常与进食或食物种类有关。

2.体征

体征多不明显,有时上腹部轻压痛。

（三）辅助检查

1.实验室检查

胃酸分泌正常或偏低。

2.幽门螺杆菌检测

可通过侵入性和非侵入性方法检测。

3.胃镜及胃黏膜活组织检查

胃镜及胃黏膜活组织检查是诊断慢性胃炎最可靠的方法。

（四）治疗要点

治疗原则是消除病因、缓解症状、控制感染、防治癌前病变。

1.根除幽门螺杆菌感染

对幽门螺杆菌感染引起的慢性胃炎,尤其在活动期,目前多采用三联疗法,即一种胶体铋剂或一种质子泵抑制剂加上两种抗菌药物。

2.根据病因给予相应处理

若因非甾体抗炎药引起,应停药并给予抑酸剂或硫糖铝;若因胆汁反流,可用氢氧化铝凝胶来吸附,或予以硫糖铝及胃动力药物以中和胆盐,防止反流。

3.对症处理

有胃动力学改变者,可服用多潘立酮、西沙必利等;自身免疫性胃炎伴有恶性贫血者,遵医嘱肌内注射维生素 B_{12} 。

(五)护理措施

1.一般护理

(1)休息与活动:急性发作或伴有消化道出血时应卧床休息,并可用转移注意力、做深呼吸等方法来减轻焦虑、缓解疼痛。病情缓解时,进行适当的运动和锻炼,注意避免过度劳累。

(2)饮食护理:以高热量、高蛋白、高维生素及易消化的饮食为原则,宜定时定量、少食多餐、细嚼慢咽,避免摄入过咸、过甜、过冷、过热及辛辣刺激性食物。

2.病情观察

观察患者消化不良症状,腹痛的部位及性质,呕吐物和粪便的颜色、量及性状等,用药前后患者的反应。

3.用药护理

注意观察药物的疗效及不良反应。

(1)慎用或禁用阿司匹林、吲哚美辛等对胃黏膜有刺激的药物。

(2)胶体铋剂:枸橼酸铋钾宜在餐前半小时用吸管吸入服用。部分患者服药后出现便秘和大便呈黑色,停药后可自行消失。

(3)抗菌药物:服用阿莫西林前应询问患者有无青霉素过敏史,应用过程中注意有无迟发性变态反应。甲硝唑可引起恶心、呕吐等胃肠道反应。

4.症状、体征的护理

腹部疼痛或不适者,避免精神紧张,采取转移注意力、做深呼吸等方法缓解疼痛;或用热水袋热敷胃部,以解除痉挛,减轻腹痛。

5.健康指导

(1)疾病知识指导:向患者及家属介绍本病的相关病因和预后,避免诱发因素。

(2)饮食指导:指导患者加强饮食卫生和营养,规律饮食。

(3)生活方式指导:指导患者保持良好的心态,生活要有规律,合理安排工作和休息时间,劳逸结合。

(4)用药指导:指导患者遵医嘱服药,如有异常及时就诊,定期门诊复查。

(杨三敏)

第三节　消化性溃疡

一、疾病概述

(一)概念和特点

消化性溃疡主要指发生在胃和十二指肠的慢性溃疡,即胃溃疡(gastric ulcer,GU)和十二指肠溃疡(duodenal ulcer,DU),因溃疡的形成与胃酸和/或胃蛋白酶的消化作用有关而得名。溃疡的黏膜缺损超过黏膜肌层,不同于糜烂。

消化性溃疡是全球常见疾病,其患病率在近年来呈下降趋势。本病可发生于任何年龄,但中年最为常见,DU多见于青壮年,而GU多见于中老年,后者发病高峰比前者约迟10年。男性患病比女性多见。临床上 DU 比 GU 多见,两者之比为(2～3)∶1,但有地区差异。

(二)相关病理、生理

目前,对消化性溃疡的病理、生理的认识主要是基于 Shay 和 Sun 等人提出的"平衡学说"。即正常情况下,胃黏膜的攻击因子与防御因子应保持生理上的平衡,若攻击因子过强或防御因子减弱,就会造成胃黏膜损伤而引起溃疡。攻击因子主要有胃酸、胃蛋白酶、幽门螺杆菌等。防御因子主要有碳酸氢盐、胃黏液屏障和前列腺素等细胞保护因子。因此,"平衡学说"实际上就是胃酸分泌系统与胃黏膜保护系统之间的平衡。

(三)消化性溃疡的病因

1.幽门螺杆菌感染和非甾体抗炎药

近年的研究已经明确,幽门螺杆菌感染和服用非甾体抗炎药是最常见病因。溃疡发生是黏膜侵袭因素和防御因素失平衡的结果,胃酸在溃疡的形成中起关键作用。对胃、十二指肠黏膜有损伤的侵袭因素包括胃酸和胃蛋白酶的消化作用,幽门螺杆菌的感染、非甾体抗炎药,以及其他如胆盐、胰酶、酒精等,其中幽门螺杆菌和非甾体抗炎药是损害胃黏膜屏障,导致消化性溃疡的最常见病因。

2.下列因素与消化性溃疡发病有不同程度的关系

(1)吸烟:吸烟者消化性溃疡的发生率比不吸烟者高,吸烟影响溃疡愈合和促进溃疡复发。

(2)遗传:消化性溃疡的家族史可能是幽门螺杆菌感染"家庭聚集"现象,O 型血胃上皮细胞表面表达更多黏附受体而有利于幽门螺杆菌定植,故 O 型血者易患消化性溃疡。

(3)急性应激:情绪应激可能主要起诱因作用,可能通过神经内分泌途径影响胃十二指肠分泌、运动和黏膜血流的调节。

(4)胃十二指肠运动异常:胃肠运动障碍不大可能是原发病因,但可加重幽门螺杆菌或非甾体抗炎药对黏膜的损害。

因此,消化性溃疡是一种多因素疾病,其中幽门螺杆菌感染和服用非甾体抗炎药是已知的主要病因,溃疡发生是黏膜侵袭因素和防御因素失平衡的结果,胃酸在溃疡形成中起关键作用。

(四)临床表现

上腹痛是消化性溃疡的主要症状,但部分患者可无症状或症状较轻以至于不为患者所注意,而以出血、穿孔等并发症为首发症状。

典型的消化性溃疡有如下临床特点:①慢性过程,病史可达数年至数十年;②周期性发作,发作与自发缓解相交替,发作期可为数周或数月,缓解期亦长短不一,短者数周、长者数年;发作常有季节性,多在秋冬季或冬春之交发病,可因精神情绪不良或过劳而诱发;③发作时上腹痛呈节律性,表现为空腹痛即餐后2～4小时和/或午夜痛,腹痛多为进食或服用抗酸药所缓解,典型节律表现在 GU 多见。

1.症状

上腹痛为主要症状,性质多为灼痛,亦可为钝痛、胀痛、剧痛或饥饿样不适感。多位于中上腹,可偏右或偏左。一般为轻至中度持续性痛。疼痛常有典型的节律性如上述。腹痛多在进食或服用抗酸药后缓解。

2.体征

溃疡活动时上腹部可有局限性轻压痛,缓解期无明显体征。

(五)辅助检查

1.实验室检查

血常规、尿和便常规(粪便潜血试验)、生化、肝肾功能检查(以了解其病因、诱因及潜在的护理问题)。

2.胃镜和胃黏膜活组织检查

胃镜和胃黏膜活组织检查是确诊消化性溃疡首选的检查方法。内镜下消化性溃疡多呈圆形或椭圆形,也有呈线形,边缘光整,底部覆有灰黄色或灰白色渗出物,外周黏膜可有充血、水肿,可见皱襞向溃疡集中。内镜下溃疡可分为活动期(A)、愈合期(H)和瘢痕期(S)3个病期。

3.X线钡餐检查

其适用于对胃镜检查有禁忌或不愿接受胃镜检查者。溃疡的X线征象有直接和间接两种:龛影是直接征象,对溃疡有确诊价值;局部压痛、十二指肠球部激惹和球部畸形、胃大弯侧痉挛性切迹均为间接征象,仅提示可能有溃疡。

4.幽门螺杆菌检测

该检测应列为消化性溃疡诊断的常规检查项目,因为有无幽门螺杆菌感染决定治疗方案的选择。监测方法分为侵入性和非侵入性两大类。前者需通过胃镜检查取胃黏膜活组织进行监测,主要包括快速尿素酶试验、组织学检查和幽门螺杆菌培养;后者主要有^{13}C或^{14}C尿素呼气试验、粪便幽门螺杆菌抗原检测及血清学检查。

(六)治疗原则

消化性溃疡的治疗目的:消除病因、缓解症状、愈合溃疡、防止复发和防治并发症。针对病因的治疗,如根除幽门螺杆菌,有可能彻底治愈溃疡病,是近年来消化性溃疡治疗的一大进展。

1.药物治疗

治疗消化性溃疡的药物可分为抑制胃酸分泌的药物和保护胃黏膜的药物两大类,主要起缓解症状和促进溃疡愈合的作用,常与根除幽门螺杆菌治疗配合使用。

(1)抑制胃酸药物:溃疡的愈合与抑酸治疗的强度和时间成正比。抗酸药具有中和胃酸作用,可迅速缓解疼痛症状,但一般剂量难以促进溃疡愈合,故目前多作为加强止痛的辅助治疗。常用的抑制胃酸的药物有碱性抗酸剂,氢氧化铝、铝碳酸镁等及其复方制剂;H$_2$受体拮抗剂,西咪替丁800 mg,每晚1次或400 mg,2次/天;雷尼替丁300 mg,每晚1次或150 mg,2次/天;法莫替丁40 mg,每晚1次或20 mg,2次/天;尼扎替丁300 mg,每晚1次或150 mg,2次/天;质子泵抑制剂,奥美拉唑20 mg,1次/天;兰索拉唑30 mg,1次/天。

(2)保护胃黏膜药物:硫糖铝和胶体铋目前已少用作治疗消化性溃疡的一线药物。枸橼酸铋钾因兼有较强抑制幽门螺杆菌作用,可作为根除幽门螺杆菌联合治疗方案的组分,但要注意此药不能长期服用,因会过量蓄积而引起神经毒性。米索前列醇具有抑制胃酸分泌、增加胃十二指肠黏膜的黏液及碳酸氢盐分泌和增加黏膜血流等作用,主要用于非甾体抗炎药溃疡的预防,腹泻是常见不良反应,因引起子宫收缩故孕妇忌服。

常用的有硫糖铝1 g,4次/天;前列腺素类药物:米索前列醇200 μg,4次/天;胶体铋:枸橼酸铋钾120 mg,4次/天。

根除幽门螺杆菌治疗:凡有幽门螺杆菌感染的消化性溃疡,无论初发或复发、活动或静止、有无并发症,均应予以根除幽门螺杆菌治疗。根除幽门螺杆菌治疗结束后,继续给予一个常规疗程的抗溃疡治疗是最理想的。这对有并发症或溃疡面积大的患者尤为必要。

2.其他治疗

外科手术,仅限于少数有并发症者,包括:①大量出血经内科治疗无效;②急性穿孔;③瘢痕性幽门梗阻;④胃溃疡癌变;⑤严格内科治疗无效的顽固性溃疡。

二、护理评估

(一)一般评估

1.患病及治疗经过

询问发病的有关诱因和病因,例如发病是否与天气变化,饮食不当或情绪激动有关;有无暴饮暴食、喜食酸辣等刺激性食物的习惯;是否嗜烟酒;有无经常服用非甾体抗炎药药物史;家族中有无溃疡病者等。询问患者的病程经过,例如首次疼痛发作的时间,疼痛与进食的关系,是餐后还是空腹出现,有无规律,部位及性质如何,应用何种方法能缓解疼痛。曾做过何种检查和治疗,结果如何。

2.患者主诉与一般情况

有无恶心、呕吐、嗳气、反酸等其他消化道症状,有无呕血、黑粪、频繁呕吐等症状。询问此次发病与既往有无变化,日常休息与活动如何等。

3.相关记录

腹痛、体重、体位、饮食、药物、出入量等记录结果。

(二)身体评估

1.头颈部

有无痛苦表情、消瘦、贫血貌等。

2.腹部

(1)上腹部有无固定压痛点,有无胃蠕动波,全腹有无压痛、反跳痛,有无腹肌紧张。

(2)有无空腹振水音,腹部有无肠鸣音变化(亢进、减弱或消失),结合病例综合考虑。

3.其他

有无因腹部疼痛而发生的体位改变等。

(三)心理-社会评估

患者及家属对疾病的认识程度,患者有无焦虑或恐惧等心理,患者在疾病治疗过程中的心理反应与需求,家庭及社会支持情况。

(四)辅助检查结果评估

(1)血常规:有无红细胞计数、血红蛋白含量减少。

(2)粪便潜血试验:是否为阳性。

(3)幽门螺杆菌检测:是否为阳性。

(4)胃液分析:基础排酸量和最大排酸量是增高、减少还是正常。

(5)X线钡餐造影:有无典型的溃疡龛影及其部位。

(6)胃镜及黏膜活检:溃疡的部位、大小及性质如何,有无活动性出血。

(五)常用药物治疗效果的评估

1.抗酸药评估要点

(1)用药剂量/天、时间、用药的方法(静脉注射、口服)的评估与记录。

(2)有无磷缺乏症表现:食欲缺乏、软弱无力等症状,甚至有骨质疏松的表现。

(3)有无严重便秘、代谢性碱中毒与钠潴留,甚至肾损害。服用镁剂应注意有无腹泻。

2.H$_2$受体拮抗剂评估要点

(1)用药剂量/天、时间、用药的方法(静脉注射、口服)的评估与记录,静脉给药应注意控制速度,速度过快可引起低血压和心律失常。

(2)注意监测肝、肾功能,注意有无头痛、头晕、疲倦、腹泻及皮疹等反应,因药物可随母乳排出,哺乳期应停止用药。

3.质子泵抑制剂的评估要点

(1)患者自觉症状:有无头晕、腹泻等症状。

(2)有无皮肤等反应:例如荨麻疹、皮疹、瘙痒、头痛、口苦和肝功能异常等。

三、主要护理诊断

(1)腹痛:与胃酸刺激溃疡面引起化学性炎症反应有关。

(2)营养失调,低于机体需要量:与疼痛致摄入减少及消化吸收障碍有关。

(3)知识缺乏:缺乏有关消化性溃疡病因及预防知识。

(4)潜在并发症:上消化道大量出血、穿孔、幽门梗阻和癌变。

四、护理措施

(一)休息与活动

溃疡活动期且症状较重者,嘱其卧床休息几天至1~2周,可使疼痛等症状缓解。病情较轻者则应鼓励其适当活动,以分散注意力。

(二)指导缓解疼痛

注意观察及详细了解患者疼痛的规律和特点,并按其疼痛特点指导缓解疼痛的方法。如DU表现为空腹痛或午夜痛,指导患者在疼痛前或疼痛时进食碱性食物(如苏打饼干等),或服用制酸剂。也可采用局部热敷或针灸止痛。

(三)合理饮食

选择营养丰富,易消化的食物。症状重者以面食为主。避免食用机械性和化学性刺激强的食物。以少食多餐为主,每天进食4~5次,避免过饱,进食宜细嚼慢咽,以增加唾液分泌,稀释和中和胃酸。

(四)用药护理

应严格按医嘱用药,并注意观察常用药的毒副作用,发现问题及时处理。

(五)心理护理

多关心体贴患者,使患者保持良好的情绪,因为过分焦虑和恐惧往往更易诱发和加重消化性溃疡。

(六)健康教育

1.帮助患者认识和去除病因

讲解引起和加重溃疡病的相关因素,指导其保持乐观情绪,规律生活。

2.饮食指导

建立合理的饮食习惯和结构,戒除烟酒,避免摄入刺激性食物。饮食宜清淡、易消化、富营养,少食多餐。

3.用药原则

指导患者按医嘱正确服药,学会观察药效及不良反应,不随便停药或减量,防止溃疡复发。指导患者慎用或勿用致溃疡的药物,如阿司匹林、咖啡因、泼尼松等。

4.适当活动计划

制订个体化的活动计划,选择合适的锻炼方式,提高机体抵抗力。

5.自我观察

教会患者出院后的某些重要指标的自我监测:如腹痛、呕吐、黑粪等监测并正确记录。

6.及时就诊的指标

(1)上腹疼痛节律发生变化或疼痛加剧。

(2)出现呕血、黑粪等。

(杨三敏)

第四节　上消化道大出血

一、疾病概述

(一)概念和特点

上消化道出血是指屈氏韧带以上的消化道,包括食管、胃、十二指肠、胰腺、胆管等病变引起的出血,以及胃空肠吻合术的空肠病变引起的出血。上消化道大出血是指数小时内失血量超过1 000 mL或循环血容量的20%,主要表现为呕血和/或黑粪,常伴有血容量减少而引起急性外周循环衰竭,是临床的急症,严重者可导致失血性休克而危及生命。

近年来,本病的诊断和治疗水平有很大的提高,临床资料统计显示,80%~85%的急性上消化道大出血患者短期内能自行停止,仅15%~20%的患者出血不止或反复出血,最终死于出血并发症,其中急性非静脉曲张性上消化道出血的发病率在我国仍居高不下,严重威胁人民的生命健康。

(二)相关病理生理

上消化道出血多起因于消化性溃疡侵蚀胃基底血管导致其破裂而引发出血。出血后逐渐影响外周血液循环量,如因出血量多引起有效循环血量减少,进而引发血液循环系统代偿,以致血压降低,心悸、出汗,这急需即刻处理。出血处可能因血块形成而自动止血,但也可能再次出血。

(三)上消化道出血的病因

上消化道出血的病因包括溃疡性疾病、炎症、门脉高压、肿瘤、全身性疾病等。临床上最常见的病因是消化性溃疡,其他依次为急性糜烂出血性胃炎、食管胃底静脉曲张破裂和胃癌。现将病因归纳列述如下。

1.上消化道疾病

(1)食管疾病、食管物理性损伤、食管化学性损伤。

(2)胃、十二指肠疾病:消化性溃疡、卓-艾综合征、胃癌等。

(3)空肠疾病:胃肠吻合术后空肠溃疡、空肠克罗恩病。

2.门静脉高压引起的食管胃底静脉曲张破裂出血

(1)各种病因引起的肝硬化。

(2)门静脉阻塞:门静脉炎、门静脉血栓形成、门静脉受邻近肿块压迫。

(3)肝静脉阻塞:如布-加综合征。

3.上消化道邻近器官或组织的疾病

(1)胆管出血:胆囊或胆管结石、胆管蛔虫、胆管癌、肝癌、肝脓肿或肝血管瘤破入胆管等。

(2)胰腺疾病:急慢性胰腺炎、胰腺癌、胰腺假性囊肿、胰腺脓肿等。

(3)其他:纵隔肿瘤或囊肿破入食管、主动脉瘤、肝或脾动脉瘤破入食管等。

4.全身性疾病

(1)血液病:白血病、血友病、再生障碍性贫血、弥散性血管内凝血(DIC)等。

(2)急性感染:脓毒症、肾综合征出血热、钩端螺旋体病、重症肝炎等。

(3)脏器衰竭:尿毒症、呼吸衰竭、肝衰竭等。

(4)结缔组织病:系统性红斑狼疮、结节性多动脉炎、皮肌炎等。

5.诱因

(1)服用水杨酸类或其他非甾体抗炎药或大量饮酒。

(2)应激相关胃黏膜损伤:严重感染、休克、大面积烧伤、大手术、脑血管意外等应激状态下,会引起应激相关胃黏膜损伤。应激性溃疡可引起大出血。

(四)临床表现

上消化道大量出血的临床表现主要取决于出血量及出血速度。

1.呕血与黑粪

呕血与黑粪是上消化道出血的特征性表现。上消化道出血之后,均有黑粪。出血部位在幽门以上者常有呕血。若出血量较少、速度慢亦可无呕血。反之,幽门以下出血如出血量大、速度快,可因血反流入胃腔引起恶心、呕吐而表现为呕血。

呕血多棕褐色呈咖啡渣样,如出血量大,未经胃酸充分混合即呕出,则为鲜红色或有血块。黑粪呈柏油样,黏稠而发亮,当出血量大,血液在肠内推进快,粪便可呈暗红甚至鲜红色。

2.失血性外周循环衰竭

急性大量失血由于循环血容量迅速减少而导致外周循环衰竭。一般表现为头晕、心慌、乏力,突然起立发生晕厥、肢体冷感、心率加快、血压偏低等。严重者呈休克状态。

3.发热

大量出血后,多数患者在 24 小时内出现低热,持续 3～5 天后降至正常。发热原因可能与循环血量减少和外周循环衰竭导致体温调节中枢功能紊乱等因素有关。

4.氮质血症

上消化道大量出血后,由于大量血液蛋白质的消化产物在肠道被吸收,血中尿素氮浓度可暂时增高,称为肠源性氮质血症。一般于一次出血后数小时血尿素氮开始上升,24～48 小时达到高峰,一般不超过 14.3 mmol/L(40 mg/dL),3～4 天后降至正常。

5.贫血和血象

急性大量出血后均有失血性贫血。但在出血的早期,血红蛋白浓度、红细胞计数与血细胞比容可无明显变化。在出血后,组织液渗入血管内,使血液稀释,一般经 3～4 小时以上才出现贫血,出血后 24～72 小时血液稀释到最大限度。贫血程度取决于失血量外,还和出血前有无贫血、出血后液体平衡状态等因素相关。

急性出血患者为正细胞正色素性贫血,在出血后骨髓有明显代偿性增生,可暂时出现大细胞性贫血,慢性失血则呈小细胞低色素性贫血。出血 24 小时内网织红细胞即见增高,出血停止后逐渐降至正常。白细胞计数在出血后 2～5 小时轻至中度升高,血止后 2～3 天才恢复正常。但在肝硬化患者中,如同时有脾功能亢进,则白细胞计数可不升高。

(五)辅助检查

1.实验室检查

测定红细胞、白细胞和血小板计数,血红蛋白浓度、血细胞比容、肝肾功能、大便隐血检查等(以了解其病因、诱因及潜在的护理问题)。

2.内镜检查

出血后 24～48 小时内行急诊内镜检查,可以直接观察出血部位,明确出血的病因,同时对出血灶进行止血治疗是上消化道出血病因诊断的首选检查方法。

3.X 线钡餐检查

对明确病因亦有价值。主要适用于不宜或不愿进行内镜检查者或胃镜检查未能发现出血原因,需排除十二指肠降段以下的小肠段有无出血病灶者。

4.其他

放射性核素扫描或选择性动脉造影如腹腔动脉、肠系膜上动脉造影帮助确定出血部位,适用于内镜及 X 线钡剂造影未能确诊而又反复出血者。不能耐受 X 线、内镜或动脉造影检查的患者,可作吞线试验,根据棉线有无沾染血迹及其部位,可以估计活动性出血部位。

(六)治疗原则

上消化道大量出血为临床急症,应采取积极措施进行抢救。迅速补充血容量,纠正水电解质失衡,预防和治疗失血性休克,给予止血治疗,同时积极进行病因诊断和治疗。

药物治疗:包括局部用药和全身用药两部分。

1.局部用药

经口或胃管注入消化道内,对病灶局部进行止血,主要如下。

(1)8～16 mg 去甲肾上腺素溶于 100～200 mL 冰盐水口服,强烈收缩出血的小动脉而止血,适用于胃、十二指肠出血。

(2)口服凝血酶,经接触性止血,促使纤维蛋白原转变为纤维蛋白,加速血液凝固,近年来被广泛应用于局部止血。

2.全身用药

经静脉进入体内,发挥止血作用。

(1)抑制胃酸分泌药:对消化性溃疡和急性胃黏膜损伤引起的出血,常规给予 H_2 受体拮抗剂或质子泵阻滞剂,以提高和保持胃内较高的 pH,有利于血小板聚集及血浆凝血功能所诱导的止血过程。常用药物有:西咪替丁 200～400 mg,每 6 小时 1 次;雷尼替丁 50 mg,每 6 小时 1 次;法莫替丁 20 mg,12 小时 1 次;奥美拉唑 40 mg,每 12 小时 1 次。急性出血期均为静脉用药。

(2)降低门静脉压力药:①血管升压素及其拟似物。为常用药物,其机制是收缩内脏血管,从而减少门静脉血流量,降低门静脉及其侧支循环的压力。用法为血管升压素 0.2 U/min 持续静脉滴注,视治疗反应,可逐渐加至 0.4 U/min。同时用硝酸甘油静脉滴注或含服,以减轻大剂量用血管升压素的不良反应,并且硝酸甘油有协同降低门静脉压力的作用。②生长抑素及其拟似物。止血效果好,可明显减少内脏血流量,并减少奇静脉血流量,而奇静脉血流量是食管静脉血流量的标志。14 肽天然生长抑素,用法为首剂 250 μg 缓慢静脉注射,继以 250 μg/h 持续静脉滴注。人工合成剂奥曲肽,常用首剂 100 μg 缓慢静脉注射,继以 25~50 μg/h 持续静脉滴注。

(3)促进凝血和抗纤溶药物:补充凝血因子如静脉注入纤维蛋白原和凝血酶原复合物对凝血功能异常引起出血者有明显疗效。抗血纤溶芳酸和 6-氨基己酸有对抗或抑制纤维蛋白溶解的作用。

二、护理评估

(一)一般评估

1.生命体征

大量出血患者因血容量不足,外周血管收缩,体温可能偏低,出血后 2 天内多有发热,一般不超过38.5 ℃,持续 3~5 天;脉搏增快(>120 次/分)或细速;呼吸急促、浅快;血压降低,收缩压降至 10.7 kPa(80 mmHg)以下,甚至可持续下降至测不出,脉压减少,小于 3.3~4.0 kPa(25~30 mmHg)。

2.患者主诉

有无头晕、乏力、心慌、气促、冷、口干口渴等症状。

3.相关记录

呕血颜色、量,皮肤、尿量、出入量、黑粪颜色和量等记录结果。

(二)身体评估

1.头颈部

上消化道大量出血,有效循环血容量急剧减少,患者可出现精神萎靡、嗜睡、表情淡漠、烦躁不安、意识模糊甚至昏迷。

2.腹部

(1)有无肝大或脾大,如果脾大、蜘蛛痣、腹壁静脉曲张或有腹水者,提示肝硬化门静脉高压食管静脉破裂出血;肝大、质地硬、表面凹凸不平或有结节,提示肝癌。

(2)腹部肿块的质地软硬度、如果质地硬、表面凹凸不平或有结节应考虑胃、胰腺、肝胆肿瘤。

(3)中等量以上的腹水可有移动性浊音。

(4)肠鸣音活跃,肠蠕动增强,肠鸣音达 10 次/分以上,但音调不特别高调,提示有活动性出血。

(5)直肠和肛门有无结节、触痛和肿块、狭窄等异常情况。

3.其他

(1)出血部位与出血性质的评估:上消化道出血不包括口、鼻、咽喉等部位出血及咯血,应注意鉴别。出血部位在幽门以上,呕血及黑粪可同时发生,而幽门以下部位出血,多以黑粪为主。下消化道出血较少时,易被误认为是上消化道出血。下消化道出血仅有便血,无呕血,粪便鲜红、暗红或有血块,患者常感下腹部疼痛等不适感。进食动物血、肝,服用骨炭、铁剂、铋剂或中药也可使粪便发黑,但黑而无光泽。

(2)出血量的评估:粪便隐血试验阳性,表示每天出血量大于 5 mL;出现黑粪时表示每天出血量在50~70 mL,胃内积血量达 250~300 mL,可引起呕血;急性出血量<400 mL 时,组织液及脾脏贮血补充失血量,可无临床表现,若大量出血数小时内失血量超过 1 000 mL 或循环血容

量的 20%,引起急性外周循环衰竭,导致急性失血性休克而危及患者生命。

(3)失血程度的评估:失血程度除按出血量评估外,还应根据全身状况来判断。失血的表现多伴有全身症状,表现:①轻度失血,失血量达全身总血量 10%～15%,患者表现为皮肤苍白、头晕、怕冷,血压可正常但有波动,脉搏稍快,尿量减少。②中度失血,失血量达全身总血量 20% 以上,患者表现为口干、眩晕、心悸,血压波动、脉压变小,脉搏细数,尿量减少。③重度失血,失血量达全身总血量 30% 以上,患者表现为烦躁不安、意识模糊、出冷汗、四肢厥冷、血压显著下降、脉搏细数超过 120 次/分,尿少或闭尿,重者失血性休克。

(4)出血是否停止的评估:①反复呕血,呕吐物由咖啡色转为鲜红色,黑粪次数增多且粪便稀薄色泽转为暗红色,伴肠鸣音亢进;②外周循环衰竭的表现经充分补液、输血仍未见明显改善,或暂时好转后又恶化,血压不稳,中心静脉压不稳定;③红细胞计数、血细胞比容、血红蛋白测定不断下降,网织红细胞计数持续增高;④在补液足够、尿量正常时,血尿素氮升高;⑤门静脉高压患者的脾脏大,因出血而暂时缩小,如不见脾脏恢复肿大,提示出血未止。

(三)心理-社会评估

患者发生呕血与黑粪时都可导致患者紧张、烦躁不安、恐惧、焦虑等反应。病情危重者,患者可出现濒死感,而此时其家属表现伤心状态,使患者出现较强烈的紧张及恐惧感。慢性疾病或全身性疾病致反复呕血与黑粪者,易使患者对治疗和护理失去信心,表现为护理工作上不合作。患者及其家庭对疾病的认识态度影响患者的生活质量,影响其工作、学习、社交等活动。

(四)辅助检查结果评估

1.血常规

上消化道出血后均有急性失血性贫血;出血后 6～12 小时红细胞计数、血红蛋白浓度及血细胞比容下降;在出血后 2～5 小时白细胞数开始增高,血止后 2～3 天降至正常。

2.血尿素氮测定

呕血的同时因部分血液进入肠道,血红蛋白的分解产物在肠道被吸收,故在出血数小时后尿素氮开始不升,24～48 小时可达高峰,持续时间不等,与出血时间长短有关。

3.粪便检查

隐血试验(OBT)阳性,但检查前需禁止食动物血、肝、绿色蔬菜等 3～4 天。

4.内镜检查

直接观察出血的原因和部位,黏膜皱襞迂曲可提示胃底静脉曲张。

(五)常用药物治疗效果的评估

1.输血

输血前评估患者的肝功能,肝功能受损宜输新鲜血,因库存血含氨量高易诱发肝性脑病。同时要评估患者年龄、病情、外周循环动力学及贫血状况,注意因输液、输血过快、过多导致肺水肿,原有心脏病或老年患者必要时可根据中心静脉压调节输液量。

2.血管升压素

滴注速度应准确,并严密观察有无出现腹痛、血压升高、心律失常、心肌缺血,甚至发生心肌梗死等不良反应。评估是否药液外溢,一旦外溢用 50% 硫酸镁湿敷,因该药有抗利尿作用,突然停用血管升压素会引起反射性尿液增多,故应观察尿量并向家属做好解释工作。同时,孕妇、冠心病、高血压禁用血管升压素。

3.凝血酶

口服凝血酶时评估有无有恶心、头晕等不良反应,并指导患者更换体位。此药不能与酸碱及重金属等药物配伍,应现用现配,若出现过敏现象应立即停药。

4.镇静剂

评估患者的肝功能,肝病患者忌用吗啡、巴比妥类等强镇静药物。

三、主要护理诊断/问题

(一)体液不足

与上消化道大量出血有关。

(二)活动无耐力

与上消化道出血所致外周循环衰竭有关。

(三)营养失调

低于机体需要量:与急性期禁食及贫血有关。

(四)恐惧

与急性上消化道大量出血有关。

(五)知识缺乏

缺乏有关出血的知识及防治的知识。

(六)潜在并发症

休克、急性肾衰竭。

四、护理措施

(一)一般护理

1.休息与体位

少量出血者应卧床休息,大出血时绝对卧床休息,取平卧位并将下肢略抬高,以保证脑部供血。呕吐时头偏向一侧,防止窒息或误吸。指导患者坐起、站起时动作要缓慢,出现头晕、心慌、出汗时立即卧床休息并告知护士。病情稳定后,逐渐增加活动量。

2.饮食护理

急性大出血伴恶心、呕吐者应禁食。少量出血无呕吐者,可进食温凉、清淡流质食物。出血停止后改为营养丰富、易消化、无刺激性半流质、软食,少量多餐逐渐过渡到正常饮食。食管胃底静脉曲张破裂出血者避免粗糙、坚硬、刺激性食物,且应细嚼慢咽。防止损伤曲张静脉而再次出血。

3.安全护理

轻症患者可起身稍作活动,可上厕所大小便。但应注意有活动性出血时,患者常因有便意而至厕所,在排便时或便后起立时晕厥,因此必要时由护士陪同如厕或暂时改为在床上排泄。重症患者应多巡视,用床挡加以保护。

(二)病情观察

上消化道大量出血时,有效循环血容量急剧减少,可导致休克或死亡,所以要严密监测。①精神和意识状态:是否精神萎靡、嗜睡、表情淡漠、烦躁不安、意识模糊甚至昏迷。②生命体征:体温不升或发热,呼吸急促,脉搏细弱,血压降低、脉压变小、必要时行心电监护。③外周循环状况:

观察皮肤和甲床色泽,肢体温暖或是湿冷,外周静脉特别是颈静脉充盈情况。④准确记录 24 小时液体出入量,测每小时尿量,应保持尿量大于每小时 30 mL,并记录呕吐物和粪便的性质、颜色及量。⑤定期复查红细胞计数、血细胞比容、血红蛋白、网织红细胞计数、血尿素氮、粪潜血,以了解贫血程度、出血是否停止。

(三)用药护理

立即建立静脉通道,遵医嘱迅速、准确地实施输血、输液、各种止血治疗及用药等抢救措施,并观察治疗效果及不良反应。血管升压素可引起腹痛、血压升高、心律失常、心肌缺血,甚至发生心肌梗死,故滴注速度应准确,并严密观察不良反应。同时,孕妇、冠心病、高血压禁用血管升压素。肝病患者忌用吗啡、巴比妥类药物,宜输新鲜血,因库存血含氨量高,易诱发肝性脑病。

(四)三腔两囊管护理

插管前应仔细检查,确保三腔气囊管通畅,无漏气,并分别做好标记,以防混淆,备用。插管后检查管道是否在胃内,抽取胃液,确定管道在胃内分别向胃囊和食管囊注气,将食管引流管、胃管连接负压吸引器,定时抽吸,观察出血是否停止,并记录引流液的性状及量。并做好留置于腔气囊管期间的护理和拔管出血停止后的观察及拔管。

(五)心理护理

护理人员应关心、安慰患者尤其是反复出血者。解释各项检查、治疗措施,耐心细致地解答患者或家属的提问,消除他们的疑虑。同时,经常巡视,大出血时陪伴患者,以减轻患者的紧张情绪。抢救工作应迅速而不忙乱,使其产生安全感、信任,保持稳定情绪,帮助患者消除紧张恐惧心理,更好地配合治疗及护理。

(六)健康教育

1.疾病知识指导

应帮助患者和家属掌握有关疾病的病因和诱因,以及预防、治疗和护理知识,以减少再度出血的危险。并且指导患者及家属学会早期识别出血征象及应急措施。

2.饮食指导

合理饮食是避免诱发上消化道出血的重要措施。注意饮食卫生和规律饮食;进食营养丰富、易消化的食物,避免粗糙、刺激性食物,或过冷、过热、产气多的食物、饮料,禁烟、浓茶、咖啡等对胃有刺激的食物。

3.生活指导

生活起居要有规律,劳逸结合,情绪乐观,保证身心愉悦,避免长期精神紧张。应在医师指导下用药,同时,慢性病者应定期门诊随访。

4.自我观察

教会患者出院后早期识别出血征象及应急措施:出现头晕、心悸等不适,或呕血、黑粪时,立即卧床休息,保持安静,减少身体活动;呕吐时取侧卧位以免误吸;立即送医院治疗。

5.及时就诊的指标

(1)有呕血和黑粪。

(2)出现血压降低、头晕、心悸等不适。

五、护理效果评估

(1)患者呕血和黑粪停止,生命体征正常。

（2）患者活动耐受力增加，活动时无晕厥、跌倒危险。

（3）患者置管期间患者无窒息、意外吸入、食管胃底黏膜无溃烂、坏死。

（4）患者体重逐渐恢复正常，营养状态良好。

（杨三敏）

第五节　脂肪性肝病

一、非酒精性脂肪性肝病

非酒精性脂肪性肝病（nonalcoholic fatty liver disease，NAFLD）是指除外酒精和其他明确的损肝因素所致的肝细胞内脂肪过度沉积为主要特征的临床病理综合征，与胰岛素抵抗和遗传易感性密切相关的获得性代谢应激性肝损伤。包括单纯性脂肪肝（SFL）、非酒精性脂肪性肝炎（NASH）及其相关肝硬化。随着肥胖及其相关代谢综合征全球化的流行趋势，非酒精性脂肪性肝病现已成为欧美等发达国家和我国富裕地区慢性肝病的重要病因，普通成人 NAFLD 患病率 10%～30%，其中 10%～20% 为 NASH，后者 10 年内肝硬化发生率高达 25%。

非酒精性脂肪性肝病除可直接导致失代偿期肝硬化、肝细胞癌和移植肝复发外，还可影响其他慢性肝病的进展，并参与 2 型糖尿病和动脉粥样硬化的发病。代谢综合征相关恶性肿瘤、动脉硬化性心脑血管疾病及肝硬化是影响非酒精性脂肪性肝病患者生活质量和预期寿命的重要因素。

(一)临床表现

（1）脂肪肝的患者多无自觉症状，部分患者可有乏力、消化不良、肝区隐痛、肝大、脾大等非特异性症状及体征。

（2）可有体重超重和/或内脏性肥胖、空腹血糖增高、血脂紊乱、高血压等代谢综合征相关症状。

(二)并发症

肝纤维化、肝硬化、肝癌。

(三)治疗

（1）基础治疗：制订合理的能量摄入及饮食结构、中等量有氧运动、纠正不良生活方式和行为。

（2）避免加重肝脏损害、体重急剧下降、滥用药物及其他可能诱发肝病恶化的因素。

（3）减肥：所有体重超重、内脏性肥胖及短期内体重增长迅速的非酒精性脂肪性肝病患者，都需通过改变生活方式、控制体重、减小腰围。

（4）胰岛素增敏剂：合并 2 型糖尿病、糖耐量损害、空腹血糖增高及内脏性肥胖者，可考虑应用二甲双胍和噻唑烷二酮类药物，以期改善胰岛素抵抗和控制血糖。

（5）降血脂药：血脂紊乱经基础治疗、减肥和应用降糖药物 3 个月以上，仍呈混合性高脂血症或高脂血症合并 2 个以上危险因素者，需考虑加用贝特类、他汀类或普罗布考等降血脂药物。

（6）针对肝病的药物：非酒精性脂肪性肝病伴肝功能异常、代谢综合征、经基础治疗 3～6 个月仍无效,以及肝活体组织检查证实为 NASH 和病程呈慢性进展性者,可采用针对肝病的药物辅助治疗,但不宜同时应用多种药物。

(四)健康教育与管理

(1)树立信心,相信通过长期合理用药、控制生活习惯,可以有效地治疗脂肪性肝病。

(2)了解脂肪性肝病的发病因素及危险因素。

(3)掌握脂肪性肝病的治疗要点。

(4)矫正不良饮食习惯,少食高脂饮食,戒烟酒。

(5)建立合理的运动计划,控制体重,监测体重的变化。

(6)定期随访,与医师一起制定合理的健康计划。

(五)预后

绝大多数非酒精性脂肪性肝病预后良好,肝组织学进展缓慢甚至呈静止状态,预后相对良好。部分患者即使已并发脂肪性肝炎和肝纤维化,如能得到及时诊治,肝组织学改变仍可逆转,罕见脂肪囊肿破裂并发脂肪栓塞而死亡。少数脂肪性肝炎患者进展至肝硬化,一旦发生肝硬化则其预后不佳。对于大多数脂肪肝患者,有时通过节制饮食、坚持中等量的有氧运动等非药物治疗措施就可达到控制体重、血糖、降低血脂和促进肝组织学逆转的目的。

(六)护理

见表 6-1。

表 6-1　非酒精性脂肪性肝病的护理

日期	项目	护理内容
入院当天	评估	1.一般评估:生命体征、体重、皮肤等
		2.专科评估:脂肪厚度、有无胃肠道反应、出血点等
	治疗	根据病情避免诱因,调整饮食,根据情况使用保肝药
	检查	按医嘱行相关检查,如血常规、肝功能、B超、CT、肝穿刺等
	药物	按医嘱正确使用保肝药物,注意用药后的观察
	活动	嘱患者卧床休息为主,避免过度劳累
	饮食	1.低脂、高纤维、高维生素、少盐饮食
		2.禁止进食高脂肪、高胆固醇、高热量食物,如动物内脏、油炸食物
		3.戒烟酒,嘱多饮水
	护理	1.做好入院介绍,主管护士自我介绍
		2.制订相关的护理措施,如饮食护理、药物护理、皮肤护理、心理护理
		3.视病情做好各项监测记录
		4.密切观察病情,防止并发症的发生
		5.做好健康宣教
		6.根据病情留陪员,上床挡,确保安全
	健康宣教	向患者讲解疾病相关知识、安全知识、服药知识等,教会患者观察用药效果,指导各种检查的注意事项
第2天	评估	神志、生命体征及患者的心理状态,对疾病相关知识的了解等情况
	治疗	按医嘱执行治疗

日期	项目	护理内容
	检查	继续完善检查
	药物	密切观察各种药物作用和不良反应
	活动	卧床休息,进行适当的有氧运动
	饮食	同前
	护理	1.进一步做好基础护理,如导管护理、饮食护理、药物护理、皮肤护理等
		2.视病情做好各项监测记录
		3.密切观察病情,防止并发症的发生
		4.做好健康宣教
	健康宣教	讲解药物的使用方法及注意事项,各项检查前后注意事项
第3~9天	活动	进行有氧运动,如太极、散步、慢跑等
	健康宣教	讲解有氧运动的作用、运动的时间及如何根据自身情况调整运动量,派发健康教育宣传单
	其他	同前
出院前1天	健康宣教	出院宣教:
		1.服药指导
		2.疾病相关知识指导
		3.调节饮食,控制体重
		4.保持良好的生活习惯和心理状态
		5.定时专科门诊复诊
出院随访		出院1周内电话随访第1次,3个月内随访第2次,6个月内随访第3次,以后1年随访1次

二、酒精性肝病

酒精性肝病是由于长期大量饮酒导致的肝脏疾病。初期通常表现为脂肪肝,进而可发展成酒精性肝炎、肝纤维化和肝硬化。其主要临床特征是恶心、呕吐、黄疸,可有肝大和压痛,并可并发肝功能衰竭和上消化道出血等。严重酗酒时可诱发广泛肝细胞坏死,甚至肝功能衰竭。酒精性肝病是我国常见的肝脏疾病之一,严重危害人民健康。

(一)临床表现

临床症状为非特异性,可无症状,或有右上腹胀痛、食欲缺乏、乏力、体质减轻、黄疸等;随着病情加重,可有神经精神症状和蜘蛛痣、肝掌等表现。

(二)并发症

肝性脑病、肝衰竭、上消化道出血。

(三)治疗

治疗酒精性肝病的原则:戒酒和营养支持,减轻酒精性肝病的严重程度,改善已存在的继发性营养不良和对症治疗酒精性肝硬化及其并发症。

1.戒酒

戒酒是治疗酒精性肝病的最重要的措施,戒酒过程中应注意防治戒断综合征。

2.营养支持

酒精性肝病患者需良好的营养支持,应在戒酒的基础上提供高蛋白、低脂饮食,并注意补充B族维生素、维生素C、维生素K及叶酸。

3.药物治疗

糖皮质激素、保肝药等。

4.手术治疗

肝移植。

(四)健康教育与管理

(1)树立信心,坚持长期合理用药并严格控制生活习惯。

(2)了解酒精性肝病的发病因素及危险因素。

(3)掌握酒精性肝病的治疗要点。

(4)矫正不良饮食习惯,戒烟酒,合理饮食。

(5)遵医嘱服药,学会观察用药效果及注意事项。

(6)定期随访,与医师一起制订合理的健康计划。

(五)预后

一般预后良好,戒酒后可完全恢复。酒精性肝炎如能及时戒酒和治疗,大多可以恢复,主要死亡原因为肝衰竭。若不戒酒,酒精性脂肪肝可直接或经酒精性肝炎阶段发展为酒精性肝硬化。

(六)护理

见表6-2。

表6-2 酒精性脂肪性肝病的护理

日期	项目	护理内容
入院当天	评估	1.一般评估:神志、生命体征等
		2.专科评估:饮酒的量、有无胃肠道反应、出血点等
	治疗	根据医嘱使用保肝药
	检查	按医嘱行相关检查,如血常规、肝功能、B超、CT、肝穿刺等
	药物	按医嘱正确使用保肝药物,注意用药后的观察
	活动	嘱患者卧床休息为主,避免过度劳累
	饮食	1.低脂、高纤维、高维生素、少盐饮食
		2.禁食高脂肪、高胆固醇、高热量食物,如动物内脏、油炸食物
		3.戒烟酒,嘱多饮水
	护理	1.做好入院介绍,主管护士自我介绍
		2.制订相关的护理措施,如饮食护理、药物护理、皮肤护理、心理护理
		3.视病情做好各项监测记录
		4.密切观察病情,防止并发症的发生
		5.做好健康宣教
		6.根据病情留陪员,上床挡,确保安全
	健康宣教	向患者讲解疾病相关知识、安全知识、服药知识等,教会患者观察用药效果,指导各种检查的注意事项
第2天	评估	神志、生命体征及患者的心理状态,对疾病相关知识的了解等情况

日期	项目	护理内容
	治疗	按医嘱执行治疗
	检查	继续完善检查
	药物	密切观察各种药物作用和不良反应
	活动	卧床休息,可进行散步等活动
	饮食	同前
	护理	1.做好基础护理,如皮肤护理、导管护理等
		2.按照医嘱正确给药,并观察药物疗效及不良反应
		3.视病情做好各项监测记录
		4.密切观察病情,防止并发症的发生
		5.做好健康宣教
	健康宣教	讲解药物的使用方法及注意事项、各项检查前后注意事项
第3~10天	活动	同前
	健康宣教	讲解有氧运动的作用、运动的时间及如何根据自身情况调整运动量,派发健康教育宣传单
	其他	同前
出院前1天	健康宣教	出院宣教:
		1.服药指导
		2.疾病相关知识指导
		3.戒酒,调整饮食
		4.保持良好的生活习惯和心理状态
		5.定时专科门诊复诊
出院随访		出院1周内电话随访第1次,3个月内随访第2次,6个月内随访第3次,以后1年随访1次。

(杨三敏)

第六节　病毒性肝炎

一、甲型病毒性肝炎

甲型病毒性肝炎旧称流行性黄疸或传染性肝炎,早在8世纪就有记载。目前全世界有40亿人口受到该病的威胁。近年对其病原学和诊断技术等方面的研究进展较大,并已成功研制出甲型肝炎病毒减毒活疫苗和灭活疫苗,可有效控制甲型肝炎的流行。

(一)病因

甲型肝炎传染源是患者和亚临床感染者。潜伏期后期及黄疸出现前数天传染性最强,黄疸出现后2周粪便仍可能排出病毒,但传染性已明显减弱。本病无慢性甲肝病毒(HAV)携带者。

(二)诊断要点

甲型病毒性肝炎主要依据流行病学资料、临床特点、常规实验室检查和特异性血清学诊断。流行病学资料应参考当地甲型肝炎流行疫情,病前有无肝炎患者密切接触史及个人、集体饮食卫生状况。急性黄疸型病例黄疸期诊断不难。在黄疸前期获得诊断称为早期诊断,此期表现似"感冒"或"急性胃肠炎",如尿色变为深黄色应疑及本病。急性无黄疸型及亚临床型病例不易早期发现,诊断主要依赖肝功能检查。根据特异性血清学检查可做出病因学诊断。凡慢性肝炎和重型肝炎,一般不考虑甲型肝炎的诊断。

1.分型

甲型肝炎潜伏期为 2～6 周,平均 4 周,临床分为急性黄疸型(AIH)、急性无黄疸型和亚临床型。

(1)急性黄疸型。①黄疸前期:急性起病,多有畏寒发热,体温 38 ℃左右,全身乏力,食欲缺乏,厌油、恶心、呕吐,上腹部饱胀不适或腹泻。少数病例以上呼吸道感染症状为主要表现,偶见荨麻疹,继之尿色加深。本期一般持续 5～7 天。②黄疸期:热退后出现黄疸,可见皮肤巩膜不同程度黄染。肝区隐痛,肝大,触之有充实感,伴有叩痛和压痛,尿色进一步加深。黄疸出现后全身及消化道症状减轻,否则可能发生重症化,但重症化者罕见。本期持续 2～6 周。③恢复期:黄疸逐渐消退,症状逐渐消失,肝脏逐渐回缩至正常,肝功能逐渐恢复。本期持续 2～4 周。

(2)急性无黄疸型:起病较缓慢,除无黄疸外,其他临床表现与黄疸型相似,症状一般较轻。多在 3 个月内恢复。

(3)亚临床型:部分患者无明显临床症状,但肝功能有轻度异常。

(4)急性淤胆型:本型实为黄疸型肝炎的一种特殊形式,特点是肝内胆汁淤积性黄疸持续较久,消化道症状轻,肝实质损害不明显。而黄疸很深,多有皮肤瘙痒及粪色变浅,预后良好。

2.实验室检查

(1)常规检查:外周血白细胞总数正常或偏低,淋巴细胞相对增多,偶见异型淋巴细胞,一般不超过 10%,这可能是淋巴细胞受病毒抗原刺激后发生的母细胞转化现象。黄疸前期末尿胆原及尿胆红素开始呈阳性反应,是早期诊断的重要依据。血清谷丙转氨酶(ALT)于黄疸前期早期开始升高,血清胆红素在黄疸前期末开始升高。血清 ALT 高峰在血清胆红素高峰之前,一般在黄疸消退后一至数周恢复正常。急性黄疸型血浆球蛋白常见轻度升高,但随病情恢复而逐渐恢复。急性无黄疸型和亚临床型病例肝功能改变以单项 ALT 轻中度升高为特点。急性淤胆型病例血清胆红素显著升高而 ALT 仅轻度升高,两者形成明显反差,同时伴有血清 ALP 及 GGT 明显升高。

(2)特异性血清学检查:特异性血清学检查是确诊甲型肝炎的主要指标。血清 IgM 型甲型肝炎病毒抗体(抗-HAV-IgM)于发病数天即可检出,黄疸期达到高峰,一般持续 2～4 个月,以后逐渐下降乃至消失。目前临床上主要用酶联免疫吸附法(ELISA)检查血清抗-HAV-IgM,以作为早期诊断甲型肝炎的特异性指标。血清抗-HAV-IgM 出现于病程恢复期,较持久,甚至终生阳性,是获得免疫力的标志,一般用于流行病学调查。新近报道应用线性多抗原肽包被进行 ELISA 检测 HAV 感染,其敏感性和特异性分别高于 90% 和 95%。

(三)鉴别要点

本病需与药物性肝炎、传染性单核细胞增多症、钩端螺旋体病、急性结石性胆管炎、原发性胆汁性肝硬化、妊娠期肝内胆汁淤积症、胆总管梗阻、妊娠急性脂肪肝等鉴别。其他如血吸虫病、肝

吸虫病、肝结核、脂肪肝、肝淤血及原发性肝癌等均可有肝大或 ALT 升高,鉴别诊断时应加以考虑。与乙型、丙型、丁型及戊型病毒型肝炎急性期鉴别除参考流行病学特点及输血史等资料外,主要依据血清抗-HAV-IgM 的检测。

(四)规范化治疗

急性期应强调卧床休息,给予清淡而营养丰富的饮食,外加充足的 B 族维生素及维生素 C。进食过少及呕吐者,应每天静脉滴注 10％的葡萄糖液 1 000～1 500 mL,酌情加入能量合剂及 10％氯化钾。热重者可服用茵陈蒿汤、栀子柏皮汤加减;湿重者可服用茵陈胃苓汤加减;湿热并重者宜用茵陈蒿汤和胃苓汤合方加减;肝气郁结者可用逍遥散;脾虚湿困者可用平胃散。

二、乙型病毒性肝炎

慢性乙型病毒性肝炎是由乙型肝炎病毒感染致肝脏发生炎症及肝细胞坏死,持续 6 个月以上而病毒仍未被清除的疾病。我国是慢性乙型病毒性肝炎的高发区,人群中约有 9.09％为乙型肝炎病毒携带者。该疾病呈慢性进行性发展,间有反复急性发作,可演变为肝硬化、肝癌或肝功能衰竭等,严重危害人民健康,故对该疾病的早发现、早诊断、早治疗很重要。

(一)病因

1.传染源

传染源主要是有 HBV DNA 复制的急、慢性患者和无症状慢性 HBV 携带者。

2.传播途径

主要通过血清及日常密切接触而传播。血液传播途径除输血及血制品外,可通过注射,刺伤,共用牙刷、剃刀及外科器械等方式传播,经微量血液也可传播。由于患者唾液、精液、初乳、汗液、血性分泌物均可检出 HBsAg,故密切的生活接触可能是重要传播途径。所谓"密切生活接触"可能是由于微小创伤所致的一种特殊经血传播形式,而非消化道或呼吸道传播。另一种重要的传播方式是母婴传播(垂直传播)。生于 HBsAg 或 HBeAg 阳性母亲的婴儿,HBV 感染率高达 95％,大部分在分娩过程中感染,低于20％可能为宫内感染。因此,医源性或非医源性经血液传播,是本病的传播途径。

3.易感人群

感染后患者对同一 HBsAg 亚型 HBV 可获得持久免疫力。但对其他亚型免疫力不完全,偶可再感染其他亚型,故极少数患者血清抗-HBs(某一亚型感染后)和 HBsAg(另一亚型再感染)可同时阳性。

(二)诊断要点

急性肝炎病程超过半年,或原有乙型病毒性肝炎或 HBsAg 携带史,本次又因同一病原再次出现肝炎症状、体征及肝功能异常者可以诊断为慢性乙型病毒性肝炎。发病日期不明或虽无肝炎病史,但肝组织病理学检查符合慢性乙型病毒性肝炎,或根据症状、体征、化验及 B 超检查综合分析,亦可做出相应诊断。

1.分型

据 HBeAg 可分为 2 型。

(1)HBeAg 阳性慢性乙型病毒性肝炎:血清 HBsAg、HBVDNA 和 HBeAg 阳性,抗-HBe 阴性,血清 ALT 持续或反复升高,或肝组织学检查有肝炎病变。

(2)HBeAg 阴性慢性乙型病毒性肝炎:血清 HBsAg 和 HBVDNA 阳性,HBeAg 持续阴性,抗-HBe 阳性或阴性,血清 ALT 持续或反复异常,或肝组织学检查有肝炎病变。

2.分度

根据生化学试验及其他临床和辅助检查结果,可进一步分 3 度。

(1)轻度:临床症状、体征轻微或缺如,肝功能指标仅 1 或 2 项轻度异常。

(2)中度:症状、体征、实验室检查居于轻度和重度之间。

(3)重度:有明显或持续的肝炎症状,如乏力、食欲缺乏、尿黄、便溏等,伴有肝病面容、肝掌、蜘蛛痣、脾大,并排除其他原因,且无门静脉高压症者。实验室检查血清 ALT 和/或 AST 反复或持续升高,清蛋白降低或 A/G 比值异常,球蛋白明显升高。除前述条件外,凡清蛋白不超过 32 g/L,胆红素大于 5 倍正常值上限,凝血酶原活动度为 40%~60%,胆碱酯酶低于 2 500 U/L,4 项检测中有 1 项达上述程度者即可诊断为重度慢性肝炎。

3.B 超检查结果可供慢性乙型病毒性肝炎诊断参考

(1)轻度:B 超检查肝脾无明显异常改变。

(2)中度:B 超检查可见肝内回声增粗,肝脏和/或脾脏轻度肿大,肝内管道(主要指肝静脉)走行多清晰,门静脉和脾静脉内径无增宽。

(3)重度:B 超检查可见肝内回声明显增粗,分布不均匀;肝表面欠光滑,边缘变钝;肝内管道走行欠清晰或轻度狭窄、扭曲;门静脉和脾静脉内径增宽;脾大;胆囊有时可见"双层征"。

4.组织病理学诊断

包括病因(根据血清或肝组织的肝炎病毒学检测结果确定病因)、病变程度及分级分期结果。

(三)鉴别要点

本病应与慢性丙型病毒性肝炎、嗜肝病毒感染所致肝损害、酒精性及非酒精性肝炎、药物性肝炎、自身免疫性肝炎、肝硬化、肝癌等鉴别。

(四)规范化治疗

1.治疗的总体目标

最大限度地长期抑制或消除乙肝病毒,减轻肝细胞炎症坏死及肝纤维化,延缓和阻止疾病进展,减少和防止肝脏失代偿、肝硬化、肝癌及其并发症的发生,从而改善生活质量和延长存活时间。主要包括抗病毒、免疫调节、抗炎保肝、抗纤维化和对症治疗,其中抗病毒治疗是关键,只要有适应证,且条件允许。就应进行规范的抗病毒治疗。

2.抗病毒治疗的一般适应证

适应证:①HBV DNA≥$2×10^4$ U/mL(HBeAg 阴性者为不低于 $2×10^3$ U/mL)。②ALT≥2×ULN;如用干扰素治疗,ALT 应不高于 10×ULN,血总胆红素水平应低于 2×ULN。③如 ALT<2×ULN,但肝组织学显示 Knodell HAI≥4,或≥G_2。

具有①并有②或③的患者应进行抗病毒治疗;对达不到上述治疗标准者,应监测病情变化,如持续 HBV DNA 阳性,且 ALT 异常,也应考虑抗病毒治疗。ULN 为正常参考值上限。

3.HBeAg 阳性慢性乙型肝炎患者

对于 HBV DNA 定量不低于 $2×10^4$ U/mL,ALT 水平不低于 2×ULN 者,或 ALT<2×ULN,但肝组织学显示 Knodell HAI≥4,或≥G_2 炎症坏死者,应进行抗病毒治疗。可根据具体情况和患者的意愿,选用 IFN-α,ALT 水平应低于 10×ULN,或核苷(酸)类似物治疗。对 HBV DNA 阳性但低于 $2×10^4$ U/mL 者,经监测病情 3 个月,HBV DNA 仍未转阴,且 ALT 异常,则应抗病毒治疗。

(1)普通 IFN-α:5 MU(可根据患者的耐受情况适当调整剂量),每周 3 次或隔天 1 次,皮下或肌内注射,一般疗程为 6 个月。如有应答,为提高疗效亦可延长疗程至 1 年或更长。应注意剂量及疗程的个体化。如治疗 6 个月无应答者,可改用其他抗病毒药物。

(2)聚乙二醇干扰素 α-2a:180 μg,每周 1 次,皮下注射,疗程 1 年。剂量应根据患者耐受性等因素决定。

(3)拉米夫定:100 mg,每天 1 次,口服。治疗 1 年时,如 HBV DNA 检测不到(PCR 法)或低于检测下限、ALT 复常、HBeAg 转阴但未出现抗-HBe 者,建议继续用药直至 HBeAg 血清学转归,经监测 2 次(每次至少间隔 6 个月)仍保持不变者可以停药,但停药后需密切监测肝脏生化学和病毒学指标。

(4)阿德福韦酯:10 mg,每天 1 次,口服。疗程可参照拉米夫定。

(5)恩替卡韦:0.5 mg(对拉米夫定耐药患者 1 mg),每天 1 次,口服。疗程可参照拉米夫定。

4.HBeAg 阴性慢性乙型肝炎患者

HBV DNA 定量不低于 $2×10^3$ U/mL,ALT 水平不低于 $2×ULN$ 者,或 ALT<2ULN,但肝组织学检查显示 Knodell HAI≥4,或 G2 炎症坏死者,应进行抗病毒治疗。由于难以确定治疗终点,因此,应治疗至检测不出 HBVDNA(PCR 法),ALT 复常。此类患者复发率高,疗程宜长,至少为 1 年。

因需要较长期治疗,最好选用 IFN-α(ALT 水平应低于 $10×ULN$)或阿德福韦酯或恩替卡韦等耐药发生率低的核苷(酸)类似物治疗。对达不到上述推荐治疗标准者,则应监测病情变化,如持续 HBV DNA 阳性,且 ALT 异常,也应考虑抗病毒治疗。

(1)普通 IFN-α:5 MU,每周 3 次或隔天 1 次,皮下或肌内注射,疗程至少 1 年。

(2)聚乙二醇干扰素 α-2a:180 μg,每周 1 次,皮下注射,疗程至少 1 年。

(3)阿德福韦酯:10 mg,每天 1 次,口服,疗程至少 1 年。当监测 3 次(每次至少间隔 6 个月)HBV DNA 检测不到(PCR 法)或低于检测下限和 ALT 正常时可以停药。

(4)拉米夫定:100 mg,每天 1 次,口服,疗程至少 1 年。治疗终点同阿德福韦酯。

(5)恩替卡韦:0.5 mg(对拉米夫定耐药患者 1 mg),每天 1 次,口服。疗程可参照阿德福韦酯。

5.应用化疗和免疫抑制剂治疗的患者

对于因其他疾病而接受化疗、免疫抑制剂(特别是肾上腺糖皮质激素)治疗的 HBsAg 阳性者,即使 HBV DNA 阴性和 ALT 正常,也应在治疗前 1 周开始服用拉米夫定,每天 100 mg,化疗和免疫抑制剂治疗停止后,应根据患者病情决定拉米夫定停药时间。对拉米夫定耐药者,可改用其他已批准的能治疗耐药变异的核苷(酸)类似物。核苷(酸)类似物停用后可出现复发,甚至病情恶化,应十分注意。

6.其他特殊情况的处理

(1)经过规范的普通 IFN-α 治疗无应答者,再次应用普通 IFN-α 治疗的疗效很低。可试用聚乙二醇干扰素 α-2a 或核苷(酸)类似物治疗。

(2)强化治疗指在治疗初始阶段每天应用普通 IFN-α,连续 2～3 周后改为隔天 1 次或每周 3 次的治疗。目前对此疗法意见不一,因此不予推荐。

(3)应用核苷(酸)类似物发生耐药突变后的治疗,拉米夫定治疗期间可发生耐药突变,出现"反弹",建议加用其他已批准的能治疗耐药变异的核苷(酸)类似物,并重叠 1～3 个月或根据

HBV DNA 检测阴性后撤换拉米夫定,也可使用 IFN-α(建议重叠用药 1～3 个月)。

(4)停用核苷(酸)类似物后复发者的治疗,如停药前无拉米夫定耐药,可再用拉米夫定治疗,或其他核苷(酸)类似物治疗。如无禁忌证,亦可用 IFN-α 治疗。

7.儿童患者间隔

12 岁以上慢性乙型病毒性肝炎患儿,其普通 IFN-α 治疗的适应证、疗效及安全性与成人相似,剂量为 $3～6\ \mu U/m^2$,最大剂量不超过 $10\ \mu U/m^2$。在知情同意的基础上,也可按成人的剂量和疗程用拉米夫定治疗。

三、丙型病毒性肝炎

慢性丙型病毒性肝炎是一种主要经血液传播的疾病,是由丙型肝炎病毒(HCV)感染导致的慢性传染病。慢性 HCV 感染可导致肝脏慢性炎症坏死,部分患者可发展为肝硬化甚至肝细胞癌(HCC),严重危害人民健康,已成为严重的社会和公共卫生问题。

(一)病因

1.传染源

主要为急、慢性患者和慢性 HCV 携带者。

2.传播途径

与乙型肝炎相同,主要有以下 3 种。

(1)通过输血或血制品传播:由于 HCV 感染者病毒血症水平低,所以输血和血制品(输HCV 数量较多)是最主要的传播途径。经初步调查,输血后非甲非乙型肝炎患者血清丙型肝炎抗体(抗-HCV)阳性率高达 80% 以上,已成为大多数(80%～90%)输血后肝炎的原因。但供血员血清抗-HCV 阳性率较低,欧美各国为 0.35%～1.4%,故目前公认,反复输入多个供血员血液或血制品者更易发生丙型肝炎,输血3 次以上者感染 HCV 的危险性增高 2～6 倍。国内曾因单采血浆回输血细胞时污染,造成丙型肝炎暴发流行,经 2 年以上随访,血清抗-HCV 阳性率达到100%。1989 年国外综合资料表明,抗-HCV 阳性率在输血后非甲非乙型肝炎患者为 85%,血源性凝血因子治疗的血友病患者为 60%～70%,静脉药瘾患者为 50%～70%。

(2)通过非输血途径传播:丙型肝炎亦多见于非输血人群,主要通过反复注射、针刺、含 HCV血液反复污染皮肤黏膜隐性伤口及性接触等其他密切接触方式而传播。这是世界各国广泛存在的散发性丙型肝炎的传播途径。

(3)母婴传播:要准确评估 HCV 垂直传播很困难,因为在新生儿中所检测到的抗-HCV 实际可能来源于母体(被动传递)。检测 HCV RNA 提示,HGV 有可能由母体传播给新生儿。

3.易感人群

对 HCV 无免疫力者普遍易感。在西方国家,除反复输血者外,静脉药瘾者、同性恋等混乱性接触者及血液透析患者丙型肝炎发病率较高。本病可发生于任何年龄,一般儿童和青少年HCV 感染率较低,中青年次之。男性 HCV 感染率大于女性。HCV 多见于 16 岁以上人群。HCV 感染恢复后血清抗体水平低,免疫保护能力弱,有再次感染 HCV 的可能性。

(二)诊断要点

1.诊断依据

HCV 感染超过 6 个月,或发病日期不明、无肝炎史,但肝脏组织病理学检查符合慢性肝炎,或根据症状、体征、实验室及影像学检查结果综合分析,做出诊断。

2.病变程度判定

慢性肝炎按炎症活动度(G)可分为轻、中、重3度,并应标明分期(S)。

(1)轻度慢性肝炎(包括原慢性迁延性肝炎及轻型慢性活动性肝炎):$G_{1\sim2}$,$S_{0\sim2}$。①肝细胞变性,点、灶状坏死或凋亡小体。②汇管区有(无)炎症细胞浸润、扩大,有或无局限性碎屑坏死(界面肝炎)。③小叶结构完整。

(2)中度慢性肝炎(相当于原中型慢性活动性肝炎):G_3,$S_{1\sim3}$。①汇管区炎症明显,伴中度碎屑坏死。②小叶内炎症严重,融合坏死或伴少数桥接坏死。③纤维间隔形成,小叶结构大部分保存。

(3)重度慢性肝炎(相当于原重型慢性活动性肝炎):G_4,$S_{2\sim4}$。①汇管区炎症严重或伴重度碎屑坏死。②桥接坏死累及多数小叶。③大量纤维间隔,小叶结构紊乱,或形成早期肝硬化。

3.组织病理学诊断

包括病因(根据血清或肝组织的肝炎病毒学检测结果确定病因)、病变程度及分级分期结果,如病毒性肝炎,丙型,慢性,中度,G_3/S_4。

(三)鉴别要点

本病应与慢性乙型病毒性肝炎、药物性肝炎、酒精性肝炎、非酒精性肝炎、自身免疫性肝炎、病毒感染所致肝损害、肝硬化、肝癌等鉴别。

(四)规范化治疗

1.抗病毒治疗的目的

清除或持续抑制体内的HCV,以改善或减轻肝损害,阻止进展为肝硬化、肝衰竭或HCC,并提高患者的生活质量。治疗前应进行HCV RNA基因分型(1型和非1型)和血中HCV RNA定量,以决定抗病毒治疗的疗程和利巴韦林的剂量。

2.HCV RNA基因为1型和/或HCV RNA定量不低于4×10^5 U/mL者

可选用下列方案之一。

(1)聚乙二醇干扰素α联合利巴韦林治疗方案:聚乙二醇干扰素α-2a 180 μg,每周1次,皮下注射,联合口服利巴韦林1 000 mg/d,至12周时检测HCV RNA。①如HCV RNA下降幅度少于2个对数级,则考虑停药。②如HCV RNA定性检测为阴转,或低于定量法的最低检测限。继续治疗至48周。③如HCV RNA未转阴,但下降超过2个对数级,则继续治疗到24周。如24周时HCV RNA转阴,可继续治疗到48周;如果24周时仍未转阴,则停药观察。

(2)普通IFN-α联合利巴韦林治疗方案:IFN-α 3～5 MU,隔天1次,肌内或皮下注射,联合口服利巴韦林1 000 mg/d,建议治疗48周。

(3)不能耐受利巴韦林不良反应者的治疗方案:可单用普通IFN-α复合IFN或PEG-IFN,方法同上。

3.HCV RNA基因为非1型和/或HCV RNA定量小于4×10^5 U/mL者

可采用以下治疗方案之一。

(1)聚乙二醇干扰素α联合利巴韦林治疗方案:聚乙二醇干扰素α-2a 180 μg,每周1次,皮下注射,联合应用利巴韦林800 mg/d,治疗24周。

(2)普通IFN-α联合利巴韦林治疗方案:IFN-α 3 mU,每周3次,肌内或皮下注射,联合应用利巴韦林800～1 000 mg/d,治疗24～48周。

(3)不能耐受利巴韦林不良反应者的治疗方案:可单用普通IFN-α或聚乙二醇干扰素α。

四、丁型病毒性肝炎

丁型病毒型肝炎是由于丁型肝炎病毒（HDV）与 HBV 共同感染引起的以肝细胞损害为主的传染病，呈世界性分布，易使肝炎慢性化和重型化。

（一）病因

HDV 感染呈全球性分布。意大利是 HDV 感染的发现地。地中海沿岸、中东地区、非洲和南美洲亚马孙河流域是 HDV 感染的高流行区。HDV 感染在地方性高发区的持久流行，是由 HDV 在 HBsAg 携带者之间不断传播所致。除南欧为地方性高流行区之外，其他发达国家 HDV 感染率一般只占 HBsAg 携带者的 5％以下。发展中国家 HBsAg 携带者较高，有引起 HDV 感染传播的基础。我国各地 HBsAg 阳性者中 HDV 感染率为 0～32％，北方偏低，南方较高。活动性乙型慢性肝炎和重型肝炎患者 HDV 感染率明显高于无症状慢性 HBsAg 携带者。

1.传染源

主要是急、慢性丁型肝炎患者和 HDV 携带者。

2.传播途径

输血或血制品是传播 HDV 的最重要途径之一。其他包括经注射和针刺传播，日常生活密切接触传播，以及围生期传播等。我国 HDV 传播方式以生活密切接触为主。

3.易感人群

HDV 感染分两种类型：①HDV 与 HBV 同时感染，感染对象是正常人群或未接受 HBV 感染的人群。②HDV 与 HBV 重叠感染，感染对象是已受 HBV 感染的人群，包括无症状慢性 HBsAg 携带者和乙型肝炎患者，他们体内含有 HBV 及 HBsAg，一旦感染 HDV，极有利于 HDV 的复制，所以这一类人群对HDV 的易感性更强。

（二）诊断要点

我国是 HBV 感染高发区，应随时警惕 HDV 感染。HDV 与 HBV 同时感染所致急性丁型肝炎，仅凭临床资料不能确定病因。凡无症状慢性 HBsAg 携带者突然出现急性肝炎样症状、重型肝炎样表现或迅速向慢性肝炎发展者，以及慢性乙型肝炎病情突然恶化而陷入肝衰竭者，均应想到 HDV 重叠感染，以及时进行特异性检查，以明确病因。

1.临床表现

HDV 感染一般只与 HBV 感染同时发生或继发于 HBV 感染者中，故其临床表现部分取决于HBV 感染状态。

（1）HDV 与 HBV 同时感染（急性丁型肝炎）：潜伏期为 6～12 周，其临床表现与急性自限性乙型肝炎类似，多数为急性黄疸型肝炎。在病程中可先后发生两次肝功能损害，即血清胆红素和转氨酶出现两个高峰。整个病程较短，HDV 感染常随 HBV 感染终止而终止，预后良好，很少向重型肝炎、慢性肝炎或无症状慢性 HDV 携带者发展。

（2）HDV 与 HBV 重叠感染：潜伏期为 3～4 周。其临床表现轻重悬殊，复杂多样。①急性肝炎样丁型肝炎。在无症状慢性 HBsAg 携带者基础上重叠感染 HDV 后，最常见的临床表现形式是急性肝炎样发作，有时病情较重，血清转氨酶持续升高达数月之久，或血清胆红素及转氨酶升高呈双峰曲线。在 HDV 感染期间，血清 HBsAg 水平常下降，甚至转阴，有时可使 HBsAg 携带状态结束。②慢性丁型肝炎。无症状慢性 HBsAg 携带者重叠感染 HDV 后，更容易发展成慢性肝炎。慢性化后发展为肝硬化的进程较快。早期认为丁型肝炎不易转化为肝癌，近年来在病理诊断为原发性肝癌的患者中,HDV 标志阳性者可达 11%～22%,故丁型肝炎与原发性肝癌的关系不容忽视。

(3)重型丁型肝炎:在无症状慢性 HBsAg 携带者基础上重叠感染 HDV 时,颇易发展成急性或亚急性重型肝炎。在"暴发性肝炎"中,HDV 感染标志阳性率高达 21%～60%,认为 HDV 感染是促成大块肝坏死的一个重要因素。按国内诊断标准,这些"暴发性肝炎"应包括急性和亚急性重型肝炎。HDV 重叠感染易使原有慢性乙型肝炎病情加重。如有些慢性乙型肝炎患者,病情本来相对稳定或进展缓慢,血清 HDV 标志转阳,临床状况可突然恶化,继而发生肝衰竭,甚至死亡,颇似慢性重型肝炎,这种情况国内相当多见。

2.实验室检查

近年丁型肝炎的特异诊断方法日臻完善,从受检者血清中检测到 HDAg 或 HDV RNA,或从血清中检测抗-HDV,均为确诊依据。

(三)鉴别要点

应注意与慢性重型乙型病毒型肝炎相鉴别。

(四)规范化治疗

丁型病毒性肝炎以护肝对症治疗为主。近年研究表明,IFN-α 可能抑制 HDV RNA 复制,经治疗后,可使部分病例血清 DHV RNA 转阴,所用剂量宜大,疗程宜长。目前 IFN-α 是唯一可供选择的治疗慢性丁型肝炎的药物,但其疗效有限。IFN-α 9×10⁶ U。每周 3 次,或者每天 5×10⁶ U,疗程 1 年,能使 40%～70% 的患者血清中 HDV RNA 消失,但是抑制 HDV 复制的作用很短暂,停止治疗后 60%～97% 的患者复发。

五、戊型病毒性肝炎

戊型病毒型肝炎原称肠道传播的非甲非乙型肝炎或流行性非甲非乙型肝炎,其流行病学特点及临床表现颇像甲型肝炎,但两者的病因完全不同。

(一)病因

戊型肝炎流行最早发现于印度,开始疑为甲型肝炎,但回顾性血清学分析,证明既非甲型肝炎,也非乙型肝炎。本病流行地域广泛,在发展中国家以流行为主,发达国家以散发为主。其流行特点与甲型肝炎相似,传染源是戊型肝炎患者和阴性感染患者,经粪-口传播。潜伏期末和急性期初传染性最强。流行规律大体分两种:一种为长期流行,常持续数月,可长达 20 个月,多由水源不断污染所致;另一种为短期流行,约 1 周即止,多为水源一次性污染引起。与甲型肝炎相比,本病发病年龄偏大,16～35 岁者占 75%,平均 27 岁。孕妇易感性较高。

(二)诊断要点

流行病学资料、临床特点和常规实验室检查仅作临床诊断参考,特异血清病原学检查是确诊依据,同时排除 HAV、HBV、HCV 感染。

1.临床表现

本病潜伏期 15～75 天,平均约 6 周。绝大多数为急性病例,包括急性黄疸型和急性无黄疸型肝炎,两者比例约为 1:13。临床表现与甲型肝炎相似,但其黄疸前期较长,症状较重。除淤胆型病例外,黄疸常于一周内消退。戊型肝炎胆汁淤积症状(如灰浅色大便、全身瘙痒等)较甲型肝炎为重,大约 20% 的急性戊型肝炎患者会发展成淤胆型肝炎。部分患者有关节疼痛。

2.实验室检查

用戊型肝炎患者急性期血清 IgM 型抗体建立 ELISA 法,可用于检测拟诊患者粪便内的 HEAg,此抗原在黄疸出现第 14～18 天的粪便中较易检出,但阳性率不高。用荧光素标记戊型肝炎恢复期血清 IgG,以实验动物 HEAg 阳性肝组织作抗原片,进行荧光抗体阻断实验,可用于检测血清戊型肝炎抗体(抗-HEV),阳性率 50％～100％。但本法不适用于临床常规检查。

用重组抗原或合成肽原建立 ELISA 法检测血清抗-HEV,已在国内普遍开展,敏感性和特异性均较满意。用本法检测血清抗-HEV-IgM,对诊断现症戊型肝炎更有价值。

(三)鉴别要点

应注意与 HAV、HBV、HCV 相鉴别。

(四)规范化治疗

急性期应强调卧床休息,给予清淡而营养丰富的饮食,外加充足的 B 族维生素及维生素 C。

HEV ORF2 结构蛋白可用于研制有效疫苗,并能对 HEV 株提供交叉保护。HEV ORF2 蛋白具有较好的免疫原性,用其免疫猕猴能避免动物发生戊型肝炎和 HEV 感染。该疫苗正在研制,安全性和有效性正在评估。

六、护理措施

(1)甲、戊型肝炎进行消化道隔离;急性乙型肝炎进行血液(体液)隔离至 HBsAg 转阴;慢性乙型和丙型肝炎患者应分别按病毒携带者管理。

(2)向患者及家属说明休息是肝炎治疗的重要措施。重型肝炎、急性肝炎、慢性活动期应卧床休息;慢性肝炎病情好转后,体力活动以不感疲劳为度。

(3)急性期患者宜进食清淡、易消化的饮食,蛋白质以营养价值高的动物蛋白为主 1.0～1.5 g/(kg·d);慢性肝炎患者宜高蛋白、高热量、高维生素易消化饮食,蛋白质 1.5～2.0 g/(kg·d);重症肝炎患者宜低脂、低盐、易消化饮食,有肝性脑病先兆者应限制蛋白质摄入,蛋白质摄入小于 0.5 g/(kg·d);合并腹水、少尿者,钠摄入限制在 0.5 g/d。

(4)各型肝炎患者均应戒烟和禁饮酒。

(5)皮肤瘙痒者及时修剪指甲,避免搔抓,防止皮肤破损。

(6)应向患者解释注射干扰素后可出现发热、头痛、全身酸痛等"流感样综合征",体温常随药物剂量增大而增高,不良反应随治疗次数增加而逐渐减轻。发热时多饮水、休息,必要时按医嘱对症处理。

(7)密切观察有无皮肤瘀点瘀斑、牙龈出血、便血等出血倾向;观察有无性格改变、计算力减退、嗜睡、烦躁等肝性脑病的早期表现。如有异常及时报告医师。

(8)让患者家属了解肝病患者易生气、易急躁的特点,对患者要多加宽容理解;护理人员多与患者热情、友好交谈沟通,缓解患者焦虑、悲观、抑郁等心理问题;向患者说明保持豁达、乐观的心情对于肝脏疾病的重要性。

七、应急措施

(一)消化道出血

(1)立即取平卧位,头偏向一侧,保持呼吸道通畅,防止窒息。

(2)通知医师,建立静脉液路。

（3）备血、吸氧、备好急救药品及器械，准确记录出血量。

（4）监测生命体征的变化，观察有无四肢湿冷、面色苍白等休克体征的出现，如有异常，以及时报告医师并配合抢救。

（二）肝性脑病

（1）如有烦躁，做好保护性措施，必要时给予约束，防止患者自伤或伤及他人。

（2）昏迷者，平卧位，头偏向一侧，保持呼吸道通畅。

（3）吸氧，密切观察神志和生命体征的变化，定时翻身。

（4）遵医嘱给予准确及时的治疗。

八、健康教育

（1）宣传各类型病毒性肝炎的发病及传播知识，重视预防接种的重要性。

（2）对于急性肝炎患者要强调彻底治疗的重要性及早期隔离的必要性。

（3）慢性患者、病毒携带者及家属采取适当的家庭隔离措施，对家中密切接触者鼓励尽早进行预防接种。

（4）应用抗病毒药物者必须在医师的指导、监督下进行，不得擅自加量或停药，并定期检查肝功能和血常规。

（5）慢性肝炎患者出院后避免过度劳累、酗酒、不合理用药等，避免反复发作，并定期监测肝功能。

（6）对于乙肝病毒携带者禁止献血和从事饮食、水管、托幼等工作。

（杨三敏）

第七节　急性胰腺炎

急性胰腺炎是常见的急腹症之一，为胰酶对胰脏本身自身消化所引起的化学性炎症。胰腺病变轻重不等，轻者以水肿为主，临床经过属自限性，一次发作数天后即可完全恢复，少数呈复发性急性胰腺炎；重者胰腺出血坏死，易并发休克、胰假性囊肿和脓肿等，死亡率高达 $25\%\sim40\%$。

关于急性胰腺炎的发生率，目前尚无精确统计。国内报告急性胰腺炎患者占住院患者的 $0.32\%\sim2.04\%$。本病患者一般女多于男，患者的平均年龄 $50\sim60$ 岁。职业以工人多见。

一、病因及发病机制

胰腺是一个其有内、外分泌功能的实质性器官，胰腺的腺泡分泌胰液（外分泌），对食物的消化起重要作用；而散在地分布在胰腺内的胰岛，其功能细胞主要分泌胰岛素和胰高糖素（内分泌）。正常情况下，当胰液中无活力的胰蛋白酶原等进入十二指肠时，在碱性环境中被胆汁和十二指肠液中的肠激酶激活，成为具有消化能力的胰蛋白酶。在胆总管、胰管、壶腹部炎症、梗阻等病理情况下，多种胰酶在胰腺内被激活，并大量溢出管壁及腺泡壁外，导致胰腺自身消化，引起水肿、出血、坏死等，而产生急性胰腺炎。

引起急性胰腺炎的病因甚多。常见病因为胆道疾病、酗酒。急性胰腺炎的各种致病相关因素(表 6-3)。

表 6-3　急性胰腺炎致病相关因素

分类	因素
梗阻因素	①胆管结石；②乏特氏壶腹或胰腺肿瘤；③寄生虫或肿瘤使乳头阻塞；④胰腺分离现象并伴副胰管梗阻；⑤胆总管囊肿⑥壶腹周围的十二指肠憩室；⑦奥狄氏括约肌压力增高；⑧十二指肠襻梗阻
毒素	①乙醇；②甲醇；③蝎毒；④有机磷杀虫剂
药物	①肯定有关(有重要试验报告)硫唑嘌呤/6-巯基嘌呤、丙戊酸、雌激素、四环素、甲硝唑、呋喃妥因、呋塞米、磺胺、甲基多巴、阿糖胞苷、西咪替丁；②不一定有关(无重要试验报告)噻嗪利尿剂、依他尼酸、苯乙双胍、普鲁卡因胺、氯噻酮、L-门冬酰胺酶、对乙酰氨基酚
代谢因素	①高三酰甘油血症；②高钙血症
外伤因素 先天性因素	①创伤——腹部钝性伤；②医源性——手术后、内镜下括约肌切开术、奥迪括约肌测压术
感染因素	①寄生虫——蛔虫、华支睾吸虫；②病毒——流行性腮腺炎、甲型肝炎、乙型肝炎、柯萨奇 B 病毒、EB 病毒；③细菌——支原体、空肠弯曲菌
血管因素	①局部缺血——低灌性(如心脏手术)；②动脉粥样硬化性栓子；③血管炎——系统性红斑狼疮、结节性多发性动脉炎、恶性高血压
其他因素	①穿透性消化性溃疡；②十二指肠克罗恩病；③妊娠有关因素；④儿科有关因素瑞氏(Reye's)综合征、囊性纤维化特发性

(一)梗阻因素

胆石症常是老年人急性胰腺炎首次发作的原因,老年女性特别常见。一般认为是在胆石一过性阻塞胰管开口处或紧邻此开口处的胆总管时发生。如在胆石性胰腺炎发作后立即仔细收集和检查粪便,常常可以找到胆结石。胆石症引起胰腺炎的机制尚不清楚。可能是乏特氏壶腹被胆石阻塞,引起胆汁反流入胰管,损伤胰腺实质。也有认为是胰管一过性梗阻而无胆汁反流。

有人认为副乳头的先天畸形和狭窄必然引起胰腺炎。奥狄氏括约肌压力增高是急性胰腺炎反复发作的原因之一,据此内镜下括约肌切开术治疗已获得良好效果。胰小管或壶腹周围的小肿瘤也能引起胰腺炎。

(二)毒素和药物因素

乙醇、甲醇、蝎毒和有机磷杀虫剂等均可引起急性胰腺炎。

药物诱发的胰腺炎通常与对药物的超敏有关而与剂量无关。其特点是在接触药物的第一个月内发生,通常病情轻且有自限性。与成人胰腺炎发病有关的药物最常见的是硫唑嘌呤及其类似物 6-巯基嘌呤。应用这类药物的个体中有 3‰～5‰发生胰腺炎,引起儿童胰腺炎最常见的药物是丙戊酸。

(三)代谢因素

三酰甘油水平超过 11.3 mmol/L 时,易发中至重度的急性胰腺炎。如其水平降至5.65 mmol/L以下,反复发作次数可明显减少。各种原因引起的高钙血症亦易发生急性胰腺炎。

(四)外伤因素

胰腺的创伤或手术都可引起胰腺炎。内窥镜逆行胰胆管造影所致创伤也可引起胰腺炎,发生率为 1‰～5‰。

(五)先天性因素

胰腺炎的易感性呈常染色体显性遗传。临床特点是儿童或青年期起病,逐渐演变成慢性胰腺炎和胰功能不全。胰腺结石可显著。少数家族还合并有氨基酸尿症。

(六)感染因素

血管功能不全(低容量灌注,动脉粥样硬化)和血管炎可能因减少胰腺血流而引起或加重胰腺炎。

二、临床表现

急性胰腺炎的临床表现和病程,取决于其病因、病理类型和治疗是否及时。水肿型胰腺炎一般 3~5 天症状即可消失,但常有反复发作。如症状持续一周以上,应警惕已演变为出血坏死型胰腺炎。出血坏死型胰腺炎亦可在一开始时即发生,呈暴发性经过。

(一)腹痛

为本病最主要表现,约见于 95% 急性胰腺炎病例,多数突然发作,常在饱餐和饮酒后发生。轻重不一,轻者上腹钝痛,患者常能忍受,重者呈腹绞痛、钻痛或刀割痛。疼痛常呈持续性伴阵发性加剧。疼痛的部位可因病变的部位不同而异,通常在上中腹部。如炎症以胰头部为主,疼痛常在右上腹及中上腹部;如炎症以胰体、尾部为主,常为中上腹及左上腹疼痛,并向腰背放射。疼痛在弯腰或起坐前倾时可减轻。病情轻者腹痛 3~5 天缓解;出血坏死型的病情发展较快,腹痛延续较长。由于渗出液扩散至腹腔,腹痛可弥漫至全腹。极少数患者尤其年老体弱者可无腹痛或极轻微痛。

腹肌常紧张,并可有反跳痛。但不像消化道穿孔时表现的肌强硬,如检查者将手紧贴于患者腹部,仍可能按压下去。有时按压腹部可使腹痛减轻。腹痛发生的原因是胰管扩张;胰腺炎症、水肿;渗出物、出血或胰酶消化产物进入后腹膜腔,刺激腹腔神经丛;化学性腹膜炎;胆管和十二指肠痉挛及梗阻。

(二)恶心、呕吐

84% 的患者有频繁恶心和呕吐,常在进食后发生。呕吐物多为胃内容物,重者含胆汁甚至血样物。呕吐是机体对腹痛或胰腺炎症刺激的一种防御性反射。呕吐后,进入十二指肠的胃酸减少,从而减少胰泌素及缩胆素的释放,减少了胰液胰酶的分泌。

(三)发热

大多数患者有中度以上发热,少数可超过 39 ℃,一般持续 3~5 天。发热系胰腺炎症或坏死产物进入血循环,作用于中枢神经系统体温调节中枢所致。多数发热患者中找不到感染的证据,但如果高热不退强烈提示合并感染或并发胰腺脓肿。

(四)黄疸

黄疸可于发病后 1~2 天出现,常为暂时性阻塞性黄疸。黄疸的发生主要由于肿大的胰头部压迫了胆总管所致。合并存在的胆道病变如胆石症和胆道炎症亦是黄疸的常见原因。少数患者后期可因并发肝损害而引起肝细胞性黄疸。

(五)低血压及休克

出血坏死型胰腺炎常发生低血压和休克。患者烦躁不安,皮肤苍白、湿冷、呈花斑状,脉细弱,血压下降,少数可在发病后短期内猝死。发生休克的机制:①胰血管舒缓素原释放,被胰蛋白酶激活后致血浆中缓激肽生成增多。缓激肽可引起血管扩张,毛细血管通透性增加,使血压下降。②血液和血浆渗出到腹腔或后腹膜腔,引起血容量不足,这种体液丧失量可达血容量的30％。③腹膜炎时大量体液流入腹腔或积聚于麻痹的肠腔内。④呕吐丢失体液和电解质。⑤坏死的胰腺释放心肌抑制因子使心肌收缩不良。⑥少数患者并发肺栓塞、胃肠道出血。

(六)肠麻痹

肠麻痹是重型或出血坏死型胰腺炎的主要表现。初期,邻近胰腺的上腹部可见扩张的充气肠襻,后期则整个肠道均发生肠麻痹性梗阻。临床上以高度腹胀、肠鸣音消失为主要表现。肠麻痹可能是肠管对腹膜炎的一种反应。另外,炎症的直接作用,血管和循环的异常、低钠和低钾血症,肠壁神经丛的损害也是肠麻痹发生的重要促发因素。

(七)腹水

胰腺炎时常有少量腹水,由胰腺和腹膜在炎症过程中液体渗出或漏出所致。淋巴管受阻塞或不畅可能也起作用。偶尔出现大量的顽固性腹水,多由于假性囊肿中液体外漏引起。胰性腹水中淀粉酶含量甚高,以此可以与其他原因的腹水区别。

(八)胸膜炎

常见于严重病例,是腹腔内炎性渗出透过横膈微孔进入胸腔所引起的炎性反应。

(九)电解质紊乱

胰腺炎时,机体处于代谢紊乱状态,可以发生电解质平衡失调,血清钠、镁、钾常降低。特别是血钙降低,约见于 25％ 的病例,常低于 2.25 mmol/L（9 mg/dL）,如低于 1.75 mmol/L（7 mg/dL）提示预后不良。血钙下降的原因是大量钙沉积于脂肪坏死区,同时胰高糖素分泌增加刺激,降钙素分泌,抑制了肾小管对钙的重吸收。

(十)皮下瘀血斑

出血坏死型胰腺炎,因血性渗出物透过腹膜后渗入皮下,可在肋腹部形成蓝绿-棕色血斑,称为格雷·特纳征（Grey-Turner 征）；如在脐周围出现蓝色斑,称为卡伦征（Cullen 征）。此两种征象无早期诊断价值,但有确诊意义。

三、并发症

急性水肿型胰腺炎很少有并发症发生,而急性出血坏死型则常出现多种并发症。

(一)局部并发症

1.胰脓肿形成

出血坏死型胰腺炎起病 2 周以后,如继发细菌感染,于胰腺内及其周围可有脓肿形成。检查局部有包块,全身感染中毒症状。

2.胰假性囊肿

胰假性囊肿由胰液和坏死组织在胰腺本身或其周围被包裹而成。常发生于出血坏死型胰腺炎起病后 3～4 周,多位于胰体尾部。囊肿可累及邻近组织,引起相应的压迫症状,如黄疸、门静脉高压、肠梗阻、肾盂积水等。囊肿穿破可造成胰源性腹水。

3.胰性腹膜炎

含有活性胰酶的渗出物进入腹腔,可引起化学性腹膜炎。腹腔内出现渗出性腹水。如继发感染,则可引起细菌性腹膜炎。

4.其他

胰局部炎症和纤维素性渗出可累及周围脏器,引起脾周围炎、脾梗阻、脾粘连、结肠粘连（常见为脾曲综合征)、小肠坏死出血及肾周围炎。

(二)全身并发症

1.败血症

常见于胰腺炎并发胰腺脓肿时,死亡率甚高。病原体大多数为革兰阴性杆菌,如大肠埃希菌、产碱杆菌、产气杆菌、铜绿假单胞菌等。患者表现为持续高热,白细胞升高,以及明显的全身毒性症状。

2.呼吸功能不全

因腹胀、腹痛,患者的膈运动受限,加之磷脂酶 A 和在该酶作用下生成的溶血卵磷脂对肺泡的损害,可发生肺炎、肺淤血、肺水肿、肺不张和肺梗死,患者出现呼吸困难,血氧饱和度降低,严重者发生急性呼吸窘迫综合征。

3.心律失常和心功能不全

因有效血容量减少和心肌抑制因子的释放,导致心肌缺血和损害,临床上表现为心律失常和急性心力衰竭。

4.急性肾衰竭

出血坏死型胰腺炎晚期,可因休克、严重感染、电解质紊乱和播散性血管内凝血而发生急性肾衰。

5.胰性脑病

出血坏死型胰腺炎时,大量活性蛋白水解酶、磷脂酶 A 进入脑内,损伤脑组织和血管,引起中枢神经系统损害综合征,称为胰性脑病。偶可引起脱髓鞘病变。患者可出现谵妄、意识模糊、昏迷、烦躁不安、抑郁、恐惧、妄想、幻觉、语言障碍、共济失调、震颤、反射亢进或消失及偏瘫等。脑电图可见异常。某些患者昏迷是并发糖尿病所致。

6.消化道出血

可为上消化道或下消化道出血。上消化道出血主要为胃黏膜炎性糜烂或应激性溃疡,或因脾静脉阻塞引起食道静脉破裂。下消化道出血则由于结肠本身或结肠血管受累所致。近年来发现胰腺炎时可发生胃肠型微动脉瘤,瘤破裂后可引起大出血。

7.糖尿病

5%～35%的患者在病程中出现糖尿病,常见于暴发性坏死型胰腺炎患者,是由 β 细胞遭到破坏,胰岛素分泌下降;α 细胞受刺激,胰高糖素分泌增加所致。严重病例可发生糖尿病酮症酸中毒和糖尿病昏迷。

8.慢性胰腺炎

重症胰腺炎病例可因胰腺泡大量破坏而并发胰外分泌功能不全,演变成慢性胰腺炎。

9.猝死

见于极少数病例,由胰腺-心脏性反应所致。

四、检查

实验室检查对胰腺炎的诊断具有决定性意义,一般对水肿型胰腺炎,检测血清淀粉酶和尿淀粉酶已足够,对出血坏死型胰腺炎,则需检查更多项目。

(一)淀粉酶测定

血清淀粉酶常于起病后 2～6 小时开始上升,12～24 小时达高峰。一般大于 500 单位。轻者24～72小时即可恢复正常,最迟不超过3～5天。如血清淀粉酶持续增高达1周以上,常提示有胰管阻塞或假性囊肿等并发症。病情严重度与淀粉酶升高程度之间并不一致,出血坏死型胰腺炎,因胰腺泡广泛破坏,血清淀粉酶值可正常甚至低于正常。若无肾功能不良,则尿淀粉酶常明显增高,一般在血清淀粉酶增高后2小时开始增高,维持时间较长,在血清淀粉酶恢复正常后仍可增高。尿淀粉酶下降缓慢,为时可达1～2周,故适用于起病后较晚入院的患者。

胰淀粉酶分子量约为55 000 D,易通过肾小球。急性胰腺炎时胰腺释放胰血管舒缓素,体内产生大量激肽类物质,引起肾小球通透性增加,肾脏对胰淀粉酶清除率增加,而对肌酐清除率无改变。故淀粉酶,肌酐清除率比率(Cam/Ccr)测定可提高急性胰腺炎的诊断特异性。正常人Cam/Ccr为1.5%～5.5%。平均为$3.1\pm1.1\%$,急性胰腺炎为$9.8\pm1.1\%$,胆总管结石时为$3.2\pm0.3\%$。Cam/Ccr＞5.5%即可诊断急性胰腺炎。

(二)血清胰蛋白酶测定

应用放射免疫法测定,正常人及非胰病患者平均为400 ng/mL。急性胰腺炎时增高10～40倍。因胰蛋白酶仅来自胰腺,故具特异性。

(三)血清脂肪酶测定

血清脂肪酶正常范围为0.2～1.5单位。急性胰腺炎时脂肪酶血中活性升高,常人为1.7单位。该酶在病程中升高较晚,且持续时间较长,达7～10天。在淀粉酶恢复正常时,脂肪酶仍升高,故对起病后就诊较晚的急性胰腺炎病例有诊断价值。特别有助于与腮腺炎加以鉴别,后者无脂肪酶升高。

(四)血清正铁清蛋白(MHA)测定

腹腔内出血后,红细胞破坏释放的血红蛋白经脂肪酸和弹性蛋白酶作用,转变为正铁血红蛋白。正铁血红蛋白与清蛋白结合形成MHA。出血坏死型胰腺炎起病12小时后血中MHA即出现,而水肿型胰腺炎呈阴性,故可做该两型胰腺炎的鉴别。

(五)血清电解质测定

急性胰腺炎时血钙通常不低于2.12 mmol/L。血钙＜1.75 mmol/L。仅见于重症胰腺炎患者。低钙血症可持续至临床恢复后4周。如胰腺炎由高钙血症引起,则出现血钙升高。对任何胰腺炎发作期血钙正常的患者,在恢复期均应检查有无高钙血症存在。

(六)其他

测定α_2-巨球蛋白、α_1-抗胰蛋白酶、磷脂酶A_2、C反应蛋白、胰蛋白酶原激活肽及粒细胞弹性蛋白酶等均有助于鉴别轻、重型急性胰腺炎,并能帮助病情判断。

五、护理

(一)休息

发作期绝对卧床休息,或取屈膝侧卧位等舒适体位,避免衣服过紧、剧痛而辗转不安者要防止坠床,保证睡眠,保持安静。

(二)输液

急性出血坏死型胰腺炎的抗休克和纠正酸碱平衡紊乱自入院始就贯穿于整个病程中,护理上需经常、准确记录24小时液体出入量,依据病情灵活调节补液速度,保证液体在规定的时间内输完,每天尿量应＞500 mL。必要时建立两条静脉通道。

（三）饮食

饮食治疗是综合治疗中的重要环节。近来临床中发现，少数胰腺炎患者往往在有效的治疗后，因饮食不当而加重病情，甚至危及生命。采用分期饮食新法则取得较满意效果。胰腺炎的分期饮食分为禁食、胰腺炎Ⅰ号、胰腺炎Ⅱ号、胰腺炎Ⅲ号、低脂饮食五期。

1.禁食

绝对禁食可使胰腺安静休息，胰腺分泌减少至最低限度。患者需限制饮水，口渴者可含漱或湿润口唇。此期患者需静脉补充足够液体及电解质。禁食适用于胰腺炎的急性期，一般患者2～3天，重症患者5～7天。

2.胰腺炎Ⅰ号饮食

该饮食内不含脂肪和蛋白质。主要食物有米汤、果子水、藕粉、每天6餐，每次约100 mL，每天热量约为1.4 kJ(334卡)，用于病情好转初期的试餐阶段。此期仍需给患者补充足够液体及电解质。Ⅰ号饮食适用于急性胰腺炎患者的康复初期，一般在病后5～7天。

3.胰腺炎Ⅱ号饮食

该饮食内含少量蛋白质，但不含脂肪。主要食物有小豆汤、果子水、藕粉、龙须面和少量鸡蛋清，每天6餐，每次约200 mL，每天热量约为1.84 kJ。此期可给患者补充少量液体及电解质。Ⅱ号饮食适用于急性胰腺炎患者的康复中期(病后8～10天)及慢性胰腺炎患者。

4.胰腺炎Ⅲ号饮食

该饮食内含有蛋白质和极少量脂类。主要食物有米粥、小豆汤、龙须面、鸡蛋清和豆油(5～10 g/d)，每天5餐，每次约400 mL，总热量约为4.5 kJ。Ⅲ号饮食适用于急、慢性胰腺炎患者康复后期，一般在病后15天左右。

5.低脂饮食

该饮食内含有蛋白质和少量脂肪(约30 g)，每天4～5餐，用于基本痊愈患者。

（四）营养

急性胰腺炎时，机体处于高分解代谢状态，代谢率可高于正常水平的20%～25%，同时由于感染使大量血浆渗出。因此如无合理的营养支持，必将使患者的营养状况进一步恶化，降低机体抵抗力、延缓康复。

1.全胃肠外营养(TPN)支持的护理

急性胰腺炎特别是急性出血坏死型胰腺炎患者的营养任务主要由TPN来承担。TPN具有使消化道休息、减少胰腺分泌、减轻疼痛、补充体内营养不良、刺激免疫机制、促进胰外漏自发愈合等优点。近来更有代谢调理学说认为通过营养支持供给机体所需的能源和氮源，同时使用药物或生物制剂调理体内代谢反应，可降低分解代谢，共同达到减少机体蛋白质的分解，保存器官结构和功能的目的。应用TPN时需严密监护，最初数天每6小时检查血糖、尿糖，每1～2天检测血钾、钠、氯、钙、磷;定期检测肝、肾功能;准确记录24小时液体出入量;经常巡视，保持输液速度恒定，不突然更换无糖溶液;每天或隔天检查导管、消毒插管处皮肤，更换无菌敷料，防止发生感染。一旦发生感染要立即拔管，尖端部分常规送细菌培养。TPN支持一般经过2周左右的时间，逐渐过渡到肠道营养(EN)支持。

2.EN支持的护理

EN即从空肠造口管中滴入要素饮食，混合奶、鱼汤、菜汤、果汁等多种营养。EN护理要求如下。

（1）应用不能过早，一定待胃肠功能恢复、肛门排气后使用。

（2）EN 开始前 3 天，每 6 小时监测尿糖 1 次，每天监测血糖、电解质、酸碱度、血红蛋白、肝功能，病情稳定后改为每周 2 次。

（3）营养液浓度从 5% 开始渐增到 25%，多以 20% 以下的浓度为宜。现配现用，4 ℃下保存。

（4）营养液滴速由慢到快，从 40 mL/h（15～20 滴/分）逐渐增加到 100～120 mL/h。由于小肠有规律性蠕动，当蠕动波近造瘘管时可使局部压力增高，甚至发生滴入液体逆流，因此在滴入过程中要随时调节滴速。

（5）滴入空肠的溶液温度要恒定在 40 ℃左右，因肠管对温度非常敏感，故需将滴入管用温水槽或热水袋加温，如果应用不当很容易发生腹胀、恶心、呕吐、腹痛、腹泻等症状。

（6）灌注时取半卧位，滴注时床头升高 45°，注意电解质补充，不足的部分可用温盐水代替。

3.口服饮食的护理

经过 3～4 周的 EN 支持，此时患者进入恢复阶段，食欲增加，护理上要指导患者订好食谱，少吃多餐，食物要多样化，告诫患者切不可暴饮暴食增加胰腺负担，防止再次诱发急性胰腺炎。

（五）胃肠减压

抽吸胃内容和胃内气体可减少胰腺分泌，防止呕吐。虽本疗法对轻至中度急性胰腺炎无明显疗效，但对并发麻痹性肠梗阻的严重病例，胃肠减压是不可缺少的治疗措施。减压同时可向胃管内间歇注入氢氧化铝凝胶等碱性药物中和胃酸，间接抑制胰腺分泌。腹痛基本缓解后即可停止胃肠减压。

（六）药物治疗的护理

1.镇痛解痉

予阿托品、山莨菪碱、普鲁苯辛、可待因、水杨酸、异丙嗪、哌替啶等及时对症处理减轻患者痛苦。据报道静脉滴注硫酸镁有一定镇痛效果。禁单用吗啡止痛，因其可引起奥狄括约肌痉挛加重疼痛。抗胆碱能药亦不宜长期使用。

2.预防感染

轻症急性水肿型胰腺炎通常无须使用抗生素。出血坏死型易并发感染，应使用足量有效抗生素。处理时应按医嘱正确使用抗生素，合理安排输注顺序，保证体内有效浓度，保持患者体表清洁，尤其应注意口腔及会阴部清洁，出汗多时应尽快擦干并及时更换衣裤等。

3.抑制胰腺分泌

抗胆碱能药物、制酸剂、H_2 受体拮抗剂、胰岛素与胰高糖素联合应用、生长抑素、降钙素、缩胆囊素受体拮抗剂（丙谷胺）等均有抑制胰腺分泌作用。使用时注意抗胆碱能药不能用于有肠麻痹者及老年人，H_2 受体拮抗剂可有皮肤过敏。

4.抗胰酶药物

早期应用抗胰酶药物可防止向重型转化和缩短病程。常用药有 FOY、Micaclid、胞磷胆碱、6-氨基己酸等。使用前二者时应控制速度，药液不可溢出血管外，注意测血压，观察有无皮疹发生。对有精神障碍者慎用胞磷胆碱。

5.胰酶替代治疗

慢性胰功能不全者需长期用胰浸膏。每餐前服用效佳。注意观察少数患者可出现过敏和叶酸水平下降。

(七)心理护理

对急性发作患者应予以充分的安慰,帮助患者减轻或去除疼痛加重的因素。由于疼痛持续时间长,患者常有不安和郁闷而主诉增多,护理时应以耐心的态度对待患者的痛苦和不安情绪,耐心听取其诉说,尽量理解其心理状态。采用松弛疗法,皮肤刺激疗法等方法减轻疼痛。对禁食等各项治疗处理方法及重要意义向患者充分解释,关心、支持和照顾患者,使其情绪稳定、配合治疗,促进病情好转。

(杨三敏)

第七章

血液内科护理

第一节 缺铁性贫血

一、定义

缺铁性贫血(iron deficient anemia,IDA)是指体内可用来制造血红蛋白的贮存铁缺乏,血红蛋白合成减少而引起的一种小细胞、低色素性贫血,是最常见的一种贫血,以生育年龄的妇女(特别是孕妇)和婴幼儿发病率较高。

二、临床表现

(一)贫血表现

常见乏力、易倦、头晕、头痛、耳鸣、心悸、气促、食欲缺乏等,伴苍白、心率增快。

(二)组织缺铁表现

精神行为异常,如烦躁、易怒、注意力不集中、异食癖;体力、耐力下降;易感染;儿童生长发育迟缓、智力低下;口腔炎、舌炎、舌乳头萎缩、口角炎、缺铁性吞咽困难(称 Plummer-Vinson 征);毛发干枯、脱落;皮肤干燥、皱缩;指(趾)甲缺乏光泽、脆薄易裂,重者指(趾)甲变平,甚至凹下呈勺状(匙状甲)。

(三)缺铁原发病表现

如消化性溃疡、肿瘤或痔疮导致的黑粪、血便、腹部不适,肠道寄生虫感染导致的腹痛或大便性状改变,妇女月经过多,肿瘤性疾病的消瘦,血管内溶血的血红蛋白尿等。

三、诊断

(1)患者具有缺铁性贫血的症状及体征:乏力、易倦、气促、食欲缺乏等,注意患者是否存在精神行为异常和缺铁原发病表现。

(2)根据国内的诊断标准,缺铁性贫血的诊断标准符合以下 3 条:①贫血为小细胞低色素性。男性 Hb<120 g/L,女性 Hb<110 g/L,孕妇 Hb<100 g/L;MCV<80 fl,MCH<27 pg,MCHC<32%。②有缺铁的依据:符合贮铁耗尽(ID)或缺铁性红细胞生成(IDE)的诊断。

ID 符合下列任一条即可诊断:①血清铁蛋白<12 μg/L。②骨髓铁染色显示骨髓小粒可染铁消失,铁粒幼红细胞少于 15%。

IDE:①符合 ID 诊断标准。②血清铁低于 8.95 μmol/L,总铁结合力升高>64.44 μmol/L,转铁蛋白饱和度<15%。③FEP/Hb>4.5 μg/gHb。

(3)存在铁缺乏的病因,铁剂治疗有效。

四、治疗

(一)病因治疗

IDA 的病因诊断是治疗 IDA 的前提,只有明确诊断后方有可能祛除病因。如婴幼儿、青少年和妊娠妇女营养不足引起的 IDA,应改善饮食;胃、十二指肠溃疡伴慢性失血或胃癌术后残胃癌所致的 IDA,应多次检查大便潜血,做胃肠道 X 线或内镜检查,必要时手术根治。月经过多引起的 IDA,应调理月经;寄生虫感染者应驱虫治疗等。

(二)补铁治疗

首选口服铁剂,如琥珀酸亚铁 0.1 g,3 次/天。餐后服用胃肠道反应小且易耐受。应注意,进食谷类、乳类和茶等会抑制铁剂的吸收,鱼、肉类、维生素 C 可加强铁剂的吸收。口服铁剂后,先是外周血网织红细胞数增多,高峰在开始服药 5~10 天,2 周后血红蛋白浓度上升,一般 2 个月左右恢复正常。铁剂治疗在血红蛋白恢复正常至少持续 4~6 个月,待铁蛋白正常后停药。若口服铁剂不能耐受或吸收障碍,可用右旋糖酐铁肌内注射,每次 50 mg,每天或隔天 1 次,缓慢注射,注意变态反应。注射用铁的总需量(mg)=(需达到的血红蛋白浓度-患者的血红蛋白浓度)×0.33×患者体重(kg)。

五、护理措施

(一)一般护理措施

1.休息活动

轻度的缺铁性贫血症可适当活动,一般生活基本能自理,但不宜进行剧烈运动和重体力劳动;严重的缺铁性贫血多存在慢性出血性疾病,体质虚弱,活动无耐力,应卧床休息,给予生活协助。患者调整变换体位时要缓慢并给予扶持,防止因体位突变发生晕厥、摔伤。

2.皮肤毛发

保持皮肤、毛发的清洁,除日常洗漱,如洗脸、洗手、泡足、洗外阴、刷牙漱口之外,定时周身洗浴、洗头、更衣,夏日每天 1~2 次洗澡,春秋每周 1~2 次,冬日每周 1 次,每月理发 1 次。重度卧床患者可在床上洗头、擦浴、更衣、换被单。长期卧床者要有预防压疮的措施,如定时翻身、变换卧位,同时对受压部位给予温水擦拭及压疮贴贴敷,保持床位平整、清洁、干燥、舒适。

3.营养

给予高蛋白、富含铁的饮食,纠正偏食不良习惯。除谷物主食外,多选用动物肝、肾、瘦肉、蛋类、鱼类、菌藻类,增加维生素 C 含量,食用新鲜蔬菜和水果,以利于铁的吸收。

4.心理

主动关心、体贴患者,做好有关疾病及其自我护理知识的宣传教育。多与患者沟通交谈,了解和掌握其心理状态,特别是久病的重症者,要及时发现其情绪上的波动,并给予有针对性的帮助,疏导解除其不良心态使之安心疗养。

(二)重点护理措施

1.疲乏、无力、心悸、气短者

应卧床休息以减少耗氧量,必要时给予吸氧疗法。

2.皮肤干皱,指(趾)甲脆薄者

注意保护,应用维生素 A 软膏或润肤霜涂擦,滋润皮肤防止干裂出血、疼痛;不留长指(趾)甲,定时修剪,防止折断损伤;选用中性无刺激性洗涤剂,不用碱性皂类。

3.口腔炎、舌炎疼痛者

给予漱口液漱口,餐后定时进行特殊口腔护理,有溃疡时可用 1% 龙胆紫涂抹创面或贴敷溃疡药膜。

4.出现与缺铁有关的异常行为者

及时与医师联系给予合理的处理。

5.药物护理

按医嘱给患者服用铁剂,并向患者说明服用铁剂时的注意事项:①为避免胃肠道反应,铁剂应进餐后服用,并从小剂量开始。②服用铁剂时忌饮茶,避免与牛奶同服,以免影响铁的吸收。③可同服维生素 C 以增加铁的吸收。④口服液体铁剂时,患者必须使用吸管,避免牙齿染黑。⑤要告诉患者对口服铁剂疗效的观察及坚持用药的重要性。治疗后网织红细胞数开始上升,1 周左右达高峰,血红蛋白于 2 周后逐渐上升,1~2 个月后可恢复正常。在血红蛋白完全正常后,仍需继续补铁 3~6 个月,待血清铁蛋白 $>50~\mu g/L$ 后才能停药。

(三)治疗过程中可能出现的情况及应急措施

1.贫血性心脏病

心率增加,心前区可闻及收缩期杂音,心脏扩大,心功能不全。向家属讲解引起贫血性心脏病的原因及如何预防其发生。保持病室安静、舒适,尽量减少不必要的刺激。卧床休息,减轻心脏负担。密切观察心率、呼吸、血压及贫血的改善状况。必要时吸氧。控制输液速度及输液的总量,必要时记录 24 小时出入水量。

2.活动无耐力

活动后乏力、虚弱、气喘、出汗,头晕,眼前发黑,耳鸣。

注意休息,适量活动,贫血程度轻的可参加日常活动,无须卧床休息。对严重贫血者,应根据其活动耐力下降程度制订休息方式、活动强度及每次活动持续时间。增加患者的营养,提供高蛋白、高维生素、易消化饮食,必要时静脉输血、血浆、清蛋白。

3.有感染的危险

病室每天通风换气,限制探视人员,白细胞数过低者给予单独隔离房间。医务人员严格执行无菌操作规程。保持床单清洁、整齐,衣被平整、柔软。保持口腔卫生,指导年长、儿童晨起、饭后、睡前漱口,避免用硬毛牙刷。气候变化,要及时添减衣服,预防呼吸道感染。向患者及家属讲解导致感染发生的危险因素,指导家属掌握预防感染的方法与措施。

4.胃肠道反应

服用铁剂的护理,铁剂对胃肠道的刺激可引起胃肠不适、疼痛、恶心、呕吐及便秘或腹泻。

口服铁剂从小剂量开始,在两餐之间服药,可与维生素 C 同服,以利吸收;服铁剂后,牙往往黑染,大便呈黑色,停药后恢复正常,应向家属说明其原因,消除顾虑。铁剂治疗有效者,于服药3~4 天网织红细胞上升,1 周后可见血红蛋白逐渐上升。如服药 3~4 周无效,应查找原因。注射铁剂时应精确计算剂量,分次深部肌内注射,更换注射部位,以免引起组织坏死。

5.营养失调的护理

及时添加含铁丰富的食物,帮助纠正不良饮食习惯。合理搭配患者的膳食,让患者了解动物血、黄豆、肉类含铁较丰富,是防治缺铁的理想食品;维生素C、肉类、氨基酸、果糖、脂肪酸可促进铁吸收,茶、咖啡、牛奶等抑制铁吸收,应避免与含铁多的食物同时食用。

6.局部疼痛及静脉炎

肌内注射铁剂时,因其吸收缓慢且疼痛,应在不同部位轮流深部注射。治疗中应密切观察可能出现注射铁剂部位的疼痛、发热、头痛、头晕、皮疹,甚至过敏性休克等不良反应,应及时到医院进行对症处理。在注射铁剂时,应常规备好肾上腺素。有肝肾功能严重受损者禁用。静脉滴注铁剂反应多而严重者一般不用。一旦静脉注射铁剂时,应避免外渗,以免引起局部疼痛及静脉炎。注射时不可与其他药物混合配伍,以免发生沉淀而影响疗效。

(四)健康教育

1.介绍疾病知识

缺铁性贫血是指由于各种原因使机体内贮存铁缺乏,导致血红蛋白合成不足,红细胞的成熟受到影响而发生的贫血。红细胞的主要功能是借助所含的血红蛋白把氧运输到各组织器官,所以缺铁性贫血主要表现是与组织缺氧有关的系列症状和体征。血红蛋白又是血液红色来源,故贫血患者可有不同程度的外观皮肤黏膜苍白、毛发干枯无华,同时可有疲乏、无力、心慌、气短等症状,个别的有异食癖。如果患者存在原发疾病,还应介绍相关的疾病知识,令其了解缺铁性贫血是继发引起,应积极配合诊治原发疾病。一般的缺铁性贫血通过合理的治疗是可以缓解和治愈的。

2.心理指导

缺铁性贫血病程长,患者多有焦虑情绪,应鼓励患者安心疗养。对于可能继发某种疾病引起的缺铁性贫血患者,在原发性疾病未查清之前患者疑虑重的,给予安慰和必要的解释,使之减少顾虑,指导其积极配合检查以明确诊断,有利于更合理的治疗。

3.检查治疗指导

常用检查项目有血液化验和骨髓穿刺检查,以确定是否为缺铁引起的贫血。检查操作前向患者做解释,如检查目的、方法、采血或采骨髓的部位、体位及所需的时间等。在接受治疗的过程中,有些检查要重复做,以观察疗效或确诊,这一点需向患者做详细说明,减少患者顾虑,使之愿意配合。对于缺铁原因不明的还须进行其他检查,如胃肠内窥镜、X线、粪潜血检验等,也要向患者说明查前、查中如何配合医护技人员及检查后的注意事项。治疗过程中,尤其铁剂治疗,要向患者说明用药方法和可能的不良反应,让患者有心理准备,一旦出现不良反应能主动及时地向医护反映,尽早得到处置。

4.饮食指导

(1)选用高蛋白含铁丰富的食物:谷类,如小米、糯米、高粱、面粉等;肉禽蛋类,如羊肝、羊肾、牛肾、猪肝、鸡肝、鸡肫、鸭蛋、鸡蛋等;水产类,如黑鱼、咸带鱼、蛤蜊、海蜇、虾米、虾子、虾皮、鲫鱼等;蔬菜,如豌豆苗、芹菜、小白菜、芥菜、香菜、金花菜、太古菜、苋菜、辣椒、丝瓜等;豆类及其制品,如黄豆、黑豆、芝麻、豇豆、蚕豆、毛豆、红腐乳、豆腐、腐竹、豆腐干、豆浆等;菌藻类(含铁非常丰富),如黑木耳、海带、紫菜、蘑菇;水果,如红果(大山楂)、橄榄、海棠、桃、草莓、葡萄、樱桃等;硬果类,如西瓜子、南瓜子、松子仁、葵花子、核桃仁、花生仁等;调味品,如芝麻酱、豆瓣酱、酱油等。其中动物性食物铁的吸收率较高,故当首选动物性食物。

(2)多食含维生素C的食物有利于铁的吸收:新鲜蔬菜和水果含维生素C丰富,应多选用。茶叶含鞣酸能使铁沉淀而影响铁的吸收,故纠正贫血阶段忌用浓茶。

(3)克服偏食:从多种食物中获取全面的营养,制订食谱,有计划地将饮食多样化;改进烹调技巧,促进食欲。

(4)用铁锅烹调。

5.休息、活动指导

病情危重者绝对卧床休息,避免活动时突然变换体位而致直立性低血压头晕而摔倒损伤。生活规律、睡眠充足、休养环境安静、舒适,病情许可的可适当娱乐,如看电视、听广播、读书、看报。根据病情设定活动强度,病情好转过程中逐渐加大活动量。

(刘盈盈)

第二节　纯红细胞再生障碍性贫血

一、定义

纯红细胞再生障碍性贫血简称纯红再障,是一种比较少见的贫血。主要是以贫血为主,白细胞和血小板数正常,骨髓中红细胞数极度减少,而粒细胞和巨核细胞系统增生正常。纯红再障可分为先天性和获得性。先天性病因不明,多见婴儿,且多于6个月内发病。获得性可分为原发性及继发性。原发性大多数病例是自身免疫性疾病,少数病例病因不明。继发性可与胸腺瘤、感染、药物、化学性、溶血性贫血、系统性红斑狼疮、类风湿性关节炎、急性肾衰竭、严重营养缺乏及其他肿瘤等。多见于成年人,多数为可恢复性。少数可转成全细胞减少。

二、临床表现

贫血是纯红再障唯一的症状和体征。其临床自觉症状取决于贫血发展的速度及其程度,常表现有全身倦怠,易疲劳,颜面苍白。一般无出血倾向及发热,肝脾通常无肿大。如患者合并胸腺瘤,瘤体也较小,不易从物理检查时查出。

三、诊断

(1)患者具有贫血的临床表现。

(2)实验室检查:①血红蛋白低于正常值;②网织红细胞数减少,绝对值减少;③骨髓红细胞系各阶段显著低于正常值。

(3)纯红再障分为先天性及获得性两大类。获得性又分为继发性及特发性两种。先天性纯红再障多为1.5岁以下小儿,可合并轻度畸形。继发性纯红再障常因服用药物所致,也有因输血后肝炎或妊娠继发者,或继发于胸腺瘤。急性纯红再障有继发于细菌或病毒感染者。

四、治疗

(一)输血

急性纯红再障患者出现严重贫血,应及时酌情输血;慢性先天性纯红再障患者因长期反复输血后将不可避免地导致含铁血黄素沉积,最终引起肝脏损伤、门静脉高压和脾功能亢进。严重的引起内分泌和心脏损害,临床尽量减少输血量及频度,并适当配合去铁胺等铁螯合剂的应用。输血一般以输注压积红细胞为好,原则是使血红蛋白含量保持在 $80\sim100$ g/L 水平。随着输血次数的增加,患者发生脾功能亢进或出现抗红细胞抗体的机会将增多,使输入红细胞的有效寿命逐渐缩短,导致输血疗效的减低,要注意观察。

(二)肾上腺皮质激素

皮质激素能使症状暂时改善、完全缓解甚至治愈;最初剂量泼尼松 1 mg/(kg·d),分 3 次口服。连续治疗 $4\sim6$ 个月,不宜过早中止。如果出现网织红细胞反应,剂量可逐渐减少直至用维持量。

(三)雄性激素

尤其对于顽固性病例,其作用为刺激红细胞生成,与皮质激素并用增加疗效。

(四)免疫抑制剂

基于获得性纯红再障属自身免疫性疾病范畴,故临床应用环磷酰胺、6-巯基嘌呤、环孢霉素A(CsA),抗淋巴细胞球蛋白(ALG)/抗胸腺细胞球蛋白(ATG)行免疫治疗。有报道联合应用泼尼松、CsA 及 ALG/ATG 疗效可提高。

(五)胸腺切除术

对于纯红再障患者,发现胸腺肿大的应行胸腺切除手术,目的为既可准确地诊断有无恶变,又可促进骨髓造血。按手术常规行术前准备和术后护理。

(六)其他

试验性应用大剂量静脉丙种球蛋白或血浆置换术、尚可应用大剂量重组人 EPO 治疗能产生一过性疗效,减少浓缩红细胞输注量。

五、护理措施

(一)一般护理措施

1.休息活动

急性重症患者贫血严重,活动无耐力,动则心慌气短,故应绝对卧床休息,减轻组织耗氧。慢性患者贫血不严重者可适当做轻微活动。为患者提供整洁、安静、舒适的休养环境及生活照顾。

2.皮肤毛发

病情稳定的慢性患者应定期理发、洗头、洗澡、更衣。卧床患者定时行床上洗头、擦澡、更换衣服及床单等。为卧床患者提供柔软舒适的床位并保持清洁、干燥、平整,有预防压疮的护理措施。

3.营养

给予高蛋白、高热量、富含维生素的饮食,如鸡、猪、牛、羊肉,蛋,鱼类,动物肝脏及各种新鲜水果蔬菜。

4.心理护理

注意观察掌握患者心理状态,使患者对治疗有信心,安心接受治疗。根据不同的病因,有针对性地介绍疾病及其自我护理方法,使之能主动配合医、护,坚持治疗。

(二)重点护理措施

(1)面色苍白、疲乏、无力,宜卧床休息、少活动,防止体位突变而发生摔倒损伤。

(2)用药观察:①肾上腺皮质激素易产生多毛、痤疮、向心性肥胖、水肿及高血压,给予解释安慰并注意观察血压变化,以及时与医师联系处理。②应用雄性激素时应告知患者该药有男性化的不良反应,特别是儿童用药要十分慎重。护士有必要对其不良反应做解释,使患者能坚持接受用药治疗。③环磷酰胺长期应用毒副作用明显(致骨髓抑制,相关性白血病,不育及出血性膀胱炎等),故年轻的纯红再障患者不宜长期应用。

(三)治疗过程中可能出现的情况及应急措施

1.心力衰竭

应排除其他原因引起的心力衰竭,因为本病严重的贫血可使心肌缺氧而发生心力衰竭,所以使患者采取端坐位或倚靠坐位,双下肢下垂,以减少回心血量,并给予持续高流量氧气吸入,氧流量5~6 L/min,同时联系输注红细胞,并给予利尿、强心剂等药物,以防心力衰竭加重。

2.出血性膀胱炎

因长期应用环磷酰胺可导致出血性膀胱炎,所以在应用环磷酰胺时应鼓励患者多饮水,应使每天尿量不少于5 000 mL。注意观察尿量、尿色的变化。注意严密观察体温、脉搏、呼吸、血压、准确记录各项生命体征。

(四)健康教育

1.简介疾病知识

纯红再障是骨髓单纯红系造血功能衰竭而引起的贫血疾病,分为先天和后天获得性两种。先天者存在遗传因素而发病,后天致病因素为多种,可因感染、中毒、营养缺乏或自身免疫异常而引发疾病。患者以贫血为特点,颜面苍白、疲乏,一般无出血和发热。近年随着治疗手段的拓宽,免疫抑制剂的广为应用,缓解率显著提高。

2.心理指导

本病病程长久,患者多焦虑,情绪低落。护士应主动体贴关心患者,耐心讲解有关疾病常识及坚持治疗的重要性使之提高对治疗的信心。对于小儿病者的家长给予指导,使之积极配合医、护。

3.检查、治疗指导

血常规及骨髓检查是重要的检查项目,要让患者了解检查的目的、方法及注意事项从而主动配合检查,实施各种治疗前应向患者做必要的说明,使之有心理准备,有利于配合。输血治疗为常用的治疗方法,要让患者了解输血常识,记住自己的血型,了解输血可能引起的不良反应等。

4.饮食指导

饮食原则为增加高蛋白、高维生素等营养,动物性蛋白,如瘦肉、肝、蛋、鱼类等;植物性蛋白,如豆腐及其制品。此外为促进造血可选用花生、枣、紫菜头等。患者应多食用鲜蔬菜和水果,防止便秘。

5.休息活动指导

维持安静舒适的休养环境。患者生活有规律、睡眠要充足,慢性患者及贫血轻者可安排适当的活动,如看电视、听广播、读书看报、短距离散步等,但不要过度疲劳。重患者需卧床休息,少活动。特别注意突然改变体位,如坐起、立起时防晕厥,要由人扶持以保证安全。

(刘盈盈)

第三节 自身免疫性溶血性贫血

一、定义

自身免疫性溶血性贫血(autoimmune hemolytic anemia,AIHA)系免疫识别功能紊乱,自身抗体吸附于红细胞表面而引起的一种 HA。根据致病抗体作用于红细胞时所需温度的不同,AIHA 分为温抗体型和冷抗体型两种。

抗体为 IgG 或 C_3,少数为 IgM。37 ℃最活跃,为不完全抗体,吸附于红细胞的表面。致敏红细胞易被巨噬细胞所破坏,部分膜被破坏可形成球形红细胞。IgG 和 C_3 抗体同时存在可引起比较严重的溶血。

原因不明的原发性 AIHA 占 45%。继发性的病因:①感染,特别是病毒感染。②结缔组织病,如系统性红斑狼疮、类风湿关节炎、溃疡性结肠炎等。③淋巴增殖性疾病,如慢性淋巴细胞白血病、淋巴瘤、骨髓瘤等。④药物,如青霉素、头孢菌素、甲基多巴、氟达拉滨等。

二、临床表现

急性型多发生于小儿伴病毒感染者,偶也见于成人。起病急骤,有寒战、高热、腰背痛、呕吐。严重时,有休克、昏迷。多数温抗体型 AIHA 起病缓慢,成人多见,无性别差异。表现为虚弱及头晕。体征包括皮肤黏膜苍白,黄疸;轻中度脾大(50%),质较硬,无压痛;中度肝大(30%),肝质地硬但无压痛。急性溶血阶段白细胞增多。10%~20%的患者合并免疫性血小板计数减少,称为 Evans 综合征;骨髓有核细胞增生,以幼红细胞增生为主。

本病以女性为多,从婴儿至老年均可累及,国外报道 73% 是 40 岁以上者。急性发病多见,尤其是伴有感染者。起病时的症状各病例不很相同。不少病例同时存在其他有关疾病,如恶性肿瘤、红斑狼疮或传染病的症状成为主要症状而掩盖了贫血症状。本病主要症状是贫血,表现为软弱、乏力、头晕、体力活动时气急、心悸等。急性溶血贫血可很严重,可发生晕倒,出现半昏迷和轻度的全身衰竭症状。尿色变深,极少数患者可有血红蛋白尿。同时可有寒战、发热、腹痛、呕吐、腹泻等。主要体征是苍白和黄疸,半数以上有脾大,一般轻至中度,质硬,1/3 有中等肝大,均不痛。有一些患者可伴有血小板计数减少,称为 Evans 综合征。

三、诊断

(一)临床表现

原发性温抗体型自身免疫性溶血性贫血患者多为女性,年龄不限。临床除溶血和贫血外,无特殊症状,半数患者有脾大,1/3 有黄疸及肝大。继发性自身免疫性溶血性贫血常伴有原发疾病的临床表现。

(二)实验室检查

(1)直接抗人球蛋白试验(Coomb's 试验)是测定吸附在红细胞膜上的不完全抗体和补体较敏感的方法,是诊断 AIHA 的重要依据。在生理盐水内,吸附不完全抗体或补体的致敏红细胞并无凝集,因为不完全抗体是单价的。加入完全、多价的抗人球蛋白抗体后,后者与不完全抗体 Fc 段相结合,起搭桥作用,可导致致敏红细胞相互凝集,即直接 Coomb's 试验阳性。

(2)间接抗人球蛋白试验则可测定血清中游离的 IgG 或 C_3。如有溶血性贫血 Coomb's 试验阳性,近 4 个月内无输血或可疑药物服用史,冷凝集素效价正常,可以考虑温抗体型 AIHA 的诊断。Coomb's 试验阴性,但临床表现较符合,糖皮质激素或切脾有效,除外其他 HA(特别是遗传性球形红细胞增多症),可诊断为 Coomb's 试验阴性的 AIHA。排除各种继发性 AIHA 的可能,无病因者诊断为原发性 AIHA。继发性 AIHA 必须明确引起溶血的诱发疾病,可依据原发病的临床表现和有关实验室检查加以鉴别。

四、治疗

(一)病因治疗

积极寻找病因治疗原发病,感染所致本病多数可以自愈。继发于卵巢囊肿、畸胎瘤等可以手术切除的病例,手术后可治愈。继发于造血系统肿瘤者,在治疗原发病的同时可加用泼尼松,多数患者需长期治疗。

(二)肾上腺皮质激素

该药为治疗本病之首选药物。治疗机理是皮质素抑制了巨噬细胞,清除吸附红细胞抗体的作用,或使抗体结合到红细胞的作用降低,或抑制抗体的产生。一般在用药后 4～5 天,网状内皮系统清除受抗体或补体致敏红细胞的能力即见减退。按医嘱口服给药,泼尼松开始 1～1.5 mg/(kg·d),一周后溶血停止,红细胞恢复正常,逐渐减少剂量,至每天仅 5～10 mg,小剂量维持 3～6 个月。急性发作、严重贫血者可用氢化可的松 100 mg 静脉滴注,2 次/天。老人或轻度贫血者,可用泼尼松 10～20 mg 口服,隔天一次。

(三)达那唑

达那唑系人工合成的 17α-乙炔睾酮衍生物,作用较弱,但具有免疫调节作用,能降低患者的抗 IgG 和抗 C_3 的滴度,有稳定红细胞膜的作用。一般 3 次/天,每次 0.2 g。本药也可与激素合用,贫血纠正后可先减少或停用激素,单用本药,疗程一般不少于一年。本药的不良反应有肝损害(表现为 ALT 上升)、多毛、脱发、肌痛及皮脂溢出。

(四)环孢素 A

环孢素 A 能抑制 T 细胞介导的同种和自身免疫反应。对激素无效的病例加用本药为 4.6 mg/(kg·d)。2 周后溶血可逐渐缓解。

(五)免疫抑制剂

用于对激素治疗无效或必须依赖大剂量泼尼松维持者,或切脾有禁忌,切脾无效者。常用药品有环磷酰胺[1.5～2 mg/(kg·d)]、硫唑嘌呤[2～2.5 mg/(kg·d)],估计 45% 的患者有较好的疗效。免疫抑制剂可与激素合用,血常规缓解后可先停激素,本药改为维持量。免疫抑制剂试用 4 周后疗效不佳的,可增加剂量或改换其他制剂。治疗期间必须密切观察血常规变化,至少每周检查一次,特别注意骨髓抑制致严重感染的预防。

(六)脾切除

脾脏是抗体的生成器官,又是致敏红细胞的主要破坏场所,对于肾上腺皮质激素治疗无效或需较大剂量才能维持缓解者,均可考虑脾切除手术治疗。切脾后血中致敏红细胞的寿命有所延长。

(七)输血

患者的自身抗体有时对输入的红细胞也产生致敏作用,对 Rh 抗原的红细胞有强烈反应,因而仅能输入缺乏这类抗原的红细胞以防溶血。输血前详加检查交叉配血试验、妊娠或输血而引起的同种抗体,如抗 Rh、抗 kell 及抗 kidd,以防溶血反应。以应用洗涤后的红细胞输注为宜。

五、护理措施

(一)一般护理措施

遵照血液病临床一般护理原则。

1.休息活动

严重贫血、急性溶血、慢性溶血合并危象的患者,应绝对卧床休息。

2.营养

给予高蛋白、高维生素、高热量易消化食物,有助于纠正贫血。溶血发作期间不吃酸性食品(各种肉类、鱼、虾等水产),选择碱性食品,如豆腐、海带、奶类及各种蔬菜水果。

3.预防感染

特别是免疫抑制剂治疗期间,更加注意皮肤黏膜的清洁护理,定时洗澡或擦浴,洗头,剪指(趾)甲,更衣和被盖,早晚刷牙,饭后漱口,保持口腔清洁。口腔内有血泡或溃疡的,定时用碘甘油涂抹或紫外线探头照射治疗。保持大便通畅,大便后清洗外阴及肛周,有痔者应坐浴(用 1:5 000 高锰酸钾液),预防肛周感染。

4.密切观察

体温、脉搏、呼吸、血压变化及用药、输血的治疗效果及不良反应。

(二)重点护理措施

(1)观察尿色、尿量并记录,如果尿色逐渐加深,甚至酱油样,说明溶血严重,以及时报告医师。尿量少时按医嘱给予利尿,警惕肾脏损害。

(2)观察巩膜皮肤黄染的变化:黄疸的轻重与溶血的程度有关,黄疸的加重标志着溶血严重,结合尿色及性质的观察及时与医师联系。

(3)苍白、头晕、乏力、活动气急:贫血所致,如果贫血发展急剧,则有可能发生晕倒和全身出现衰竭状态,故患者需安静卧床,不要突然坐起或起立,防摔倒跌伤。必要时按医嘱给予输血治疗。

(4)发热:体温较高时可用物理降温法,如头部置冰袋、温水擦浴或乙醇擦浴(有出血倾向的不用乙醇擦浴)。注意观察体温变化,如体温持续不降,可按医嘱给予解热药物。降温过程中注意水分的补充,防虚脱。

(三)治疗过程中可能出现的情况及应急措施

1.肾功能损害

密切观察尿色,出现酱油色尿、茶色尿及时留取尿标本以备送检。准确记录出入量,嘱患者多饮水,日液体入量应在 1 000 mL 以上,防止肾功能的损害。血尿者,应卧床休息并遵医嘱输注止血药及碱化利尿液体。

2.低血钙的护理

进行血浆置换时,由于血浆采用枸橼酸抗凝,枸橼酸盐与血钙络合而产生低血钙反应。因此在行血浆置换前后,应遵照医嘱适量补充钙剂。置换采用的穿刺针较粗大,应选择上臂粗大的血管,尽量做到一针穿刺成功,减少患者的痛苦。必要时可采用股静脉穿刺。并做好患者及家属的解释工作,以减少他们惧怕的心理,取得配合。

3.低血压

低血压是血浆置换的主要并发症,置换过程中密切观察患者神志及血压变化,当血压低于 $8.0/12.0$ kPa(90/60 mmHg)或患者出现心悸、胸闷等不适症状时,应遵医嘱给予吸氧及增加血容量等处理。

4.变态反应

注意观察有无变态反应,出现皮肤瘙痒、皮疹、寒战等症状时,应积极予以抗过敏治疗。

5.感染

严密监测体温的变化。体温高时及时通知医师予以对症处理,严格遵照医嘱准时输注抗生素等药物,保持皮肤的清洁卫生、保持床单及衣服的清洁干燥。病室每天紫外线照射消毒2次,并注意定时通风。做好口腔护理保持口腔的清洁卫生,早晚及饭后用漱口液漱口。做好肛周护理每晚及便后用 1:20 的碘伏液坐浴,以保持肛周的清洁。出现手(足)破溃者予以1:5 000 的高锰酸钾和1:20的聚维酮碘液交替泡手(足),4～5 次/天。化疗的护理,由于输注细胞毒性药物容易引起胃肠道的不适,因此在输注药物时,应告知患者及家属可能出现的不良反应,避免心理紧张。饮食宜清淡易消化,减少胃肠道的刺激,并应严格按照医嘱时间输注。心理护理,患者可因高热、尿液改变等表现出焦虑和紧张。在治疗护理中,主动与其沟通交流,并鼓励和安慰患者。关心、体贴他们,取得他们的信任。应向患者介绍目前医学对于本病治疗的发展,讲解该病的成功病例,积极开导,使其增强战胜疾病的信心。

(四)健康教育

1.简介疾病知识

过去临床上将温抗体型自身免疫性溶血性贫血称作获得性溶血性黄疸,这种贫血患者的机体免疫功能不正常,产生的抗体能破坏自己的正常红细胞,以致发生溶血和贫血。多数患者病程长,可有多次发作和缓解。主要表现为黄疸、尿色变深甚至酱油色,同时有不同程度的贫血及其引起的症状。本病有原发性和继发性两种。原发性诱发病因不清楚,继发性是由于身患某些疾病而引起本病发作,其预后决定于原发病的性质。

2.心理指导

急性溶血发作而产生系列症状,患者或患儿家长多有恐惧、焦虑心理,应给予安慰和鼓励,使其对治疗增强信心及安定情绪。不少患者因同时存在难治性疾病,如恶性肿瘤、红斑狼疮等,易产生消极心理。护理工作中注意观察,了解患者心态,给予心理支持,提供生活上的帮助,疏导不良情绪,有利于配合治疗。

3.检查、治疗指导

检查前向患者说明检查的项目、目的和留标本的方法等。患者及患儿的家长易对反复取血或骨髓检查有顾虑,给予耐心解释,使之理解检查的意义并主动配合。指导患者观察尿色及留尿标本的方法。治疗过程中向患者说明药物的治疗作用和可能的不良反应,如激素、达那唑、免疫抑制剂或输血等治疗,使之主动配合治疗,观察疗效和不良反应,有利于及时调整药物治疗方案和处置不良反应。对于激素、达那唑等药物引起患者外观形象的变化,要耐心解释待病情好转停药后将自行消失,消除患者的顾虑,有助于坚持治疗。

4.饮食指导

溶血发作期间避免食用酸性食品,有利于保护肾脏。常见的酸性食品是猪肉、牛肉、鸡肉、蛋黄、鲤鱼、鳗鱼、牡蛎、干鱿鱼、虾、白米、面粉制品、花生、啤酒等。为纠正贫血应增加营养的摄入,指导患者选用高蛋白、高维生素食品,瘦肉、蛋类、乳类、鱼虾水产类、豆腐及其制品均为高蛋白食品。膳食做到荤素搭配,辅以各种新鲜蔬菜及水果,以增加多种维生素的摄入量。主食可按个人习惯选用。食欲差者可少食多餐,增加用餐次数,提高营养的摄入量。

5.休息活动指导

急性溶血发作或严重贫血者应卧床休息以减少耗氧。轻度贫血、恢复期患者可进行适当活动。患者要保证充足的睡眠,可适当看电视、听广播等,但不可疲劳过度。

6.出院指导

向患者交代坚持服药治疗,按医嘱定期复诊。指导患者注意观察巩膜有无黄染情况,尿色变化,如出现异常及时留尿来院检查,注意预防感冒。

(刘盈盈)

第四节　遗传性球形红细胞增多症

一、定义

遗传性球形红细胞增多症是一种红细胞膜异常的遗传性溶血性贫血。是常染色体显性遗传,由8号染色体短臂缺失,患者红细胞膜骨架蛋白有异常,引起红细胞膜通透性增加,钠盐被动性流入细胞内,凹盘形细胞增厚,表面积减少接近球形,变形能力减退。其膜上 Ca^{2+}-Mg^{2+}-ATP 酶受到抑制,钙沉积在膜上,使膜的柔韧性降低。这类球形细胞通过脾脏时极易发生溶血。

二、临床表现

男女均可发病。常染色体显性型特征为贫血、黄疸及脾大。临床根据疾病的严重度分为3种:轻型多见于儿童,由于患儿骨髓代偿功能好,可无或仅有轻度的贫血及脾大;中间型多为成年发病,可有轻及中度贫血及脾大;重型患者贫血严重,常依赖输血,生长迟缓,面部骨结构改变似海洋性贫血,偶尔或一年内数次出现溶血或再障危象。常染色体隐性遗传者也多有显著贫血及巨脾,频发黄疸。患者溶血或再障危象常因感染、妊娠或情绪激动而诱发,表现为寒战、高热、恶心呕吐、急剧贫血,可持续几天或1～2周。约50%的患者可发生的并发症为胆石症。这是由于胆红素排泄过多而沉淀于胆道内产生结石。其次的并发症为踝以上腿部慢性溃疡,常迁延不愈。

患者可并发再障危象,常为短小病毒感染或叶酸缺乏所引起。患者表现为发热、腹痛、呕吐、网织红细胞数减少,严重时全血细胞数减少,一般持续10～14天。贫血加重时并不伴黄疸加深。

三、诊断

(一)临床症状及体征

(1)贫血轻重不等,于再障危象或溶血危象时加重,多表现为正细胞贫血。

(2)黄疸或轻或重。

(3)脾脏可轻度至中度肿大,多同时有肝大,常有胆囊结石。

(4)半数以上病例有阳性家族史,多呈常染色体显性遗传。

(二)实验室检查

(1)外周血可见小球形红细胞增多。

(2)红细胞渗透脆性(OF)高于正常值。

(3)自溶试验(48小时)溶血>5%。

(4)酸化甘油溶血试验阳性。

(5)应用SDS聚丙烯酰胺凝胶电泳进行红细胞膜蛋白分析可见收缩蛋白等膜骨架蛋白缺少。

四、治疗

脾切除手术治疗疗效显著,可使90%以上病例获得临床和血常规的进步,使持续多年的黄疸和贫血在手术后大都很快消失,但一定程度的球形红细胞依然存在,红细胞渗透脆性仍然增高,但因脾脏已不存在,故红细胞不再过早地从血循环中被清除。因此红细胞生存时间有所延长,甚至接近正常,但不能完全恢复正常。少数病例切脾后可能复发,其原因多是手术残留副脾。小儿患者宜在6.5岁以后手术治疗。为减少严重的感染并发症,术前可应用肺炎双球菌疫苗预防接种,术后应用抗生素预防感染。如果患者合并胆石症,脾切除时同时行胆囊切除术。少数重型或有溶血危象及再障危象时需输血治疗。手术后给予患者有效的半卧位,密切观察体温、脉搏及血压,保护伤口敷料避免脱落和污染,注意有无渗血,如有异常及时与医师联系处理,术后切口疼痛按医嘱应用止痛剂以减轻痛苦。

五、护理措施

(一)一般护理措施

1.休息活动

严重贫血、急性溶血合并溶血危象及再障危象者绝对卧床休息,提供周到的生活照顾;慢性轻度或中度贫血患者可酌情适当下床活动;切脾手术后按腹部手术护理常规以早期活动为宜,酌情先床上变换体位,逐渐增加活动量,有利于肠蠕动恢复而早进食,促进康复。

2.注意个人卫生

皮肤、黏膜、毛发勤洗/擦浴及更换内衣,定期洗头、理发和剃须。患者皮肤瘙痒严防搔抓破损继发感染,指(趾)甲经常修剪。轻症者坚持刷牙漱口,重症或脾切除术后禁食期间给予特殊口腔护理,消除口臭,预防口腔或呼吸道感染。

3.营养

提供高蛋白、高维生素易消化的饮食,禁忌用油腻及刺激性食品。脾切除后禁食期间静脉输液补充水分和营养。

4.心理

鼓励安慰及耐心解释,消除患者顾虑,尤其对手术治疗的恐惧心理。

5.其他

为患者提供清洁、舒适的休养环境,定时进行空气消毒,保持环境的洁净度。限制患者活动范围,避免腹压增加的因素,如突然弯腰、便秘及情绪激动等。

(二)重点护理措施

(1)严重贫血、急性溶血合并溶血危象及再障危象的患者,应绝对卧床休息;遵医嘱给予输入红细胞治疗,在输血过程中应严格核对,检查血液质量,不要在室温下放置超过30分钟,输血过程中,加强巡视,注意观察患者的反应。

(2)感染:脾切除手术后注意切口处敷料的清洁,有无渗血,以及时换药,防止切口处感染。

(3)严密观察血压、脉搏、体温、呼吸各项生命体征的变化,特别是血压的变化,以及时准确记录。

(三)治疗过程中可能出现的情况及应急措施

1.黄疸

多数患者黄疸较轻,有的患者仅有巩膜黄染,但可因情绪波动、受凉和感染而加重,故护理中注意使患者避免以上不良因素的影响,注意观察黄疸的消退或加重情况并做记录。

2.贫血

多为轻度或中度,儿童患者合并感染时贫血加重,这是由于感染期溶血加剧,同时感染可引起骨髓抑制的缘故。故预防感染非常重要,制定患者躯体、环境的清洁、消毒措施,避免受凉感冒继发感染,注意饮食卫生。贫血严重而心悸、气短、乏力者卧床休息以减少耗氧。

3.脾大

一般轻至中度,质硬。注意观察腹围变化并记录。

4.溶血或再障危象患者

表现为寒战、高热、恶心、呕吐、急剧贫血,多因诱发因素如感染、情绪激动、妇女妊娠而引起。出现此种情况按医嘱给予对症治疗,一般7～10天可缓解。指导患者注意预防感染,避免情绪激动。

5.下肢慢性溃疡

以无菌敷料包扎保护创面,定时换药,清洁消毒创面及周围皮肤,卧床时抬高患肢,穿宽大的裤子。

6.胆结石、腹痛

及时报告医师给予合理的处理,在未明确腹痛原因时不能随便给止痛剂。经医师鉴别诊断确为胆石症,按医嘱给予解痉止痛药物,继续观察腹痛情况。

(四)健康教育

1.简介疾病知识

遗传性球形红细胞增多症是一种因红细胞膜的缺陷而引起的溶血性贫血病。多数患者为先天遗传致发病。患者表现主要是贫血、黄疸和脾大,血化验检查可见红细胞膜结构不正常,原凹盘形的红细胞呈球形,其生存期比正常红细胞缩短,脆性增加易破坏而溶血,从而引起贫血及黄疸。可因某些诱因使症状加重,如感染、劳累、妊娠等,可引起溶血及再生障碍危象。脾切除手术疗效良好,术后一般均能使临床症状和血常规获得进步。

2.心理指导

患者因患慢性遗传性贫血疾病而苦恼,要给予安慰,引导其正确面对患病的现实。通过向患者介绍疾病知识和治疗方法及疗效,使之增加治疗的信心。患者多对手术有恐惧心理,易出现寝食不安状态,应耐心解释、说明手术治疗的配合方法,术前准备和术后护理知识等,使之有一定的心理准备。术前按医嘱应用镇静药物以保证充分的睡眠,有利于平静心绪。

3.检查治疗指导

为了解贫血的进展程度,需随时检查血常规,患者因贫血常对采血有顾虑,应解释血常规检查的必要性,说明采血量极少,对病情没有不良影响,同时向其家属说明求得协助配合。接受脾切除手术的患者,术前要按医嘱充分的准备,贫血重的可能需输血,术前一日需洗澡更衣、腹部皮肤准备。手术当日晨禁食,接受术前给药后由手术室护士接往手术室。手术室巡回护士要与患者沟通,耐心指导需要患者配合的事项,多安慰、鼓励,使患者消除陌生及不安全感。术后回病房应半卧位,减少腹部吻合口张力,有利于愈合。一般术后肠蠕动恢复正常之前禁饮食,以静脉补充营养和水分。

4.饮食指导

患者贫血应补充高蛋白、高维生素的食品。要求清淡易消化,禁忌油腻及刺激食品。可选用瘦肉、蛋禽类、豆制品、水果、蔬菜搭配食用。平时多饮水。患者如果手术治疗,于脾切除术之前晚便应改为流食,手术当日晨起停进食物和水,一直到术后胃肠功能恢复(有肛门排气后),按医嘱用饮食。术后进食当从流食－半流食－普通食逐渐恢复正常饮食,不可操之过急,仍以高蛋白、高维生素食品为宜。

5.休息活动指导

严重贫血、急性溶血危象及再生障碍危象期的患者应绝对卧床休息,慢性轻度或中度贫血患者可酌情下床活动,也可安排适量的娱乐活动,如观看电视、听广播、读书看报等,但不可过度疲劳。生活应有规律,保证充足的睡眠。脾切除手术后的患者,如果贫血不重,一般状态良好的,以早期活动为宜,手术当日可在床上变换卧位,次日起根据病情酌情由人扶坐起,逐渐沿床边活动片刻,以能承受、不疲劳为度。早期活动能增加肺通气量,有利于气管分泌物排出,减少肺的并发症并促进肠蠕动恢复,增进食欲。患者术后贫血较重,身体过于虚弱者,不要勉强离床活动。

6.出院指导

(1)未经手术治疗而病情缓解的患者出院后继续注意不要过度劳累,约束活动范围,预防感染及避免情绪波动。

(2)经切脾治疗的患者,尽管临床症状明显好转,但红细胞的缺陷继续存在,红细胞生存时间有所延长,甚至接近正常,但不能完全恢复正常,患者应注意生活起居规律有序,不做重体力劳动和剧烈运动。

(3)按医师要求定期来院复查。

(4)病情如有反复的征象随时来院就诊。

(刘盈盈)

第五节 白 血 病

白血病是一类造血干细胞的恶性克隆性疾病,因白血病细胞自我更新增强、增殖失控、分化障碍、凋亡受阻,而停滞在细胞发育的不同阶段。在骨髓和其他造血组织中,白血病细胞大量增生累积,使正常造血受抑制并浸润其他器官和组织。根据白血病细胞的成熟程度和自然病程,将白血病分为急性和慢性两大类。在恶性肿瘤所致的死亡率中,白血病居第六位(男性)和第八位(女性),但在儿童及 35 岁以下成人中则居第一位。

一、急性白血病

急性白血病(AL)是造血干细胞的恶性克隆性疾病,发病时骨髓中异常的原始细胞及幼稚细胞大量增殖并抑制正常造血,广泛浸润肝、脾、淋巴结等各种脏器。国际上常用的法美英 FAB 分类法将 AL 分为急性淋巴细胞白血病(ALL)和急性髓系白血病(AML)。ALL 又分为 3 个亚型,包括 L_1 型、L_2 型、L_3 型。AML 又分为 8 个亚型,包括急性髓细胞白血病微分化型(M_0)、急性粒细胞白血病未分化型(M_1)、急性粒细胞白血病部分分化型(M_2)、急性早幼粒细胞白血病(APL,M_3)、急性粒-单核细胞白血病(M_4)、急性单核细胞白血病(M_5)、急性红白血病(M_6)、急性巨核细胞白血病(M_7)。

(一)临床表现

AL 起病急缓不一。急者可以表现突然高热,类似"感冒",也可以是严重出血。缓慢者常为脸色苍白、皮肤紫癜,月经过多或拔牙后出血难止而就医时被发现。

1.贫血

常为首发症状,呈进行性加重,半数患者就诊时已为重度贫血。

2.发热

白血病本身能引起发热,但大多数由继发感染所致,主要表现为持续低热或高热甚至超高热,可伴畏寒、出汗等。感染可发生在各个部位,以口腔炎、牙龈炎、咽峡炎最常见。长期应用抗生素者,可出现真菌感染。

3.出血

出血可发生在全身各部位,以皮肤瘀点、瘀斑、鼻出血、牙龈出血、月经过多为多见。眼底出血可致视力障碍,严重时发生颅内出血而导致死亡,APL 易并发 DIC 而出现全身广泛性出血。

4.器官和组织浸润的表现

淋巴结肿大和肝脾大;胸骨下端局部压痛;部分 AML 可伴绿色瘤;牙龈增生、肿胀;皮肤出现蓝灰色斑丘疹;可引起中枢神经系统白血病(CNSL);睾丸出现无痛性肿大,多为一侧性;肺、心、消化道、泌尿生殖系统等均可受累。

(二)辅助检查

1.血常规

大多数患者白细胞数增多,也有部分白细胞数正常或减少,有不同程度的正细胞性贫血,约 50% 的患者血小板数低于 $60×10^9/L$,晚期血小板数极度减少。

2.骨髓细胞学检验

骨髓细胞学检验是诊断 AL 的主要依据和必做检查。多数患者的骨髓细胞学呈增生明显活跃或极度活跃,以有关系列的原始细胞、幼稚细胞为主,若原始细胞占全部骨髓有核细胞的 30% 以上,则可做出 AL 的诊断。

3.细胞化学

主要用于急淋、急粒及急单白血病的诊断与鉴别诊断。

4.免疫学检查

通过针对白血病细胞表达的特异性抗原的检测,分析细胞所属系列、分化程度和功能状态,以区分 ALL 与 AML 及其各自的亚型。

5.染色体和基因改变

AL 常伴有特异的染色体和基因改变,并与疾病的发生、发展、诊断、治疗与预后关系密切。

6.血液生化检查

血清尿酸浓度升高,患者并发 DIC 时出现凝血异常,血清乳酸脱氢酶(LDH)可升高。

(三)治疗要点

治疗原则是根据患者的 MICM(细胞形态学、免疫学、细胞遗传学和分子遗传学)分型结果及临床特点进行预后危险分层,按照患者意愿、经济能力,选择并设计最佳完整、系统的治疗方案。

1.对症支持治疗

(1)紧急处理高白细胞血症:一旦出现高白细胞血症($>100\times10^9$/L)可使用血细胞分离机,单采清除过高的白细胞,同时给予化疗和水化。应预防高尿酸血症、酸中毒、电解质平衡紊乱和凝血异常等并发症。

(2)防治感染:发热时应及时查明感染部位及查找病原菌,使用有效抗生素。应用 G-CSF 可缩短粒细胞缺乏期。

(3)成分输血支持:严重贫血可吸氧,输浓缩红细胞,维持 Hb>80 g/L,但白细胞淤滞症时不宜立即输红细胞。血小板低者可输单采血小板悬液。

(4)防治高尿酸血症肾病:鼓励患者多饮水,最好 24 小时持续静脉补液,使每小时尿量>150 mL并保持碱性尿,在化疗同时给予别嘌醇以抑制尿酸合成。当患者出现少尿和无尿时,应按急性肾衰竭处理。

2.抗白血病治疗

AL 治疗分为两个阶段,即诱导缓解和缓解后治疗。诱导缓解主要通过联合化疗,使患者迅速获得完全缓解(CR):白血病的症状和体征消失,血常规的白细胞分类中无白血病细胞,骨髓细胞学检验中相关系列的原始细胞与幼稚细胞之和$\leqslant5\%$。缓解后治疗主要方法为化疗和造血干细胞移植,诱导缓解获 CR 后,体内仍有残留的白血病细胞,称为微小残留病灶(MRD),必须进一步降低 MRD,以防止复发、争取长期无病生存(DFS)甚至治愈(DFS 持续 10 年以上)。

(四)护理措施

1.一般护理

(1)饮食:给予高热量、高蛋白、高维生素、适量纤维素、清淡、易消化饮食,多食新鲜水果、蔬菜。避免进食高糖、高脂、产气过多和辛辣的食物。注意卫生,食物要煮熟,牛奶要消毒。

(2)运动与休息:根据患者情况制订合理的活动量。注意休息,劳逸结合。

2.病情观察

密切观察患者生命体征变化,注意监测患者血常规及骨髓细胞学情况,观察患者有无贫血、出血及感染症状,观察患者化疗后的不良反应。

3.对症护理

(1)静脉炎及组织坏死的防护。①合理选择静脉:最好采用中心静脉或深静脉留置导管。若使用浅表静脉,应选择有弹性且直的大血管,避免在循环功能不良的肢体进行注射。②避免药液外渗:静脉注射化疗药前先用生理盐水冲路,确定在静脉内方可注入药物,边抽回血边注药,以保证药液无外渗。应用多种药物时,先用对血管刺激性小的药物,药物输注完毕再用生理盐水10~20 mL 冲洗后拔针,以减轻药物对局部血管的刺激。③化疗药外渗的处理:立即停止注入,边回抽边退针,不要立即拔针,并行利多卡因环形封闭,范围大于渗漏区,局部冷敷有一定效果,抬高受累部位,促进局部外渗药液的吸收。④静脉炎的处理:局部血管禁止静脉注射,患处勿受压,使用喜疗妥等药物外敷,鼓励患者多做肢体活动,以促进血液循环,遵医嘱进行理疗。

(2)骨髓抑制的防护:多数化疗药物化疗后第 7~14 天骨髓抑制作用最强,恢复时间多为之后的 5~10 天。化疗期间定期复查血常规,每次疗程结束后复查骨髓细胞学,以了解骨髓抑制程度。一旦出现骨髓抑制,加强贫血、感染和出血的预防、观察及护理。

(3)消化道反应的防护:恶心、呕吐、食欲缺乏等消化道症状多出现在用药后 1~3 小时,持续数小时到 24 小时不等,体弱者出现症状较早且较重。①为患者提供一个安静、舒适、通风良好的休息与进餐环境,避免不良刺激。②避免在治疗前后两小时内进食,当出现恶心、呕吐时应暂缓或停止进食,以及时清除呕吐物,保持口腔清洁。治疗前 1~2 小时给予止吐药物。③给予高热量、高蛋白、高维生素、适量纤维素、清淡、易消化饮食,以半流质为主。少量多餐,避免进食高糖、高脂、产气过多和辛辣的食物,进食后适当活动,休息时取坐位和半卧位,避免饭后立即平卧。④减慢化疗药输入速度,无法进食者给予静脉补充营养。

(4)口腔溃疡的护理:对已发生口腔溃疡者,应给予口腔护理,每天两次。指导患者漱口液含漱及溃疡用药方法,每次 15~20 分钟,每天至少 3 次。餐后及睡前用漱口水含漱后,将药涂于溃疡处,涂药后禁食 2~3 小时。

(5)心脏毒性的预防和护理:柔红霉素,多柔比星,高三尖杉酯碱类药物可引起心肌及心脏传导损害。用药前后监测心率、心律、血压。滴数<40 滴/分。

(6)肝功能损害的防护:甲氨蝶呤、门冬酰胺酶对肝功能有损害,监测肝功能,观察患者有无黄疸。

(7)脱发的护理。①化疗前心理护理:向患者说明化疗必要性及化疗可能导致脱发的现象,告知结束后头发会再生,使其有充分的心理准备,坦然面对。②出现脱发后的心理护理:评估患者的感受,鼓励表达内心感受,指导患者使用假发,戴帽子,协助其重视自身能力和优点,鼓励家属支持,病友分享,参与正常社交。

(8)鞘内注射化疗药物的护理:推注速度宜慢,注毕嘱患者去枕平卧 4~6 小时,注意观察有无头痛、呕吐、发热等化学性脑膜炎及其他神经系统损害的症状。

4.用药护理

VCR 能引起末梢神经炎,出现手足麻木感,停药后可逐渐消失。L-ASP 可引起变态反应,用药前先皮试。APL 治疗过程中可能出现分化综合征,主要临床表现为发热、体重增加、肌肉骨骼疼痛、呼吸窘迫、肺间质浸润、胸腔积液、心包积液、皮肤水肿、低血压、急性肾衰竭甚至死亡。

一旦出现应及时给予大剂量糖皮质激素,暂时停服维 A 酸,症状消失后可继续使用,对症或辅助治疗如吸氧、利尿、白细胞单采清除和联合化疗等。ATO 不良反应有肝功能损害,心电图 QT 间期延长等。少数患者对别嘌醇会出现严重皮肤过敏,应注意。CTX 可导致出血性膀胱炎,嘱患者多饮水,每天 3 000 mL 以上;MTX 可引起口腔黏膜及消化道黏膜溃疡,嘱患者勤用亚叶酸钙溶液含漱。

5.心理护理

认真评估各个时期患者的心理状况,耐心倾听,鼓励患者表达,向患者介绍已缓解的典型病例,组织患者之间进行养病经验的交流。

6.健康指导

(1)向患者及其家属说明疾病相关知识,保证充足睡眠,适当健身活动,如散步、打太极拳等。

(2)指导患者进食高蛋白、高热量、高维生素、清淡、易消化少渣软食,避免辛辣刺激,多饮水,多食蔬菜、水果。

(3)注意保暖,讲究个人卫生,学会监测体温,掌握预防感染、贫血、出血的自我护理知识。

(4)嘱患者按计划、按时化疗,定期门诊复查,发现出血、发热及骨、关节疼痛应立即就医。

二、慢性白血病

慢性白血病(CL)按细胞类型分为慢性髓系白血病、慢性淋巴细胞白血病及少见类型的白血病,如毛细胞白血病、幼淋巴细胞白血病等。

(一)慢性髓系白血病

慢性髓系白血病(CML)简称慢粒,是一种发生在早期多能造血干细胞上的恶性骨髓增殖性疾病,主要涉及髓系。病程发展缓慢,脾大,外周血粒细胞显著增多且不成熟。CML 分为慢性期(CP)、加速期(AP)和最终急变期(BP/BC)。本病各年龄组均可发病,以中年最多见。

1.临床表现

(1)慢性期:CP 一般持续 1~4 年,患者有乏力、低热、多汗或盗汗、体重减轻等代谢亢进的症状,由于脾大而自觉左上腹坠胀感。部分患者胸骨中下段压痛。

(2)加速期:发热、虚弱、体重下降,脾脏迅速增大,骨、关节痛及逐渐出现贫血、出血。原来治疗有效的药物无效。

(3)急变期:急性期表现与 AL 类似,多数为急粒变,20%~30%为急淋变。

2.辅助检查

(1)慢性期。①血常规:白细胞数明显升高,粒细胞数显著增多,以中性中幼、晚幼和杆状核粒细胞居多,血小板数多在正常水平,部分患者增多,晚期血小板数减少,并出现贫血。②骨髓细胞学:骨髓增生明显至极度活跃,以粒细胞为主,粒红比例明显升高,原始细胞<10%。③中性粒细胞碱性磷酸酶(NAP):活性减低或呈阴性反应。④染色体检查:95%以上 CML 细胞中出现 Ph 染色体,显带分析为 t(9;22)(q34;q11)。⑤血液生化:血清及尿中尿酸浓度升高,血清乳酸脱氢酶升高。

(2)加速期:外周血或骨髓原始细胞≥10%;外周血嗜酸性粒细胞>20%;不明原因的血小板数进行性减少或增加;除 Ph 染色体以外又出现其他染色体异常;粒-单系祖细胞集簇增加而集落减少;骨髓活检示胶原纤维显著增生。

(3)急变期:骨髓中原始细胞或原淋+幼淋或原单+幼单>20%;外周血中原粒+早幼粒细

胞＞30％,出现髓外原始细胞浸润。

3.治疗要点

治疗原则是应着重于慢性期早期治疗,避免疾病转化,力争细胞遗传学和分子生物学水平上的缓解。

(1)CP的治疗。①分子靶向治疗:应用第一代酪氨酸激酶抑制剂(TKI)甲磺酸伊马替尼(IM),对伊马替尼不能耐受或无效的患者,可选择第二代TKI尼洛替尼或达沙替尼。②干扰素-α(IFN-α)应用:该药与小剂量阿糖胞苷联合使用,可提高疗效。③其他药物治疗。羟基脲(HU):起效快,作用时间短。白消安(BU,马利兰):起效慢且后作用长,剂量不易掌握。其他药物:Ara-C、HHT、ATO等。④异基因造血干细胞移植(allo-HSCT):是唯一可治愈CML的方法。

(2)进展期的治疗:AP和BC统称为CML的进展期。AP患者可采用加量TKI治疗,BC患者采用加量TKI及联合化疗,两者回到CP后,立即行allo-HSCT治疗。

4.护理措施

(1)一般护理:保证充足的休息和睡眠,适当锻炼,劳逸结合。进食高热量、高蛋白、高维生素、易消化吸收的饮食。

(2)病情观察:每天测量患者脾脏的大小、质地并做好记录。注意脾区有无压痛,观察有无脾栓塞或脾破裂的表现;化疗期间定期监测血常规、血尿酸和尿尿酸的含量及尿沉渣检查等,记录24小时液体出入量,观察有无血尿或腰痛的发生。

(3)对症护理。①疼痛护理:患者发生脾胀痛时,可置患者于安静、舒适的环境中,卧床休息,减少活动,左侧卧位,宜少食多餐,尽量避免弯腰和碰触腹部。②尿酸性肾病护理:鼓励患者多饮水,化疗期间每天3 000 mL以上,遵医嘱口服别嘌醇和碳酸氢钠,24小时持续静脉补液,保证足够的尿量。在化疗给药前或给药后遵医嘱给予利尿剂。

(4)用药护理。①白消安:长期用药可出现皮肤色素沉着,精液缺乏及停经,肺纤维化等,现已较少应用于临床。②干扰素-α:常见不良反应包括乏力、发热、疲劳、头痛、畏食、恶心、肌肉及骨骼疼痛等流感样症状和体重下降、肝功能异常等。预防性使用对乙酰氨基酚等能够减轻流感样症状。部分患者常需减量,同时定期检查肝、肾功能及血常规。③伊马替尼:常见的非血液学不良反应包括水肿、肌痉挛、腹泻、恶心、肌肉骨骼痛、皮疹、腹痛、肝酶升高、疲劳、关节痛和头痛等,但一般症状较轻微。血液学不良反应包括白细胞、血小板数减少和贫血,可应用造血生长因子,严重者需减量或暂时停药,定期监测血象。

(5)健康指导:向患者及家属讲解疾病相关知识,给予高热量、高蛋白、高维生素易消化的饮食,慢性期病情稳定时,保证充足休息,适当运动,可工作或学习,按时服药,配合治疗,注意各种不良反应,定期监测血象,出现贫血加重、发热、腹部剧烈疼痛者,应及时就医。

(二)慢性淋巴细胞白血病

慢性淋巴细胞白血病(CLL)简称慢淋,是一种进展缓慢的B淋巴细胞增殖性肿瘤,以外周血、骨髓、脾脏和淋巴结等淋巴组织中出现大量克隆性B淋巴细胞为特征。CLL均起源于B细胞。本病在欧美各国是最常见的白血病,而在我国、日本及东南亚国家较少见。90％患者在50岁以上发病,男女比例2:1。

1.临床表现

起病缓慢,多无自觉症状,淋巴结肿大常为就诊的首发症状,以颈部、腋下、腹股沟淋巴结为主。肿大的淋巴结较硬,无压痛,可移动。早期可出现疲乏、无力,随后出现食欲缺乏、消瘦、低热和盗汗等,晚期易发生贫血、出血、感染。

2.辅助检查

(1)血常规:淋巴细胞持续增多,晚期血红蛋白、血小板数减少。

(2)骨髓细胞学:有核细胞增生明显活跃,红细胞、粒细胞及巨核细胞数均减少,淋巴细胞≥40%,以成熟淋巴细胞为主。

(3)免疫学检查:淋巴细胞具有单克隆性,呈现 B 细胞免疫表型特征。

(4)细胞遗传学:部分患者出现染色体异常,基因突变或缺失。

3.治疗要点

治疗原则是提高 CR 率,并尽可能清除微小残留病灶。

(1)化学治疗:烷化剂有 CLB、CTX、苯达莫司汀;嘌呤类似物有 FLU;糖皮质激素。

(2)化学免疫治疗:FCR 方案(FLU+CTX+R),其中 R 为利妥昔单抗。

(3)造血干细胞移植:CLL 患者年龄较大,多数不适合移植治疗。

(4)并发症治疗:积极抗感染治疗,反复感染者可静脉输注免疫球蛋白;并发自身免疫性溶血性贫血或血小板减少可用较大剂量糖皮质激素,无效且脾大明显者,可考虑切脾。

4.护理措施

(1)一般护理:卧床休息,采取舒适卧位,进食高热量、高维生素、营养丰富的软食,摄取足够的水分。

(2)病情观察:定期监测体温,观察感染的症状、体征及其变化情况。

(3)对症护理:高热患者可给予物理降温,必要时遵医嘱给予药物降温,以及时更换衣物,保持皮肤清洁干燥;严重贫血患者应给予常规氧气吸入,以改善组织缺氧,可给予患者输血以减轻贫血和缓解机体的缺氧症状。

(4)用药护理:主要包括化疗药物不良反应的护理、干扰素-α 不良反应的护理。

(5)健康指导:向患者说明遵医嘱坚持治疗的重要性,保证充足的休息,适当活动,注意饮食,定期复查血象,出现发热、出血或其他感染迹象应及时就诊。

(刘盈盈)

第六节　多发性骨髓瘤

多发性骨髓瘤(multiple myeloma,MM)是恶性浆细胞病中最常见的一种类型。骨髓中有大量的异常浆细胞(或称骨髓瘤细胞)克隆性增殖,引起广泛溶骨性骨骼破坏、骨质疏松,血清中出现单克隆免疫球蛋白(M 蛋白),正常的多克隆免疫球蛋白合成受抑制,尿中出现本-周蛋白,从而引起不同程度的肾损害、贫血、免疫功能异常。发病年龄大多在 50～60 岁,男女之比为3∶2。根据血清 M 成分的特点可分为 IgG 型、IgA 型、IgD 型、IgM 型、IgE 型、轻链型、非分泌型及双克隆或多克隆免疫球蛋白型,其中 IgG 型最常见。

一、病因与发病机制

可能与病毒感染、电离辐射、接触工业或农业毒物,慢性抗原刺激及遗传因素有关。

二、临床表现

(一)骨骼损害
骨痛为常见症状,以腰骶部最多见,有自发性骨折的可能。

(二)感染
细菌和病毒感染。

(三)贫血
部分患者以贫血为首发症状。

(四)高钙血症
呕吐、乏力、意识模糊、多尿或便秘等。

(五)肾功能损害
蛋白尿、管型尿和急、慢性肾衰竭。

(六)高黏滞综合征
头晕、眼花、耳鸣、手指麻木、冠状动脉供血不足、慢性心力衰竭、意识障碍甚至昏迷。

(七)出血倾向
鼻出血、牙龈出血和皮肤紫癜多见。

(八)淀粉样变性和雷诺现象
常见舌肿大、腮腺肿大、心脏扩大、腹泻便秘、皮肤苔藓样变、外周神经病变及肝肾功能损害等。如 M 蛋白为冷球蛋白,出现雷诺现象。

(九)髓外浸润
器官肿大、神经损害、髓外骨髓瘤、浆细胞白血病。

三、辅助检查

(一)血常规
正常细胞性贫血,晚期可见大量骨髓瘤细胞。

(二)骨髓细胞学
浆细胞异常增生,并伴有质的改变。

(三)血液生化检查
1.单株免疫球蛋白血症的检查
蛋白电泳出现 M 蛋白;免疫电泳发现重链;血清免疫球蛋白定量测定发现 M 蛋白增多,正常免疫球蛋白减少。

2.血钙、磷测定
高钙血症;晚期肾功能减退,血磷也升高。

3.血清 β_2 微球蛋白和蛋白测定
可评估肿瘤负荷及预后。

4.C 反应蛋白(CRP)和血清乳酸脱氢酶(LHD)测定

反应疾病的严重程度。

5.尿和肾功能监测

90%患者有蛋白尿,血清尿素氮和肌酐可升高,约半数患者尿中出现本-周蛋白。

(四)影像学检查

X 线检查、CT、MRI 等。

四、治疗

治疗原则是:无症状或无进展的患者可以观察,每 3 个月复查 1 次。有症状的患者应积极化疗及造血干细胞移植。

(一)化学治疗

常用化疗方案见表 7-1。来那度胺是一种有效的沙利度胺类似物,与地塞米松联合用于治疗复发或难治性 MM。

表 7-1　骨髓瘤常用联合治疗方案

方案	药物
MPT	美法仑(马法兰)、泼尼松、沙利度胺
VAD	长春新碱、阿霉素、地塞米松
PAD	硼替佐米、阿霉素、地塞米松
VADT	长春新碱、阿霉素、地塞米松、沙利度胺
DT	地塞米松、沙利度胺
DTPAEC	地塞米松、沙利度胺、顺铂、阿霉素、环磷酰胺、依托泊苷

(二)骨病的治疗

双膦酸盐有抑制破骨细胞的作用。

(三)高钙血症

水化、利尿;使用双膦酸盐;糖皮质激素和/或降钙素。

(四)贫血

可考虑使用促红细胞生成素治疗。

(五)肾功能不全

水化、利尿;有肾衰竭者,应积极透析;慎用非甾体消炎镇痛药;避免使用静脉造影剂。

(六)高黏滞血症

血浆置换可作为症状性高黏血症患者的辅助治疗。

(七)感染

若出现症状应用抗生素治疗。

(八)干细胞移植

自体干细胞移植可提高缓解率,清髓性异基因干细胞移植可在年轻患者中进行,常用于难治性、复发患者。

五、护理措施

(一)一般护理

1.饮食

给予高热量、低蛋白、富含维生素、易消化饮食,肾功能不全者给予低盐饮食,保证每天饮水量 2 000~3 000 mL。

2.运动与休息

注意卧床休息,使用硬板床或硬床垫,适度运动,劳逸结合,不做剧烈活动和扭腰、转体等动作。翻身时,动作轻柔,避免拖拉硬拽。骨质疏松患者不宜久站、久坐或较长时间固定于一种姿势。

(二)病情观察

注意观察患者疼痛的程度、性质及患者对疼痛的反应;密切监测患者体温变化,观察有无乏力,头晕、眼花、耳鸣等症状;观察出血的部位、主要表现形式、发展或消退情况;严密观察患者皮肤情况,预防压疮发生。观察尿常规、尿液性质、尿量等。

(三)对症护理

1.疼痛护理

协助患者睡硬板床,采取舒适卧位,适当按摩病变部位,避免用力过度。护士应耐心倾听患者对疼痛的主述,安抚患者,使其情绪稳定。指导患者放松,采用听音乐、自我暗示、按摩、针灸等方法转移注意力。遵医嘱应用镇痛药,选择合适的镇痛药及给药途径,密切关注疗效及不良反应。

2.躯体活动障碍护理

保持床单平整干燥,避免潮湿、皱褶等物理刺激;协助患者更换体位,适度床上活动。截瘫患者应保持肢体功能位,保持皮肤清洁干燥,严密观察皮肤情况,预防压疮发生。

3.排尿异常护理

密切观察患者尿量、颜色、性质,鼓励患者多饮水,遵医嘱给予患者碱化、利尿等措施。

4.受伤危险的护理

确保环境安全,地面干燥,夜间应保持病室仍有微弱灯光,家属陪伴活动;出现手指麻木时,嘱患者不要接触锐器及过烫的物品。

(四)用药护理

1.美法仑

最常见的不良反应是骨髓抑制,可导致白细胞和血小板计数减少,30％以上的患者口服后可出现胃肠道不适,如恶心、呕吐等,可相应给予保护胃黏膜的药物或止吐药物。

2.沙利度胺

抑制血管生成,其不良反应有镇静作用,困倦、头晕等。注意不能从事高空作业,停药后可以消退,长期大剂量使用本品可出现多发性神经炎、感觉异常等现象,一旦出现应立即停药。

3.硼替佐米

不良反应主要有疲劳、乏力、恶心、腹泻、食欲缺乏、周围神经病、发热等,应严密观察,给予相应措施。

4.双膦酸盐

使用静脉制剂应严格掌握输注速度。

(五)心理护理

多发性骨髓瘤患者治疗时间长,病情反复,病理性骨折导致其疼痛难忍,生活质量下降,心理负担较重。护士应及时与患者沟通,关心、体贴、安慰患者,使其获得情感支持,增强战胜疾病的信心,积极配合治疗。

六、健康指导

向患者及家属讲解疾病的相关知识。注意卧床休息,睡硬板床,适度运动,劳逸结合,避免剧烈活动。遵医嘱用药,定期复查与巩固治疗。若活动后出现剧烈疼痛,可能发生病理性骨折,应立即就医。注意预防感染,出现发热应及时就诊。

（刘盈盈）

第七节　淋　巴　瘤

淋巴瘤起源于淋巴结和淋巴组织,其发生大多与免疫应答过程中淋巴细胞增殖分化产生的某种免疫细胞恶变有关,是免疫系统的恶性肿瘤。按组织病理学改变分类,淋巴瘤可分为非霍奇金淋巴瘤(non-Hodgkin lymphoma,NHL)和霍奇金淋巴瘤(Hodgkin lymphoma,HL)两类。

一、病因

病毒感染(如 EB 病毒等)、宿主的免疫功能、幽门螺杆菌抗原的存在可能与淋巴瘤的发病有关。

二、临床表现

(一)突出表现

无痛性、进行性的淋巴结肿大或局部肿块是淋巴瘤共同的临床表现。

(二)霍奇金淋巴瘤

多见于青年,儿童少见。首发症状常是无痛性颈部或锁骨上淋巴结进行性肿大(占 60%~80%),其次为腋下淋巴结肿大。5%~16%的 HL 患者发生带状疱疹。饮酒后引起的淋巴结疼痛是 HL 所特有,但并非每一个 HL 患者都是如此。发热、盗汗、瘙痒及消瘦等全身症状较多见。30%~40%的 HL 患者以原因不明的持续发热为起病症状。周期性发热约见于 1/6 的患者。皮肤瘙痒是 HL 较特异的表现,可为 HL 唯一的全身症状。

(三)非霍奇金淋巴瘤

NHL 具有以下特点。

(1)全身性:可发生在身体的任何部位,其中淋巴结、扁桃体、脾及骨髓是最易受到累及的部位。

（2）多样性：组织器官不同，受压迫或浸润的范围和程度不同，引起的症状也不同。

（3）随着年龄增长，发病者增多，男性多于女性；除惰性淋巴瘤外，一般发展迅速。

（4）NHL 对各器官的压迫和浸润较 HL 多见，常以高热或各器官、系统症状为主要临床表现。

三、辅助检查

（一）血常规检查

HL 常有轻或中度贫血，部分患者嗜酸性粒细胞增多；NHL 白细胞计数多正常，伴有淋巴细胞计数绝对或相对增多。

（二）骨髓细胞学检查

骨髓涂片找到 Reed-Sternberg 细胞（R-S 细胞）是 HL 骨髓浸润的依据。一部分 NHL 患者的骨髓涂片中可找到淋巴瘤细胞。

（三）影像学检查

浅表淋巴结 B 超、胸（腹）部 CT 等检查有助于确定病变的部位及其范围。目前 PETCT/CT 检查是评价淋巴瘤疗效的重要手段。

（四）实验室检查

疾病活动期有血沉增快、血清乳酸脱氢酶升高提示预后不良。骨骼受累，血清碱性磷酸酶活力增强或血钙增加。B 细胞 NHL 可并发溶血性贫血。

（五）病理学检查

淋巴结活检是淋巴瘤确诊和分型主要依据。

四、治疗

治疗原则是以化疗为主，化疗与放疗相结合，联合应用相关生物制剂的综合治疗。

（一）霍奇金淋巴瘤

1.化学治疗

ABVD 为 HL 的首选方案见表 7-2。

表 7-2　霍奇金淋巴瘤的主要化疗方案

方案	药物	备注
MOPP	氮芥、长春新碱、丙卡巴肼、泼尼松	如氮芥改为环磷酰胺静脉注射，即为 COPP 方案
ABVD	表柔比星、博来霉素、长春新碱、达卡巴嗪	4 种药均在第 1 及第 15 天静脉注射 1 次，疗程期间休息 2 周

2.放射治疗

扩大照射范围，除被累及的淋巴结及肿瘤组织外，还包括附近可能侵及的淋巴结，如病变在膈以上采用"斗篷"式、在膈以下采用倒"Y"字式。

（二）非霍奇金淋巴瘤

1.以化疗为主的综合治疗

（1）惰性淋巴瘤：联合化疗可用 COP 或 CHOP 方案（表 7-3）。

表 7-3　非霍奇金淋巴瘤的常用联合化疗方案

方案	药物
COP	环磷酰胺、长春新碱、泼尼松
CHOP	环磷酰胺、表柔比星、长春新碱、泼尼松
R-CHOP	利妥昔单抗、环磷酰胺、表柔比星、长春新碱、泼尼松
EPOCH	依托泊苷、表柔比星、长春新碱、泼尼松、环磷酰胺
ESHAP(复发淋巴瘤)	依托泊苷、泼尼松、顺铂、阿糖胞苷

(2)侵袭性淋巴瘤:侵袭性 NHL 的标准治疗方案是 CHOP 方案,化疗不应少于 6 个疗程。R-CHOP 方案是弥漫性大 B 细胞淋巴瘤治疗的经典方案。

难治性复发者的解救方案:可选择 ICE(异环磷酰胺、卡铂、依托泊苷)、DHAP(地塞米松、卡铂、高剂量阿糖胞苷)、MINE(异环磷酰胺、米托蒽醌、依托泊苷)、HyperCVAD/MTX-Ara-C 等方案进行解救治疗。

2.生物治疗

(1)单克隆抗体:凡细胞免疫表型为 CD20 的 B 细胞淋巴瘤患者,主要是 NHL 患者,均可用 CD20 单抗(利妥昔单抗)治疗。

(2)干扰素:这是一种能抑制多种血液肿瘤增殖的生物制剂。

(3)抗幽门螺杆菌治疗:胃黏膜相关淋巴样增殖淋巴瘤可用其治疗。

3.骨髓移植

对 55 岁以下患者,能耐受大剂量化疗的中高危患者,可考虑进行自体造血干细胞移植。部分复发或骨髓侵犯的年轻患者还可考虑异基因造血干细胞移植。

4.手术治疗

合并脾功能亢进,有切脾指征者可以切脾,为以后化疗创造有利条件。

五、护理措施

(一)一般护理

1.饮食

鼓励患者进食高热量、高维生素、营养丰富的半流质食物或软食,多食新鲜水果、蔬菜,禁食过硬、带刺、刺激性强的食物,指导患者摄取足够的水分。

2.运动与休息

活动应循序渐进、遵循适度原则。疾病早期可进行社交活动及身体锻炼,晚期应增加卧床休息,进行室内、床旁活动。

(二)病情观察

(1)观察生命体征变化,定期监测体温,观察降温后的反应,避免发生虚脱。

(2)观察患者放疗后的局部皮肤有无发红、瘙痒、灼热感及渗液、水疱形成等。

(3)观察患者情绪变化,有无焦虑、烦躁等。

(4)观察患者睡眠、饮食状况,有无恶心、呕吐、失眠等。

(5)观察患者淋巴结肿大部位、程度及相应器官压迫情况。

(三)对症护理

1.高热护理

可先采用物理降温,冰敷前额及大血管经过的部位,如颈部、腋窝和腹股沟;有出血倾向者禁用乙醇或温水拭浴。及时更换被汗浸湿的衣服及床单,保持皮肤干燥清洁。鼓励患者多饮水,必要时遵医嘱应用退热药物。

2.皮肤护理

放疗患者照射区皮肤应避免受到强冷或热的刺激,外出时避免阳光直射,不要使用有刺激性的化学物品。局部皮肤有发红、痒感时,应尽早涂油膏以保护皮肤,如皮肤为干反应,表现为局部皮肤灼痛;如为湿反应,表现为局部皮肤刺痒、渗液、水疱,可用氢化可的松软膏外涂,2%甲紫外涂,冰片、蛋清外敷,硼酸软膏外敷后加压包扎;如局部皮肤有溃疡坏死,应进行全身抗感染治疗,局部外科清创、植皮。

(四)用药护理

利妥昔单抗不良反应首先表现为发热和寒战,主要发生在第一次静脉注射时,通常在2小时内,其他随后的症状包括恶心、荨麻疹、疲劳、头痛、瘙痒、呼吸困难、暂时性低血压、潮红、心律失常等。因此,每次静脉注射利妥昔单抗前应预先使用镇痛药(如对乙酰氨基酚)和抗过敏药(如开瑞坦),并且应严密监护患者生命体征,对出现轻微症状的患者可减慢滴速,对出现严重反应的患者,特别是有严重呼吸困难、支气管痉挛和低氧血症的患者应立即停止静脉注射,以及时通知医师对症处理。

(五)心理护理

恶性淋巴瘤治疗时间长,治疗费用高,病情发展快,造成患者情绪悲观、低落,护士应耐心与患者交谈,了解其想法,给予适当的解释,鼓励积极接受治疗;家属要充分理解患者的痛苦和心情,注意言行,不要推诿、埋怨,要营造轻松的环境,保持患者心情舒畅,共同面对、互相支持。

(刘盈盈)

第八章

神经内科护理

第一节 癫 痫

一、概念和特点

癫痫是由不同病因导致脑部神经元高度同步化异常放电所引起的,以短暂性中枢神经系统功能失常为特征的慢性脑部疾病,是发作性意识丧失的常见原因。因异常放电神经元的位置和异常放电波及的范围不同,患者可表现为感觉、运动、意识、精神、行为、自主神经功能障碍。每次发作或每种发作的过程称为痫性发作。

癫痫是一种常见病,流行病学调查显示其发病率为 5‰~7‰,全国有 650 万~910 万患者。癫痫可见于各个年龄组,青少年和老年是癫痫发病的两个高峰年龄段。

二、病理生理

癫痫的病理改变呈现多样化,我们通常将癫痫病理改变分为两类,即引起癫痫发作的病理改变和癫痫发作引起的病理改变,这对于明确癫痫的致病机制及寻求外科手术治疗具有十分重要的意义。

海马硬化肉眼可见海马萎缩、坚硬,组织学表现为双侧海马硬化病变多呈现不对称性,往往发病一侧有明显的海马硬化表现,而另一侧海马仅有轻度的神经元脱失。镜下典型表现是神经元脱失和胶质细胞增生,且神经元的脱失在癫痫易损区更为明显。

三、发病机制

神经系统具有复杂的调节兴奋和抑制的机制,通过反馈活动,使任何一组神经元的放电频率不会过高,也不会无限制地影响其他部位,以维持神经细胞膜电位的稳定。无论是何种原因引起的癫痫,其电生理改变是一致的,即发作时大脑神经元出现异常的、过度的同步性放电。其原因为兴奋过程的过盛、抑制过程的衰减和/或神经膜本身的变化。脑内最重要的兴奋性递质为谷氨酸和天门冬氨酸,其作用是使钠离子和钙离子进入神经元,发作前,病灶中这两种递质显著增加。不同类型癫痫的发作机制可能与异常放电的传播有关:异常放电被局限于某一脑区,表现为局灶性发作;异常放电波及双侧脑部,则出现全面性癫痫;异常放电在边缘系统扩散,引起复杂部分性发作,异常放电传至丘脑神经元被抑制,则出现失神发作。

四、病因与诱因

癫痫病根据其发病原因的不同通常分原发性(也称特发性)癫痫、继发性(也称症状性)癫痫及隐源性癫痫。

原发性癫痫病指病因不清楚的癫痫,目前临床上倾向于由基因突变和某些先天因素所致,有明显遗传倾向。继发性癫痫病是由多种脑部器质性病变或代谢障碍所致,这种癫痫病比较常见。

(一)年龄

特发性癫痫与年龄密切相关。婴儿痉挛症在 1 岁内起病,6～7 岁为儿童失神发作的发病高峰期,肌阵挛发作在青春期前后起病。

(二)遗传因素

在特发性和症状性癫痫的近亲中,癫痫的患病率分别为 1％～6％ 和 1.5％,高于普通人群。

(三)睡眠

癫痫发作与睡眠-觉醒周期关系密切,全面强直-阵挛发作常发生于晨醒后,婴儿痉挛症多于醒后和睡前发作。

(四)环境因素

睡眠不足、疲劳、饥饿、便秘、饮酒、情绪激动等均可诱发癫痫发作,内分泌失调、电解质紊乱和代谢异常均可影响神经元放电阈值而导致癫痫发作。

五、临床表现

(一)共性

所有癫痫发作都有的共同特征,包括发作性、短暂性、重复性、刻板性。

(二)个性

不同类型癫痫所具有的特征,如全身强直-阵挛性发作的特征是意识丧失、全身强直性收缩后有阵挛的序列活动;失神发作的特征是突然发生、迅速终止的意识丧失;自动症的特征是伴有意识障碍的,看似有目的,实际无目的的行动,发作后遗忘是自动症的重要特征。

评估癫痫的临床表现时,需了解癫痫整个发作过程如发作方式、发病频率、发作持续时间,包括当时环境,发作时姿态,面色、声音、有无阵挛性抽搐和喷沫,有无自主神经症状、自动症或行为、精神失常及发作持续时间等。

癫痫每次发作及每种发作的短暂过程称为痫性发作。依据发作时的临床表现和脑电图特征可将痫性发作分为不同临床类型(表 8-1)。

表 8-1　国际抗癫痫联盟癫痫发作分类

分类	发作形式
部分性发作	单纯部分性:无意识障碍
	复杂部分性:有意识障碍
	部分性继发全身发作:部分性发作起始发展为全面性发作

分类	发作形式
全面性发作	失神发作
	强直性发作
	阵挛性发作
	强直性阵挛性发作
	肌阵挛发作
	失张力发作
不能分类的发作	起源不明

1.部分性发作

部分性发作包括单纯部分性发作、复杂部分性发作、部分性继发全身性发作3类。

(1)单纯部分性发作:除具有癫痫的共性外,发作时意识始终存在,发作后能复述发作的生动细节是单纯部分性发作的主要特征。①运动性发作:身体某一局部发生不自主抽动,多见于一侧眼睑、口角、手指或足趾也可波及一侧面部肢体。②感觉性发作:一侧肢体麻木感和针刺感,多发生于口角、手指、足趾等部位,特殊感觉性发作可表现为视觉性(闪光、黑蒙)、听觉性、嗅觉性和味觉性发作。③自主神经性发作:全身潮红、多汗、呕吐、腹痛、面色苍白、瞳孔散大等。④精神性发作:各种类型的记忆障碍(似曾相识、强迫思维)、情感障碍(无名恐惧、忧郁、愤怒等)、错觉(视物变形、声音变强或变弱)、复杂幻觉等。

(2)复杂部分性发作:占成人癫痫发作的50%以上,有意识障碍,发作时对外界刺激无反应,以精神症状及自动症为特征,病灶多在颞叶,故又称颞叶癫痫。①自动症:指在癫痫发作过程中或发作后意识模糊状态下出现的具有一定协调性和适应性的无意识活动。自动症均在意识障碍的基础上发生,表现为反复咀嚼、舔唇、或反复搓手、不断穿衣、解衣扣,也可表现为游走、奔跑、乘车上船,还可以出现自言自语、唱歌、或机械重复原来的动作。②仅有意识障碍。③先有单纯部分性发作,继之出现意识障碍。④先有单纯部分性发作,后出现自动症。

(3)部分性继发全身性发作:先出现部分性发作,随之出现全身性发作。

2.全面性发作

最初的症状学和脑电图提示发作起源于双侧脑部者,这种类型的发作多在发作初期就有意识丧失。

(1)强直-阵挛发作:意识丧失和全身抽搐为特征,表现全身骨骼肌持续性收缩,四肢强烈伸直,眼球上翻,呼吸暂停,喉部痉挛,发出叫声,牙关紧闭,意识丧失。持续10~20秒出现细微的震颤,继而出现连续、短促、猛烈的全身屈曲性痉挛,阵挛的频率达到高峰后逐渐减慢至停止,一般持续30秒左右。阵挛停止后有5~8秒的肌肉弛缓期,呼吸先恢复,心率、血压、瞳孔等恢复正常,可发现大小便失禁,5~10分钟意识才完全恢复。

(2)强直性发作:表现为与强直-阵挛性发作中强直期的表现,常伴有明显的自主神经症状如面色苍白等。

(3)阵挛性发作:类似全身强直-阵挛性发作中阵挛期的表现。

(4)失神发作:儿童期起病,青春期前停止发作。发作时患者意识短暂丧失,停止正在进行的活动,呼之不应,两眼凝视不动,可伴咀嚼、吞咽等简单的不自主动作,或伴失张力如手中持物坠落等。发作过程持续 5～10 秒,清醒后无明显不适,继续原来的活动,对发作无记忆。每天发作数次至数百次不等。

(5)肌阵挛发作:是头、颈、躯干和四肢突然短暂单次或反复肌肉抽动,累及一侧或两侧肢体的某一肌肉的一部分或整块肌肉,甚至肌群。发作常不伴有意识障碍,睡眠初醒或入睡过程易犯,还可呈成串发作。累及全身时常突然倒地或从椅子中弹出。

(6)失张力发作:部分或全身肌肉张力突然降低导致垂颈、张口、肢体下垂和跌倒。持续数秒至 1 分钟。

六、辅助检查

脑电图、脑电地形图、动态脑电图监测:可见明确病理波、棘波、尖波、棘-慢波或尖-慢波。如为继发性癫痫应进一步行头颅 CT、头颅 MRI、MRA、DSA、PET 等检查评估,发现相应的病灶。

脑电生理检查是诊断癫痫的首选检查,脑电图检查(EEG)是将脑细胞微弱的电活动放大 10^6 倍而记录下来,癫痫波常为高波幅的尖波、棘波、尖慢波或棘慢综合波。

应用视频脑电图系统可进行较长时间的脑电图记录和患者的临床状态记录,使医师能直接观察到脑电图上棘波发放的情况及患者临床发作的情况,可记录到多次睡眠 EEG,尤其是在浅睡状态下发现异常波较清醒状态可提高 80%,为癫痫的诊断、致痫灶的定位及癫痫的分型提供可靠的依据。

影像学检查是癫痫定位诊断的最佳手段。CT 和 MRI 检查可以了解脑组织形态结构的变化,进而作出病变部位和性质的诊断。

七、治疗

(一)治疗原则

药物治疗为主,达到控制发作或最大限度地减少发作次数;没有或只有轻微的不良反应;尽可能不影响患者的生活质量。

(二)病因治疗

有明确病因者首先进行病因治疗,如手术切除颅内肿瘤、药物治疗寄生虫感染、纠正低血糖、低血钙等。

(三)发作时治疗

立即让患者就地平卧;保持呼吸道通畅,吸氧;防止外伤及其他并发症;应用地西泮或苯妥英钠预防再次发生。

发作间歇期治疗:服用抗癫痫药物。

八、护理评估

(一)一般评估

1.生命体征

癫痫发作时心率增快,血压升高。由于患者意识障碍,牙关紧闭,呼吸道分泌物增多等因素影响,很可能导致呼吸减慢甚至暂停,引起缺氧。

2.患者主诉

(1)诱因:发病前有无疲劳、饥饿、便秘、经期、饮酒、感情冲动、一过性代谢紊乱和变态反应等因素影响；过去是否患者什么重要疾病，如颅脑外伤、脑炎、脑膜炎、心脏疾病；家族成员是否有癫痫患者或与之相关疾病者。

（2）发作症状：发作时有无意识障碍、时间和地点的定向障碍、记忆丧失，身体或局部的不自主抽动程度及持续时间。

（3）发病形式：发作的频率，持续时间及复发的时间，症状的部位、范围、性质、严重程度等。

（4）既往检查、治疗经过及效果，是否有遵医嘱治疗。目前情况包括使用药物的名称、剂量、用法和有无不良反应。

3.相关记录

患者年龄、性别、体重、体位、饮食、睡眠、皮肤、液体出入量、NIHSS 评分、GCS 评分、Norton 评分、吞咽功能障碍评定、癫痫发作评估表等记录结果。

（二）身体评估

1.头颈部

患者意识是否清楚，是否存在感觉异常和幻觉现象。眼睑是否抬起，眼球是否上窜或向一侧偏转，两侧瞳孔是否散大、瞳孔对光反射是否消失；角膜反射是否正常。面部表情是否淡漠、颜色是否发绀，有无面肌抽动。有无牙关紧闭，口舌咬伤，吞咽困难、饮水呛咳，有无声音嘶哑或其他语言障碍。咽反射是否存在或消失。

2.胸部

肺部听诊是否异常，防止舌后缀或口鼻分泌物阻塞呼吸道。

3.腹部

患者有无腹胀，有无大、小便失禁，并观察大小便的颜色、量和性质，听诊肠鸣音有无减弱。

4.四肢

四肢有无震颤、抽搐、肌阵挛等不自主运动或瘫痪，四肢有无外伤等。四肢肌力及肌张力，痛刺激有无反应。抽搐后肢体有无脱臼。

（三）心理-社会评估

癫痫是一种慢性疾病，且顽固性癫痫长期反复发作，严重影响日常工作学习，降低生活质量，加之担心随时可能发作，患者不但忍受着躯体的痛苦，还受着家庭的歧视、社会的偏见，而这一切深深地影响患者的身心健康，患者有时会感到恐惧、焦虑、紧张、情绪不稳等，因此对癫痫患者进行社会心理评估，进行思想上的疏导，使其生活在一个良好的生活环境里，从而保持愉快的心情、良好的情绪以积极的态度面对疾病。

目前癫痫患者社会心理评估主要包括语言能力测试、记忆能力测试、智力水平测试，以及生活质量评估。

（四）用药评估

癫痫患者用药评估包含以下几个方面：用药依从性（包括漏服情况和按时用药情况）、对药品知识的知晓程度、患者用药的合理性（包括平均用药品种数和按等间隔用药情况）、癫痫症状的控制情况，以治疗前 3 个月内患者的各种发作类型发作频度记录为基线，与治疗后 6 个月的发作频度进行比较，以发作频度减少 50％为有效标准、患者用药的安全性（包括出现药品不良反应和血药浓度监测）情况、患者的复诊率及对用药教育的满意度。

九、主要护理诊断/问题

（1）有窒息的危险：与癫痫发作时意识丧失、喉痉挛、口腔和气道分泌物增多有关。

（2）有受伤的危险：与癫痫发作时意识突然丧失，判断力失常有关。

（3）知识缺乏：缺乏长期、正确服药的知识。

（4）气体交换受损：癫痫持续状态、喉头痉挛所致呼吸困难或肺部感染有关。

（5）潜在并发症：脑水肿、酸中毒、水电解质紊乱。

十、护理措施

（一）保持呼吸道通畅

置患者于头低侧卧位或平卧位头偏向一侧；松开领带和衣扣，解开腰带；取下活动性义齿，以及时清除口腔和鼻腔分泌物；立即放置压舌板，必要时用舌钳将舌拖出，防止舌后坠阻塞呼吸道；癫痫持续状态者插胃管鼻饲，防止误吸，必要时备好床旁吸引器和气管切开包。

（二）病情观察

密切观察生命体征及意识、瞳孔变化，注意发作过程中有无心率增快、血压升高、呼吸减慢或暂停、瞳孔散大、牙关紧闭、大小便失禁等；观察并记录发作的类型、发作频率与发作持续时间；观察发作停止后患者意识完全恢复的时间，有无头痛、疲乏及行为异常。

（三）发作期安全护理

告知患者有前驱症状时立即平卧；活动状态时发作，陪伴者应立即将患者缓慢置于平卧位，防止外伤，切忌用力按压患者抽搐肢体，以防骨折和脱臼；将压舌板或筷子、纱布、手绢、小布卷等置于患者口腔一侧上下臼齿之间，防止舌、口唇和颊部咬伤；用棉垫或软垫对跌倒时易擦伤的关节加以保护；癫痫持续状态、极度躁动或发作停止后意识恢复过程中有短时躁动的患者，应由专人守护，加保护性床栏，必要时用约束带适当约束。遵医嘱立即缓慢静脉注射地西泮，快速静脉滴注甘露醇，注意观察用药效果和有无出现呼吸抑制，肾脏损害等不良反应。

（四）发作间期安全护理

给患者创造安全、安静的休息环境，保持室内光线柔和，无刺激；床两侧均安装带床栏套的床栏；床旁桌上不放置热水瓶，玻璃杯等危险物品。对于有癫痫发作病史并有外伤史的患者，在病室内显著位置放置"谨防跌倒，小心舌咬伤"的警示牌，随时提醒患者、家属及医护人员做好防止发生意外的准备。

（五）心理护理

对癫痫患者心理问题疏导应从其原因入手，建立良好的沟通技巧，通过鼓励、疏导的方式解除其精神负担，进行情感交流，提高自尊和自信，以积极配合治疗。同时消除患者家属的偏见和歧视，使患者得到家庭的支持，以提高治疗效果。

（六）健康教育

1.服药指导

讲解按医嘱规范用药的重要意义，特别强调按期限、按时间、按用量服药对病情控制的重要性、擅自停、换药物和私自减量对机体的危害，强化患者或家属重视疾病及服药，积极配合治疗，如有漏服，一般在下一次服药时补上。定期检测血药浓度，并调整药物剂量。

2.生活指导

对患者和家属进行癫痫知识的宣教，如疾病的病因、发病机制、症状、治疗等，宣教中与患者建立良好的护患关系，进行全程健康教育、个体化教育。癫痫患者生活中要注意生活规律、注意休息、保持充足的睡眠、适当运动、增强机体抵抗力，避免剧烈运动，尽量避免疲劳和减少参加一些带电磁辐射的娱乐活动。不宜从事高空、水上作业、驾驶等带有危险性的工作。饮食宜清淡，不吃辛辣刺激性食物和兴奋性食品如可乐、浓茶等，戒烟酒，保持大便通畅。告知患者外出时随身携带写有姓名、年龄、所患疾病、住址、家人联系方式的信息卡。在病情未得到良好控制时，室外活动或外出就诊时应有家属陪伴，佩戴安全帽。特发性癫痫且有家族史的女患者，婚后不宜生育，双方均有癫痫，或一方有癫痫，另一方有家族史者不宜结婚。

3.就诊指标

患者出现意识障碍，精神障碍，某一局部如眼睑、口唇、面部甚至四肢肌肉不自主抽动，口吐白沫等症状时应立即就诊；服药期间应定期复诊，查血常规、肝功能和血药浓度，监控药物疗效及不良反应，调整用药。

十一、护理效果评估

(1)患者呼吸道通畅，无窒息发生。

(2)患者无跌倒、无损伤发生。

(3)患者癫痫控制良好，且无药物不良反应发生。

（孙桂丽）

第二节 偏 头 痛

偏头痛是一类发作性且常为单侧的搏动性头痛。发病率各家报告不一，Solomon 描述约6％的男性，18％的女性患有偏头痛，男女之比为 1∶3；Wilkinson 的数字为约10％的英国人口患有偏头痛；Saper 报告在美国约有 2 300 万人患有偏头痛，其中男性占 6％，女性占 17％。偏头痛多开始于青春期或成年早期，约 25％的患者于 10 岁以前发病，55％的患者发生在 20 岁以前，90％以上的患者发生于 40 岁以前。在美国，偏头痛造成的社会经济负担为 10 亿～17 亿美元。在我国也有大量患者因偏头痛而影响工作、学习和生活。多数患者有家庭史。

一、病因与发病机制

偏头痛的确切病因及发病机制仍处于讨论之中。很多因素可诱发、加重或缓解偏头痛的发作。通过物理或化学的方法，学者们也提出了一些学说。

(一)激发或加重因素

对于某些个体而言，很多外部或内部环境的变化可激发或加重偏头痛发作。

(1)激素变化：口服避孕药可增加偏头痛发作的频度；月经是偏头痛常见的触发或加重因素（"周期性头痛"）；妊娠、性交可触发偏头痛发作（"性交性头痛"）。

(2)某些药物：某些易感个体服用硝苯地平、硝酸异山梨酯或硝酸甘油后可出现典型的偏头痛发作。

(3)天气变化：特别是天气转热、多云或天气潮湿。

(4)某些食物添加剂和饮料：最常见者是酒精性饮料，如某些红葡萄酒；奶制品，奶酪，特别是硬奶酪；咖啡；含亚硝酸盐的食物，如汤、热狗；某些水果，如柑橘类水果；巧克力（"巧克力性头痛")；某些蔬菜；酵母；人工甜食；发酵的腌制品如泡菜；味精。

(5)运动：头部的微小运动可诱发偏头痛发作或使之加重,有些患者因惧怕乘车引起偏头痛发作而不敢乘车；踢足球的人以头顶球可诱发头痛("足球运动员偏头痛")；爬楼梯上楼可出现偏头痛。

(6)睡眠过多或过少。

(7)一顿饭漏吃或延后。

(8)抽烟或置身于烟中。

(9)闪光、灯光过强。

(10)紧张、生气、情绪低落、哭泣("哭泣性头痛")；很多女性逛商场或到人多的场合可致偏头痛发作；国外有人骑马时尽管拥挤不到一分钟,也可使偏头痛加重。

在激发因素中,剂量、联合作用及个体差异尚应考虑。如对于敏感个体,吃一片橘子可能不致引起头痛,而吃数枚橘子则可引起头痛。有些情况下,吃数枚橘子也不引起头痛发作,但如同时有月经的影响,这种联合作用就可引起偏头痛发作。有的个体在商场中待一会儿即出现发作,而有的个体仅于商场中久待才出现偏头痛发作。

偏头痛尚有很多改善因素。有人于偏头痛发作时静躺片刻,即可使头痛缓解。有人于光线较暗淡的房间闭目而使头痛缓解。有人于头痛发作时喜以双手压迫双颞侧,以期使头痛缓解,有人通过冷水洗头使头痛得以缓解。妇女绝经后及妊娠3个月后偏头痛趋于缓解。

(二)有关发病机制的几个学说

1.血管活性物质

在所有血管活性物质中,5-HT学说是学者们提及最多的一个。人们发现偏头痛发作期血小板中5-HT浓度下降,而尿中5-HT代谢物5-HT羟吲哚乙酸增加。脑干中5-HT能神经元及去甲肾上腺素能神经元可调节颅内血管舒缩。很多5-HT受体拮抗剂治疗偏头痛有效。以利血压耗竭5-HT可加速偏头痛发生。

2.三叉神经血管脑膜反应

曾通过刺激啮齿动物的三叉神经,可使其脑膜产生炎性反应,而治疗偏头痛药物麦角胺,双氢麦角胺、舒马曲坦等可阻止这种神经源性炎症。在偏头痛患者体内可检测到由三叉神经所释放的降钙素基因相关肽(CGRP),而降钙素基因相关肽为强烈的血管扩张剂。双氢麦角胺、舒马曲坦既能缓解头痛,又能降低降钙素基因相关肽含量。因此,偏头痛的疼痛是由神经血管性炎症产生的无菌性脑膜炎。Wilkinson认为三叉神经分布于涉痛区域,偏头痛可能就是一种神经源性炎症。Solomon在复习儿童偏头痛的研究文献后指出,儿童眼肌瘫痪型偏头痛的复视源于海绵窦内颈内动脉的肿胀伴第Ⅲ对脑神经的损害。另一种解释是小脑上动脉和大脑后动脉肿胀造成的第Ⅲ对脑神经的损害,也可能为神经的炎症。

3.内源性疼痛控制系统障碍

中脑水管周围及第四脑室室底灰质含有大量与镇痛有关的内源性阿片肽类物质,如脑啡肽、β-内啡肽等。正常情况下,这些物质通过对疼痛传入的调节而起镇痛作用。虽然报告的结果不一,但多数报告显示偏头痛患者脑脊液或血浆中β-内啡肽或其类似物降低,提示偏头痛患者存在内源性疼痛控制系统障碍。这种障碍导致患者疼痛阈值降低,对疼痛感受性增强,易于发生疼痛。鲑钙紧张素治疗偏头痛的同时可引起患者血浆β-内啡肽水平升高。

4.自主功能障碍

自主功能障碍很早即引起了学者们的重视。瞬时心率变异及心血管反射研究显示,偏头痛患者存在交感功能低下。24小时动态心率变异研究提示,偏头痛患者存在交感、副交感功能平衡障碍。也有学者报道偏头痛患者存在瞳孔直径不均,提示这部分患者存在自主功能异常。有人认为在偏头痛患者中的猝死现象可能与自主功能障碍有关。

5.偏头痛的家族聚集性及基因研究

偏头痛患者具有肯定的家族聚集性倾向。遗传因素最明显,研究较多的是家族性偏瘫型偏头痛及基底型偏头痛。有先兆偏头痛比无先兆偏头痛具有更高的家族聚集性。有先兆偏头痛和偏瘫发作可在同一个体交替出现,并可同时出现于家族中,基于此,学者们认为家族性偏瘫型偏头痛和非复杂性偏头痛可能具有相同的病理生理和病因。Baloh等报告了数个家族,其家族中多个成员出现偏头痛性质的头痛,并有眩晕发作或原发性眼震,有的晚年继发进行性周围性前庭功能丧失,有的家族成员发病年龄趋于一致,如均于25岁前出现症状发作。

有报告,偏瘫型偏头痛家族基因缺陷与19号染色体标志点有关,但也有发现有的偏瘫型偏头痛家族与19号染色体无关,提示家族性偏瘫型偏头痛存在基因的变异。与19号染色体有关的家族性偏瘫型偏头痛患者出现发作性意识障碍的频度较高,这提示在各种与19号染色体有关的偏头痛发作的外部诱发阈值较低是由遗传决定的。Ophoff报告34例与19号染色体有关的家族性偏瘫型偏头痛家族,在电压闸门性钙通道 α_1 亚单位基因代码功能区域存在4种不同的错义突变。

有一种伴有发作间期眼震的家族性发作性共济失调,其特征是共济失调。眩晕伴以发作间期眼震,为显性遗传性神经功能障碍,这类患者约有50%出现无先兆偏头痛,临床症状与家族性偏瘫型偏头痛有重叠,二者亦均与基底型偏头痛的典型状态有关,且均可有原发性眼震及进行性共济失调。Ophoff报告了2例伴有发作间期眼震的家族性共济失调家族,存在19号染色体电压依赖性钙通道基因的突变,这与在家族性偏瘫型偏头痛所探测到的一样。所不同的是其阅读框架被打断,并产生一种截断的 α_1 亚单位,这导致正常情况下可在小脑内大量表达的钙通道密度的减少,由此可能解释其发作性及进行性加重的共济失调。同样的错义突变如何导致家族性偏瘫型偏头痛中的偏瘫发作尚不明。

Baloh报告了3个伴有双侧前庭病变的家族性偏头痛家族。家族中多个成员经历偏头痛性头痛、眩晕发作(数分钟),晚年继发前庭功能丧失。晚期,当眩晕发作停止,由于双侧前庭功能丧失导致平衡障碍及走路摆动。

6.血管痉挛学说

颅外血管扩张可伴有典型的偏头痛性头痛发作。偏头痛患者是否存在颅内血管的痉挛尚有争议。以往认为偏头痛的视觉先兆是由血管痉挛引起的,现在有确切的证据表明,这种先兆是由于皮层神经元活动由枕叶向额叶的扩布抑制(3 mm/min)造成的。血管痉挛更像是视网膜性偏头痛的始动原因,一些患者经历短暂的单眼失明,于发作期检查,可发现视网膜动脉的痉挛。另外,这些患者对抗血管痉挛剂有反应。与偏头痛相关的听力丧失和/或眩晕可基于内听动脉耳蜗和/或前庭分支的血管痉挛来解释。血管痉挛可导致内淋巴管或囊的缺血性损害,引起淋巴液循环损害,并最终发展成为水肿。经颅多普勒(TCD)脑血流速度测定发现,不论是在偏头痛发作期还是发作间期,均存在血流速度的加快,提示这部分患者颅内血管紧张度升高。

7.离子通道障碍

很多偏头痛综合征所共有的临床特征与遗传性离子通道障碍有关。偏头痛患者内耳存在局部细胞外钾的积聚。当钙进入神经元时钾退出。因为内耳的离子通道在维持富含钾的内淋巴和神经元兴奋功能方面是至关重要的,脑和内耳离子通道的缺陷可导致可逆性毛细胞除极及听觉和前庭症状。偏头痛中的头痛则是继发现象,这是细胞外钾浓度增加的结果。偏头痛综合征的很多诱发因素,包括紧张、月经,可能是激素对有缺陷的钙通道影响的结果。

8.其他学说

有人发现偏头痛于发作期存在血小板自发聚集和黏度增加。另有人发现偏头痛患者存在 TXA_2、PGI_2 平衡障碍、P 物质及神经激肽的改变。

二、临床表现

(一)偏头痛发作

Saper 在描述偏头痛发作时将其分为 5 期来叙述。需要指出的是,这 5 期并非每次发作所必备的,有的患者可能只表现其中的数期,大多数患者的发作表现为两期或两期以上,有的仅表现其中的一期。另一方面,每期特征可以存在很大不同,同一个体的发作也可不同。

1.前驱期

60%的偏头痛患者在头痛开始前数小时至数天出现前驱症状。前驱症状并非先兆,不论是有先兆偏头痛还是无先兆偏头痛均可出现前驱症状。可表现为精神、心理改变,如精神抑郁、疲乏无力、懒散、昏昏欲睡,也可情绪激动。易激惹、焦虑、心烦或欣快感等。尚可表现为自主神经症状,如面色苍白、发冷、厌食或明显的饥饿感、口渴、尿少、尿频、排尿费力、打哈欠、颈项发硬、恶心、肠蠕动增加、腹痛、腹泻、心慌、气短、心率加快,对气味过度敏感等,不同患者前驱症状具有很大的差异,但每例患者每次发作的前驱症状具有相对稳定性。这些前驱症状可在前驱期出现,也可于头痛发作中、甚至持续到头痛发作后成为后续症状。

2.先兆

约有 20%的偏头痛患者出现先兆症状。先兆多为局灶性神经症状,偶为全面性神经功能障碍。典型的先兆应符合下列 4 条特征中的 3 条,即重复出现,逐渐发展、持续时间不多于 1 小时,并跟随出现头痛。大多数病例先兆持续 5～20 分钟。极少数情况下先兆可突然发作,也有的患者于头痛期间出现先兆性症状,尚有伴迁延性先兆的偏头痛,其先兆不仅始于头痛之前,尚可持续到头痛后数小时至 7 天。

先兆可为视觉性的、运动性的、感觉性的,也可表现为脑干或小脑性功能障碍。最常见的先兆为视觉性先兆,约占先兆的 90%。如闪电、暗点、单眼黑蒙、双眼黑蒙、视物变形、视野外空白等。闪光可为锯齿样或闪电样闪光、城垛样闪光。视网膜动脉型偏头痛患者眼底可见视网膜水肿,偶可见樱红色黄斑。仅次于视觉现象的常见先兆为麻痹。典型的是影响一侧手和面部,也可出现偏瘫。如果优势半球受累,可出现失语。数十分钟后出现对侧或同侧头痛,多在儿童期发病。这称为偏瘫型偏头痛。偏瘫型偏头痛患者的局灶性体征可持续 7 天以上,甚至在影像学上发现脑梗死。偏头痛伴迁延性先兆和偏头痛性偏瘫以前曾被划入"复杂性偏头痛"。偏头痛反复发作后出现眼球运动障碍称为眼肌瘫痪型偏头痛。多为动眼神经麻痹所致,其次为滑车神经和展神经麻痹。多有无先兆偏头痛病史,反复发作者麻痹可经久不愈。如果先兆涉及脑干或小脑,则这种状况被称为基底型偏头痛,又称基底动脉型偏头痛。可出现眩晕、耳鸣、听力障碍、共济失调、复视,视觉症状包括闪光、暗点、黑蒙、视野缺损、视物变形。双侧损害可出现意识抑制,后者尤见于儿童。尚可出现感觉迟钝,偏侧感觉障碍等。

偏头痛先兆可不伴头痛出现,称为偏头痛等位症。多见于儿童偏头痛。有时见于中年以后,先兆可为偏头痛发作的主要临床表现而头痛很轻或无头痛。也可与头痛发作交替出现,可表现为闪光、暗点、腹痛、腹泻、恶心、呕吐、复发性眩晕、偏瘫、偏身麻木及精神心理改变。如儿童良性发作性眩晕、前庭性梅尼埃病、成人良性复发性眩晕。有跟踪研究显示,为数不少的以往诊断为梅尼埃病的患者,其症状大多数与偏头痛有关。有报告描述了一组成人良性复发性眩晕患者,年龄在7～55岁,晨起发病症状表现为反复发作的头晕、恶心、呕吐及大汗,持续数分钟至4天不等。发作开始及末期表现为位置性眩晕,发作期间无听觉症状。发作间期几乎所有患者均无症状,这些患者眩晕发作与偏头痛有着几个共同的特征,包括可因酒精、睡眠不足、情绪紧张造成及加重,女性多发,常见于经期。

3.头痛

头痛可出现于围绕头或颈部的任何部位,可位颞侧、额部、眶部。多为单侧痛,也可为双侧痛,甚至发展为全头痛,其中单侧痛者约占2/3。头痛性质往往为搏动性痛,但也有的患者描述为钻痛。疼痛程度往往为中、重度痛,甚至难以忍受。往往是晨起后发病,逐渐发展,达高峰后逐渐缓解。也有的患者于下午或晚上起病,成人头痛大多历时4小时至3天,而儿童头痛多历时2小时至2天。尚有持续时间更长者,可持续数周。有人将发作持续3天以上的偏头痛称为偏头痛持续状态。

头痛期间不少患者伴随出现恶心、呕吐、视物不清、畏光、畏声等,喜独居。恶心为最常见伴随症状,达一半以上,且常为中、重度恶心。恶心可先于头痛发作,也可于头痛发作中或发作后出现。近一半的患者出现呕吐,有些患者的经验是呕吐后发作即明显缓解。其他自主功能障碍也可出现,如尿频、排尿障碍、鼻塞、心慌、高血压、低血压、甚至可出现心律失常。发作累及脑干或小脑者可出现眩晕、共济失调、复视、听力下降、耳鸣、意识障碍。

4.头痛终末期

此期为头痛开始减轻至最终停止这一阶段。

5.后续症状期

为数不少的患者于头痛缓解后出现一系列后续症状。表现怠倦、困顿、昏昏欲睡。有的感到精疲力竭、饥饿感或厌食、多尿、头皮压痛、肌肉酸痛。也可出现精神心理改变,如烦躁、易怒、心境高涨或情绪低落、少语、少动等。

(二)儿童偏头痛

儿童偏头痛是儿童期头痛的常见类型。儿童偏头痛与成人偏头痛在一些方面有所不同。性别方面,发生于青春期以前的偏头痛,男女患者比例大致相等,而成人期偏头痛,女性比例大大增加,约为男性的3倍。

儿童偏头痛的诱发及加重因素有很多与成人偏头痛一致,如劳累和情绪紧张可诱发或加重头痛,为数不少的儿童可因运动而诱发头痛,儿童偏头痛患者可有睡眠障碍,而上呼吸道感染及其他发热性疾病在儿童比成人更易使头痛加重。

在症状方面,儿童偏头痛与成人偏头痛亦有区别。儿童偏头痛持续时间常较成人短。偏瘫型偏头痛多在儿童期发病,成年期停止,偏瘫发作可从一侧到另一侧,这种类型的偏头痛常较难控制。反复的偏瘫发作可造成永久性神经功能缺损,并可出现病理征,也可造成认知障碍。基底动脉型偏头痛,在儿童也比成人常见,表现闪光、暗点、视物模糊、视野缺损,也可出现脑干、小脑及耳症状,如眩晕、耳鸣、耳聋、眼球震颤。在儿童出现意识恍惚者比成人多,尚可出现跌倒发作。有些偏头痛儿童尚可仅出现反复发作性眩晕,而无头痛发作。一个平时表现完全正常的儿童可突然恐惧、大叫、面色苍白、大汗、步态蹒跚、眩晕、旋转感,并出现眼球震颤,数分钟后可完全缓解,恢复如常,称之为儿童良性发作性眩晕,属于一种偏头痛等位症。这种典型眩晕发作始于4岁以前,可每天数次发作,其后发作次数逐渐减少,多数于7~8岁以后不再发作。与成人不同,儿童偏头痛的前驱症状常为腹痛,有时可无偏头痛发作而代之以腹痛、恶心、呕吐、腹泻,称为腹型偏头痛等位症。在偏头痛的伴随症状中,儿童偏头痛出现呕吐较成人更加常见。

儿童偏头痛的预后较成人偏头痛好。6年后约有一半儿童不再经历偏头痛,约1/3的偏头痛得到改善。而始于青春期以后的成人偏头痛常持续几十年。

三、诊断与鉴别诊断

(一)诊断

偏头痛的诊断应根据详细的病史做出,特别是头痛的性质及相关的症状非常重要。如头痛的部位、性质、持续时间、疼痛严重程度、伴随症状及体征、既往发作的病史、诱发或加重因素等。

对于偏头痛患者应进行细致的一般内科查体及神经科检查,以除外症状与偏头痛有重叠、类似或同时存在的情况。诊断偏头痛虽然没有特异性的实验室指标,但有时给予患者必要的实验室检查非常重要,如血、尿、脑脊液及影像学检查,以排除器质性病变。特别是中年或老年期出现的头痛,更应排除器质性病变。当出现严重的先兆或先兆时间延长时,有学者建议行颅脑CT或MRI检查。也有学者提议当偏头痛发作每月超过2次时,应警惕偏头痛的原因。

国际头痛协会(IHS)头痛分类委员会于1962年制定了一套头痛分类和诊断标准,这个旧的分类与诊断标准在世界范围内应用了20余年,至今我国尚有部分学术专著仍在沿用或参考这个分类。1988年国际头痛协会头痛分类委员会制定了新的关于头痛、脑神经痛及面部痛的分类和诊断标准。目前临床及科研多采用这个标准。本标准将头痛分为13个主要类型,包括了总数129个头痛亚型。其中常见的头痛类型为偏头痛、紧张型头痛、丛集性头痛和慢性发作性偏头痛,而偏头痛又被分为7个亚型(表8-2~表8-5)。这7个亚型中,最主要的两个亚型是无先兆偏头痛和有先兆偏头痛,其中最常见的是无先兆偏头痛。

表 8-2　偏头痛分类

无先兆偏头痛

有先兆偏头痛

　　偏头痛伴典型先兆

　　偏头痛伴迁延性先兆

　　家族性偏瘫型偏头痛

　　基底动脉型偏头痛

　　偏头痛伴急性先兆发作

眼肌瘫痪型偏头痛

视网膜型偏头痛

可能为偏头痛前驱或与偏头痛相关联的儿童期综合征

儿童良性发作性眩晕

儿童交替性偏瘫

偏头痛并发症

偏头痛持续状态

偏头痛性偏瘫

不符合上述标准的偏头痛性障碍

表 8-3　国际头痛协会(1988)关于无先兆偏头痛的定义

无先兆偏头痛

诊断标准:

1.至少 5 次发作符合第 2～4 项标准

2.头痛持续 4～72 小时(未治疗或没有成功治疗)

3.头痛至少具备下列特征中的 2 条

(1)位于单侧。

(2)搏动性质。

(3)中度或重度(妨碍或不敢从事每天活动)。

(4)因上楼梯或类似的日常体力活动而加重。

4.头痛期间至少具备下列 1 条

(1)恶心和/或呕吐。

(2)畏光和畏声。

5.至少具备下列 1 条

(1)病史、体格检查和神经科检查不提示器质性障碍。

(2)病史和/或体格检查和/或神经检查确实提示这种障碍(器质性障碍),但被适当的观察所排除。

(3)这种障碍存在,但偏头痛发作并非在与这种障碍有密切的时间关系上首次出现。

表 8-4　国际头痛协会(1988)关于有先兆偏头痛的定义

有先兆偏头痛

先前用过的术语:经典型偏头痛,典型偏头痛;眼肌瘫痪型、偏身麻木型、偏瘫型、失语型偏头痛

诊断标准:

1.至少 2 次发作符合第 2 项标准

2.至少符合下列 4 条特征中的 3 条

(1)一个或一个以上提示局灶大脑皮质或脑干功能障碍的完全可逆性先兆症状

(2)至少一个先兆症状逐渐发展超过 4 分钟,或 2 个或 2 个以上的症状接着发生

(3)先兆症状持续时间不超过 60 分钟,如果出现 1 个以上先兆症状,持续时间可相应增加

(4)继先兆出现的头痛间隔期在 60 分钟之内(头痛尚可在先兆前或与先兆同时开始)

3.至少具备下列 1 条

(1)病史:体格检查及神经科检查不提示器质性障碍

续表

（2）病史和/或体格检查和/或神经科检查确实提示这障碍，但通过适当的观察被排除

（3）这种障碍存在，但偏头痛发作并非在与这种障碍有密切的时间关系上首次出现

有典型先兆的偏头痛

诊断标准：

1.符合有先兆偏头痛诊断标准，包括第 2 项全部 4 条标准

2.有一条或一条以上下列类型的先兆症状

（1）视觉障碍

（2）单侧偏身感觉障碍和/或麻木

（3）单侧力弱

（4）失语或非典型言语困难

表 8-5　国际头痛协会(1988)关于儿童偏头痛的定义

1.至少 5 次发作符合第(1)、(2)项标准

（1）每次头痛发作持续 2～48 小时

（2）头痛至少具备下列特征中的 2 条

　①位于单侧

　②搏动性质

　③中度或重度

　④可因常规的体育活动而加重

2.头痛期间内至少具备下列 1 条

（1）恶心和/或呕吐

（2）畏光和畏声

　　国际头痛协会的诊断标准为偏头痛的诊断提供了一个可靠的、可量化的诊断标准，对于临床和科研的意义是显而易见的，有学者特别提到其对于临床试验及流行病学调查有重要意义。但临床上有时遇到患者并不能完全符合这个标准，对这种情况学者们建议随访及复查，以确定诊断。

　　由于国际头痛协会的诊断标准掌握起来比较复杂，为了便于临床应用，国际上一些知名的学者一直在探讨一种简单化的诊断标准。其中 Solomon 介绍了一套简单标准，符合这个标准的患者 99％符合国际头痛协会关于无先兆偏头痛的诊断标准。这套标准较易掌握，供参考。

　　（1）具备下列 4 条特征中的任何 2 条，即可诊断无先兆偏头痛：①疼痛位于单侧。②搏动性痛。③恶心。④畏光或畏声。

　　（2）另有 2 条附加说明：①首次发作者不应诊断。②应无器质性疾病的证据。

　　在临床工作中尚能遇到患者有时表现为紧张型头痛，有时表现为偏头痛性质的头痛，为此有学者查阅了国际上一些临床研究文献后得到的答案是，紧张型头痛和偏头痛并非是截然分开的，其临床上确实存在着重叠，故有学者提出二者可能是一个连续的统一体。有时遇到有先兆偏头痛患者可表现为无先兆偏头痛，同样，学者们认为二型之间既可能有不同的病理生理，又可能是

一个连续的统一体。

(二)鉴别诊断

偏头痛应与下列疼痛相鉴别。

1.紧张型头痛

紧张型头痛又称肌收缩型头痛。临床特点:头痛部位较弥散,可位于前额、双颞、顶、枕及颈部。头痛性质常呈钝痛,头部压迫感、紧箍感,患者常述犹如戴着一个帽子。头痛常呈持续性,可时轻时重。多有头皮、颈部压痛点,按摩头颈部可使头痛缓解,多有额、颈部肌肉紧张。多少伴有恶心、呕吐。

2.丛集性头痛

丛集性头痛又称组胺性头痛、Horton 综合征。表现为一系列密集的、短暂的、严重的单侧钻痛。与偏头痛不同,头痛部位多局限并固定于一侧眶部、球后和额颞部。发病时间常在夜间,并使患者痛醒。发病时间固定,起病突然而无先兆,开始可为一侧鼻部烧灼感或球后压迫感,继之出现特定部位的疼痛,常疼痛难忍,并出现面部潮红、结膜充血、流泪、流涕、鼻塞。为数不少的患者出现 Horner 征,可出现畏光,不伴恶心、呕吐。诱因可为发作群集期饮酒、兴奋或服用扩血管药引起。发病年龄常较偏头痛晚,平均 25 岁,男女之比约4∶1。罕见家族史。治疗措施:非甾体抗炎止痛剂;激素治疗;睾丸素治疗;吸氧疗法(国外介绍为100％氧,8～10 L/min,共 10～15 分钟,仅供参考);麦角胺咖啡因或双氢麦角碱睡前应用,对夜间头痛特别有效;碳酸锂疗效尚有争议,但多数介绍其有效,但中毒剂量有时与治疗剂量很接近,曾有老年患者(精神患者)服一片致昏迷者,建议有条件者监测血锂水平,不良反应有胃肠道症状、肾功能改变、内分泌改变、震颤、眼球震颤、抽搐等;其他药物尚有钙通道阻滞剂、舒马普坦等。

3.痛性眼肌麻痹

痛性眼肌麻痹又称 Tolosa-Hunt 综合征。是一种以头痛和眼肌麻痹为特征,涉及特发性眼眶和海绵窦的炎性疾病。病因可为颅内颈内动脉的非特异性炎症,也可能涉及海绵窦。常表现为球后及眶周的顽固性胀痛、刺痛,数天或数周后出现复视,并可有第Ⅲ、Ⅳ、Ⅵ脑神经受累表现,间隔数月数年后复发,需行血管造影以排除颈内动脉瘤。皮质激素治疗有效。

4.颅内占位所致头痛

占位早期,头痛可为间断性或晨起为重,但随着病情的发展,多成为持续性头痛,进行性加重,可出现颅内高压的症状与体征,如头痛、恶心、呕吐、视盘水肿,并可出现局灶症状与体征,如精神改变、偏瘫、失语、偏身感觉障碍、抽搐、偏盲、共济失调、眼球震颤等,典型者鉴别不难。但需注意,也有表现为十几年的偏头痛,最后被确诊为巨大血管瘤者。

四、防治

(一)一般原则

偏头痛的治疗策略包括两个方面:对症治疗及预防性治疗。对症治疗的目的在于消除、抑制或减轻疼痛及伴随症状。预防性治疗用来减少头痛发作的频度及减轻头痛严重性。对偏头痛患者是单用对症治疗还是同时采取对症治疗及预防性治疗,要具体分析。一般说来,如果头痛发作频度较小,疼痛程度较轻,持续时间较短,可考虑单纯选用对症治疗。如果头痛发作频度较大,疼痛程度较重,持续时间较长,对工作、学习、生活影响较明显,则在给予对症治疗的同时,给予适当的预防性治疗。总之,既要考虑到疼痛对患者的影响,又要考虑到药物不良反应对患者的影响,有时还要参考患者个人的意见。Saper 的建议是每周发作 2 次以下者单独给予药物性对症治疗，而发作频繁者应给予预防性治疗。

不论是对症治疗还是预防性治疗均包括两个方面，即药物干预及非药物干预。

非药物干预方面，强调患者自助。嘱患者详细记录前驱症状、头痛发作与持续时间及伴随症状，找出头痛诱发及缓解的因素，并尽可能避免。如避免某些食物，保持规律的作息时间、规律饮食。不论是在工作日，还是周末抑或假期，坚持这些方案对于减轻头痛发作非常重要，接受这些建议对 30% 的患者有帮助。另有人倡导有规律的锻炼，如长跑等，可能有效地减少头痛发作。认知和行为治疗，如生物反馈治疗等，已被证明有效，另有患者于头痛时进行痛点压迫，于凉爽、安静、暗淡的环境中独处，或以冰块冷敷均有一定效果。

（二）药物对症治疗

偏头痛对症治疗可选用非特异性药物治疗，包括简单的止痛药，非甾体抗炎药及麻醉剂。对于轻、中度头痛，简单的镇痛药及非甾体抗炎药常可缓解头痛的发作。常用的药物有脑清片、对乙酰氨基酚、阿司匹林、萘普生、吲哚美辛、布洛芬、罗通定等。麻醉药的应用是严格限制的，Saper 提议主要用于严重发作，其他治疗不能缓解，或对偏头痛特异性治疗有禁忌或不能忍受的情况下应用。偏头痛特异性 5-HT 受体拮抗剂主要用于中、重度偏头痛。偏头痛特异性 5-HT 受体拮抗剂结合简单的止痛剂，大多数头痛可得到有效的治疗。

5-HT 受体拮抗剂治疗偏头痛的疗效是肯定的。麦角胺咖啡因既能抑制去甲肾上腺素的再摄取，又能拮抗其与 β 受体的结合，于先兆期或头痛开始后服用 1 片，常可使头痛发作终止或减轻。如效不显，于数小时后加服 1 片，每天不超过 4 片，每周用量不超过 10 片。该药缺点是不良反应较多，并且有成瘾性，有时剂量会越来越大。常见不良反应为消化道症状、心血管症状，如恶心、呕吐、胸闷、气短等。孕妇、心肌缺血、高血压、肝肾疾病等忌用。

麦角碱衍生物酒石酸麦角胺，舒马曲坦和双氢麦角胺为偏头痛特异性药物，均为 5-HT 受体拮抗剂。这些药物作用于中枢神经系统和三叉神经中受体介导的神经通路，通过阻断神经源性炎症而起到抗偏头痛作用。

酒石酸麦角胺主要用于中、重度偏头痛，特别是当简单的镇痛治疗效果不足或不能耐受时。其有多项作用：既是 5-HT$_{1A}$、5-HT$_{1B}$、5-HT$_{1D}$ 和 5-HT$_{1F}$ 受体拮抗剂，又是 α 受体阻滞剂，通过刺激动脉平滑肌细胞 5-HT 受体而产生血管收缩作用；它可收缩静脉容量性血管、抑制交感神经末端去甲肾上腺素再摄取。作为 5-HT$_1$ 受体拮抗剂，它可抑制三叉神经血管系统神经源性炎症，其抗偏头痛活性中最基础的机制可能在此，而非其血管收缩作用。其对中枢神经递质的作用对缓解偏头痛发作亦是重要的。给药途径有口服、舌下及直肠给药。生物利用度与给药途径关系密切。口服及舌下含化吸收不稳定，直肠给药起效快，吸收可靠。为了减少过多应用导致麦角胺依赖性或反跳性头痛，一般每周应用不超过 2 次，应避免大剂量连续用药。

Saper 总结酒石酸麦角胺在下列情况下慎用或禁用：年龄 55～60 岁（相对禁忌）；妊娠或哺乳；心动过缓（中至重度）；心室疾病（中至重度）；胶原-肌肉病；心肌炎；冠心病，包括血管痉挛性心绞痛；高血压（中至重度）；肝、肾损害（中至重度）；感染或高热；败血症；消化性溃疡性疾病；周围血管病；严重瘙痒。另外，该药可加重偏头痛造成的恶心、呕吐。

舒马曲坦亦适用于中、重度偏头痛发作。作用于神经血管系统和中枢神经系统，通过抑制或减轻神经源性炎症而发挥作用。曾有人称舒马曲坦为偏头痛治疗的里程碑。皮下用药 2 小时，约 80% 的急性偏头痛有效。尽管 24～48 小时内 40% 的患者重新出现头痛，这时给予第 2 剂仍可达到同样的有效率。口服制剂的疗效稍低于皮下给药,起效亦稍慢,通常在 4 小时内起效。皮下用药后 4 小时给予口吸制剂不能预防再出现头痛,但对皮下用药后 24 小时内出现的头痛有效。

舒马曲坦具有良好的耐受性,其不良反应通常较轻和短暂,持续时间常在 45 分钟以内。包括注射部位的疼痛、耳鸣、面红、烧灼感、热感、头晕、体重增加、颈痛及发音困难。少数患者于首剂时出现非心源性胸部压迫感,仅有很少患者于后续用药时再出现这些症状。罕见引起与其相关的心肌缺血。

Saper 总结应用舒马曲坦注意事项及禁忌证:年龄超过 55～60 岁(相对禁忌证);妊娠或哺乳;缺血性心肌病(心绞痛、心肌梗死病史、记录到的无症状性缺血);不稳定型心绞痛;高血压(未控制);基底型或偏瘫型偏头痛;未识别的冠心病(绝经期妇女,男性>40 岁,心脏病危险因素如高血压、高脂血症、肥胖、糖尿病、严重吸烟及强阳性家族史);肝肾功能损害(重度);同时应用单胺氧化酶抑制剂或单胺氧化酶抑制剂治疗终止后 2 周内;同时应用含麦角胺或麦角类制剂(24 小时内),首次剂量可能需要在医师监护下应用。

酒石酸双氢麦角胺的效果超过酒石酸麦角胺。大多数患者起效迅速,在中、重度发作特别有用,也可用于难治性偏头痛。与酒石酸麦角胺有共同的机制,但其动脉血管收缩作用较弱,有选择性收缩静脉血管的特性,可静脉注射、肌内注射及鼻腔吸入。静脉注射途径给药起效迅速。肌内注射生物利用度达 100%。鼻腔吸入的绝对生物利用度 40%,应用酒石酸双氢麦角胺后再出现头痛的频率较其他现有的抗偏头痛剂小,这可能与其半衰期长有关。

酒石酸双氢麦角胺较酒石酸麦角胺具有较好的耐受性、恶心和呕吐的发生率及程度非常低,静脉注射最高,肌内注射及鼻吸入给药低。极少成瘾和引起反跳性头痛。通常的不良反应包括胸痛、轻度肌痛、短暂的血压上升。不应给予有血管痉挛反应倾向的患者,包括已知的周围性动脉疾病,冠状动脉疾病(特别是不稳定性心绞痛或血管痉挛性心绞痛)或未控制的高血压。注意事项和禁忌证同酒石酸麦角胺。

(三)药物预防性治疗

偏头痛的预防性治疗应个体化,特别是剂量的个体化。可根据患者体重,一般身体情况、既往用药体验等选择初始剂量,逐渐加量,如无明显不良反应,可连续用药 2～3 天,无效时再接用其他药物。

1.抗组胺药物

苯噻啶为一有效的偏头痛预防性药物。可每天 2 次,每次 0.5 mg 起,逐渐加量,一般可增加至每天3 次,每次 1.0 mg,最大量不超过 6 mg/d。不良反应为嗜睡、头晕、体重增加等。

2.钙通道阻滞剂

氟桂利嗪,每晚 1 次,每次 5～10 mg,不良反应有嗜睡、锥体外系反应、体重增加、抑郁等。

3.β 受体阻滞剂

普萘洛尔,开始剂量 3 次/天,每次 10 mg,逐渐增加至 60 mg/d,也有介绍 120 mg/d,心率<60 次/分者停用。哮喘、严重房室传导阻滞者禁用。

4.抗抑郁剂

阿米替林每天 3 次,每次 25 mg,逐渐加量。可有嗜睡等不良反应,加量后不良反应明显。氟西汀每片 20 mg,每晨 1 片,饭后服,该药初始剂量及有效剂量相同,服用方便,不良反应有睡眠障碍、胃肠道症状等,常较轻。

5.其他

非甾体抗炎药,如萘普生;抗惊厥药,如卡马西平、丙戊酸钠等;舒必剂、硫必利;中医中药(辨证施治、辨经施治、成方加减、中成药)等皆可试用。

(四)关于特殊类型偏头痛

与偏头痛相关的先兆是否需要治疗及如何治疗,目前尚无定论。通常先兆为自限性的、短暂的,大多数患者于治疗尚未发挥作用时可自行缓解。如果患者经历复发性、严重的、明显的先兆,考虑舌下含化尼非地平,但头痛有可能加重,且疗效亦不肯定。给予舒马曲坦及酒石酸麦角胺的疗效亦尚处观察之中。

(五)关于难治性、严重偏头痛性头痛

这类头痛主要涉及偏头痛持续状态,头痛常不能为一般的门诊治疗所缓解。患者除持续的进展性头痛外尚有一系列生理及情感症状,如恶心、呕吐、腹泻、脱水、抑郁、绝望,甚至自杀倾向。用药过度及反跳性依赖、戒断症状常促发这些障碍。这类患者常需收入急症室观察或住院,以纠正患者存在的生理障碍,如脱水等;排除伴随偏头痛出现的严重的神经内科或内科疾病;治疗纠正药物依赖;预防患者于家中自杀等。应注意患者的生命体征,可做心电图检查。药物可选用酒石酸双氢麦角胺、舒马曲坦、鸦片类及止吐药,必要时亦可谨慎给予氯丙嗪等。可选用非肠道途径给药,如静脉或肌内注射给药。一旦发作控制,可逐渐加入预防性药物治疗。

(六)关于妊娠妇女的治疗

Schulman建议给予地美罗注射剂或片剂,并应限制剂量。还可应用泼尼松,其不易穿过胎盘,在妊娠早期不损害胎儿,但不宜应用太频繁。如欲怀孕,最好尽最大可能不用预防性药物并避免应用麦角类制剂。

(七)关于儿童偏头痛

儿童偏头痛用药的选择与成人有很多重叠,如止痛药物、钙通道阻滞剂、抗组胺药物等,但也有人质疑酒石酸双麦角胺药物的疗效。如能确诊,重要的是对儿童及其家长进行安慰,使其对本病有一个全面的认识,以缓解由此带来的焦虑,对治疗当属有益。

五、护理

(一)护理评估

1.健康史

(1)了解头痛的部位、性质和程度:询问是全头疼还是局部头疼;是搏动性头疼还是胀痛、钻痛;是轻微痛、剧烈痛还是无法忍受的疼痛。偏头疼常描述为双侧颞部的搏动性疼痛。

(2)头疼的规律:询问头疼发病的急缓,是持续性还是发作性,起始与持续时间,发作频率,激发或缓解的因素,与季节、气候、体位、饮食、情绪、睡眠、疲劳等的关系。

(3)有无先兆及伴发症状:如头晕、恶心、呕吐、面色苍白、潮红、视物不清、闪光、畏光、复视、耳鸣、失语、偏瘫、嗜睡、发热、晕厥等。典型偏头疼发作常有视觉先兆和伴有恶心、呕吐、畏光。

(4)既往史与心理社会状况:询问患者的情绪、睡眠、职业情况及服药史,了解头疼对日常生活、工作和社交的影响,患者是否因长期反复头疼而出现恐惧、忧郁或焦虑心理。大部分偏头疼患者有家族史。

2.身体状况

检查意识是否清楚,瞳孔是否等大等圆、对光反射是否灵敏;体温、脉搏、呼吸、血压是否正常；面部表情是否痛苦，精神状态怎样；眼睑是否下垂、有无脑膜刺激征。

3.主要护理问题及相关因素

(1)偏头疼：与发作性神经血管功能障碍有关。

(2)焦虑：与偏头疼长期、反复发作有关。

(3)睡眠形态紊乱：与头疼长期反复发作和/或焦虑等情绪改变有关。

(二)护理措施

1.避免诱因

告知患者可能诱发或加重头疼的因素，如情绪紧张、进食某些食物、饮酒、月经来潮、用力性动作等；保持环境安静、舒适、光线柔和。

2.指导减轻头疼的方法

如指导患者缓慢深呼吸，听音乐，练气功，生物反馈治疗，引导式想象，冷、热敷及理疗，按摩，指压止痛法等。

3.用药护理

告知止痛药物的作用与不良反应，让患者了解药物依赖性或成瘾性的特点，如大量使用止痛剂，滥用麦角胺咖啡因可致药物依赖。指导患者遵医嘱正确服药。

（孙桂丽）

第三节　脑　卒　中

脑血管病(cerebral vascular disease，CVD)是一组由脑血管发生血液循环障碍而引起的脑功能障碍的疾病。脑卒中又称中风或脑血管意外，是一组以急性起病、局灶性或弥漫性脑功能缺失为共同特征的脑血管病，通常指包括脑出血、脑梗死、蛛网膜下腔出血。脑卒中主要由于血管壁异常、血栓、栓塞及血管破裂等所造成的神经功能障碍性疾病。我国脑卒中呈现高发病率、高复发率、高致残率、高死亡率的特点。据世界卫生组织调查结果显示，我国脑卒中发病率高于世界平均水平。世界卫生组织 MONICA 研究表明，我国的脑卒中发生率正以每年 8.7% 的速率上升。我国居民第三次死因调查报告显示，脑血管病已成为国民第一位的死因。我国脑卒中的死亡率高于欧美国家 4～5 倍，是日本的 3.5 倍，甚至高于泰国、印度等发展中国家。MONICA 研究也表明，脑卒中病死率为 20%～30%。世界卫生组织对中国脑卒中死亡的人数进行了预测，如果死亡率维持不变，到 2030 年，我国每年将有近 400 万人口死于脑卒中。如果死亡率增长 1%，到 2030 年，我国每年将有近 600 万人口死于脑卒中，我国现幸存脑卒中患者近 700 万，其中致残率高达 75%，约有 450 万患者不同程度丧失劳动能力或生活不能自理。脑卒中复发率超过 30%，5 年内再次发生率达 54%。

一、脑出血的护理评估

脑出血(intra cerebral hemorrhage，ICH)是指原发于脑内动脉、静脉和毛细血管的病变出血，以动脉出血为多见，血液在脑实质内积聚形成脑内血肿。脑内出血临床病理过程与出血量和部位有关。小量出血时，血液仅渗透在神经纤维之间，对脑组织破坏较少；出血量较大时，血液在脑组织内积聚形成血肿,血肿的占位效应压迫外周脑组织,撕裂神经纤维间的横静脉使血肿进一步增大,血液成分特别是凝血酶、细胞因子 IL-1、TNF-α、血红蛋白的溶出等致使血肿外周的脑组织可在数小时内形成明显脑水肿、缺血和点状的微出血,血肿进一步扩大,导致邻近组织受压移位以至形成脑疝。脑内血肿和脑水肿可向内压迫脑室使之移位,向下压迫丘脑、下丘脑,引起严重的自主神经功能失调症状。幕上血肿时,中脑受压的危险性很大;小脑血肿时,延髓易于受下疝的小脑扁桃体压迫。脑内血肿可破入脑室或蛛网膜下腔,形成继发性脑室出血和继发性蛛网膜下腔出血。

(一)病因分析

高血压动脉硬化是自发性脑出血的主要病因,高血压患者约有 1/3 的机会发生脑出血,而 93.91％脑出血患者中有高血压病史。其他还包括脑淀粉样血管病、动脉瘤、动脉-静脉畸形、动脉炎、血液病等。

(二)临床观察

高血压性脑出血以 50 岁左右高血压患者发病最多。由于与高血压的密切关系以致在年轻高血压患者中,个别甚至仅 30 余岁也可发生。脑出血虽然在休息或睡眠中也会发生,但通常是在白天情绪激动、过度用力等体力或脑力活动紧张时即刻发病。除有头晕、头痛、工作效率差、鼻出血等高血压症状外,平时身体一般情况常无特殊。脑出血发生前常无预感。极个别患者在出血前数小时或数天诉有瞬时或短暂意识模糊、手脚动作不便或说话含糊不清等脑部症状。高血压性脑出血常突然发生,起病急骤,往往在数分钟到数小时内病情发展到高峰(图 8-1)。

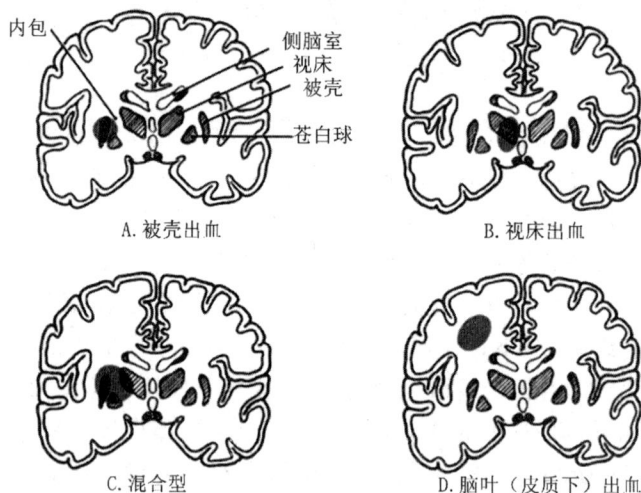

图 8-1 高血压性脑出血

1.壳核出血

大脑基底节为最常见的出血部位,约占脑出血的 60％。由于损伤到内囊故称为内囊出血。除具有脑出血的一般症状外,内囊出血的患者常有头和眼转向出血病灶侧,呈"凝视病灶"状和"三偏"症状,即偏瘫、偏身感觉障碍和偏盲。

(1)偏瘫:出血病灶对侧的肢体偏瘫,瘫痪侧鼻唇沟较浅,呼气时瘫侧面颊鼓起较高。瘫痪肢体由弛缓性瘫痪逐渐转为痉挛性瘫痪,上肢呈屈曲内收,下肢强直,腱反射转为亢进,可出现踝阵挛,病理反射阳性,呈典型上运动神经元性偏瘫。

（2）偏身感觉障碍：出血灶对侧偏身感觉减退，用针刺激肢体、面部时无反应或反应较另一侧迟钝。

（3）偏盲：在患者意识状态能配合检查时还可发现病灶对侧同向偏盲，主要是由于经过内囊的视放射受累所致。

另外，主侧大脑半球出血可伴有失语症，脑出血患者亦可发生顶叶综合征，如体象障碍（偏瘫无知症、幻多肢、错觉性肢体移位等）、结构性失用症、地理定向障碍等。记忆力、分析理解、计算等智能活动往往在脑出血后明显减退。

2.脑桥出血

常突然起病，出现剧烈头痛、头晕、眼花、坠地、呕吐、复视、讷吃、吞咽困难、一侧面部发麻等症状。起病初意识可部分保留，但常在数分钟内进入深度昏迷。出血往往先自一侧脑桥开始，表现为交叉性瘫痪，即出血侧面部瘫痪和对侧上下肢弛缓性瘫痪。头和两眼转向非出血侧，呈"凝视瘫肢"状。脑桥出血常迅速波及两侧，出现两侧面部和肢体均瘫痪，肢瘫大多呈弛缓性。少数呈痉挛性或呈去脑强直。双侧病理反射呈阳性。头和两眼位置回到正中，两侧瞳孔极度缩小。这种"针尖样"瞳孔见于1/3的脑桥出血患者，为特征性症状，是由于脑桥内交感神经纤维受损所致。脑桥出血常阻断下丘脑对体温的正常调节而使体温急剧上升，呈持续高热状态。由于脑干呼吸中枢的影响常出现不规则呼吸，可于早期就出现呼吸困难。脑桥出血后，如两侧瞳孔散大、对光反射消失、呼吸不规则、脉搏和血压失调、体温不断上升或突然下降，则提示病情危重。

3.小脑出血

小脑出血多发生在一侧小脑半球，可导致急性颅内压增高，脑干受压，甚至发生枕大孔疝。起病急骤，少数病情凶险异常，可即刻出现神志深度昏迷，短时间内呼吸停止；多数患者于起病时神志清楚，常诉一侧后枕部剧烈头痛和眩晕，呕吐频繁，发音含糊；瞳孔往往缩小，两眼球向病变对侧同向凝视，病变侧肢体动作共济失调，但瘫痪可不明显，可有脑神经麻痹症状、颈项强直等。病情逐渐加重，意识渐趋模糊或昏迷，呼吸不规则。

4.脑室出血

脑室出血（intraventricular hemorrhage，IVH）多由于大脑基底节处出血后破入到侧脑室，以致血液充满整个脑室和蛛网膜下腔系统。小脑出血和脑桥出血也可破入到第四脑室，这种情况极其严重。意识往往在1～2小时内陷入深度昏迷，出现四肢抽搐发作或四肢瘫痪。双侧病理反射呈阳性。四肢常呈弛缓性瘫痪，所有腱反射均引不出，可阵发出现强直性痉挛或去脑强直状态。呕吐咖啡色残渣样液体，高热、多汗和瞳孔极度缩小，呼吸深沉带有鼾声，后转为浅速和不规则。

（三）辅助检查

1.CT检查

CT检查可显示血肿部位、大小、形态、是否破入脑室，血肿外周有无低密度水肿带及占位效应、脑组织移位等。24小时内出血灶表现为高密度，边界清楚（图8-2）。48小时以后，出血灶高密度影外周出现低密度水肿带。

2.DSA

脑血管DSA对颅内动脉瘤、脑血管畸形等的诊断均有重要价值（图8-3）。颈内动脉造影正位像可见大脑前、中动脉间距在正常范围，豆纹动脉外移（黑箭头）。

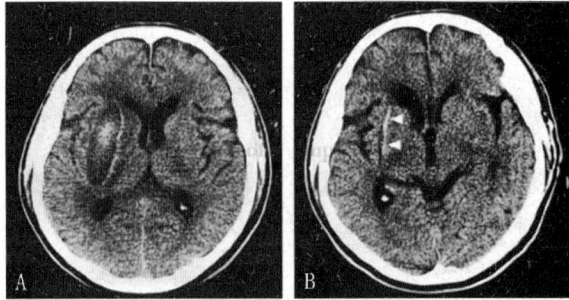

图 8-2　壳核外囊型脑出血的演变 CT

注:脑出血发病 40 天后 CT 平扫(A)显示右侧壳核外囊区有一个卵圆形低密度病灶,其中心密度略高,同侧侧脑室较对侧略小。2.5 个月后复查 CT(B)平扫可见原病灶部位呈裂隙状低密度,为后遗脑软化灶,并行伴有条状血肿壁纤维化高密度(白箭头),同侧侧脑室扩大

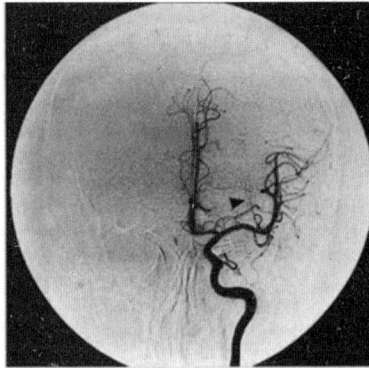

图 8-3　内囊出血 DSA

3.MRI

MRI 具有比 CT 更高的组织分辨率,且可直接多方位成像,无颅骨伪影干扰,又具有血管流空效应等特点,使对脑血管疾病的显示率及诊断准确性,比 CT 更胜一筹。CT 能诊断的脑血管疾病,MRI 均能做到;而对发生于脑干、颞叶和小脑等的血管性疾病,MRI 比 CT 更佳;对脑出血、脑梗死的演变过程,MRI 比 CT 显示更完整;对 CT 较难判断的脑血管畸形、烟雾病等,MRI比 CT 更敏感。

4.TCD

多普勒超声检查最基本的参数为血流速度与频谱形态。血流速度增加可表示高血流量、动脉痉挛或动脉狭窄;血流速度减慢则可能是动脉近端狭窄或循环远端阻力增高的结果。

(四)内科治疗

(1)静脉补液:静脉给予生理盐水或乳酸 Ringer 溶液静脉滴注,维持正常的血容量。

(2)控制血糖:既往有糖尿病病史和血糖>200 mg/L 应给予胰岛素。低血糖者最好给予10%～20%葡萄糖静脉输液,或静脉推注 50%葡萄糖溶液纠正。

(3)血压的管理:有高血压病史的患者,血压水平应控制在平均动脉压(mean arterial pressure,MAP)17.3 kPa(130 mmHg)以下。颅内压(ICP)监测增高的患者,脑灌注压(cerebral perfusion pressure,CPP)[CPP=(MAP-ICP)]应保持大于 9.3 kPa(70 mmHg)。刚手术后的患者应避免平均动脉压大于14.7 kPa(110 mmHg)。心力衰竭、心肌缺血或动脉内膜剥脱,血压

＞26.7/14.7 kPa(200/110 mmHg)者,应控制平均动脉压在 17.3 kPa(130 mmHg)以下。

(4)控制体温:体温大于 38.5 ℃的患者及细菌感染者,给予退烧药及早期使用抗生素。

(5)维持体液平衡。

(6)禁用抗血小板和抗凝治疗。

(7)降颅压治疗:甘露醇(0.25～0.5 g/kg 静脉滴注),每隔 6 小时给 1 次。通常每天的最大量是 2 g/kg。

(8)纠正凝血异常:常用药物如华法林、鱼精蛋白、6-氨基己酸、凝血因子Ⅷ和新鲜血小板。

(五)手术治疗

1.开颅血肿清除术

对基底节区出血和皮层下出血,传统手术为开颅血肿清除。壳核出血一般经颞叶中回切开入路。1972 年 Suzuki 提倡经侧裂入路,以减少颞叶损害。对脑室积血较多可经额叶前角或经侧脑室三角区入路清除血肿,并行脑室外引流术。传统开颅术因时间较长,出血较多,手术常需全麻,术后并发症较多,易发生肺部感染及上消化道出血,而使年龄较大、心肺功能较差的患者失去手术治疗的机会。优点在于颅压高、有脑疝的患者可同时行去骨片减压术。

2.颅骨开窗血肿清除术

用于壳核出血、皮层下出血及小脑出血。壳核出血在患侧颞部做一向前的弧形皮肤切口,分开颞肌,颅骨钻孔后扩大骨窗至 3 cm×3 cm 大小,星形剪开脑膜,手术宜在显微镜下进行,既可减小皮层切开及脑组织切除的范围,还能窥清出血点。在颞中回作 1.5 cm 皮层切开,用窄脑压板轻轻牵开脑组织,见血肿后用吸引器小心吸除血块,其内侧壁为内囊方向不易出血,应避免压迫或电灼,而血肿底部外侧常见豆纹动脉出血点,用银夹夹闭或用双极电凝止血,其余地方出血常为静脉渗血,用吸收性明胶海绵片压迫即可止血。小脑出血如血肿不大,无扁桃体疝也可在患侧枕外隆凸水平下 2 cm,正中旁开 3 cm 为中心做皮肤切口,钻颅后咬除枕鳞部成 3 cm 直径骨窗即可清除小脑出血。该手术方法简单、快捷、失血较少,在局麻下也可完成,所以术后意识恢复较快、并发症特别是肺部感染相对减少,即使高龄、一般情况差的患者也可承受该手术。

3.钻颅血肿穿刺引流术

多采用 CT 引导下立体定向穿刺加引流术。现主要有 3 种方法:以 CT 示血肿中心为靶点,局麻下颅骨钻孔行血肿穿刺,首次抽吸量一般达血肿量的 1/3～1/2,然后注入尿激酶 6 000 U,6～12 小时后再次穿刺及注药,或同时置入硅胶引流管作引流,以避免反复穿刺而损伤脑组织。Niizuma 用此方法治疗除脑干外的其他各部位出血 175 例,半年后随访优良率达 86%,死亡率11%。优点在于操作简单、安全、局麻下能完成,同时应用尿激酶可较全清除血肿,高龄或危重患者均可采用,但在出血早期因血肿无液化效果不好。

4.椎颅血肿碎吸引流术

以 CT 示血肿中心为靶点,局麻下行椎颅血肿穿刺,置入带螺旋绞丝的穿刺针于血肿中心,在负压吸引下将血块粉碎吸出,根据吸除量及 CT 复查结果,血肿清除量平均可达 70%。此法简单易行,在急诊室和病床旁均可施行,高龄及危重患者也可应用。但有碎吸过度损伤脑组织及再出血危险,一般吸出量达血肿量 50%～70%即应终止手术。

5.微创穿刺冲洗尿激酶引流术

是带锥颅、穿刺、冲洗引流为一体的穿刺管,将其置入血肿中心后用含尿激酶、肝素的生理盐水每天冲洗 1 次,现已有许多医院应用。

6.脑室外引流术

单纯脑室出血和脑内出血破入脑室无开颅指征者,可行脑室外引流术。一般行双额部钻孔引流,1980年Suzuki提出在双侧眶上缘、中线旁开3 cm处分别钻孔,置管行外引流,因放入引流管与侧脑室体部大致平行,可引流出后角积血。也有人主张双侧置管,一管作冲洗另一管用于引流,或注入尿激酶加速血块的溶解。

7.脑内镜辅助血肿清除术

颅骨钻孔或小骨窗借助脑镜在直视下清除血肿,其对脑组织的创伤小,清除血肿后可以从不同角度窥清血肿壁。

二、蛛网膜下腔出血的护理评估

颅内血管破裂后血液流入蛛网膜下腔时,称为蛛网膜下腔出血(subarachnoid hemorrhage, SAH)。自发性蛛网膜下腔出血可由多种病因所致,临床表现为急骤起病的剧烈头痛、呕吐、意识障碍、脑膜刺激征和血性脑脊液,占脑卒中的10%～15%。其中半数以上是先天性颅内动脉瘤破裂所致,其余是由各种其他的病因所造成的。

(一)病因分析

引起蛛网膜下腔出血的病因很多,在SAH的病因中以动脉瘤破裂占多数,达76%,动-静脉畸形占6%～9%,动-静脉畸形合并动脉瘤占2.7%～22.8%。常见:①颅内动脉瘤及动静脉畸形的破裂。②高血压、动脉硬化引起的动脉破裂。③血液病,如白血病、血友病、恶性贫血等。④颅内肿瘤,原发者有胶质瘤、脑膜瘤等;转移者有支气管性肺癌等。⑤血管性变态反应,如多发性结节性动脉炎、系统性红斑狼疮等。⑥脑与脑膜炎症,包括化脓性、细菌性、病毒性、结核性等。⑦抗凝治疗的并发症。⑧脑血管闭塞性疾病引起出血性脑梗死。烟雾病常以蛛网膜下腔出血为主要表现。⑨颅内静脉的血栓形成。⑩妊娠并发症。

(二)临床观察

蛛网膜下腔出血任何年龄均可发病,以青壮年多见,最常见的表现为颅内压增高症状、意识障碍、脑膜刺激征、脑神经损伤症状、肢体活动障碍或癫痫等。

1.出血前症状及诱因

部分患者于数天或数周前出现头痛、头晕、动眼神经麻痹或颈强直等先驱症状,又称前兆渗漏。其产生与动脉瘤扩大压迫邻近结构有关(图8-4)。只有1/3的患者是在活动状态下发病,如解大小便、弯腰、举重、咳嗽、生气等。

2.出血后观察

由于脑血管突然破裂,起病多很急骤。患者突感头部劈裂样剧痛,分布于前额、后枕或整个头部,并可延及颈、肩、背、腰及两腿部。伴有面色苍白、全身出冷汗、恶心、呕吐。半数以上的患者出现不同程度的意识障碍。轻者有短暂的神志模糊,重者则昏迷逐渐加深。有的患者意识始终清醒,但表现为淡漠、嗜睡,并有畏光、胆小、怕响、拒动,有的患者出现谵妄、木僵、定向及记忆障碍、幻觉及其他精神症状。有的患者伴有部分性或全身性癫痫发作。起病初期,患者血压上升,1～2天后逐渐恢复至原有水平,脉搏明显加快,有时节律不齐,呼吸无显著改变。起病24小时后可逐渐出现发热、脉搏不稳、血压波动、多汗、皮肤黏膜充血、腹胀等。重症患者立即陷入深昏迷,伴有去大脑强直发作及脑疝形成,可很快导致死亡。老年患者临床表现常不典型,头痛多不明显,而精神症状和意识障碍则较多见。

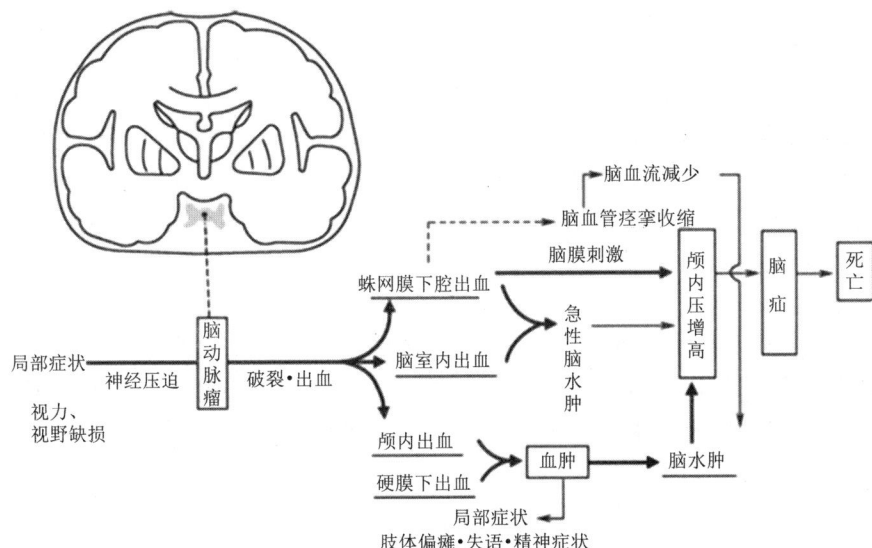

图 8-4　动脉瘤破裂

3.护理查体

颈项强直明显,凯尔尼格征及布鲁津斯基征阳性。往往发病 1～2 天内出现,是蛛网膜下腔出血最常见的体征。眼底检查可见视盘外周、视网膜前的玻璃体下出血。

(三)辅助检查

1.CT 检查

利用血液浓缩区判定动脉瘤的部位。急性期(1 周内)多数可见脑沟、脑池或外侧裂中有高密度影。在蛛网膜下腔高密度区中出现局部特高密度影者,可能为破裂的动脉瘤。脑表面出现局部团块影像者,可能为脑血管畸形。

2.DSA 检查

脑血管 DSA 是确定颅内动脉瘤、脑血管畸形等的"金标准"。一般选在发病后 3 天内或 3 周后。

3.脑脊液检查

脑脊液压力一般均增高,多为均匀一致血性。

4.血液检查

监测血糖、血脂等化验检查。

5.MRI 检查

急性期不宜显示病变,亚急性期 T_1 加权像上蛛网膜下腔呈高信号,MRI 对超过 1 周的蛛网膜下腔出血有重要价值。

三、脑梗死的护理评估

(一)疾病概述

脑梗死是指局部脑组织(包括神经细胞、胶质细胞和血管)由于血液供应缺乏而发生的坏死。引起脑梗死的根本原因:供应脑部血液的颅外或颅内动脉中发生闭塞性病变而未能获得及时、充分的侧支循环,使局部脑组织的代谢需要与可能得到的血液供应之间发生超过一定限度的供不应求现象所致。

血液供应障碍的原因,有以下 3 个方面。

1.血管病变

最重要而常见的血管病变是动脉粥样硬化和在此基础上发生的血栓形成。其次是高血压病伴发的脑小动脉硬化。其他还有血管发育异常,如先天性动脉瘤和脑血管畸形可发生血栓形成,或出血后导致邻近区域的血供障碍、脉管炎,如感染性的风湿热、结核病和国内已极罕见的梅毒等所致的动脉内膜炎等。

2.血液成分改变

血管病变处内膜粗糙,使血液中的血小板易于附着、积聚及释放更多的 5-羟色胺等化学物质;血液成分中脂蛋白、胆固醇、纤维蛋白原等含量的增高,可使血液黏度增高和红细胞表面负电荷降低,致血流速度减慢;及血液病如白血病、红细胞增多症、严重贫血等和各种影响血液凝固性增高的因素均使血栓形成易于发生。

3.血流速度改变

脑血流量的调节受到多种因素的影响。血压的改变是影响局部血流量的重要因素。当平均动脉压低于 9.3 kPa(70 mmHg)和高于 24.0 kPa(180 mmHg)时,由于血管本身存在的病变,血管狭窄,自动调节功能失调,局部脑组织的血供即将发生障碍。

一些全身性疾病如高血压、糖尿病等可加速或加重脑动脉粥样硬化,亦与脑梗死的发生密切相关。通常临床上诊断为脑梗死或脑血栓形成的患者中,大多数是动脉粥样硬化血栓形成性脑梗死,简称为动脉硬化性脑梗死。

此外,导致脑梗死的另一类重要病因是脑动脉的栓塞即脑动脉栓塞性脑梗死,简称为脑栓塞。脑栓塞患者供应脑部的血管本身多无病变,绝大多数的栓子来源于心脏。

(二)动脉硬化性脑梗死的护理评估

动脉粥样硬化血栓形成性脑梗死,简称动脉硬化性脑梗死,是供应脑部的动脉系统中的粥样硬化和血栓形成使动脉管腔狭窄、闭塞,导致急性脑供血不足所引起的局部脑组织坏死。临床上常表现为偏瘫、失语等突然发生的局灶性神经功能缺失。

1.病因分析

动脉硬化性脑梗死的基本病因是动脉粥样硬化,最常见的伴发病是高血压,两者之间虽无直接的病因联系,但高血压常使动脉粥样硬化的发展加速、加重。动脉粥样硬化是可以发生在全身各处动脉管壁的非炎症性病变。其发病原因与脂质代谢障碍和内分泌改变有关,确切原因尚未阐明。

脑动脉的粥样硬化和全身各处的动脉粥样硬化相同,主要改变是动脉内膜深层的脂肪变性和胆固醇沉积,形成粥样硬化斑块及各种继发病变,使管腔狭窄甚至闭塞。管腔狭窄需达80%～90%方才影响脑血流量。硬化斑块本身并不引起症状。如病变逐渐发展,则内膜分裂、内膜下出血(动脉本身的营养血管破裂所致)和形成内膜溃疡。内膜溃疡处易发生血栓形成,使管腔进一步变狭窄或闭塞;硬化斑块内容物或血栓的碎屑可脱入血流形成栓子。

2.临床观察

脑动脉粥样硬化性发展,较同样程度的冠状动脉粥样硬化一般在年龄方面晚 10 年。60 岁以后动脉硬化性脑梗死发病率增高。男性较女性稍多。高脂肪饮食者血胆固醇高而高密度脂蛋白胆固醇偏低时,易有动脉粥样硬化形成。在高血压、糖尿病、吸烟、红细胞增多症患者中,均有较高发病率。

动脉硬化性脑梗死占卒中的 $60\%\sim80\%$。本病起病较其他脑卒中稍慢些,常在数分钟到数小时、半天,甚至一两天达到高峰。数天到 1 周内逐渐加重到高峰极为少见。不少患者在睡眠中发生。约占小半数的患者以往经历过短暂脑缺血发作。

起病时患者可有轻度头痛,可能由于侧支循环血管代偿性扩张所致。头痛常以缺血侧头部为主,有时可伴眼球后部疼痛。动脉硬化性脑梗死发生偏瘫时意识常很清楚。如果起病时即有意识不清,要考虑椎-基底动脉系统脑梗死。大脑半球较大区域梗死、缺血、水肿可影响间脑和脑干的功能,而在起病后不久出现意识障碍。

脑的局灶损害症状主要根据受累血管的分布而定。如颈动脉系统动脉硬化性脑梗死的临床表现主要为病变对侧肢体瘫痪或感觉障碍;主侧半球病变常伴不同程度的失语、非主侧半球病变伴偏瘫无知症,患者的两眼向病灶侧凝视。如病灶侧单眼失明伴对侧肢体运动或感觉障碍,为颈内动脉病变无疑。颈内动脉狭窄或闭塞可使整个大脑半球缺血造成严重症状,也可仅表现轻微症状。这种变异极大的病情取决于前、后交通动脉,眼动脉,脑浅表动脉等侧支循环的代偿功能状况。如瘫痪和感觉障碍限于面部和上肢,以大脑中动脉供应区缺血的可能性为大。大脑前动脉的脑梗死可引起对侧的下肢瘫痪,但由于大脑前交通动脉的侧支循环供应,这种瘫痪亦可不发生。大脑后动脉供应大脑半球后部、丘脑及上脑干,脑梗死可出现对侧同向偏盲,如病变在主侧半球时除皮质感觉障碍外还可出现失语、失读、失写、失认和顶叶综合征。椎-基底动脉系统动脉硬化性脑梗死主要表现为眩晕、眼球震颤、复视、同向偏盲、皮质性失明、眼肌麻痹、发音不清、吞咽困难、肢体共济失调、交叉性瘫痪或感觉障碍、四肢瘫痪。可有后枕部头痛和程度不等的意识障碍。

3.辅助检查

(1)血生化、血流变学检查、心电图等。

(2)CT 检查:早期多正常,24～48 小时后出现低密度灶(图 8-5)。

(3)MRI 检查:急性脑梗死及伴发的脑水肿,在 T_1 加权像上均为低信号,T_2 加权像上均为高信号,如伴出血,T_1 加权像上可见高信号区(图 8-6)。

(4)TCD 和颈动脉超声检查:发现有血管高度狭窄或局部血流异常。

(5)脑脊液检查:脑脊液多正常。

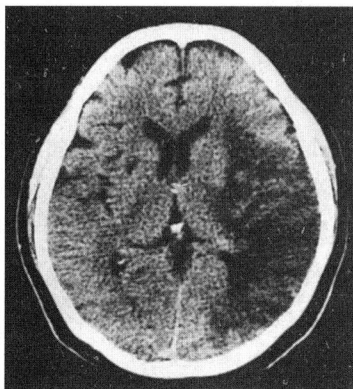

图 8-5　CT 左侧颞顶叶大片状低密度梗死灶

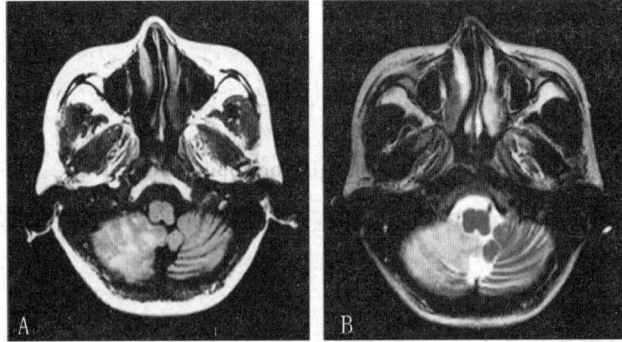

图 8-6 小脑出血性梗死

注:小脑出血性梗死发病 4 天 MRI 平扫横断 T_1 加权像(A)可见右侧小脑半球脑沟消
失,内部混杂有斑点状高信号;T_2 加权像(B)显示右侧小脑半球为均匀高信号

4.防治

患动脉粥样硬化者应摄取低脂饮食,多吃蔬菜和植物油,少吃胆固醇含量丰富的食物和动物内脏、蛋黄和动物油等。如伴有高血压、糖尿病等,应重视对该病的治疗。注意防止可能引起血压骤降的情况,如降压药物过量、严重腹泻、大出血等。生活要有规律。注意劳逸结合、避免身心过度疲劳。经常进行适当的保健体操,加强心血管的应激能力。对已有短暂性脑缺血发作者,应积极治疗。这是防止发生动脉硬化性脑梗死的重要环节。

(三)脑栓塞的护理评估

由于异常的物体(固体、液体、气体)沿血液循环进入脑动脉或供应脑的颈部动脉,造成血流阻塞而产生脑梗死,称为脑栓塞,亦属于缺血性卒中。脑栓塞占卒中发病率的 10%～15%。2/3 的患者的复发均发生在第一次发病后的 1 年之内。

1.病因分析

脑栓塞的栓子来源可分为心源性、非心源性、来源不明性三大类。

2.临床观察

脑栓塞的起病年龄不一。因多数与心脏病尤其是风湿性心脏病有关,所以发病年龄以中青年居多。起病急骤,大多数并无任何前驱症状。起病后常于数秒钟或很短时间内症状发展到高峰。个别患者可在数天内呈阶梯式进行性恶化,系由反复栓塞所致,脑栓塞可仅发生在单一动脉,也可广泛多发,因而临床表现不一。除颈内动脉栓塞外患者一般并不昏迷。一部分患者可在起病时有短暂的意识模糊、头痛或抽搐。神经系统局灶症状突然发生,并限于一个动脉支的分布区。约 4/5 的栓塞发生在脑底动脉环前半部的分布区,因而临床表现为面瘫、上肢单瘫、偏瘫、失语、局灶性抽搐等颈内动脉-大脑中动脉系统病变的表现。偏瘫也以面部和上肢为重,下肢较轻。感觉和视觉可能有轻度影响。但一般不明显。抽搐大多数为局限性,如为全身性大发作,则提示梗死范围广泛,病情较重。1/5 的脑栓塞发生在脑底部动脉环的后半部的分布区,可出现眩晕、复视、共济失调、交叉性瘫痪等椎-基底动脉系统病变的表现。

3.辅助检查

(1)血生化、血流变学检查等。

(2)CT 检查:一般于 24～48 小时后出现低密度灶。病程中如低密度区中有高密度影,则提示为出血性梗死。

（3）颈动脉和主动脉超声检查：可发现有不稳定斑块。

（4）TCD栓子检测：可发现脑血流中有过量的栓子存在。

（5）脑脊液检查：感染性梗死者脑脊液中的白细胞增加，出血性梗死者可见红细胞。脂肪栓塞时，可见脂肪球。

（6）心电图：有心房颤动。必要时做超声心动。

4.治疗

防治心脏病是防治脑栓塞的一个重要环节。一旦发生脑栓塞，其治疗原则上与动脉硬化性脑梗死相同。患者应取左侧卧位。右旋糖酐、扩血管药物、激素均有一定作用。由于风湿性二尖瓣病变等心源性脑栓塞的充血性梗死区极易出血，故抗凝治疗必须慎用。

四、短暂性脑缺血发作的护理评估

短暂性脑缺血发作（transient ischemic attacks，TIA）是颈内动脉系统或椎-基底动脉系统的短暂性血液供应不足，表现为突然发作的局限性神经功能缺失，在数秒钟、数分钟及数小时，最长不超过24小时完全恢复，而不留任何症状和体征，常反复发作。该定义是在20世纪50年代提出来的。随着临床脑卒中的研究，尤其是缺血性卒中起病早期溶栓治疗的应用，国内外有关TIA的时限提出争议。最近，美国TIA工作组推荐的定义：TIA是由于局部脑组织或者视网膜缺血，引起短暂神经功能异常发作，典型的临床症状持续不超过1小时，没有临床急性梗死的证据。一旦出现持续的临床症状或者临床症状虽很短，但是已经出现典型的影像学异常就应该诊断为脑梗死而不是TIA。

（一）病因分析

引起TIA动脉粥样硬化是最主要的原因。主动脉弓、颈总动脉和颅内大血管动脉粥样斑块脱落，是引起动脉至动脉微栓塞最常见的原因。余详见脑出血。

（二）临床观察

TIA发作好发于中年以后，50～70岁多见，男性多于女性。起病突然，历时短暂，症状和体征出现后迅速达高峰，持续时间为数秒至数分钟、数小时，24小时内完全恢复正常而无后遗症。各个患者的局灶性神经功能缺失症状常按一定的血管支配区而反复刻板地出现，多则一日数次，少则数周、数月甚至数年才发作1次，椎-基底动脉系统TIA发作较频繁。根据受累的血管不同，临床上将TIA分为两大类：颈内动脉系和椎-基底动脉系TIA。

1.颈内动脉系统TIA

症状多样，以大脑中动脉支配区TIA最常见。常见的症状可有患侧上肢和/或下肢无力、麻木、感觉减退或消失，亦可有失语、失读、失算、书写障碍，偏盲较少见，瘫痪通常以上肢和面部较重。短暂的单眼失明是颈内动脉分支眼动脉缺血的特征性症状，为颈内动脉系统TIA所特有。如果发作性偏瘫伴有瘫痪对侧的短暂单眼失明或视觉障碍，则临床上可诊断为失明侧颈内动脉短暂性脑缺血发作。上述症状可单独或合并出现。

2.椎-基底动脉系统TIA

有时仅表现为头晕、眼花、走路不稳等含糊症状而难以诊断，局灶性症状以眩晕为最常见，一般不伴有明显的耳鸣。若有脑干、小脑受累的症状如复视、构音障碍、吞咽困难、交叉性或双侧肢体瘫痪等感觉障碍、共济失调，则诊断较为明确，大脑后动脉供血不足可表现为皮质性盲和视野缺损。倾倒发作为椎-基底动脉系TIA所特有，患者突然双下肢失去张力而跌倒在地，而无可觉察的意识障碍,患者可即刻站起,此乃双侧脑干网状结构缺血所致。枕后部头痛、猝倒,特别是在急剧转动头部或上肢运动后发作,上述症状均提示椎-基底动脉系供血不足并有颈椎病、锁骨下动脉盗血征等存在的可能。

3.共同症状

症状既可见于颈内动脉系统,亦可见于椎-基底动脉系统。这些症状包括构音困难、同向偏盲等。发作时单独表现为眩晕(伴或不伴恶心、呕吐)、构音困难、吞咽困难、复视者,最好不要轻易诊断为 TIA,应结合其他临床检查寻找确切的病因。上述两种以上症状合并出现,或交叉性麻痹伴运动、感觉、视觉障碍及共济失调,即可诊断为椎-基底动脉系统 TIA 发作。

4.发作时间

TIA 的时限短暂,持续 15 分钟以下,一般不超过 30 分钟,少数也可达 12～24 小时。

(三)辅助检查

1.CT 和 MRI 检查

多数无阳性发现。恢复几天后,MRI 可有缺血改变。

2.TCD 检查

了解有无血管狭窄及动脉硬化程度。椎-基底动脉供血不足患者早期发现脑血流量异常。

3.单光子发射计算机断层扫描

单光子发射计算机断层扫描(singlephoton emission computed tomography,SPECT)脑血流灌注显像可显示血流灌注减低区。发作和缓解期均可发现异常。

4.其他

血生化检查血液成分或流变学检查等。

(四)临床治疗

1.抗血小板聚集治疗

阿司匹林是治疗 TIA 首选的抗血小板药物。对服用阿司匹林仍有 TIA 发作者,可改用噻氯匹定或氯吡格雷。

2.抗凝治疗

肝素或低分子肝素。

3.危险因素的干预

控制高血压、糖尿病;治疗冠状动脉性疾病和心律不齐、充血性心力衰竭、瓣膜性心脏病;控制高脂血症;停用口服避孕药;终止吸烟;减少饮酒;适量运动。

4.外科治疗

对于颈动脉狭窄达 70% 以上的患者可做颈动脉内膜剥脱术。颅内动脉狭窄的血管内支架治疗正受到重视,但对 TIA 预防效果正在评估中。

五、脑卒中的常见护理问题

(一)意识障碍

患者出现昏迷,说明患者病情危重,而正确判断患者意识状态,给予适当的护理,则可以防止不可逆的脑损伤。

(二)气道阻塞

分泌物及胃内容物的吸入造成气道阻塞或通气不足可引起低氧血症及高碳酸血症,导致心肺功能的不稳定,缺氧加重脑组织损伤。

(三)肢体麻痹或畸形

大脑半球受损时,对侧肢体的运动与感觉功能便发生了障碍,再加上脑血管疾病初期,肌肉呈现张力迟缓的现象,紧接着会发生肌肉痉挛,若发病初期未给予适当的良肢位摆放,则肢体关节会有僵硬、挛缩的现象,将导致肢体麻痹或畸形。

(四)语言沟通障碍

左侧大脑半球受损时,因语言中枢的受损部位不同而产生感觉性失语、表达性失语或两者兼有,因而与患者间会发生语言沟通障碍的问题。

(五)吞咽障碍

因口唇、颊肌、舌及软腭等肌肉的瘫痪,食物团块经口腔向咽部及食管入口部移动困难,食管入口部收缩肌不能松弛,食管入口处开大不全等阻碍食物团块进入食管,导致食物易逆流入鼻腔及误入气管。吞咽障碍可致营养摄入不足。

(六)恐惧、绝望、焦虑

脑卒中患者在卒中突然发生后处于急性心理应激状态,由于生理的、社会的、经济的多种因素,可引起患者一系列心理变化:害怕病治不好而恐惧;对疾病的治疗无信心,自己会成为一个残疾的人而绝望;来自对工作、家庭等的忧虑,担心自己并不会好,成为家庭和社会的负担。

(七)知觉刺激不足

由于中枢神经的受损,在神经传导上,可能在感觉刺激传入时会发生障碍,以致知觉刺激无法传达感受,尤其是感觉性失语症的患者,会失去语言讯息的刺激感受。此外,患者由于一侧肢体麻痹,因此所感受的触觉刺激也减少,常造成知觉刺激不足。

(八)并发症

1.神经源性肺水肿

脑卒中引起下丘脑功能紊乱,中枢交感神经兴奋,释放大量儿茶酚胺,使外周血管收缩,血液从高阻的体循环向低阻的肺循环转移,肺血容量增加,肺毛细血管压力升高而诱发肺水肿;中枢神经系统的损伤导致体内血管活性物质大量释放,使肺毛细血管内皮和肺泡上皮通透性增高,肺毛细血管流体静压增高,致使动-静脉分流,加重左心负担,出现左心功能衰竭而加重肺部淤血;颅内高压引起的频繁呕吐,患者昏迷状态下误吸入酸性胃液,可使肺组织发生急性损伤,引起急性肺水肿。由于脑卒中,呼吸中枢处于抑制状态,支气管敏感部位的神经反应性及敏感性降低,咳嗽能力下降,不能有效排出过多的分泌物而流入肺内造成肺部感染。平卧、床头角度过低增加向食管反流及分泌物逆流入呼吸道的机会。

2.发热

体温升高的原因包括体内产热增加、散热减少和下丘脑体温调节中枢功能异常。脑卒中患者发热的原因可分为感染性和非感染性。

3.压疮

由于脑卒中患者发生肢体瘫痪或长期卧床而容易发生压疮,临床又叫压迫性溃疡。它是脑卒中患者的严重并发症之一。

4.应激性溃疡

脑卒中患者常因颅内压增高,下丘脑及脑干受损而引起上消化道应激性溃疡出血。多在发病后 7～15 天,也有发病后数小时就发生大量呕血而致患者死亡者。

5.肾功能损害

由于脑损伤使肾血管收缩,肾血流减少,造成肾皮质损伤,肾小管坏死;另外脑损伤神经体液调节紊乱直接影响肾功能;脑损伤神经体液调节紊乱,心肺功能障碍,造成肾缺血、缺氧;脑损伤神经内分泌调节功能紊乱,肾素-血管紧张素分泌增加,肾缺血加重。加之使用脱水药,肾血管和肾小管的细胞膜通透性改变,易出现肾缺血、坏死。

6.便失禁

脑卒中引起上运动神经元或皮质损害,可出现粪嵌塞伴溢出性便失禁。长期粪嵌塞,直肠膨胀感消失和外括约肌收缩无力导致粪块外溢;昏迷、吞咽困难等原因导致营养不良及低蛋白血症,肠道黏膜水肿,容易发生腹泻。

7.便秘

便秘是由于排便反射被破坏、长期卧床、脱水治疗、摄食减少、排便动力不足、焦虑及抑郁所致。

8.尿失禁

脑卒中可直接导致高反射性膀胱或 48 小时内低张力性膀胱;当皮质排尿中枢损伤,不能接收和发出排尿信息,出现不择时间和地点的排尿,表现为尿失禁。由于脑桥水平以上的中枢抑制解除,膀胱表现为高反射性,或者脑休克导致膀胱表现为低反射性,引起膀胱-骶髓反射弧的自主控制功能丧失,导致尿失禁;长期卧床导致耻骨尾骨肌和尿道括约肌松弛,使患者在没有尿意的情况下尿液流出。

9.下肢深静脉血栓

下肢深静脉血栓(deepvein thrombosis,DVT)是指血液在下肢深静脉系统的不正常凝结若未得到及时诊治可导致下肢深静脉致残性功能障碍。有资料显示卧床 2 周的发病率明显高于卧床 3 天的患者。严重者血栓脱落可继发致命性肺栓塞(pulmonary embolism,PE)。

六、脑卒中的护理目标

(1)抢救患者生命,保证气道通畅。

(2)摄取足够营养。

(3)预防并发症。

(4)帮助患者达到自我照顾。

(5)指导患者及家属共同参与。

(6)稳定患者的健康和保健。

(7)帮助患者达到期望。

七、脑卒中的护理措施

(一)脑卒中的院前救护

发生脑卒中要启动急救医疗服务体系,使患者得到快速救治,并能在关键的时间窗内获得有益的治疗。脑卒中处理的要点可记忆为 7"D":检诊(Detection)、派送(Dispatch)、转运(Delivery)、收入急诊(Door)、资料(Data)、决策(Decision)、药物(Drug)。前 3 个"D"是基本生命支持阶段,后 4 个"D"是进入医院脑卒中救护急诊绿色通道流程。在脑卒中紧急救护中护理人员起着重要的作用。

1.分诊护士职责

(1)鉴别下列症状、体征为脑血管常见症状,需分诊至神经内科:①身体一侧或双侧,上肢、下肢或面部出现无力、麻木或瘫痪。②单眼或双眼突发视物模糊,或视力下降,或视物成双。③言语表达困难或理解困难。④头晕目眩、失去平衡,或任何意外摔倒,或步态不稳。⑤头痛(通常是严重且突然发作)或头痛的方式意外改变。

(2)出现下列危及生命的情况时,迅速通知神经内科医师,并将患者护送至抢救室:①意识障碍。②呼吸、循环障碍。③脑疝。

(3)对极危重患者监测生命体征:意识、瞳孔、血压、呼吸、脉搏。

2.责任护士职责

(1)生命体征监测。

(2)开辟静脉通道,留置套管针。

(3)采集血标本:血常规、血生化(血糖、电解质、肝肾功能)、凝血四项。

(4)行心电图(ECG)检查。

(5)静脉输注第一瓶液体:生理盐水或林格液。

3.护理员职责

(1)对佩戴绿色通道卡片者,一对一地负责患者。

(2)运送患者行头颅CT检查。

(3)对无家属陪同者,必要时送血、尿标本。

(二)院中护理

1.观察病情变化,防止颅内压增高

(1)患者急性期要绝对卧床休息,避免不必要的搬动,保持环境安静。出血性卒中患者应将床头抬高30°,缺血性卒中患者可平卧。意识障碍者头偏向一侧,如呼吸道有分泌物应立即协助吸出。

(2)评估颅内压变化,密切观察患者生命体征、意识和瞳孔等变化,评估患者吞咽、感觉、语言和运动等情况。

(3)了解患者思想情况,防止过度兴奋、情绪激动。对癫痫、偏瘫和有精神症状的患者,应加用床挡或适当约束,防止坠床发生意外。感觉障碍者,保暖时注意防止烫伤。患者应避免用力咳嗽、用力排便等,保持大便通畅。

(4)若有发热,应设法控制患者的体温。

2.评估吞咽情况,给予营养支持

(1)暂禁食:首先评价患者吞咽和胃肠功能情况,如是否有呕吐、腹胀、排便异常、未排气及肠鸣音异常、应激性溃疡出血量在100 mL以上者,必要时应暂禁食。

(2)观察脱水状态:很多患者往往会出现相对脱水状态,脱水所致血细胞比容和血液黏稠度增加,血液明显减少,使动脉血压降低。护理者可通过观察颈静脉搏动的强或弱、外周静脉的充盈度和末梢体温来判断患者是否出现脱水状态。

(3)营养支持:在补充营养时,应尽量避免静脉内输液,以免增加缺血性脑水肿的蓄积作用,最好的方法是鼻饲法。多数吞咽困难患者需要2周左右的营养支持。有误吸危险的患者,则需将管道末端置于十二指肠。有消化道出血的患者应暂停鼻饲,可改用胃肠外营养。经口腔进食的患者,要给予高蛋白、高维生素、低盐、低脂、富有纤维素的饮食,还可多吃含碘的食物。

(4)给予鼻饲喂养预防误吸护理:评估胃管的深度和胃潴留量。鼻饲前查看管道在鼻腔外端的长度,嘱患者张口查看鼻饲管是否盘卷在口中。用注射器注入 10 mL 空气,同时在腹部听诊,可听到气过水声;或鼻饲管中抽吸胃内容物,表明鼻饲管在胃内。无肠鸣音或胃潴留量过 100~150 mL 应停止鼻饲。抬高床头 30°呈半卧位减少反流,通常每天喂入总量以 2 000~2 500 mL 为宜,天气炎热或患者发热和出汗多时可适当增加。可喂入流质饮食,如牛奶、米汤、菜汁、西瓜水、橘子水等,药品要研成粉末。在鼻饲前后和注药前后,应冲洗管道,以预防管道堵塞。对于鼻饲患者,要注意固定好鼻饲管。躁动患者的手要适当加以约束。

(5)喂食注意:对面肌麻痹的患者,喂食时应将食物送至口腔健侧近舌根处。进食时宜采用半卧位、颈部向前屈的姿势,这样既可以利用重力使食物容易吞咽,又可减少误吸。每口食物量要从少量开始,逐步增加,寻找合适的"一口量"。进食速度应适当放慢,出现食物残留口腔、咽部而不能完全吞咽情况时,应停止喂食并让患者重复多次吞咽动作或配合给予一些流质来促进残留食物吞入。

3.心脏损害的护理

心脏损害是脑卒中引起的循环系统并发症之一,大都在发病 1 周左右发生,如心电图显示心肌缺血、心律不齐和心力衰竭等,故护理者应经常观察心电图变化。在患者应用脱水剂时,应注意尿量和血容量,避免脱水造成血液浓缩或入量太多加重心脏负担。

4.应激性溃疡的护理

应注意患者的呕吐物和大便的性状,鼻饲患者于每天喂食前应先抽取胃液观察,同时定期检查胃中潜血及酸碱度。腹胀者应注意肠鸣音是否正常。

5.泌尿系统并发症的护理

对排尿困难的患者,尽可能避免导尿,可用诱导或按摩膀胱区的方法以助患者排尿。患者由于限制活动,处于某些妨碍排尿的位置;也可能是由于失语不能表达所致。护理者应细心观察,主动询问,定时给患者便器,在可能情况下尽量取直立姿势解除排尿困难。

(1)尿失禁的男患者可用阴茎套连接引流尿袋,每天清洁会阴部,以保持会阴部清洁舒适。

(2)女性尿失禁患者,留置导尿管虽然影响患者情绪,但在急性期内短期的应用是必要的,因为它明显增加了患者的舒适感并减少了压疮发生的机会。

(3)留置导尿管期间要每天进行会阴部护理。密闭式集尿系统除因阻塞需要冲洗外,集合系统的接头不可轻易打开。应定时查尿常规,必要时做尿培养。

6.压疮的护理

可因感染引起骨髓炎、化脓性关节炎、蜂窝织炎,甚至迅速通过表浅组织引起败血症等,这些并发症往往严重威胁患者的生命。

(1)压疮好发部位:多在受压和缺乏脂肪组织保护、无肌肉包裹或肌层较薄的骨骼隆突处,如枕骨粗隆、耳郭、肩胛部、肘部、脊椎体隆突处、髋部、骶尾部、膝关节的内外侧、内外踝、足跟部等处。

(2)压疮的预防措施:①压疮的预防要求做到"七勤",勤翻身、勤擦洗、勤按摩、勤换洗、勤整理、勤检查、勤交代。定时变换体位,1~2 小时翻身 1 次。如皮肤干燥且有脱屑者,可涂少量润滑剂,以免干裂出血。另外还应监测患者的清蛋白指标。②患者如有大、小便失禁,呕吐及出汗等情况,应及时擦洗干净,保持干燥,以及时更换衣服、床单,褥子应柔软、干燥、平整。③对肢体瘫痪的卧床患者,配备气垫床以达到对患者整体减压的目的,气垫床使用时注意根据患者的体重调节气垫床充其量。骨骼隆突易受压处,放置海绵垫或棉圈、软枕、气圈等,以防受压水肿、肥胖者不宜用气圈,以软垫更好,或软枕置于腿下,并抬高肢体,变换体位,更为重要。可疑压疮部位使用减压贴保护。④护理患者时动作要轻柔,不可拖拽患者,以防止关节牵拉、脱位或外周组织损伤。翻身后要仔细观察受压部位的皮肤情况,有无将要发生压疮的迹象,如皮肤呈暗红色。检查鼻管、尿管、输液管等是否脱出、折曲或压在身下。取放便盆时,动作更轻巧,防止损伤皮肤。

7.下肢深静脉血栓的护理

长期卧床者,首先在护理中应帮助他们减少形成静脉血栓的因素,例如抬高下肢 $20°\sim30°$,下肢远端高于近端,尽量避免膝下垫枕,过度屈髋,影响静脉回流。另外,肢体瘫痪者增加患肢活动量,并督促患者在床上主动屈伸下肢作跖屈和背屈运动,内、外翻运动,足踝的"环转"运动;被动按摩下肢腿部比目鱼肌和腓肠肌,下肢应用弹力长袜,以防止血液滞留在下肢。还应减少在下肢输血、输液,并注意观察患肢皮温、皮色,倾听患者疼痛主诉,因为下肢深静脉是静脉血栓形成的好发部位,鼓励患者深呼吸及咳嗽和早期下床活动。

8.发热的护理

急性脑卒中患者常伴有发热,主要原因为感染性发热、中枢性发热、吸收热和脱水热。

(1)感染性发热:多在急性脑卒中后数天开始,体温逐渐升高,常不规则,伴有呼吸、心率增快,白细胞总数升高。应做细菌培养,应用有效抗生素治疗。

(2)中枢性发热:是病变侵犯了下丘脑,患者的体温调节中枢失去调节功能,导致发热。主要表现两种情况:其一是持续性高热,发病数小时后体温升高至 $39\sim40\ ℃$,持续不退,躯干和肢体近端大血管处皮肤灼热,四肢远端厥冷,肤色灰暗,静脉塌陷等,患者表现深昏迷、去大脑强直(一种病理性体征)、阵挛性或强直性抽搐、无汗、肢体发凉,患者常在 $1\sim2$ 天内死亡。其二是持续性低热,患者表现为昏迷、阵发性大汗、血压不稳定、呼吸不规则、血糖升高、瞳孔大小多变,体温多在 $37\sim38\ ℃$。对中枢性发热主要是对病因进行治疗,同时给予物理降温,如乙醇擦浴、头置冰袋或冰帽等。但应注意缺血性脑卒中患者禁用物理降温法,可行人工冬眠。

1)物理降温:①乙醇、温水擦浴。可通过在皮肤上蒸发,吸收而带走机体大量的热;②冰袋降温。冰袋可放置在前额或体表大血管处(如颈部、腋下、腹股沟、窝等处);③冰水灌肠。要保留30分钟后再排出,便后30分钟测量体温。

2)人工冬眠疗法:冬眠法分冬眠Ⅰ号和冬眠Ⅱ号,应用人工冬眠疗法可降低组织代谢,减少氧的消耗,并增强脑组织对创伤和缺氧的耐受力,减轻脑水肿和降低颅内压,改善脑缺氧,有利于损伤后的脑细胞功能恢复。

人工冬眠注意事项:①用药前应测量体温、脉搏、呼吸和血压。②注入冬眠药半小时内不宜翻身和搬动患者,防止直立性低血压。③用药半小时后,患者进入冬眠状态,方可行物理降温,因镇静降温作用较强。④冬眠期间,应严密观察生命体征变化及神经系统的变化,如有异常及时报告医师处理。冬眠期间每 2 小时测量生命体征 1 次,并详细记录,警惕颅内血肿引起脑疝。结束冬眠仍应每 4 小时测体温 1 次,保持观察体温的连贯性。⑤冬眠期间应加强基础护理,防止并发症发生。⑥减少输液量,并注意水、电解质和酸碱平衡。⑦停止冬眠药物和物理降温时,首先停止物理降温,然后逐渐停用冬眠药,以免引起寒战或体温升高,如有体温不升者要适当保暖,增加盖被和热水袋保温。

(3)吸收热:是脑出血或蛛网膜下腔出血时,红细胞分解后吸收而引起反应热。常在患者发病后 3～10 天发生,体温多在 37.5 ℃左右。吸收热一般不需特殊处理,但要观察记录出入量并加强生活护理。

(4)脱水热:是由于应用脱水剂或补水不足,使血浆渗透压明显升高,脑组织严重脱水,脑细胞和体温调节中枢受损导致发热。患者表现体温升高,意识模糊,皮肤黏膜干燥,尿少或比重高,血清钠升高,血细胞比容增高。治疗给予补水或静脉输入 5% 葡萄糖,待缺水症状消失后,根据情况补充电解质。

(孙桂丽)

第九章

神经外科护理

第一节　颅　脑　损　伤

　　颅脑损伤分为头皮损伤、颅骨损伤与脑损伤，三者可单独或合并存在。其发生率仅次于四肢损伤，占全身损伤的 15%～20%，常与身体其他部位的损伤复合存在，其致残率及致死率均居首位。常见于交通、工矿等事故，自然灾害、爆炸、火器伤、坠落、跌倒及各种锐器、钝器对头部的伤害。颅脑损伤对预后起决定性作用的是脑损伤的程度及其处理效果。

一、头皮损伤

（一）解剖生理概要

　　头皮分为 5 层(图 9-1)：由外及里依次为皮肤、皮下组织、帽状腱膜、帽状腱膜下层、骨膜层。其中浅部三层紧密连接，不易分离，深部两层之间连接疏松，较易分离。各层解剖特点如下。

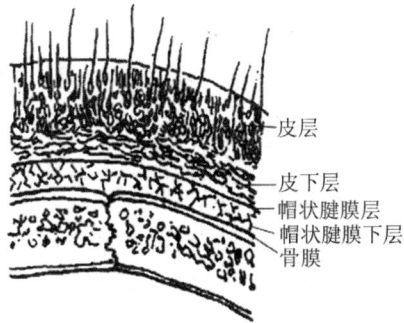

图 9-1　头皮解剖

1.皮肤层
皮肤层厚而致密，内含大量汗腺、皮脂腺、毛囊，具有丰富的血管，外伤时易致出血。
2.皮下组织层
皮下组织层由致密的结缔组织和脂肪组织构成，前者交织成网状，内有血管、神经穿行。

3.帽状腱膜层

帽状腱膜层前连额肌,后连枕肌,两侧达颞肌筋膜,坚韧、富有张力。

4.帽状腱膜下层

帽状腱膜下层是位于帽状腱膜与骨膜之间的疏松结缔组织层,范围较广,前至眶上缘,后达上项线,其间隙内的静脉经导静脉与颅内静脉窦相通,是颅内感染和静脉窦栓塞的途径之一。

5.骨膜层

骨膜层是由致密结缔组织构成的,骨膜在颅缝处贴附紧密,其余部位贴附疏松,故骨膜下血肿易被局限。

头皮血液供应丰富,且动、静脉伴行,由颈内、外动脉的分支供血,左右各五支在颅顶汇集,各分支间有广泛的吻合支,其抗感染及愈合能力较强。

(二)分类与特点

头皮损伤是颅脑损伤中最常见的损伤,严重程度差别较大,可能是单纯损伤,也可能是合并颅骨及脑损伤。

1.头皮血肿

头皮血肿大多由钝器伤所致,按照血肿出现在头皮的层次分为以下三种。

(1)皮下血肿:血肿位于皮肤表层与帽状腱膜之间,因受皮下纤维隔限制,血肿体积小、张力高、压痛明显,有时因周围组织肿胀隆起,中央反而凹陷,易被误认为凹陷性颅骨骨折,需用颅骨X线摄片作鉴别。

(2)帽状腱膜下血肿:头部受到斜向暴力,头皮发生了剧烈滑动,撕裂该层间的导血管所致。由于该层组织疏松,出血易于扩散,严重时血肿边界可与帽状腱膜附着缘一致,覆盖整个穹隆部,蔓延至全头部,似戴一顶有波动的帽子。小儿及体弱者,可导致休克或贫血。

(3)骨膜下血肿:血肿因受到骨缝处骨膜牢固粘连的限制,多局限于某一颅骨范围内,多由颅骨骨折引起。

较小的头皮血肿,一般1~2周可自行吸收,无须特殊处理,早期可给予加压冷敷以减少出血和疼痛,24~48小时改用热敷以促进血肿吸收,切忌用力揉搓。若血肿较大,则应在严格皮肤准备和消毒下,分次穿刺抽吸后加压包扎。处理头皮血肿同时,应警惕合并颅骨损伤及脑损伤的可能。

2.头皮裂伤

头皮裂伤多为锐器或钝器打击所致,是常见的开放性头皮损伤,由于头皮血管丰富,出血较多,可引起失血性休克。处理时须着重检查有无颅骨和脑损伤。头皮裂伤较浅时,因断裂血管受头皮纤维隔的牵拉,断端不能收缩,出血量反较帽状腱膜全层裂伤者多。现场急救可局部压迫止血,争取在24小时之内实施清创缝合。缝合前要检查伤口有无骨碎片及有无脑脊液或脑组织外溢。缝合前应剃净伤处头发,冲洗消毒伤口,实施清创缝合后,注射破伤风抗毒素。

3.头皮撕脱伤

头皮撕脱伤多因发辫受机械力牵拉,使大块头皮自帽状腱膜下层或连同骨膜一起被撕脱所致。可导致失血性或疼痛性休克。急救时,除加压包扎止血、防止休克外,应保留撕脱的头皮,避免污染,用无菌敷料包裹、隔水放置于有冰块的容器内,随患者一同送往医院。手术应争取在伤后6~8小时内进行,清创植皮后,应保护植皮片不受压、不滑动,利于皮瓣成活。对于骨膜已撕脱者,在颅骨外板上多处钻孔达板障,待骨孔内肉芽组织生成后再行植皮。

二、颅骨损伤

颅骨骨折指颅骨受暴力作用致颅骨结构改变。颅骨骨折提示伤者受暴力较重,合并脑损伤概率较高。颅骨骨折不一定合并严重的脑损伤,没有骨折也可能合并脑损伤,其临床意义不在于骨折本身。颅骨骨折按骨折部位分为颅盖骨折和颅底骨折。按骨折形态分为线性骨折和凹陷性骨折。按骨折是否与外界相通分为开放性骨折与闭合性骨折。

(一)解剖生理概要

颅骨由颅盖和颅底构成,颅盖、颅底均有左右对称的骨质增厚部分,形成颅腔的坚强支架。

颅盖骨质坚实,由内、外骨板和板障构成。外板厚,内板较薄,内、外骨板表面均有骨膜覆盖,内骨膜也是硬脑膜外层,在颅骨的穹隆部,内骨膜与颅骨板结合不紧密,故颅顶部骨折时容易形成硬脑膜外血肿。

颅底骨面凹凸不平,厚薄不一,有两侧对称、大小不等的骨孔和裂隙,脑神经及血管由此出入颅腔。颅底被蝶骨嵴和岩骨嵴分为颅前窝、颅中窝和颅后窝。颅骨的气窦,如额窦、筛窦、蝶窦及乳突气房等均贴近颅底,气窦内壁与颅脑膜紧贴,颅底骨折越过气窦时,相邻硬脑膜常被撕裂,形成脑脊液外漏,易发生颅内感染。

(二)病因与发病机制

颅腔近似球体,颅骨有一定的弹性,有相当的抗压缩和抗牵张能力。颅骨受到暴力打击时,着力点局部可下陷变形,颅腔也可随之变形。当暴力强度大、受力面积小,颅骨多以局部变形为主,当受力点呈锥形内陷时,内板首先受到较大牵张力而折裂。此时若外力作用终止,则外板可弹回复位保持完整,仅造成内板骨折,骨折片可穿破硬脑膜造成局限性脑挫裂伤。如果外力继续存在,则外板也将随之折裂,形成凹陷性骨折或粉碎性骨折。当外力引起颅骨整体变形较重,受力面积又较大时,可不发生凹陷性骨折,而在较为薄弱的颞骨鳞部或颅底引发线性骨折,局部骨折线往往沿暴力作用的方向和颅骨脆弱部分延伸。当暴力直接打击在颅底平面上或暴力由脊柱上传时常引起颅底骨折。颅前窝损伤时可能累及的脑神经有嗅神经、视神经,颅中窝损伤可累及面神经、听神经,颅后窝少见。

(三)临床表现

1.颅盖骨折

(1)线性骨折:发生率最高,局部有压痛、肿胀。经颅骨 X 线摄片确诊。单纯线性骨折本身不需要特殊处理,但应警惕合并脑损伤或颅内出血,尤其是硬脑膜外血肿,有时可伴发局部骨膜下血肿。

(2)凹陷性骨折:局部可扪及局限性下陷区。若凹陷骨折位于脑重要功能区浅面,可出现偏瘫、失语、癫痫等病症。X 线摄片可见骨折片陷入颅内的深度,CT 扫描有助于骨折情况和合并脑损伤的诊断。

2.颅底骨折

多为强烈的间接暴力作用于颅底或颅盖骨折延伸到颅底所致,常为线性骨折。依骨折的部位不同可分为颅前窝、颅中窝和颅后窝骨折,临床表现各异。

(1)颅前窝骨折:骨折累及眶顶和筛骨,可有鼻出血、眶周("熊猫眼"征)及球结膜下淤血斑。若脑膜、骨膜均破裂,则合并脑脊液鼻漏,即脑脊液经额窦或筛窦由鼻孔流出。若筛板或视神经管骨折,可合并嗅神经或视神经损伤。

（2）颅中窝骨折：骨折累及蝶骨，也可有鼻出血或合并脑脊液鼻漏。若累及颞骨岩部，且脑膜、骨膜及鼓膜均破裂时，则合并脑脊液耳漏，即脑脊液经中耳由外耳道流出；若鼓膜完整，脑脊液则经咽鼓管流向鼻咽部，常被误认为是鼻漏。颅中窝骨折常合并第Ⅶ、Ⅷ脑神经损伤。若累及蝶骨和颞骨的内侧部，还可能损伤垂体或第Ⅱ、Ⅲ、Ⅳ、Ⅴ、Ⅵ脑神经。若骨折伤及颈动脉海绵窦段，可因动静脉瘘的形成而出现搏动性突眼及颅内杂音。破裂孔或颈内动脉管处的破裂，可发生致命性的鼻出血或耳出血。

（3）颅后窝骨折：骨折累及颞骨岩部后外侧时，一般在伤后 1～2 天出现乳突部皮下淤血斑（Battle 征）。若累及枕骨基底部，可在伤后数小时出现枕下部肿胀及皮下淤血斑；枕骨大孔或岩尖后缘附近的骨折，可合并后组脑神经（第Ⅸ～Ⅻ脑神经）损伤。

（四）辅助检查

1.X 线片

可显示颅内积气，但仅 30％～50％的病例能显示骨折线。

2.CT 检查

有助于眼眶及视神经管骨折的诊断，且显示有无脑损伤。

3.尿糖试纸测定

鉴别是否为脑脊液。

（五）诊断要点

外伤史、临床表现和颅骨 X 线摄片、CT 检查基本可以明确诊断和定位，对脑脊液外漏有疑问时，可收集流出液做葡萄糖定量来测定。

（六）治疗要点

1.颅盖骨折

（1）单纯线性骨折：无须特殊处理，仅需卧床休息，对症治疗，如止痛、镇静等。但须注意有无继发颅内血肿等并发症。

（2）凹陷性骨折：若凹陷性骨折位于脑重要功能区表面，有脑受压症状或大面积骨折片下陷，直径大于 5 cm，深度超过 1 cm 时，应手术整复或摘除碎骨片。

2.颅底骨折

颅底骨折无须特殊治疗，主要观察有无脑损伤及处理脑脊液外漏、脑神经损伤等并发症。一旦出现脑脊液外漏即属开放性损伤，应使用 TAT 及抗生素预防感染，大部分漏口在伤后 1～2 周自愈。若 4 周以上仍未自愈，可行硬脑膜修补术。若骨折片压迫视神经，应尽早手术减压。

（七）护理评估

1.健康史

了解受伤过程，如暴力大小、方向、受伤时有无意识障碍及口鼻出血情况，初步判断是否伴有脑损伤。同时了解患者有无合并其他疾病。

2.目前身体状况

（1）症状和体征：了解患者目前的症状和体征可判断受伤程度和定位，观察患者有无"熊猫眼"征、Battle 征，明确有无脑脊液外漏。鉴别血性脑脊液外漏与耳鼻损伤出血时，可将流出的血性液体滴于白色滤纸上，如见血迹外围有月晕样淡红色浸润圈，可判断为脑脊液外漏。有时颅底骨折虽伤及颞骨，且骨膜及脑膜均已破裂但鼓膜尚完整时，脑脊液可经咽鼓管流至咽部而被患者咽下，故应询问患者是否有腥味液体流至咽部。

（2）辅助检查:颅骨 X 线及 CT 检查结果,确定骨折的部位和性质。

3.心理、社会状况

了解患者可因头部外伤而出现的焦虑、害怕、恐惧等心理反应,以及对骨折能否恢复正常的担心程度。同时也应了解家属对疾病的认识及心理反应。

(八)常见护理诊断/问题

1.疼痛

疼痛与损伤有关。

2.有感染的危险

感染与脑脊液外漏有关。

3.感知的改变

感知的改变与脑神经损伤有关。

4.知识缺乏

缺乏有关预防脑脊液外漏逆行感染的相关知识。

5.潜在并发症

潜在并发症为颅内出血、颅内压增高、颅内低压综合征。

(九)护理目标

（1）患者疼痛与不适程度减轻。

（2）患者生命体征平稳,无颅内感染发生。

（3）颅神经损伤症状减轻。

（4）患者能够叙述预防脑脊液外漏逆行感染的注意事项。

（5）患者病情变化能够被及时发现和处理。

(十)护理措施

1.脑脊液外漏的护理

（1）保持外耳道、鼻腔和口腔清洁,清洁时注意棉球不可过湿,以免液体逆流入颅。

（2）在鼻前庭或外耳道口松松地放置干棉球,随湿随换,同时记录 24 小时浸湿的棉球数,以估计脑脊液外漏量。

（3）避免用力咳嗽、打喷嚏、擤鼻涕及用力排便,以免颅内压骤然升降导致脑脊液逆流。

（4）脑脊液鼻漏者不可经鼻腔吸痰或放置胃管,禁止耳、鼻滴药、冲洗和堵塞,禁忌做腰穿。

（5）取头高位及患侧卧位休息,将头抬高 15°至漏液停止后 3～5 天,借重力作用使脑组织移至颅底硬脑膜裂缝处,促使局部粘连而封闭漏口。

（6）密切观察有无颅内感染迹象,根据医嘱预防性应用抗生素及破伤风抗毒素。

2.病情观察

观察有无颅内继发性损伤,如脑组织、脑膜、血管损伤引起的癫痫、颅内出血、继发性脑水肿、颅内压增高等。脑脊液外漏可推迟颅内压增高症状的出现,应严密观察意识、生命体征、瞳孔及肢体活动等情况,以及时发现颅内压增高及脑疝的早期迹象。注意颅内低压综合征,若脑脊液外漏多,可使颅内压过低而导致颅内血管扩张,出现剧烈头痛、眩晕、呕吐、厌食、反应迟钝、脉搏细弱、血压偏低等。

(十一)护理评价

（1）患者疼痛是否缓解。

（2）患者有无颅内感染发生，脑脊液外漏是否如期愈合，护理措施是否得当。

（3）脑神经损伤症状是否减轻。

（4）患者能否叙述预防脑脊液外漏逆行感染的注意事项，遵医行为如何。

（5）患者病情变化是否被及时发现，并发症是否得到及时控制与预防和处理。

（十二）健康指导

对于颅底骨折合并脑脊液外漏者，主要是预防颅内感染，要劝告患者勿挖外耳道、抠鼻孔和擤鼻；注意预防感冒，以免咳嗽、打喷嚏；同时合理饮食，防止便秘，避免屏气、用力排便。

三、脑损伤

脑的被膜自外向内依次为硬脑膜、蛛网膜和软脑膜。硬脑膜坚韧且有光泽，由两层合成，外层兼具颅骨内膜的作用，内层较坚厚，两层之间有丰富的血管和神经。蛛网膜薄而透明，缺乏血管和神经，与硬脑膜之间有硬膜下腔，与软脑膜之间有蛛网膜下腔，充满脑脊液。脑脊液为无色透明液体，内含各种浓度不等的无机盐、葡萄糖、微量蛋白和淋巴细胞，对中枢神经系统起缓冲、保护、运输代谢产物及调节颅内压等作用。软脑膜薄且富有血管，覆盖于脑的表面并深入沟裂内。

脑损伤是指由于暴力作用使脑膜、脑组织、脑血管及脑神经的损伤。根据伤后脑组织与外界是否相通，将脑损伤分为开放性和闭合性两类，前者多由锐器或火器直接造成，有头皮裂伤、颅骨骨折和硬脑膜破裂，常伴有脑脊液外漏；后者由头部接触较钝物体或间接暴力造成，脑膜完整，无脑脊液外漏。根据脑损伤机制及病理改变分为原发性脑损伤和继发性脑损伤，前者指暴力作用于头部时立即发生的脑损伤，且不再继续加重，主要有脑震荡、脑挫裂伤及原发性脑干损伤等；后者指受伤一定时间后出现的脑受损病变，主要有脑水肿和颅内血肿，颅内血肿往往需要开颅手术。

（一）病因与发病机制

颅脑损伤的程度和类型多种多样。引起脑损伤的外力除可直接导致颅骨变形外，也可使头颅产生加速或减速运动，致使脑组织受到压迫、牵张、滑动或负压吸附等多种应力。由于暴力作用部位不同，脑在颅腔内产生的超常运动也各异，其运动方式可以是直线性也可以是旋转性。如人体坠落时，运动的头颅撞击于地面，受伤瞬间头部产生减速运动，脑组织会因惯性力作用撞击于受力侧的颅腔内壁，造成减速性损伤（图 9-2）。大而钝的物体向静止的头部撞击时，引起头部的加速运动而产生惯性力。当暴力过大并伴有旋转力时，可使脑组织在颅腔内产生旋转运动，不仅使脑组织表面在颅腔内摩擦、撞击引起损伤，而且在脑组织内不同结构间产生剪应力，引起更为严重的损伤。惯性力引起的脑损伤分散且广泛，常有早期昏迷的表现。由于颅前窝和颅中窝的凹凸不平，各种不同部位和方式的头部损伤，均易在额极、颞极及其底面发生惯性力的脑损伤。

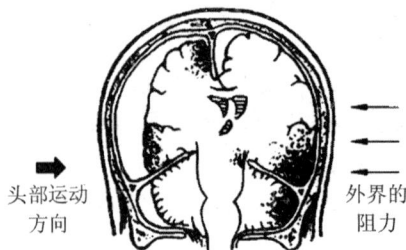

图 9-2　头部作减速运动时的脑损伤机制

(二)临床表现

1.脑震荡

脑震荡是最常见的轻度原发性脑损伤,为受伤后立即出现短暂的意识障碍,可为神志不清或完全昏迷,持续数秒或数分钟,一般不超过30分钟,较重者出现皮肤苍白、出汗、血压下降、心动徐缓、呼吸微弱、肌张力减低、各种生理反射迟钝或消失。清醒后大多不能回忆受伤当时乃至伤前一段时间内的情况,临床称为逆行性遗忘。可能会伴有头痛、头晕、恶心、呕吐等症状,短期内可自行好转。神经系统检查无阳性体征,显微镜下可见神经组织结构紊乱。

2.脑挫裂伤

脑挫裂伤是常见的原发性脑损伤。包括脑挫伤及脑裂伤,前者指脑组织遭受破坏较轻,软脑膜尚完整;后者指软脑膜、血管和脑组织同时有破裂,伴有外伤性蛛网膜下腔出血。两者常同时存在,临床上又不易区别,合称为脑挫裂伤。脑挫裂伤可单发,也可多发,好发于额极、颞极及其基底。临床表现如下。

(1)意识障碍:是脑挫裂伤最突出的临床表现。伤后立即出现,其程度和持续时间与脑挫裂伤程度、范围直接相关。多数患者在半小时以上,严重者可长期持续昏迷。

(2)局灶症状和体征:受伤当时立即出现与伤灶区功能相应的神经功能障碍或体征,如运动区损伤出现锥体束征、肢体抽搐、偏瘫等;若仅伤及"哑区",可无神经系统缺损的表现。

(3)头痛、恶心、呕吐:与颅内压增高、自主神经功能紊乱或外伤性蛛网膜下腔出血有关。后者还可出现脑膜刺激征,腰穿脑脊液检查有红细胞。

(4)颅内压增高与脑疝:因继发颅内血肿或脑水肿所致,使早期的意识障碍或偏瘫程度加重,或意识障碍好转后又加重,同时有血压升高、心率减慢、瞳孔不等大及锥体束征等表现。

3.原发性脑干损伤

原发性脑干损伤其症状与体征在受伤当时即已出现。单独的原发性脑干损伤较少,常与弥漫性损伤共存。患者常因脑干网状结构受损、上行激活系统功能障碍而持久昏迷,昏迷程度较深。伤后早期常出现严重生命体征变化,表现为呼吸节律紊乱,心率及血压波动明显。双侧瞳孔时大时小,对光反射无常,眼球位置歪斜或同向凝视。出现病理反射、肌张力增高、去皮质强直等。

4.弥散性轴索损伤

弥散性轴索损伤属于惯性力所致的弥散性脑损伤,由于脑的扭曲变形,脑内产生剪切或牵拉作用,造成脑白质广泛性轴索损伤。病变可分布于大脑半球、胼胝体、小脑或脑干。显微镜下所见为轴突断裂结构改变。可与脑挫裂伤合并存在或继发脑水肿,使病情加重。主要表现为受伤当时立即出现的较长时间昏迷。是由广泛的轴索损害,皮层与皮层下中枢失去联系所致。若累及脑干,患者出现一侧或双侧瞳孔散大,对光反应消失,或同向凝视等。神志好转后,可因继发脑水肿而再次昏迷。

5.颅内血肿

颅内血肿是颅脑损伤中最多见、最危险、却又是可逆的继发性病变。其严重性在于引起颅内压增高导致脑疝危及生命,早期发现和及时处理可改善预后。根据血肿的来源和部位可分为硬脑膜外血肿、硬脑膜下血肿和脑内血肿。根据血肿引起颅内压增高及早期脑疝症状所需时间分为:①急性型(72小时内出现症状)。②亚急性型(3天至3周出现症状)。③慢性型(3周以上才出现症状)。

(1)硬脑膜外血肿:是指出血积聚于颅骨与硬脑膜之间。与颅骨损伤有密切关系,症状取决于血肿的部位及扩展的速度。①意识障碍:可以是原发性脑损伤直接导致,也可由血肿本身导致颅内压增高、脑疝引起,前者较轻,最初的昏迷时间很短,与脑疝引起昏迷之间有一段意识清醒时间。后者常发生于伤后数小时至2天。经过中间清醒期,再度出现意识障碍,并渐次加重。如果原发性脑损伤较严重或血肿形成较迅速,也可不出现中间清醒期。少数患者可无原发性昏迷,而在血肿形成后出现昏迷。②颅内压增高及脑疝表现:出现头痛、恶心、呕吐剧烈、烦躁不安、淡漠、嗜睡、定向不准等症状。一般成人幕上血肿大于20 mL,幕下血肿大于10 mL,即可引起颅内压增高症状。幕上血肿者大多先经历小脑幕切迹疝,然后合并枕骨大孔疝,故严重的呼吸循环障碍常发生在意识障碍和瞳孔改变之后。幕下血肿者可直接发生枕骨大孔疝,瞳孔改变、呼吸骤停几乎同时发生。

(2)硬脑膜下血肿:硬脑膜下血肿是指出血积聚在硬脑膜下腔,是最常见的颅内血肿。急性硬脑膜下血肿症状类似硬脑膜外血肿,脑实质损伤较重,原发性昏迷时间长,中间清醒期不明显,颅内压增高与脑疝的其他征象多在伤后1~3天进行性加重。由于病情发展急重,一经确诊应尽早手术治疗。慢性硬脑膜下血肿好发于老年人,大多有轻微头部外伤史,有的患者伴有脑萎缩、血管性或出血性疾病。由于致伤外力小,出血缓慢,患者可有慢性颅内压增高表现,如头痛、恶心、呕吐和视盘水肿等;血肿压迫症状,如偏瘫、失语和局限性癫痫等;有时可有智力下降、记忆力减退和精神失常。

(3)脑内血肿:有两种类型。①浅部血肿,出血均来自脑挫裂伤灶,少数与颅骨凹陷性骨折部位相应,好发于额叶和颞叶,常与硬脑膜下和硬膜外血肿并存。②深部血肿,多见于老年人,血肿位于白质深部,脑表面可无明显挫伤。临床表现以进行性意识障碍为主,若血肿累及重要脑功能区,可出现偏瘫、失语、癫痫等局灶症状。

(三)辅助检查

一般采用CT、MRI检查。脑震荡无阳性发现,可显示脑挫裂伤的部位、范围、脑水肿的程度及有无脑室受压及中线结构移位等;弥散性轴索损伤CT扫描可见大脑皮质与髓质交界处、胼胝体、脑干、内囊区域或三脑室周围有多个点状或小片状出血灶;MRI能提高小出血灶的检出率;硬脑膜外血肿CT检查表现为颅骨内板与脑表面之间有双凸镜形或弓形密度增高影,常伴颅骨骨折和颅内积气;硬脑膜下血肿CT检查示颅骨内板下低密度的新月形、半月形或双凸镜形影;脑内血肿CT检查在脑挫裂伤灶附近或脑深部白质内见到圆形或不规则高密度血肿影,周围有低密度水肿区。

(四)诊断要点

患者外伤史、意识改变、瞳孔的变化、锥体束征,以及CT、MRI检查可明确诊断。

1.非手术治疗

(1)脑震荡:通常无须特殊治疗。一般卧床休息1~2周,可完全恢复。适当给予镇痛、镇静等对症处理,禁用吗啡及哌替啶。

(2)脑挫裂伤:以非手术治疗为主。①一般处理:静卧、休息,床头抬高,宜取侧卧位;保持呼吸道通畅;维持水、电解质、酸碱平衡;应用抗生素预防感染;对症处理;严密观察病情变化。②防治脑水肿:是治疗脑挫裂伤的关键。可采用脱水、激素或过度换气等治疗对抗脑水肿、降低颅内压;吸氧、限制液体入量;冬眠低温疗法降低脑代谢率等。③促进脑功能恢复:应用营养神经药物,如ATP、辅酶A、细胞色素C等,以供应能量,改善细胞代谢,促进脑细胞功能恢复。

2.手术治疗

(1)重度脑挫裂伤:经非手术治疗无效,颅内压增高明显甚至出现脑疝迹象时,应做脑减压术或局部病灶清除术。

(2)硬脑膜外血肿:一经确诊,立即手术,清除血肿。

(3)硬脑膜下血肿:多采用颅骨钻孔冲洗引流术,术后引流 48～72 小时。

(4)脑内血肿:一般经手术清除血肿。

(5)常见手术方式:开颅血肿清除术、去骨瓣减压术、钻孔探查术、脑室引流术、钻孔引流术。

(五)护理评估

1.健康史

详细了解受伤过程,如暴力大小、方向、性质、速度、患者当时有无意识障碍,其程度及持续时间,有无中间清醒期、逆行性遗忘,受伤当时有无口鼻、外耳道出血或脑脊液外漏发生,是否出现头痛、恶心、呕吐等情况;初步判断是颅伤、脑伤或是复合损伤;同时应了解现场急救情况;了解患者既往健康状况。

2.目前身体状况

评估患者的症状和体征,了解有无神经系统病征及颅内压增高征象;根据观察患者意识、瞳孔、生命体征及神经系统体征的动态变化,区分脑损伤是原发的还是继发的;结合 X 线、CT 及 MRI 检查结果判断损伤的严重程度。

3.心理、社会状况

了解患者及家属对颅脑损伤及其术后功能恢复的心理反应,常见心理反应有焦虑、恐惧等;了解家属对患者的支持能力和程度。

(六)常见护理诊断/问题

1.清理呼吸道无效

清理呼吸道无效与脑损伤后意识障碍有关。

2.疼痛

疼痛与颅内压增高和手术切口有关。

3.营养失调/低于机体需要量

其与脑损伤后高代谢、呕吐、高热、不能进食等有关。

4.体温过高

体温过高与脑干损伤有关。

5.潜在并发症

潜在并发症为颅内压增高、脑疝及癫痫发作。

(七)护理目标

(1)患者意识逐渐恢复,生命体征平稳,呼吸道通畅。

(2)患者的疼痛减轻,舒适感增加。

(3)患者营养状态能够维持或接近正常水平。

(4)患者体温维持正常。

(5)患者颅内压增高、脑疝的早期迹象及癫痫发作能够得到及时预防、发现和处理。

(八)护理措施

1.现场急救

及时而有效的现场急救,在缓解致命性危险因素的同时(如窒息、大出血、休克等)为进一步治疗创造了有利条件,如预防或减少感染机会,提供确切的受伤经过。

(1)维持呼吸道通畅:颅脑损伤患者常有不同程度的意识障碍,失去正常的咳嗽反射和吞咽功能,呼吸道分泌物不能有效排除,舌根后坠可引起严重呼吸道梗阻。应及时清除口咽部分泌物、呕吐物,将患者侧卧或放置口咽通气道,必要时行气管切开,保持呼吸道畅通。

(2)伤口处理:单纯头皮出血,清创后加压包扎止血;开放性颅脑损伤应剪短伤口周围头发,伤口局部不冲洗、不用药;外露的脑组织周围可用消毒纱布卷保护,外加干纱布适当包扎,避免局部受压。若伤情许可宜将头部抬高以减少出血。尽早进行全身抗感染治疗及破伤风预防注射。

(3)防治休克:有休克征象者,应查明有无颅外部位损伤,如多发性骨折、内脏破裂等。患者平卧,注意保暖,以及时补充血容量。

(4)做好护理记录:准确记录受伤经过、初期检查发现、急救处理经过及生命体征、意识、瞳孔、肢体活动等病情,为进一步处理提供依据。

2.病情观察

动态的病情观察是鉴别原发性与继发性脑损伤的重要手段。观察内容包括意识、瞳孔、生命体征、神经系统体征等。

(1)意识状态:意识障碍是脑损伤患者最常见的变化之一。通过意识障碍的程度可判断颅脑损伤的轻重;意识障碍出现的迟早和有无继续加重,可作为区别原发性和继发性脑损伤的重要依据。

传统意识分法:分为清醒、模糊、浅昏迷、昏迷和深昏迷五级。①意识清醒:正确回答问题,判断力和定向力正确。②意识模糊:为最轻或最早出现的意识障碍,因而也是最需要关注的,能简单回答问题,但不确切,判断力和定向力差,呈嗜睡状。③浅昏迷:意识丧失,对疼痛刺激有反应,角膜、吞咽反射和病理反射尚存,重的意识模糊与浅昏迷的区别仅在于前者尚能保持呼之能应或呼之能睁眼这种最低限度的合作;④昏迷:指痛觉反应已经迟钝、随意运动已完全丧失的意识障碍阶段,可有鼾声、尿潴留等表现,瞳孔对光反应与角膜反射尚存在。⑤深昏迷:对痛刺激无反应,各种反射消失,呈去皮质强直状态。

Glasgow 昏迷评分法:评定睁眼、语言及运动反应,以三者积分表示意识障碍程度,最高15 分,表示意识清醒,8 分以下为昏迷,最低 3 分(表 9-1)。

表 9-1　Glasgow 昏迷评分法

睁眼反应		语言反应		运动反应	
能自行睁眼	4	回答正确	5	遵嘱活动	6
呼之能睁眼	3	回答错误	4	刺痛定位	5
刺痛能睁眼	2	语无伦次	3	躲避刺痛	4
不能睁眼	1	只能发声	2	刺痛肢屈	3
		不能发声	1	刺痛肢伸	2
				无反应	1

（2）生命体征:生命体征紊乱是脑干受损征象。为避免患者躁动影响准确性,应先测呼吸,再测脉搏,最后测血压。颅脑损伤患者以呼吸变化最为敏感和多变,注意节律、深浅。若伤后血压上升,脉搏缓慢有力,呼吸深慢,提示颅内压升高,应警惕颅内血肿或脑疝发生;伤后,与意识障碍和瞳孔变化同时出现心率减慢和血压升高,为小脑幕切迹疝;枕骨大孔疝患者可未经明显的意识障碍和瞳孔变化阶段而突然发生呼吸停止。伤后早期,由于组织创伤反应,可出现中等程度发热;若累及间脑或脑干可导致体温调节紊乱,出现体温不升或中枢性高热。

（3）瞳孔变化:可因动眼神经、视神经及脑干部位的损伤引起。正常瞳孔等大、圆形,在自然光线下直径 3～4 mm,直接、间接对光反应灵敏。伤后一侧瞳孔进行性散大,对侧肢体瘫痪伴意识障碍加重,提示脑受压或脑疝;伤侧瞳孔先短暂缩小继之散大,伴对侧肢体运动障碍,提示伤侧颅内血肿;双侧瞳孔散大、对光反应消失、眼球固定伴深昏迷或去皮质强直,多为原发性脑干损伤或临终表现。观察瞳孔时应排除某些药物、剧痛、惊骇等对瞳孔变化的影响。

（4）其他:观察有无脑脊液外漏、呕吐,有无剧烈头痛或烦躁不安等颅内压增高的表现或脑疝先兆。注意 CT 和 MRI 扫描结果及颅内压监测情况。

3.一般护理

（1）体位:抬高床头 15°～30°,以利脑静脉回流,减轻脑水肿。深昏迷患者取侧卧位或侧俯卧位,以利于口腔内分泌物排出。保持头与脊柱在同一直线上,头部过伸或过屈均会影响呼吸道通畅及颈静脉回流,不利于降低颅内压。氧气吸入,做好气管插管、气管切开准备。

（2）营养与补液:及时、有效补充能量和蛋白质以减轻机体损耗。不能进食者在伤后 48 小时后可行全胃肠外营养。评估患者营养状况,如体重、氮平衡、血浆蛋白、血糖、血电解质等,以便及时调整营养素供给量和配方。

（3）卧床患者基础护理:加强皮肤护理、口腔护理、排尿排便等生活护理,尤其是意识不清昏迷患者预防各种并发症的发生。

（4）根据病情做好康复护理:重型颅脑损伤患者生命体征平稳后要及早进行功能锻炼,可减少日后的并发症和后遗症,主要通过姿势治疗、按摩、被动运动、主动运动等。

4.高热患者的护理

高热可造成脑组织相对缺氧,加重脑损害,故须采取积极降温措施。常用物理降温法有冰帽,或头、颈、腋、腹股沟等处放置冰袋或冰水毛巾等。如体温过高物理降温无效或引起寒战时,需采用冬眠疗法。常用氯丙嗪、异丙嗪各 25 mg 或 50 mg 肌内注射或静脉滴注,用药 20 分钟后开始物理降温。降温速度以每小时下降 1 ℃为宜,降至肛温为 32～34 ℃较为理想。可每 4～6 小时重复用药,一般维持 3～5 天。低温期间应密切观察生命体征并记录,若收缩压低于13.3 kPa(100 mmHg),呼吸次数减少或不规则时,应及时通知医师停止冬眠疗法或更换冬眠药物。观察局部皮肤、肢体末端和耳郭处血液循环情况,以免冻伤,并防止肺炎、压疮的发生。停用冬眠疗法时,应先停物理降温,再逐渐停冬眠药物。

5.颅内压增高的护理

见相关章节。

6.脑室引流管的护理

对有脑室引流管患者护理时应注意:①应严格无菌操作。②引流袋最高处距侧脑室的距离为10～15 cm。③注意引流速度,禁忌流速过快,避免颅内压骤降造成危险。④控制脑脊液引流量,每天不超过500 mL为宜。⑤注意观察脑脊液性状,若有大量鲜血提示脑室内出血,若为浑浊则提示有感染。

(九)护理评价

(1)患者意识状态是否逐渐恢复,患者呼吸是否平稳,有无误吸发生。

(2)患者疼痛是否减轻。

(3)患者的营养状态如何,营养素供给是否得到保证。

(4)患者体温是否恢复正常。

(5)患者是否出现颅内压增高、脑疝及癫痫发作等并发症,若出现是否得到及时发现和处理。

(十)健康指导

(1)康复训练:根据脑损伤遗留的语言、运动或智力障碍程度,制订康复训练计划,以改善患者生活自理能力及社会适应能力。

(2)外伤性癫痫患者应定期服用抗癫痫药物,不能单独外出,以防发生意外。

(3)骨瓣去除患者应做好自我保护,防止因重物或尖锐物品碰撞患处而发生意外,尽可能取健侧卧位以防止膨出的脑组织受到压迫。6个月后视情况可作颅骨修补术。

(薛单单)

第二节　颅内压增高症

颅内压增高是由于颅内任何一种主要内容物(血液、脑脊液、脑组织)容积增加或者有占位性病变时,其所增加的容积超过代偿限度所致。正常人侧卧位时,测定颅内压(ICP)为 $0.8\sim1.8$ kPa($6\sim13.5$ mmHg),>2.0 kPa(15 mmHg)为颅内压增高,$2.0\sim2.6$ kPa($15\sim20$ mmHg)为轻度增高,$2.6\sim5.3$ kPa($20\sim40$ mmHg)为中度增高,>5.3 kPa(>40 mmHg)为重度增高。

一、病因与发病机制

引起颅内压增高的疾病很多,但发生颅内压增高的主要因素如下。

(一)脑脊液增多

(1)分泌过多,如脉络丛乳头状瘤。

(2)吸收减少:如交通性脑积水,蛛网膜下腔出血后引起蛛网膜粘连。

(3)循环交通受阻:如脑室及脑中线部位的肿瘤引起的梗阻性脑积水或先天性脑畸形。

(二)脑血液增多

(1)脑外伤后<24 小时的脑血管扩张、充血,以及呼吸道梗阻,呼吸中枢衰竭引起的二氧化碳蓄积,高碳酸血症和丘脑下部、鞍区或脑干部位手术,使自主神经中枢或血管运动中枢受刺激引起的脑血管扩张充血。

(2)颅内静脉回流受阻。

(3)出血。

(三)脑容积增加

正常情况下颅内容积除颅内容物体积外有 $8\%\sim10\%$ 的缓冲体积即代偿容积。因此颅内容积很大,但代偿调节作用很小。常见脑水肿:①血管源性脑水肿,多见于颅脑损伤、脑肿瘤、脑手术后。②细胞毒性脑水肿,多见于低氧血症,高碳酸血症,脑缺血和缺氧。③渗透性脑水肿,常见于严重电解质紊乱(Na^+丢失)渗透压降低,水中毒。

(四)颅内占位病变

常见于颅内血肿,颅内肿瘤,脑脓肿和脑寄生虫等。

二、临床表现

(一)头痛

头痛是颅内压增高最常见的症状,有时是唯一的症状。可呈持续性或间歇性,当用力、咳嗽、负重,早晨清醒时和较剧烈活动时加重,其原因是颅内压增高使脑膜、血管或神经受挤压、牵扯或炎症变化的刺激所致。急性和重度的颅内压增高可引起剧烈的头痛并常伴喷射性呕吐。

(二)恶心呕吐

多数颅内压增高患者都伴有恶心、不思饮食,重度颅内压增高可引起喷射性呕吐,呕吐之后头痛随之缓解,小儿较成人多见,其原因是迷走神经中枢和神经受刺激所引起。

(三)视力障碍和眼底变化

长期颅内压增高,使视神经受压,眼底静脉回流受阻。引起视神经萎缩造成视力下降、模糊和复视,眼底视盘水肿,严重者出现失明和眼底出血。

头痛、恶心呕吐、视盘水肿为颅内压增高的三大主要症状。

(四)意识障碍

意识障碍是反映脑受压的可靠及敏感指标,当大脑皮质、脑干网状结构广泛受压和损害即可出现意识障碍。颅内压增高早期患者可出现烦躁、嗜睡和定向障碍等意识不清的表现,晚期则出现朦胧和昏迷。末期出现深昏迷。梗阻性脑积水所引起的颅内压增高一般无意识障碍。

(五)瞳孔变化

由于颅内压不断增高而引起脑移位,中脑和脑干移位压迫和牵拉动眼神经可引起瞳孔对光反射迟钝。瞳孔不圆,瞳孔忽大忽小,一侧瞳孔逐渐散大,光反射消失;末期出现双侧瞳孔散大、固定。

(六)生命体征变化

颅内压增高,早期一般不会出现生命体征变化,急性或重度的颅内压增高可引起血压增高,脉压增大,呼吸、脉搏减慢综合征。随时有呼吸骤停及生命危险。常见于急性脑损伤患者,而脑肿瘤患者则很少出现血压升高。

(七)癫痫发作

约有 20％的颅内压增高患者发生癫痫,为局限性癫痫小发作,如口角、单侧上、下肢抽搐,或癫痫大发作,大发作时可引起呼吸道梗阻,加重脑缺氧、脑水肿而加剧颅内压增高。

(八)颅内高压危象(脑疝形成)

1.颞叶钩回疝

即幕上肿瘤、水肿、血肿引起急剧的颅内压力增高,挤压颞叶向小脑幕裂孔或下方移位,同时压迫动眼神经、大脑后动脉和中脑,使脑干移位,产生剧烈的头痛、呕吐,血压升高,呼吸、脉搏减慢、不规则。很快进入昏迷,一侧瞳孔散大,光反射消失,对侧肢体偏瘫,去脑强直。此时如未进行及时的降颅压处理则会出现呼吸停止、双侧瞳孔散大、固定、血压下降、心跳停止。

2.枕骨大孔疝

枕骨大孔疝又称小脑扁桃体疝,主要是幕下肿瘤、血肿、水肿致颅内压力增高,挤压小脑扁桃体进入压力偏低的枕骨大孔,压迫延脑和颈 1~2 颈髓,患者出现剧烈头痛、呕吐、呼吸不规则、血压升高、心跳缓慢,随之很快出现昏迷、瞳孔缩小或散大、固定、呼吸停止。

三、护理

(一)护理目标

(1)了解引起颅内压增高的原因,以及时对症处理。

(2)通过监测及早发现病情变化,避免意识障碍发生。

(3)颅内压得到控制,脑疝危象得以解除。

(4)患者主诉头痛减轻,自觉舒适,头脑清醒,睡眠改善。

(5)体液恢复平衡,尿比重在正常范围,无脱水症状和体征。

(二)护理措施

(1)观察神志、瞳孔变化 1 次/小时。如出现神志不清及瞳孔改变,预示颅内压力增高,需及时报告医师进行降颅内压处理。

(2)观察头痛的程度,有无伴随呕吐对剧烈头痛应及时对症降颅压处理。

(3)监测血压、脉搏、呼吸 1 次/1~2 小时,观察有无呼吸、脉搏慢,血压高即"两慢一高"征。

(4)保持呼吸道通畅:呼吸道梗阻时,因患者呼吸困难,可致胸腔内压力增高、$PaCO_2$ 增高致脑血管扩张、脑血流量增多进而使颅内压增高。护理时应及时清除呼吸道分泌物和呕吐物。抬高床头 15°~30°,持续或间断吸氧,改善脑缺氧,减轻脑水肿。

(5)如脱水治疗的护理:应用高渗性脱水剂,使脑组织间的水分通过渗透作用进入血液循环再由肾脏排出,可达到降低颅内压的目的。常用 20%甘露醇 250 mL,15~30 分钟滴完,2~4 次/天;呋塞米20~40 mg,静脉或肌内注射,2~4 次/天。脱水治疗期间,应准确记录 24 小时出入液量,观察尿量、色,监测尿素氮和肌酐含量,注意有无水电解质紊乱和肝肾功能损害。脱水药物应严格按医嘱执行,并根据病情及时调整脱水药物的用量。

(6)激素治疗的护理:肾上腺皮质激素通过稳定血-脑屏障,预防和缓解脑水肿,改善患者症状。常用地塞米松 5~10 mg,静脉注射;或氢化可的松 100 mg 静脉注射,1~2 次/天;由于激素有引起消化道应激性溃疡出血、增加感染机会等不良反应,故用药的同时应加强观察,预防感染,避免发生并发症。

(7)颅内压监护。①监护方法:颅内压监护有植入法和导管法两种。植入法:将微型传感器植入颅内,传感器直接与颅内组织(硬脑膜外、硬脑膜下、蛛网膜下腔、脑实质等)接触而测压。导管法:以引流出的脑脊液或生理盐水充填导管,将传感器(体外传感器)与导管相连接,藉导管内的液体与传感器接触而测压。两种方法的测压原理均是利用压力传感器将压力转换为与颅内压力大小成正比的电信号,再经信号处理装置将信号放大后记录下来。植入法中的硬脑膜外法及导管法中的脑室法优点较多,使用较广泛。②颅内压监护的注意事项:监护的零点参照点一般位于外耳道的位置,患者需平卧或头抬高 10°~15°;监护前注意记录仪与传感器的零点核正,并注意大气压改变而引起的"零点飘移";脑室法时在脑脊液引流期间每 4~6 小时关闭引流管测压,了解颅内压真实情况;避免非颅内情况而引起的颅内压增高,如出现呼吸不畅、躁动、高热或体位不舒适、尿潴留时应及时对症处理;监护过程严格无菌操作,监护时间以 72~96 小时为宜,防止颅内感染。③颅内压监护的优点:颅内压增高早期,由于颅内容积代偿作用,患者无明显颅内压增高的临床表现,而颅内压监护时可发现颅内压提高和基线不平稳;较重的颅内压升高[ICP>5.3 kPa(40 mmHg)]时,颅内压监护基线水平与临床症状出现及其严重程度一致;有些患者临床症状好转,但颅内压逐渐上升,预示迟发性(继发性)颅内血肿的形成;根据颅内压监护使用脱水剂,可以避免盲目使用脱水剂及减少脱水剂的用量,减少急性肾衰竭及电解质紊乱等并发症的发生。

(8)降低耗氧量:对严重脑挫裂伤、轴索损伤、脑干损伤的患者进行头部降温,降低脑耗氧量。有条件者行冬眠低温治疗。①冬眠低温的目的:降低脑耗氧量,维持脑血流和脑细胞能量代谢,减轻乳酸堆积,降低颅内压;保护血-脑屏障功能,抑制白三烯 B_4 生成及内源性有害因子的生成,减轻脑水肿反应;调节脑损伤后钙调蛋白酶Ⅱ活性和蛋白激酶活力,保护脑功能;当体温降至30 ℃,脑的耗氧量约为正常的55%,颅内压力较降温前低56%。②降温方法:根据医嘱首先给予足量冬眠药物,如冬眠Ⅰ号合剂(包括氯丙嗪、异丙嗪及哌替啶)或冬眠Ⅱ号合剂(哌替啶、异丙嗪、双氢麦角碱),待自主神经充分阻滞,御寒反应消失,进入昏睡状态后,方可加用物理降温措施。物理降温方法可采用头部戴冰帽,在颈动脉、腋动脉、肱动脉、股动脉等主干动脉表浅部放置冰袋,此外还可采用降低室温、减少被盖、体表覆盖冰毯等方法。降温速度以每小时下降1 ℃为宜,体温降至肛温33～34 ℃,腋温31～33 ℃较为理想。体温过低易诱发心律紊乱、低血压、凝血障碍等并发症;体温>35 ℃,则疗效不佳。③缓慢复温:冬眠低温治疗一般为3～5天,复温应先停物理降温,再逐步减少药物剂量或延长相同剂量的药物维持时间直至停用;加盖被毯,必要时用热水袋复温,严防烫伤;复温不可过快,以免出现颅内压"反跳"、体温过高或中毒等。④预防并发症:定时翻身拍背,吸痰,雾化吸入,防止肺部感染;低温使心排血量减少,冬眠药物使外周血管阻力降低,在搬动患者或为其翻身时,动作应轻稳,以防发生直立性低血压;观察皮肤及肢体末端,冰袋外加用布套,并定时更换部位,定时局部按摩,以防冻伤。

(9)防止颅内压骤然升高:对烦躁不安的患者查明原因,对症处理,必要时给予镇静剂,避免剧烈咳嗽和用力排便;控制液体摄入量,成人每天补液量<2 000 mL,输液速度应控制在30～40滴/分;保持病室安静,避免情绪紧张,以免血压骤升而增加颅内压。

(薛单单)

第三节　脑　　疝

当颅腔内某分腔有占位性病变时,该分腔的压力大于邻近分腔,脑组织由高压力区向低压力区移位,导致脑组织、血管及脑神经等重要结构受压或移位,产生相应的临床症状和体征,称为脑疝。

根据移位的脑组织及其通过的硬脑膜间隙和孔道,可将脑疝分为以下常见的三类。①小脑幕切迹疝:又称颞叶疝,为颞叶的海马回、钩回通过小脑幕切迹被推移至幕下。②枕骨大孔疝:又称小脑扁桃体疝,为小脑扁桃体及延髓经枕骨大孔被推挤向椎管内。③大脑镰下疝:又称扣带回疝,一侧半球的扣带回经镰下孔被挤入对侧分腔(图9-3)。

脑疝是颅内压增高的危象和引起死亡的主要原因,常见的有小脑幕切迹疝和枕骨大孔疝。

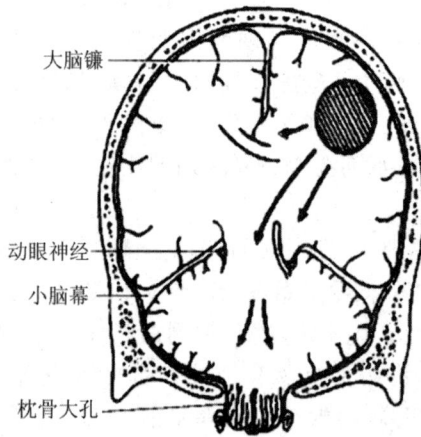

图 9-3　大脑镰下疝(上)、小脑幕切迹疝(中)、枕骨大孔疝(下)

一、病因与发病机制

(1)外伤所致各种颅内血肿,如硬膜外血肿、硬膜下血肿及脑内血肿。

(2)颅内脓肿。

(3)颅内肿瘤尤其是颅后窝、中线部位及大脑半球的肿瘤。

(4)颅内寄生虫病及各种肉芽肿性病变。

(5)医源性因素,对于颅内压增高患者,进行不适当的操作如腰椎穿刺,放出脑脊液过多过快,使各分腔间的压力差增大,则可促使脑疝形成。

发生脑疝时,移位的脑组织在小脑幕切迹或枕骨大孔处挤压脑干,使脑干受压移位导致其实质内血管受到牵拉,严重时基底动脉进入脑干的中央支可被拉断而致脑干内部出血,出血常为斑片状,有时出血可沿神经纤维走行方向达内囊水平。同侧的大脑脚受到挤压会造成病变对侧偏瘫,同侧动眼神经受到挤压可产生动眼神经麻痹症状。钩回、海马回移位可将大脑后动脉挤压于小脑幕切迹缘上致枕叶皮层缺血坏死。移位的脑组织可致小脑幕切迹裂孔及枕骨大孔堵塞,使脑脊液循环通路受阻,颅内压增高进一步加重,形成恶性循环,使病情迅速恶化。

二、临床表现

(一)小脑幕切迹疝

(1)颅内压增高:剧烈头痛,进行性加重,伴躁动不安,频繁呕吐。

(2)进行性意识障碍:由于阻断了脑干内网状结构上行激活系统的通路,随脑疝的进展,患者出现嗜睡、浅昏迷、深昏迷。

(3)瞳孔改变:脑疝初期由于患侧动眼神经受刺激导致患侧瞳孔变小,对光反射迟钝;随病情进展,患侧动眼神经麻痹,患侧瞳孔逐渐散大,直接和间接对光反射均消失,并伴上睑下垂及眼球外斜;晚期,对侧动眼神经因脑干移位也受到推挤时,则出现双侧瞳孔散大,对光反射消失,患者多处于濒死状态(图 9-4)。

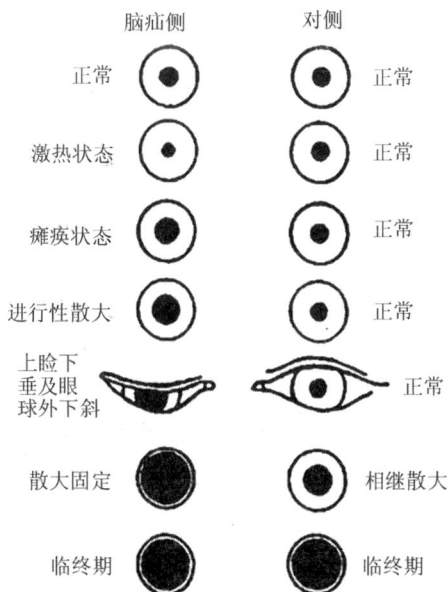

图 9-4　一侧颞叶钩回疝引起的典型瞳孔变化

（4）运动障碍：钩回直接压迫大脑脚，锥体束受累后，病变对侧肢体肌力减弱或麻痹，病理征阳性（图 9-5）。脑疝进展时可致双侧肢体自主活动消失，严重时可出现去皮质强直状，这是脑干严重受损的信号。

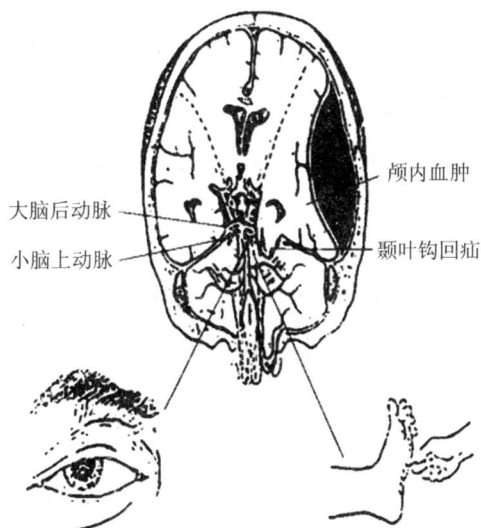

图 9-5　脑疝与临床病症的关系
动眼神经受压导致：同侧瞳孔散大，上睑下垂及眼外肌瘫痪；锥体束受压导
致：对侧肢体瘫痪，肌张力增加，腱反射活跃，病理反射阳性

（5）生命体征变化：若脑疝不能及时解除，病情进一步发展，则患者出现深昏迷，双侧瞳孔散大固定，血压骤降，脉搏快弱，呼吸浅而不规则，呼吸、心跳相继停止而死亡。

（二）枕骨大孔疝

枕骨大孔疝是小脑扁桃体及延髓经枕骨大孔被挤向椎管中，又称小脑扁桃体疝。由于颅后窝容积较小,对颅内高压的代偿能力也小,病情变化更快。患者常有进行性颅内压增高的临床表现:头痛剧烈,呕吐频繁,颈项强直或强迫头位;生命体征紊乱出现较早,意识障碍、瞳孔改变出现较晚。因脑干缺氧,瞳孔可忽大忽小。由于位于延髓的呼吸中枢受损严重,患者早期即可突发呼吸骤停而死亡。

三、治疗要点

关键在于及时发现和处理。

(一)非手术治疗

患者一旦出现典型的脑疝症状,应立即给予脱水治疗,以缓解病情,争取时间。

(二)手术治疗

确诊后,尽快手术,去除病因,如清除颅内血肿或切除脑肿瘤等;若难以确诊或虽确诊但病变无法切除者,可通过脑脊液分流术、侧脑室外引流术或病变侧颞肌下、枕肌下减压术等降低颅内压。

四、护理措施

(1)快速静脉输入甘露醇、山梨醇、呋塞米等强效脱水剂,并观察脱水效果。

(2)保持呼吸道通畅,吸氧。

(3)准备气管插管盘及呼吸机,对呼吸功能障碍者,行人工辅助呼吸。

(4)密切观察呼吸、心跳、瞳孔的变化。

(5)紧急做好术前特殊检查及术前准备。

(薛单单)

第四节　脑　出　血

脑出血是指原发于脑实质内的出血,主要发生于高血压和动脉硬化的患者。脑出血多发生于 55 岁以上的老年人,多数患者有高血压史。常在情绪激动或活动用力时突然发病,出现头痛、呕吐、偏瘫及不同程度昏迷等。

一、护理措施

(一)术前护理

(1)密切监测病情变化,包括意识、瞳孔、生命体征变化及肢体活动情况,定时监测呼吸、体温、脉搏、血压等,发现异常(瞳孔不等大、呼吸不规则、血压高、脉搏缓慢),以及时报告医师立即抢救。

(2)绝对卧床休息,取头高位,15°～30°,头置冰袋可控制脑水肿,降低颅内压,利于静脉回流。吸氧可改善脑缺氧,减轻脑水肿。翻身时动作要轻,尽量减少搬动,加床挡以防坠床。

(3)神志清楚的患者谢绝探视,以免情绪激动。

(4)脑出血昏迷的患者 24～48 小时内禁食,以防止呕吐物反流至气管造成窒息或吸入性肺炎,以后按医嘱进行鼻饲。

(5)加强排泄护理:若患者有尿潴留或不能自行排尿,应进行导尿,并留置尿管,定时更换尿袋,注意无菌操作,每天会阴冲洗1～2次,便秘时定期给予通便药或食用一些粗纤维的食物,嘱患者排便时勿用力过猛,以防再出血。

(6)遵医嘱静脉快速输注脱水药物,降低颅内压,适当使用降压药,使血压保持在正常水平,防止高血压引起再出血。

(7)预防并发症:①加强皮肤护理,每天擦澡1～2次,定时翻身,每2小时翻身1次,床铺干净平整,对骨隆突处的皮肤要经常检查和按摩,防止发生压力性损伤。②加强呼吸道管理,保持口腔清洁,口腔护理每天1～2次;患者有咳痰困难,要勤吸痰,保持呼吸道通畅;若患者呕吐,应使其头偏向一侧,以防发生误吸。③急性期应保持偏瘫肢体的生理功能位。恢复期应鼓励患者早期进行被动活动和按摩,每天2～3次,防止瘫痪肢体的挛缩畸形和关节的强直疼痛,以促进神经功能的恢复,对失语的患者应进行语言方面的锻炼。

(二)术后护理

1.卧位

患者清醒后抬高床头15°～30°,以利于静脉回流,减轻脑水肿,降低颅内压。

2.病情观察

严密监测生命体征,特别是意识及瞳孔的变化。术后24小时内易再次脑出血,如患者意识障碍继续加重、同时脉搏缓慢、血压升高,要考虑再次脑出血可能,应及时通知医师。

3.应用脱水剂的注意事项

临床常用的脱水剂一般是20%甘露醇,滴注时注意速度,一般20%甘露醇250 mL应在20～30分钟输完,防止药液渗漏于血管外,以免造成皮下组织坏死;不可与其他药液混用;血压过低时禁止使用。

4.血肿腔引流的护理

注意引流液量的变化,若引流量突然增多,应考虑再次脑出血。

5.保持出入量平衡

术后注意补液速度不宜过快,根据出量补充入量,以免入量过多,加重脑水肿。

6.功能锻炼

术后患者常出现偏瘫和失语,加强患者的肢体功能锻炼和语言训练。协助患者进行肢体的被动活动,进行肌肉按摩,防止肌肉萎缩。

(三)健康指导

1.清醒患者

(1)应避免情绪激动,去除不安、恐惧、愤怒、忧虑等不利因素,保持心情舒畅。

(2)饮食清淡,多吃含水分、含纤维素多的食物;多食蔬菜、水果。忌烟、酒及辛辣、刺激性强的食物。

(3)定期测量血压,复查病情,以及时治疗可能并存的动脉粥样硬化、高脂血症、冠心病等。

(4)康复活动:①应规律生活,避免劳累、熬夜、暴饮暴食等不利因素,保持心情舒畅,注意劳逸结合。②坚持适当锻炼。康复训练过程艰苦而漫长(一般为1～3年,长者需终生训练),需要信心、耐心、恒心,在康复医师指导下,循序渐进、持之以恒。

2.昏迷患者

(1)昏迷患者注意保持皮肤清洁、干燥,每天床上擦浴,定时翻身,防止压力性损伤形成。

(2)每天坚持被动活动,保持肢体功能位置。

(3)防止气管切开患者出现呼吸道感染。

(4)不能经口进食者,应注意营养液的温度、保质期及每天的出入量是否平衡。

(5)保持大小便通畅。

(6)定期高压氧治疗。

二、主要护理问题

(1)疼痛:与颅内血肿压迫有关。

(2)生活自理能力缺陷:与长期卧床有关。

(3)脑组织灌注异常:与术后脑水肿有关。

(4)有皮肤完整性受损的危险:与昏迷、术后长期卧床有关。

(5)躯体移动障碍:与出血所致脑损伤有关。

(6)清理呼吸道无效:与长期卧床所致的机体抵抗力下降有关。

(7)有受伤的危险:与术后癫痫发作有关。

(薛单单)

第五节　脑动静脉畸形

脑动静脉畸形是指脑血管发育障碍引起的脑局部血管数量和结构异常,并对正常脑血流产生影响。动静脉畸形是一团异常的畸形血管,其间无毛细血管,常有一支或数支增粗的供血动脉,引流动脉明显增粗曲张,管壁增厚,内为鲜红动脉血,似动脉,故称之为静脉的动脉化。动静脉畸形引起的继发性病变有出血、盗血。手术为治疗脑动静脉畸形的根本方法,目的在于减少或消除脑动静脉畸形再出血的机会,减轻盗血现象。手术方法包括血肿清除术、畸形血管切除术、供应动脉结扎术、介入栓塞术。

一、护理措施

(一)术前护理

(1)患者要绝对卧床,并避免情绪激动,防止畸形血管破裂出血。

(2)监测生命体征,注意瞳孔变化,若双侧瞳孔不等大,表明有血管破裂出血的可能。

(3)排泄的管理:向患者宣教合理饮食,嘱其多食富含纤维素的食物,如水果、蔬菜等,以防止便秘。观察患者每天粪便情况,必要时给予开塞露或缓泻剂。

(4)注意冷暖变化,以防感冒后用力打喷嚏或咳嗽诱发畸形血管破裂出血。

(5)注意安全,防止患者癫痫发作时受伤。

(6)危重患者应做好术前准备,如剃头。若有出血,应进行急诊手术。

(二)术后护理

(1)严密监测患者生命体征,尤其注意血压变化,如有异常立即通知医师。

(2)给予患者持续低流量氧气吸入,并观察肢体活动及感觉情况。

(3)按时予以脱水及抗癫痫药物,防止患者颅内压增高或癫痫发作。

(4)如有引流,应保持引流通畅,并观察引流量、颜色及性质变化。短时间内若引流出大量血性物质,应及时通知医师。

(5)如果患者癫痫发作,应保持呼吸道通畅,并予以吸痰、氧气吸入,防止坠床等意外伤害,用床挡保护并约束四肢,口腔内置口咽通气导管,配合医师给予镇静及抗癫痫药物。

(6)长期卧床、活动量较少的患者,应注意其肺部情况,以及时给予拍背,促进有效咳痰,防止发生肺部感染,还须定期拍 X 线胸片,根据胸片有重点有选择性地进行拍背。

(7)术后应鼓励患者进食高蛋白食物,以增加组织的修复能力,保证机体的营养供给。

(8)清醒患者保持头高位(床头抬高 30°),以利血液回流,减轻脑水肿。

(9)准确记录液体出入量,保证出入量平衡。

(10)对有精神症状的患者,适当给予镇静剂,并注意患者有无自伤或伤害他人的行为。

(11)给予患者心理上的支持,使其对疾病的痊愈有信心,从而减轻患者的心理负担。

(三)健康指导

(1)定期测量血压,复查病情,以及时治疗可能并存的血管病变。

(2)保持大小便通畅。

二、主要护理问题

(1)脑出血:与手术伤口有关。

(2)脑组织灌注异常:与脑水肿有关。

(3)有受伤的危险:与癫痫发作有关。

(4)疼痛:与手术创伤有关。

(5)睡眠形态紊乱:与疾病产生的不适有关。

(6)便秘:与术后长期卧床有关。

(7)活动无耐力:与术后长期卧床有关。

(薛单单)

第六节　脑动脉瘤

脑动脉瘤是局部动静脉异常改变产生的脑动静脉瘤样突起,好发于组成脑底动脉环(Willis 动脉环)的大动脉分支或分叉部。因为这些动脉位于脑底的脑池中,所以动脉瘤破裂出血引起动脉痉挛、栓塞及蛛网膜下腔出血(SAH)等症状。主要见于中年人。脑动脉瘤的病因尚未完全明了,但目前多认为与先天性缺陷、动脉粥样硬化、高血压、感染、外伤有关。临床表现为突然头痛、呕吐、意识障碍、癫痫样发作、脑膜刺激征等。以手术治疗为主,常采用动脉瘤栓塞术、开颅动脉瘤夹闭术及穿刺栓塞动脉瘤。

一、护理措施

(一)术前护理

(1)一旦确诊,患者需绝对卧床,暗化病室,减少探视,避免一切外来刺激。情绪激动、躁动不安可使血压上升,增加再出血的可能,适当给予镇静剂。

(2)密切观察生命体征及意识变化,每天监测血压2次,以及早发现出血情况,尽早采取相应的治疗措施。

(3)胃肠道的管理:合理饮食,勿食用易导致便秘的食物;常规给予口服缓泻剂如酚酞、麻仁润肠丸,保持排便通畅,必要时给予低压缓慢灌肠。

(4)尿失禁的患者,应留置导尿管。

(5)患者避免用力打喷嚏或咳嗽,以免增加腹压,反射性的增加颅内压,引起脑动脉瘤破裂。

(6)伴发癫痫者,要注意安全,防止发作时受外伤;保持呼吸道通畅,同时给予吸氧,记录抽搐时间,遵医嘱给予抗癫痫药。

(二)术后护理

(1)监测患者生命体征,特别是意识、瞳孔的变化,尽量使血压维持在一个个体化的稳定水平,避免血压过高引起脑出血或血压过低致脑供血不足。

(2)持续低流量给氧,保持脑细胞的供氧。观察肢体活动及感觉情况,与术前对比有无改变。

(3)遵医嘱给予甘露醇及甲强龙泵入,减轻脑水肿;或泵入尼莫地平,减轻脑血管痉挛。

(4)保持引流通畅,观察引流液的色、量及性质,如短时间内出血过多,应通知医师及时处理。

(5)保持呼吸道通畅,防止肺部感染及压力性损伤的发生。

(6)避免情绪激动及剧烈活动。

(7)手术恢复期应多进高蛋白食物,加强营养,增强机体的抵抗力。

(8)减少刺激,防止癫痫发作,尽量将癫痫发作时的损伤减到最小,装好床挡,备好抢救用品,防止意外发生。

(9)清醒患者床头抬高30°,利于减轻脑水肿。

(10)准确记录出入量,保证出入量平衡。

(11)减轻患者心理负担,加强沟通。

(三)健康指导

(1)定期测量血压,复查病情,以及时治疗可能并存的血管病变。

(2)保持大小便通畅。

(3)其他指导:①应规律生活,避免劳累、熬夜、暴饮暴食等不利因素,保持心情舒畅,注意劳逸结合。②坚持适当锻炼。康复训练过程艰苦而漫长(一般为1~3年,长者需终生训练),需要信心、耐心、恒心,在康复医师指导下,循序渐进、持之以恒。

二、主要护理问题

(1)脑出血:与手术创伤有关。

(2)脑组织灌注异常:与脑水肿有关。

(3)有感染的危险:与手术创伤有关。

(4)睡眠形态紊乱:与疾病创伤有关。

（5）便秘：与手术后卧床有关。

（6）疼痛：与手术损伤有关。

（7）有受伤的危险：与手术可能诱发癫痫有关。

（8）活动无耐力：与术后卧床时间长有关。

（薛单单）

第七节　脑　膜　瘤

一、疾病概述

脑膜瘤占颅内肿瘤的 19.2％，男：女为 1：2。一般为单发，多发脑膜瘤偶尔可见，好发部位依次为矢状窦旁、大脑镰、大脑凸面，其次为蝶骨嵴、鞍结节、嗅沟、小脑脑桥角与小脑幕等部位，生长在脑室内者很少，也可见于硬膜外。其他部位偶见。依肿瘤组织学特征，将脑膜瘤分为五种类型，即内皮细胞型、成纤维细胞型、血管瘤型、化生型和恶性型。

（一）临床表现

1.慢性颅内压增高症状

因肿瘤生长较慢，当肿瘤达到一定体积时才引起头痛、呕吐及视力减退等，少数呈急性发病。

2.局灶性体征

因肿瘤呈膨胀性生长，患者往往以头疼和癫痫为首发症状。根据肿瘤位置不同，还可以出现视力、视野、嗅觉或听觉障碍及肢体运动障碍等。老年患者尤以癫痫发作为首发症状多见，颅压增高症状多不明显。

（二）辅助检查

1.头颅 CT 扫描

典型的脑膜瘤，显示脑实质外圆形或类圆形高密度，或等密度肿块，边界清楚，含类脂细胞者呈低密度，周围水肿带较轻或中度，且有明显对比增强效应。瘤内可见钙化、出血或囊变，瘤基多较宽，并多与大脑镰、小脑幕或颅骨内板相连，其基底较宽，密度均匀一致，边缘清晰，瘤内可见钙化。增强后可见肿瘤明显增强，可见脑膜尾征。

2.MRI 扫描

同时进行 CT 和 MRI 的对比分析，方可得到较正确的定性诊断。

3.脑血管造影

脑血管造影可显示瘤周呈抱球状供应血管和肿瘤染色。同时造影技术也为术前栓塞供应动脉，减少术中出血提供了帮助。

（三）鉴别诊断

需同脑膜瘤鉴别的肿瘤因部位而异，幕上脑膜瘤应与胶质瘤、转移瘤鉴别，鞍区脑膜瘤应与垂体瘤鉴别，桥小脑角脑膜瘤应与听神经瘤鉴别。

(四)治疗

1.手术治疗

手术切除脑膜瘤是最有效的治疗手段,应力争全切除,对受肿瘤侵犯的脑膜和颅骨,亦应切除之,以求达到根治。

(1)手术原则:控制出血,保护脑功能,争取全切除。对无法全切除的患者,则可行肿瘤次全切除或分次手术,以免造成严重残疾或死亡。

(2)术前准备:①肿瘤血运极丰富者可术前行肿瘤供应血管栓塞以减少术中出血。②充分备血,手术开始时做好快速输血准备。③鞍区肿瘤和颅压增高明显者,术前数天酌用肾上腺皮质激素和脱水治疗。④有癫痫发作史者,需术前应用抗癫痫药物、预防癫痫发作。

(3)术后并发症。①术后再出血:术后密切观察神志瞳孔变化,定期复查头部 CT 早期处理。②术后脑水肿加重:对于影响静脉窦和粗大引流静脉的肿瘤切除后应用脱水药物和激素预防脑水肿加重。③术后肿瘤残余和复发:需定期复查并辅以立体定向放射外科治疗等防止肿瘤复发。

2.立体定向放射外科治疗

因其生长位置,有 17%~50% 的脑膜瘤做不到全切,另外还有少数恶性脑膜瘤也无法全切。肿瘤位于脑深部重要结构难以全切除者,如斜坡、海绵窦区、视丘下部或小脑幕裂孔区脑膜瘤,应同时行减压性手术,以缓冲颅内压力,剩余的瘤体可采用 γ 刀或 X 刀治疗,亦可达到很好效果。

3.放疗或化疗

恶性脑膜瘤在手术切除后,需辅以化疗或放疗,防止肿瘤复发。

4.其他治疗

其他治疗包括激素治疗、分子生物学治疗、中医治疗等。

二、护理

(一)入院护理

(1)入院常规护理;常规安全防护教育;常规健康指导。

(2)指导患者合理饮食,保持大便通畅。

(3)指导患者肢体功能锻炼;指导患者语言功能锻炼。

(4)结合患者的个体情况,每 1~2 小时协助患者翻身,保护受压部位皮肤;如局部皮肤有压红,可缩短翻身的间隔时间,受压部位应予软枕垫高减压。

(二)术前护理

(1)每 1~2 小时巡视患者,观察患者的生命体征、意识、瞳孔、肢体活动,如有异常及时通知医师。

(2)了解患者的心理状态,向患者讲解疾病的相关知识,介绍同种疾病手术成功的例子,增强患者治疗信心,减轻焦虑、恐惧心理。

(3)根据医嘱正确采集标本,进行相关检查。

(4)术前落实相关化验、检查报告的情况,如有异常立即通知医师。

(5)根据医嘱进行治疗、处置,注意观察用药后反应。

(6)注意并发症的观察和处理。

(7)指导患者练习深呼吸及有效咳嗽;指导患者练习床上大小便。

(8)指导患者修剪指(趾)甲、剃胡须,女性患者勿化妆及涂染指(趾)甲。

（9）指导患者戒烟、戒酒。

（10）根据医嘱正确备血（复查血型），行药物过敏试验。

（11）指导患者术前12小时禁食，8小时禁饮水，防止术中呕吐导致窒息；术前晚进半流质饮食，如米粥、面条等。

（12）指导患者保证良好的睡眠，必要时遵医嘱使用镇静催眠药。

（三）手术当天护理

1.送手术前

（1）术晨为患者测量体温、脉搏、呼吸、血压；如有发热、血压过高、女性月经来潮等情况均应及时报告医师，以确定是否延期手术。

（2）协助患者取下义齿、项链、耳钉、手链、发夹等物品，并交给家属妥善保管。

（3）皮肤准备（剃除全部头发及颈部毛发、保留眉毛）后，更换清洁的病员服。

（4）遵医嘱术前用药，携带术中用物，平车护送患者入手术室。

2.术后回病房

（1）每15～30分钟巡视患者，注意观察患者的生命体征、意识、瞳孔、肢体活动等，如异常及时通知医师。

（2）注意观察切口敷料有无渗血。

（3）密切观察引流液的颜色、性状、量等情况并记录，妥善固定引流管，引流袋置于头旁枕上或枕边，高度与头部创腔保持一致，保持引流管引流通畅，活动时注意引流管不要扭曲、受压，防止脱管。

（4）观察留置导尿管患者尿液的颜色、性状、量，会阴护理每天2次。

（5）术后6小时内给予去枕平卧位，6小时后可床头抬高，麻醉清醒的患者可以协助床上活动，保证患者舒适。

（6）保持呼吸道通畅。

（7）若患者出现不能耐受的头痛，以及时通知医师，遵医嘱给予止痛药物，并密切观察患者的生命体征、意识、瞳孔等变化。

（8）精神症状患者的护理：加强患者安全防护，上床挡，需使用约束带的患者，应告知家属并取得同意，定时松解约束带，按摩受约束的部位，24小时有家属陪护，预防自杀倾向，同时做好记录。

（9）术后24小时内禁食水，可行口腔护理，每天2次。清醒患者可口唇覆盖湿纱布，保持口腔湿润。

（10）结合患者的个体情况，每1～2小时协助患者翻身，保护受压部位皮肤；如局部皮肤有压红，可缩短翻身的间隔时间，受压部位应予软枕垫高减压。

（四）术后护理

1.术后第1～3天

（1）每1～2小时巡视患者，注意观察患者的生命体征、意识、瞳孔、肢体活动等，如发现有头痛、恶心、呕吐等颅内压增高症状及时通知医师。

（2）注意观察切口敷料有无渗血。

（3）密切观察引流液的颜色、性状、量等情况并记录，妥善固定引流管，并保持引流管引流通畅，不可随意放低引流袋，以保证创腔内有一定的液体压力。若引流袋放低，会导致创腔内液体引出过多,创腔内压力下降,脑组织迅速移位,撕破大脑上静脉,从而引发颅内血肿。医师根据每天引流液的量调节引流袋的高度。

(4)观察留置导尿管患者尿液的颜色、性状、量,会阴护理每天 2 次。

(5)术后引流管放置 3～4 天,引流液由血性脑脊液转为澄清脑脊液时,即可拔管,避免长时间带管形成脑脊液漏。拔除引流管后,注意观察患者的生命体征、意识、瞳孔等变化,切口敷料有无渗血、渗液及皮下积液等,如有异常及时通知医师。

(6)加强呼吸道的管理,鼓励深呼吸及有效咳嗽、咳痰,如痰液黏稠不易咳出可遵医嘱予雾化吸入,必要时吸痰。

(7)术后 24 小时如无恶心、呕吐等麻醉后反应,可遵医嘱进食,由流质饮食逐步过渡到普通饮食,积极预防便秘的发生。

(8)指导患者床上活动,床头摇高,逐渐坐起,逐渐过渡到床边活动(做好跌倒风险评估),家属陪同。活动时以不疲劳为宜。

(9)指导患者进行肢体功能锻炼;进行语言功能锻炼。

(10)做好生活护理,如洗脸、刷牙、喂饭、大小便等,定时协助患者翻身,保护受压部位皮肤,预防压疮的发生。

2.术后第 4 天至出院日

(1)每 1～2 小时巡视患者,注意观察患者的生命体征、意识、瞳孔、肢体活动等,如发现有头痛、恶心、呕吐等颅内压增高症状及时通知医师;注意观察切口敷料有无渗血。

(2)指导患者注意休息,病室内活动,活动时以不疲劳为宜。对高龄、活动不便、体质虚弱等可能发生跌倒的患者及时做好跌倒或坠床风险评估。

(五)出院指导

1.饮食指导

指导患者进食高热量、高蛋白、富含纤维素、维生素丰富、低脂肪、低胆固醇食物,如蛋、牛奶、瘦肉、新鲜鱼、蔬菜、水果等。

2.用药指导

有癫痫病史者遵医嘱按时、定量口服抗癫痫药物。不可突然停药、改药及增减药量,以避免加重病情。

3.康复指导

对肢体活动障碍者,户外活动须有专人陪护,防止意外发生,鼓励患者对功能障碍的肢体需经常做主动和被动运动,防止肌肉萎缩。

(薛单单)

第八节 脊 髓 损 伤

脊髓损伤为脊柱骨折或骨折脱位的严重并发症。损伤高度以下的脊神经所支配的身体部位的功能会丧失。直接与间接的外力对脊柱的重击是造成脊髓损伤的主要原因,常见的原因:交通事故、枪伤、刀伤、自高处跌落,或是被掉落的东西击中脊椎,以及现在流行的一些水上运动,诸如划水、冲浪板、跳水等,也都可能造成脊髓损伤。

一、护理评估

(一)病因分析

脊髓损伤是一种致残率高、后果严重的疾病,直接或间接暴力作用于脊柱和脊髓皆可造成脊髓损伤,间接暴力损伤比较常见,脊髓损伤的节段常发生于暴力作用的远隔部位,如从高处坠落,两足或臀部着地,或暴力作用于头顶、肩背部,而脊椎骨折发生在活动度较大的颈部和腰骶部,造成相应部位的脊髓损伤。脊柱骨折造成的脊髓损伤可分为屈曲型损伤、伸展型损伤、纵轴型损伤和旋转型损伤。

(二)临床观察

1.脊髓性休克期

脊髓损伤后,在损伤平面以下立即出现肢体的弛缓性瘫痪,肌张力减低,各种感觉和反射均消失,病理反射阴性,膀胱无张力,尿潴留,大便失禁,低血压[收缩压降至 9.3～10.7 kPa(70～80 mmHg)]。脊髓休克是损伤平面以下的脊髓节段失去高级中枢调节的结果,一般持续 2～4 周,再合并压疮或尿路感染时持续时间还可延长。

2.完全性的脊髓损伤

在损伤平面以下,各种感觉均消失,肢体弛缓性瘫痪,深浅反射均消失,括约肌功能亦消失,经 2～4 周脊髓休克过后,损伤平面以下肌张力增高,腱反射亢进,病理反射阳性,出现总体反射,即受刺激时,髋、膝关节屈曲,踝关节跖屈,两下肢内收,腹肌收缩,反射性排尿和阴茎勃起等,但运动、感觉和括约肌功能无恢复。

3.不完全性的脊髓损伤

在脊髓休克消失后,可见部分感觉、运动和括约肌功能恢复,但肌张力仍高,腱反射亢进,病理反射可为阳性。

4.脊髓瘫痪

(1)上颈段脊髓损伤:膈肌和肋间肌瘫痪,呼吸困难,四肢瘫痪,死亡率很高。

(2)下颈髓段损伤:两上肢的颈髓受损节段神经支配区,呈下运动神经元损害的表现,该节段支配的肌肉萎缩,呈条状感觉减退区,二头肌或三头肌反射减退;即上肢可有下神经元和上神经元两种损害症状同时存在,而两下肢为上运动神经元损害,表现为痉挛性截瘫。

(3)胸段脊髓损伤:有一清楚的感觉障碍平面,脊髓休克消失后,损伤平面以下、两下肢呈痉挛性瘫痪。

(4)胸腰段脊髓损伤:感觉障碍平面在腹股沟韧带上方或下方,如为第 11～12 胸椎骨折,脊髓为腰段损伤,两下肢主要呈痉挛性瘫痪;第 1～2 腰椎骨折,脊髓骶节段和马尾神经上部损伤,两下肢主要呈弛缓性瘫痪,并由于直肠膀胱中枢受损,尿失禁,不能建立膀胱反射性,直肠括约肌松弛,大便亦失禁。

(5)马尾神经损伤:第 3～5 腰椎骨折,马尾神经损伤大多为不全性,两下肢大腿以下呈弛缓性瘫痪,尿便失禁。

(三)辅助诊断

1.创伤局部检查

了解损伤的原因,分析致伤方式,检查局部有无肿胀,压痛,有无脊柱后突畸形,棘突间隙是否增宽等。

2.神经系统检查

急诊患者反复多次检查,以及时发现病情变化。

(1)感觉检查:以手接触患者损伤平面以下的皮肤,如患者有感觉,为不完全性脊髓损伤,然后分别检查触觉、痛觉、温冷觉和深部感觉,划出感觉障碍的上缘,并定时复查其上缘的变化。

(2)运动检查:了解患者肢体有无随意运动,记录肌力的等级,并重复检查,了解肌力变化的情况。

(3)反射检查:脊髓横断性损伤,休克期内所有深浅反射均消失,经2～4周休克消失后,腱反射亢进,病理反射阳性。

(4)括约肌功能检查:了解尿潴留和尿失禁,必要时作膀胱测压。肛门指诊,检查括约肌能否收缩或呈弛缓状态。

3.X线检查

用于检查脊柱损伤的水平和脱位情况,较大骨折位置及子弹或弹片在椎管内滞留位置及有无骨折,并根据脊椎骨受损位置估计脊椎受损的程度。

4.CT检查

可显示骨折部位,有无椎管内血肿。

5.MRI检查

MRI检查是目前对脊柱脊髓检查最理想的手段,不仅能直接看到脊髓是否有损伤,还能够判定其损伤的程度、类型及治疗后的估计。同时可清晰地看到椎间盘及脊椎损伤压迫脊髓的情况。

二、常见护理问题

(一)肢体麻痹及下半身瘫痪

因脊髓完全受损的部位不同,故肢体麻痹的范围也不同。

(1)第4颈椎以上损伤,会引起完全麻痹,即躯干和四肢麻痹。

(2)第1胸椎以上损伤,会引起不完全麻痹,上肢神经支配完全,但躯干稳定力较差,下肢完全麻痹。

(3)第6胸椎以下受伤,会造成下半身瘫痪。

(二)营养摄入困难

(1)在脊髓受损后48小时之内,胃肠系统的功能可能会减低。

(2)脊髓损伤后,患者可能会出现消化功能障碍,以至患者对食物的摄取缺乏耐力,易引起恶心、呕吐,且摄入的食物也不易消化吸收。

(三)排泄问题

1.排尿功能障碍

(1)尿潴留:在脊髓休克期膀胱括约肌功能消失,膀胱无收缩功能。

(2)尿失禁:脊髓休克过后,损伤平面以下肌张力增高,膀胱中枢受损不能建立反射性膀胱,尿失禁。

2.排便功能障碍

由于脊髓受损,直肠失去反射,以至大便排出失去控制或不由自主地排出大便,而造成大便失禁。

(四)焦虑不安

患者在受伤后,突然变成下半身麻痹或四肢瘫痪,患者会出现伤心、失望及抑郁等心理反应,而不能面对现实,或对医疗失去信心。

三、护理目标

(1)护士能及时观察患者呼吸、循环功能变化并给予急救护理。

(2)患者知道摆放肢体良肢位的重要性。

(3)患者有足够的营养供应。

(4)患者能规律排尿。

(5)减轻焦虑。

(6)预防并发症。

四、护理措施

(一)做好现场急救护理

对患者迅速及较准确地作出判断,有无合并伤及重要脏器损伤,并根据其疼痛、畸形部位和功能障碍情况,判断有无脊髓损伤及其性质、部位。对颈段脊髓损伤者,首要是稳定生命体征。高位脊髓损伤患者,多有呼吸浅,呼吸困难,应配合医师立即气管切开,气管内插管。插管时特别注意,有颈椎骨折时,头部制动,绝对不能使头颈部多动;气管插管时,宜采用鼻咽插管,借助纤维喉镜插管。

(二)正确运送患者,保持脊柱平直

现场搬运患者时至少要三人蹲在患者一侧,协调一致平起,防止脊柱扭转屈曲,平放在硬板单架上。对有颈椎骨折者,有一人在头顶部,双手托下颌及枕部,保持轻度向头顶牵引,颈部中立位,旁置沙袋以防扭转。胸腰段骨折者在胸腰部垫一软垫,切不可一人抱腋下,另一人抱腿屈曲搬动,而致脊髓损伤加重。

(三)定时翻身,给予适当的卧位

(1)脊髓损伤患者给其提供硬板床,加用预防压疮的气垫床。

(2)翻身时应采用轴线翻身,保持脊柱呈直线,两人动作一致,防止再次脊髓损伤。每隔两小时翻身1次。

(3)仰卧位:患者仰卧位时髋关节伸展并轻度外展。膝伸展,但不能过伸。踝关节背屈,脚趾伸展。在两腿之间可放一枕头,可保持髋关节轻度外展。肩应内收,中立位或前伸,勿后缩。肘关节伸展,腕背屈约45°。手指轻度屈曲,拇指对掌。患者双上肢放在身体两侧的枕头上,肩下垫枕头要足够高,确保两肩部后缩,亦可将两枕头垫在前臂或手下,使手的位置高于肩部,可以预防重力性肿胀。

(4)侧卧位:髋膝关节屈曲,两腿之间垫上软枕,使上面的腿轻轻压在下面的枕头上。踝背屈,脚趾伸展。下面的肩呈屈曲位,上肢放于垫在头下和胸背部的两个枕头之间,以减少肩部受压。肘伸展,前臂旋后。上面的上肢也是旋后位,胸壁和上肢之间垫一枕头。

(四)供给营养

(1)在脊髓损伤初期,先给患者静脉输液,并插入鼻胃管以防腹胀。

（2）观察患者肠蠕动情况，当肠蠕动恢复后，可经口摄入饮食。

（3）给予高蛋白、高维生素、高纤维素的食物，以及足够的水分。

（4）若患者长期卧床不动，应限制含钙的食物的摄取，以防泌尿系统结石。

（5）若患者有恶心、呕吐，应注意防止患者发生吸入性肺炎。

（五）大小便的护理

（1）脊髓损伤后最初几天即脊髓休克期，膀胱呈弛缓性麻痹，患者出现急性尿潴留，应立即留置导尿管引流膀胱的尿液，导尿采用密闭式引流，使用抗反流尿袋。随时保持会阴部的清洁，每天消毒尿道口，定期更换尿管，以防细菌感染。

（2）患者出现便失禁及时处理，并保持肛周皮肤清洁、干燥无破损，在肛周涂皮肤保护剂。患者出现麻痹性肠梗阻或腹胀时，给予患者脐周顺时针按摩。可遵医嘱给予肛管排气或胃肠减压，必要时给予缓泻剂，使用热水袋热敷脐部。

（3）饮食中少食或不食产气过多的食物，如甜食、豆类食品等。指导患者食用含纤维素多的食物。鼓励患者多饮用热果汁。

（4）训练患者排便、排尿功能恢复。对痉挛性神经性膀胱患者的训练：定时喝一定数量的水，使膀胱充盈，定时开放尿管，引流膀胱内尿液。也可定期刺激膀胱收缩排出尿液，如轻敲患者的下腹部（耻骨上方）、用手刺激大腿内侧，以刺激膀胱收缩。间歇性导尿，即 4 个小时导尿 1 次，这种方法可以使膀胱有一定的充盈，形成对排尿反应的生理刺激，这种冲动传到脊髓的膀胱中枢，可促进逼尿肌的恢复。

训练患者排便，应先确定患者患病前的排便习惯，并维持适当的高纤维素饮食与水分的摄取，以患者的习惯，选择 1 天中的一餐后，进行排便训练，因患者饭后有胃结肠反射，可在患者臀下垫便盆，教导患者有效地以腹部压力来引发排便，如无效，则可戴手套，伸入患者肛门口刺激排便，或再加甘油灌肠，每天固定时间训练。

（六）做好基础护理

患者脊髓受损后可出现四肢瘫或截瘫，生活自理能力缺陷，其一切生活料理均由护理人员来完成。每天定时翻身，变换体位，观察皮肤，保护皮肤完整性。保持床单的平整。

（七）做好呼吸道管理

（1）$C_{1\sim4}$ 受损者，膈神经、横膈及肋间肌的活动均丧失，并且无法深呼吸及咳嗽，为了维持生命，而行气管切开，并使用呼吸机辅助呼吸。及时吸痰保持呼吸道通畅。

（2）在损伤后 48 小时应密切观察患者呼吸形态的变化，呼吸的频率和节律。

（3）监测血氧饱和度及动脉血气分析的变化，以了解其缺氧的情况是否加重。

（4）在病情允许的范围内协助患者翻身，并指导患者深呼吸与咳嗽，以预防肺不张及坠积性肺炎等并发症。

（八）观察神经功能的变化

（1）观察脊髓受压的征象，在受伤的 36 小时内，每隔 2～4 小时就要检查患者四肢的肌力，肌张力、痛触觉等，以后每班至少检查 1 次。并及时记录患者感觉平面、肌张力、痛温触觉恢复的情况。

（2）检查发现患者有任何变化时，应立即通知医师，以便及时进行手术减压。

（九）脊髓手术护理

1.手术前护理

（1）观察脊髓受压的情况，特别注意维持患者的呼吸。

（2）观察患者脊柱的功能,以及活动与感觉功能的丧失或恢复情况。

（3）做好患者心理护理,解除患者的恐惧、忧虑和不安的心理。

（4）遵医嘱进行术前准备,灌肠排除肠内粪便。可减少手术后的肿胀和压迫。

2.手术后护理

（1）手术后搬运患者时,应保持患者背部平直,避免不必要的震动、旋转、摩擦和任意暴露患者;如为颈椎手术,则应注意颈部的固定,戴颈托。

（2）颈部手术后,应该去掉枕头平卧。必要时使用沙袋固定头部,保持颈椎平直。

（3）观察患者的一般情况,如皮肤的颜色、意识状况、定向力、生命体征及监测四肢运动、肌力和感觉。

（4）颈椎手术时,由于颈部被固定,不能弯曲。常使口腔的分泌物不易咳出,应及时吸痰保持呼吸道的通畅。

（5）观察伤口敷料是否干燥、有无出血、有无液体自伤口处渗出,观察术后应用止痛泵的效果。

（十）颅骨牵引患者护理

（1）随时观察患者有无局部肿胀或出血的情况。

（2）由于颅骨牵引,时间过长枕部及肩胛骨易发生压疮,可根据情况应用减压贴。

（3）定期检查牵引的位置、功效是否正确,如有松动,以及时报告医师。

（4）牵引时使用便器要小心,不可由于使用便器不当造成牵引位置、角度及功效发生改变。

（十一）预防并发症护理

脊髓损伤后常发生的并发症是压疮、泌尿系统感染和结石、肺部感染、深静脉血栓形成和肢体挛缩。

1.压疮

定时评估患者皮肤情况采用诺顿评分,护士按照评分表中五项内容分别打分并相加总分小于14分,可认为患者是发生压疮的高危人群,必须进行严格的压疮预防。可应用气垫床,定时翻身缓解患者的持续受压,对于危险区域的皮肤应用减压贴、透明贴、皮肤保护剂,保持床单平整、清洁,每班加强检查。

2.肺部护理

鼓励患者咳嗽,压住胸壁或腹壁辅助咳嗽。不能自行咳痰者进行气管内吸痰。变换体位、进行体位引流,雾化吸入。颈段脊髓损伤者,必要时行气管切开,辅助呼吸。

3.防深静脉血栓形成

深静脉血栓形成常发生在伤后10～40天,主要原因是血流缓慢。临床表现为下肢肿胀、胀痛、皮肤发红,亦可肢体温度降低。防治的方法有患肢被动活动,穿预防深静脉血栓的弹力袜。定期测下肢周径,发现肿胀,立即制动。静脉应用抗凝剂,亦可行彩色多普勒检查,证实为血栓者可行溶栓治疗,可用尿激酶或东凌克栓酶等。

4.预防痉挛护理

痉挛是中枢神经系统损害后出现的以肌肉张力异常增高为表现的综合征,痉挛可出现在肢体整体或局部,亦可出现在胸、背、腹部肌肉。有些痉挛对患者是有利的,比如:股四头肌痉挛有助于患者的站立和行走,下肢肌痉挛有助于防止直立性低血压,四肢痉挛有助于防止深静脉血栓形成。但严重的肌痉挛会给患者带来很大的痛苦,妨碍自主运动的恢复,成为功能恢复的主要障碍。痉挛在截瘫患者常表现为以伸肌张力异常增高的痉挛模式,持续的髋膝踝的伸展,最后出现跟腱缩短,踝关节旋前畸形及内收肌紧张。患者从急性期开始采用抗痉挛的良肢体位摆放,下肢伸肌张力增高将下肢摆放为屈曲位。对肢体进行主动运动和被动运动,主动运动:作痉挛肌的拮抗肌适度的主动运动,对肌痉挛有交替性抑制作用。被动运动与按摩:进行肌肉按摩,或温和地被动牵张痉挛肌,可降低肌张力,有利于系统康复训练。冷疗或热疗可使肌痉挛一过性放松。水疗温水浸浴有利于缓解肌痉挛。

(十二)康复护理

(1)在康复医师的指导下,给予患者日常生活活动训练,使患者能自行穿脱衣服,进食、盥洗、大小便、沐浴及开关门窗,电灯、水龙头等增进患者自我照顾的能力。

(2)按照运动计划做肢体运动。颈椎以下受伤的患者,运用各种支具下床行走。

(3)指导患者及家属如何把身体自床上移到轮椅或床边的便器上。

(4)教导患者使用辅助的运动器材,如轮椅、助行器、手杖来加强自我照顾能力。

(十三)健康教育

患者和家属对突然遭受到脊髓外伤所带来的四肢瘫或截瘫事实不能接受,患者和家属都比较紧张,因此对患者和家属的健康教育就非常重要。

(1)教导患者需保持情绪稳定,向患者简单的解释所有治疗的过程。

(2)鼓励家属参加康复治疗活动。

(3)告知患者注意安全,以防发生意外。

(4)教导运动计划的重要性,并能切实执行。

(5)教导家属能适时给予患者协助及心理支持,并时常给予鼓励。

(6)教导患者及家属,重视日常生活的照顾,预防并发症。

(7)定期返院检查。

五、评价

对脊髓损伤的患者,在提供必要的护理措施之后,应进行下列评价。

(1)患者的脊柱是否保持平直。

(2)患者的呼吸功能和循环功能,是否维持在正常状态。

(3)是否提供足够的营养。

(4)是否为患者摆放良肢位,定时为患者翻身。

(5)患者的大小便排泄功能是否已经逐渐恢复正常。是否已经提供必要的协助和训练。

(6)患者是否经常保持皮肤清洁干燥。皮肤是否完整无破损。

(7)患者的运动、感觉、痛温触觉功能是否逐渐恢复。

(8)对脊髓手术的患者,是否提供了完整的手术前及手术后的护理。

(9)对患者是否进行了健康教育。患者接受的程度如何。是否掌握。

(10)对实施颅骨牵引的患者,是否提供了必要的牵引护理。

(11)在护理患者过程中是否避免了并发症的发生。

(12)患者及家属是否能够接受脊髓损伤这种心理冲击。是否提供了心理护理。

(薛单单)

第十章

普外科护理

第一节 甲状腺疾病

甲状腺疾病甲状腺分左、右两叶，覆盖并附着于甲状软骨下方的器官两侧，中间以峡部相连，由内、外两层被膜包裹，手术时分离甲状腺即在此两层被膜之间进行。在甲状腺背面、两层被膜的间隙内，一般附有4个甲状旁腺。成人甲状腺重约30 g，正常者进行颈部检查时，既不能清楚地看到，也不易摸到甲状腺。由于甲状腺借外层被膜固定于气管和环状软骨上，还借两叶上极内侧的悬韧带悬吊于环状软骨，所以做吞咽动作时，甲状腺随之上下移动，临床上常以此鉴别颈部肿块是否与甲状腺有关（图10-1）。

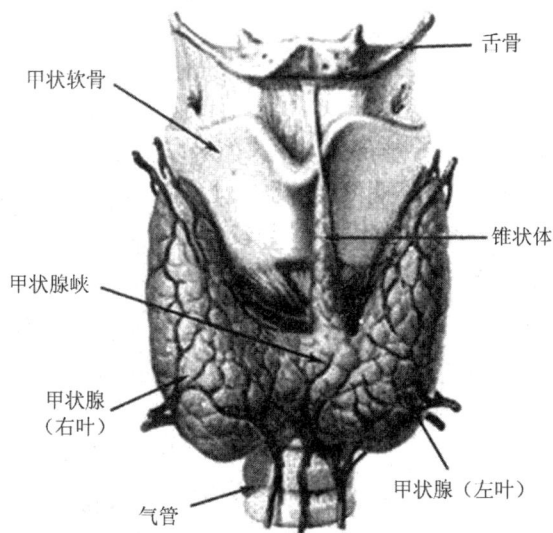

图 10-1 甲状腺的解剖结构

甲状腺的血液供应非常丰富，主要来自两侧的甲状腺上、下动脉。甲状腺有3条主要静脉，即甲状腺上、中、下静脉。甲状腺的淋巴液汇入颈深淋巴结。甲状腺的神经支配来自迷走神经，其中，喉返神经穿行于甲状腺下动脉的分支之间，支配声带运动，喉上神经的内支（感觉支）分布于喉黏膜，外支（运动支）支配环甲肌，与甲状腺上动脉贴近走行，使声带紧张。

甲状腺有合成、贮存和分泌甲状腺素的功能。甲状腺素的主要作用：①加快全身细胞利用氧的效能，加速蛋白质、糖类和脂肪的分解，全面增高人体的代谢，增加热量的产生。②促进人体的生长发育，在出生后影响脑与长骨的生长、发育。

一、单纯性甲状腺肿

(一)概述

单纯甲状腺肿发病率5%，甚至更高，女性好发，缺碘是主要原因。由于离海远的山区饮水和食物中含碘量低，发病者较多，故常称为地方性甲状腺肿。在缺乏碘而仍需甲状腺功能维持身体需要的前提下，垂体前叶促甲状腺激素的产生就增加，导致甲状腺代偿性肿大。病变早期为弥漫性肿大，随着增生和再生反复出现，会出现结节；晚期部分腺泡坏死、出血、囊性变、纤维化、钙化等，可出现质地不等、大小不一的结节，称为结节性甲状腺肿。

除甲状腺素的合成原料碘缺乏外，当机体对甲状腺激素的需要量较正常增高，或其他原因导致甲状腺素合成和分泌障碍时，也会引起甲状腺肿大。前者常见于青春期、妊娠期、绝经期、创伤或感染患者；后者原因众多，可以是大脑皮质-下丘脑-垂体前叶-甲状腺系统任意环节的失调。两者与地方性甲状腺肿的主要不同是，后者往往腺体肿大很突出，并多发生在地方性甲状腺肿的流行区。

(二)护理评估

1.健康史

评估时应询问患者的年龄、月经生育史、创伤感染情况和居住史，如是否居住于远离海的山区，以及饮食习惯，如是否不吃海带、紫菜等海产品，或者有海产品过敏或禁忌。据报道，卷心菜、花生、菠菜、大豆、豌豆、萝卜等食物可抑制甲状腺素的合成，经常大量进食，亦能导致甲状腺肿大。

2.临床表现

局部表现为主，颈部增粗，颈前肿块。一般无全身症状，基础代谢率正常。甲状腺可有不同程度的肿大，早期两侧呈弥漫性肿大，表面光滑，质地软，可随吞咽上下移动；随后可触及单个或多个结节，增长缓慢。较大腺体压迫周围器官或组织出现压迫症状，可表现为呼吸困难、气管软化、声音嘶哑或吞咽困难。胸骨后甲状腺肿易压迫气管和食管。

3.辅助检查

(1)甲状腺摄^{131}I率测定：缺碘性甲状腺肿可出现摄碘量增高，但吸碘高峰一般正常。

(2)B超检查：有助于发现甲状腺内囊性、实质性或混合性多发结节的存在。

(3)颈部X线检查：可发现不规则的胸骨后甲状腺肿及钙化的结节，还能确定有无气管受压、移位及狭窄的程度。

(4)细针穿刺细胞学检查：病变性质可疑时，可行细针穿刺细胞学检查以确诊。

(三)护理问题

1.焦虑

焦虑与疾病、担心手术预后等因素有关。

2.知识缺乏

缺乏进食加碘食盐或含碘丰富的食品的有关知识。

3.疼痛

疼痛与手术引起的组织损伤有关。

(四)护理目标

(1)患者紧张情绪缓解或减轻,积极配合手术。

(2)患者能够叙述相关知识。

(3)患者疼痛减轻或消失。

(五)护理措施

1.一般护理

(1)皮肤的准备:男性患者刮胡须,女性患者发髻低需要理发。

(2)胃肠道的准备:术前禁食8～12小时,禁水4～6小时。

(3)体位训练:术前指导患者进行头颈过伸位的训练。

2.心理护理

针对患者术前紧张和担心手术预后进行心理护理。

(1)讲解手术的必要性。

(2)讲解此手术为外科中等手术,手术医师经验丰富。

(3)讲解手术及麻醉方式。

(4)讲解过于紧张会影响手术的进行及麻醉效果。

(5)请手术已经康复的患者与之交流经验体会。

(6)调动社会支持体系,给患者予以协助和鼓励。

3.术后护理

主要针对术后并发症。

(1)出血:术后48小时内出现,表现为颈部迅速肿大、呼吸困难、烦躁不安,甚至窒息;伤口渗血或出血。①预防术后出血。适当加压包扎伤口敷料。予半坐卧位,减轻术后颈部切口张力。避免大声说话、剧烈咳嗽,以免伤口裂开、出血。术后6小时内进食温凉流质、半流质饮食,避免进过热饮食,减少伤口部位充血。②观察伤口渗血情况及颈后有无渗血;观察患者呼吸情况,有无呼吸困难;观察患者颈部情况,有无颈部肿大。床旁备气管切开包,如发生出血,应立即剪开缝线,消除积血,必要时送手术室止血。

(2)呼吸困难和窒息:表现为颈部压迫感、紧缩感或梗阻感,还可表现为进行性呼吸困难、呼吸费力、烦躁、发绀及气管内痰鸣音。①术后24～48小时严密观察病情变化。每2小时测量血压、脉搏、呼吸1次,观察伤口敷料及引流管引流液的情况,尤应注意颈部敷料有无渗血。②预防术后出血。适当加压包扎伤口敷料。予半坐卧位,减轻术后颈部切口张力。避免大声说话、剧烈咳嗽,以免伤口裂开出血。术后6小时内进食温凉流质、半流质饮食,避免进过热饮食,减少伤口部位充血。③保持呼吸道通畅。指导患者有效咳嗽、排痰的方法并示范,即先深吸一口气,然后用手按压伤口处,快速用力将痰咳出,但避免剧烈咳嗽,以免伤口裂开。痰液黏稠不易排出时,给予雾化吸入,每天2～3次,并协助患者翻身叩背,促进痰液排出。④及时处理:发现患者有颈部紧缩感和压迫感、呼吸困难、烦躁不安、心动加速、发绀时,应立即检查伤口。如果是出血引起,立即就地松开敷料,剪开缝线,敞开切口,迅速除去血肿;如血肿清除后患者呼吸仍无改善,则应立即施行气管切开,并予吸氧;待患者情况好转后,再送手术室进行进一步检查止血和其他处理。⑤术前常规在床旁准备气管切开包和抢救药品。⑥手术后如近期出现呼吸困难,宜先试行插管,插管失败后再做气管切开。

(3)喉返神经损伤:可分暂时性(2/3以上的患者是暂时性损伤)和持久性损伤两种,评估患者有无声音嘶哑、失声。如果症状出现,注意给予安慰和解释,减轻其恐惧和焦虑,使其积极配合治疗。同时,应用促进神经功能恢复的药物,结合理疗、针灸,促进声带功能的恢复(暂时性损伤可在术后几周内恢复功能)。注意声带的休息,避免不必要的谈话。在后期要多与患者交流,并要求患者尽量用简短的语言回答或点头,亦可使用写字板,鼓励患者自己说出来,提高其自信心,促进声带功能的恢复。

(4)喉上神经损伤:喉上神经外支损伤可引起环甲肌瘫痪,使声带松弛,患者发音产生变化,常感到发音弱、音调低、无力、缺乏共振,最大音量降低。喉上神经内支损伤可使咽喉黏膜的感觉丧失,易引起误咽,尤其是喝水时出现呛咳。要指导患者取坐位进食,或进半固体饮食。一般理疗后可恢复。

(5)甲状旁腺功能减退:可出现低血钙,表现为面部、口唇周围及手、足针刺感及麻木感或强直感,还可表现为畏光、复视、焦虑、烦躁不安。重者可有面肌和手足阵发性痛性痉挛,甚至喉、膈肌痉挛,出现呼吸困难和窒息。血清钙低于正常。但只要有一枚良好的甲状旁腺保留下来,就可维持甲状旁腺的正常功能,故临床上出现严重的手足抽搐者并不多见。其发生率与甲状腺手术范围及以往手术次数直接相关。如果出现症状,护理上需注意以下事项。①限制含磷较高的食物如牛奶、瘦肉、蛋类、鱼类。②症状轻者可口服葡萄糖酸钙2～4 g,每天3次,2～3周后损伤的甲状旁腺代偿性增生,症状消失;症状较重者或长期不能恢复者加服维生素D,每天5万～10万单位,促进钙在肠道中的吸收。口服二氢速固醇(AT10)油剂,有提高血清钙含量的特殊作用,从而降低神经肌肉的应激性,效果最好。③抽搐发作注意患者安全,医护人员不要用手强力按压患者制止抽搐发作,避免受伤。

4.健康教育

(1)在甲状腺肿流行地区推广加碘食盐:告知居民勿因价格低廉而购买和食用不加碘食盐。日常烹调使用加碘食盐,每10～20 kg食盐中均匀加入碘化钾或碘化钠1 g即可满足人体每天的需碘量。

(2)告知患者碘是甲状腺素合成的必需成分:食用高碘含量食品有助于增加体内甲状腺素的合成,改善甲状腺肿大症状。鼓励进食海带、紫菜等含碘丰富海产品。

二、甲状腺功能亢进

(一)概述

1.病因

甲状腺功能亢进(简称甲亢)的原因尚未完全明了,目前多认为它是一种自身免疫性疾病。此外,情绪、应激等因素也被认为对其发病有重要影响。

2.分类

(1)原发性甲状腺功能亢进症(Grave病、突眼性甲状腺肿或者毒性甲状腺肿):最常见,多发于20～40岁,女性较男性发病率高。甲状腺呈弥漫性肿大、对称,有突眼征。

(2)继发性甲状腺功能亢进症:少见,多发于40岁以上,甲状腺肿大呈结节性、不对称,一般无突眼。

(3)高功能腺瘤是继发性甲状腺功能亢进症的特殊类型:少见,多为单发,无突眼。

（二）护理评估

1.健康史

（1）患者的年龄、性别。

（2）患者是否有情绪急躁、容易激动、失眠、两手颤动、怕热、多汗、食欲亢进而体重减轻、消瘦、心悸、胸闷、脉快有力（每分钟脉率在 100 次以上，休息和睡眠时快）、月经失调等症状。

（3）是否进行过甲状腺手术或者放疗。

（4）甲状腺功能亢进症的药物治疗情况。

（5）患者及其家属对疾病的认识及心理反应。

2.临床表现

（1）代谢率增高的表现：食欲亢进、食量大，但反见消瘦、体重下降；多汗、不耐热；紧张、神经过敏、手细颤；心律失常和心悸；皮肤毛发柔弱，易脱落；腹泻。

（2）性格的改变：烦躁易激惹。情绪波动大，可表现为时而兴奋，时而抑郁。言语及动作速度加快。

（3）心血管系统功能改变：患者主诉心悸、心慌。脉快有力，多在每分钟 100 次以上，休息和睡眠时亦快。脉压增大，常＞5.3 kPa（40 mmHg）。脉率增快和脉压的增大为重要临床表现。可作为判断病情程度和治疗效果的重要标志。

（4）内分泌紊乱：月经失调、不孕、早产等。

（5）眼征：瞬目减少，辐辏运动减弱，眼球内聚困难。突眼征：由于液体积聚在眼眶，球后水肿，造成眼球突出，但并非必然存在。突眼的严重程度与甲状腺功能亢进症的严重程度无明显关系。继发于结节性甲状腺肿的甲状腺功能亢进症患者多无突眼征。通常治疗不会改善。

3.辅助检查

（1）基础代谢率（BMR）测定：BMR＝脉率＋脉压－111。BMR 正常为±10％，增高至＋20％～＋30％为轻度甲状腺功能亢进症，＋30％～＋60％为中度甲状腺功能亢进症，＋60％以上为重度甲状腺功能亢进症。

（2）甲状腺摄碘率的测定：给受试者一定剂量的放射性 [131]I，再探测甲状腺摄取 [131]I 的程度，可以判断甲状腺的功能状态。正常甲状腺 24 小时摄碘量为人体总量的 30％～40％，如果在 2 小时内甲状腺的摄碘量超过了人体总量的 25％，或在 24 小时内超过了人体总量的 50％，且吸碘高峰提前出现，都提示有甲状腺功能亢进症。注意如果患者在近2个月内吃含碘较高的食物如海带、紫菜或服用含碘药物如甲状腺素片、复方碘溶液等，需停药 2 个月才能做试验，否则影响检测效果。

（3）血清 T_3、T_4 测定：甲状腺功能亢进症时 T_3 可高出正常值 4 倍左右，T_4 高出正常 2.5 倍。

（4）B超：甲状腺呈弥漫性或结节性肿大。

（5）心电图（ECG）：显示心动过速或心房颤动，P 波和 T 波改变。

（三）护理问题

1.焦虑

与担心疾病及手术预后等因素有关。

2.活动无耐力

与代谢率增高、氧的供应不能满足机体需要有关。

3.睡眠形态紊乱

与无法耐受炎热、大汗或性情急躁等因素有关。

4.营养失调,低于机体需要量

与代谢率增高有关。

5.疼痛

与手术引起的组织损伤有关。

6.潜在并发症

出血、呼吸困难或窒息、喉返神经损伤、喉上神经损伤、甲状旁腺损伤、甲状腺危象等。

(四)护理目标

(1)患者紧张情绪缓解或减轻,积极配合手术。

(2)患者活动能力逐渐增强,能满足自我护理要求或患者日常需求得到满足。

(3)患者能得到充足的休息和睡眠。

(4)患者甲状腺功能亢进症症状得到控制,体重增加。

(5)患者疼痛减轻或消失。

(6)患者病情变化能够被及时发现和处理。

(五)护理措施

1.一般护理

(1)皮肤的准备:男性患者刮胡须,女性患者发鬓低需要理发。

(2)胃肠道的准备:术前禁食 8～12 小时,禁水 4～6 小时。

(3)体位训练:术前指导患者进行头颈过伸位的训练。

(4)术前药物准备。用药目的是降低甲状腺功能和基础代谢率,控制甲状腺功能亢进症症状,减轻甲状腺肿大及充血。先使用硫氧嘧啶类抗甲状腺药物,待基础代谢率正常后加用碘剂,适用于重度甲状腺功能亢进症患者。硫氧嘧啶类药物主要抑制甲状腺素分泌,但能使甲状腺肿大、充血。加用碘剂可以抑制甲状腺素的释放,并能使腺体缩小、变硬,减少充血,利于手术。常用碘剂为饱和碘化钾熔液,或用 Lugol 溶液。服用方法:①增量法,常用的碘剂是复方碘化钾溶液,每天 3 次,第 1 天每次由 3 滴开始,逐日每次递增 1 滴,至每次 16 滴为止。然后,维持此剂量至手术。②恒量法:10 滴,每天 3 次;4～5 滴,每天3 次。给抗甲状腺药物和碘剂时,多需2～3 周或以上方可手术。为缩短术前准备时间,目前常给普萘洛尔口服,替代抗甲状腺药物和碘剂做药物准备。

用药注意事项:①硫氧嘧啶类药物的突出不良反应是白细胞和粒细胞数减少。当发现患者有咽痛、发热、皮疹等主诉或症状时,应及时与医师联系,进一步检查分析是否需要停药。②服用碘剂时要将碘溶液滴在水、果汁、牛奶里,并用吸管饮用,以减少碘液的不良味道和对黏膜的刺激及牙齿的损害。切忌将浓的碘剂直接滴入口腔,以免灼伤口腔黏膜,刺激口腔和胃黏膜引起恶心、呕吐、食欲缺乏等,且要强调一定要按剂量服用。③碘剂不能单独治疗甲状腺功能亢进症,仅用于手术前的准备。因为碘剂只能抑制甲状腺激素的释放,而不能抑制其合成。因此,一旦停药,贮存于甲状腺滤泡内的甲状腺球蛋白分解,大量甲状腺激素释放到血液,使甲状腺功能亢进症症状加重。④使用普萘洛尔的禁忌证为心脏束支传导阻滞、支气管哮喘。对使用普萘洛尔的患者应监测心率。发现心率低于60 次/分时,应及时提醒医师停药。

2.心理护理

针对术前紧张和担心手术预后进行心理护理。多与患者交谈,消除患者的顾虑和恐惧心理,向患者讲解甲状腺功能亢进症是一种可治愈的良性疾病。安排通风良好、安静的休息环境,指导患者减少活动,适当卧床,以免体力消耗。限制探视,避免过多外来刺激,使患者情绪稳定。

3.术后并发症的护理

(1)出血:术后 48 小时内出现,表现为颈部迅速肿大、呼吸困难、烦躁不安,甚至窒息;伤口渗血或出血。①预防术后出血:适当加压包扎伤口敷料。给予半坐卧位,减轻术后颈部切口张力。避免大声说话、剧烈咳嗽,以免伤口裂开出血。术后 6 小时内进食温凉流质、半流质饮食,避免进过热饮食,减少伤口部位充血。②观察伤口:观察伤口渗血情况及颈后有无渗血;观察患者呼吸情况,有无呼吸困难;观察患者颈部情况,有无颈部肿大。如发生出血,应立即剪开缝线,清除积血,必要时送手术室止血。③观察伤口引流管颜色、性质、量,并准确记录。如有异常,以及时通知主管医师。

(2)呼吸困难和窒息。表现为颈部压迫感、紧缩感或梗阻感,还可表现为进行性呼吸困难、呼吸费力、烦躁、发绀及气管内痰鸣音。①观察病情:术后 24～48 小时严密观察病情变化,每 2 小时测量血压、脉搏、呼吸 1 次,观察伤口敷料及引流管引流液的情况,尤应注意颈部敷料有无渗血。②预防术后出血:适当加压包扎伤口敷料。给予半坐卧位,减轻术后颈部切口张力。避免大声说话、剧烈咳嗽,以免伤口裂开出血。术后 6 小时内进食温凉流质、半流质饮食,避免进过热饮食,减少伤口部位充血。③保持呼吸道通畅:指导患者有效咳嗽、排痰的方法并示范,即先深吸一口气,然后用手按压伤口处,快速用力将痰咳出,但避免剧烈咳嗽,以免伤口裂开。痰液黏稠不易排出时,给予雾化吸入,每天 2～3 次,并协助患者翻身叩背,促进痰液排出。④及时处理:发现患者有颈部紧缩感和压迫感、呼吸困难、烦躁不安、心动加速、发绀时,应立即检查伤口。如果是出血引起,立即就地松开敷料,剪开缝线,敞开切口,迅速除去血肿;如血肿清除后患者呼吸仍无改善,则应立即施行气管切开,并予吸氧;待患者情况好转后,再送手术室进行进一步检查止血和其他处理。⑤术前常规在床旁准备气管切开包和抢救药品。⑥手术后如近期出现呼吸困难,宜先试行插管,插管失败后再做气管切开。

(3)喉返神经损伤:可分暂时性(2/3 以上的患者是暂时性损伤)和持久性损伤两种,评估患者有无声音嘶哑、失声。如果症状出现,注意给予安慰和解释,减轻其恐惧和焦虑,使其积极配合治疗。同时,应用促进神经功能恢复的药物,结合理疗、针灸,促进声带功能的恢复(暂时性损伤可在术后几周内恢复功能)。注意声带的休息,避免不必要的谈话。在后期要多与患者交流,并要求患者尽量用简短的语言回答或点头;亦可使用写字板,鼓励患者自己说出来,提高其自信心,促进声带功能的恢复。

(4)喉上神经损伤:可引起环甲肌瘫痪,使声带松弛,患者发音产生变化,常感到发音弱、音调低、无力、缺乏共振,最大音量降低。喉上神经内支损伤可使咽喉黏膜的感觉丧失,易引起误咽,尤其是喝水时出现呛咳。要指导患者取坐位进食,或进半固体饮食。一般理疗后可恢复。

(5)甲状旁腺功能减退:可出现低血钙,表现为面部、口唇周围及手、足针刺感及麻木感或强直感,还可表现为畏光、复视、焦虑、烦躁不安。重者可有面肌和手足阵发性痛性痉挛,甚至喉、膈肌痉挛,出现呼吸困难和窒息。查血清钙低于正常。但只要有一枚良好的甲状旁腺保留下来,就可维持甲状旁腺的正常功能,故临床上出现严重的手足抽搐者并不多见。其发生率与甲状腺手术范围及以往手术次数直接相关。如果出现症状,护理上需注意以下事项:①限制含磷较高的食物,如牛奶、瘦肉、蛋类、鱼类。②症状轻者可口服葡萄糖酸钙 2～4 g,每天 3 次,2～3 周后损伤的甲状旁腺代偿性增生,症状消失;症状较重者或长期不能恢复者加服维生素 D,每天 5 万～10 万单位,促进钙在肠道中的吸收。口服二氢速固醇油剂,有提高血清钙含量的特殊作用,从而降低神经肌肉的应激性,效果最好。③抽搐发作时,注意患者安全,医护人员不要用手强力按压患者制止抽搐发作,避免受伤。

(6)甲状腺危象:原因尚不清楚。表现为术后 12～36 小时内出现高热、脉快且弱(>120 次/分)、烦躁、谵妄,甚至昏迷,常伴恶心、呕吐。如果症状出现,要及时处理。①物理或药物降温:必要时可用冬眠药,使其体温维持在 37 ℃左右。②吸氧:减轻组织缺氧。③静脉输入大量葡萄糖溶液:降低循环血液中的甲状腺激素水平。④烦躁不安、谵妄者,注意患者安全,防止外伤。⑤遵医嘱用药:口服复方碘化钾溶液3～5 mL。紧急时用 10％碘化钠溶液 5～10 mL 加入 10％葡萄糖溶液 500 mL 中静脉滴注;氢化可的松,每天200～400 mg,分次静脉滴注,拮抗应激;利舍平 1～2 mg,肌内注射或普萘洛尔 5 mg 加入 10％葡萄糖溶液 100 mL 中静脉滴注,以降低周围组织对儿茶酚胺的反应。镇静剂常用苯巴比妥钠 100 mg 或冬眠合剂Ⅱ号半量,肌内注射,6～8 小时 1 次;右心衰竭者加用洋地黄制剂。⑥提供心理支持,减轻恐惧和焦虑,促进症状缓解。

4.健康教育

(1)用药指导:说明甲状腺功能亢进症术后继续服药的重要性并督促执行。教会患者正确服用碘剂的方法,如将碘剂滴在饼干、面包等固体食物上,一并服下,以保证剂量准确。

(2)复诊指导:嘱咐出院患者定期至门诊复查,了解甲状腺的功能,出现心悸、手足震颤、抽搐等情况时,以及时就诊。

三、甲状腺腺瘤

(一)概述

甲状腺腺瘤是最常见的甲状腺良性肿瘤,多见于 40 岁以下的女性,病理上可分为滤泡状和乳头状囊性腺瘤两种,前者较常见。乳头状囊性腺瘤少见,不易与乳头状腺癌区别。腺瘤周围有完整的包膜。

(二)护理评估

1.健康史

(1)患者的年龄。

(2)肿物生长速度。

(3)有无压迫症状。①压迫气管:导致呼吸困难。②压迫食管:可致吞咽困难。③压迫静脉:表现为面部淤血、发绀、水肿、浅表静脉怒张。④压迫神经:喉返神经受压,可引起声带麻痹、声音嘶哑。

2.临床表现

多为单发,表面光滑,边界清,随吞咽上下活动,多无不适,生长缓慢。肿块较大时可有压迫症状。多为实性,部分为囊性,当囊壁血管破裂发生囊内出血时,肿块迅速增大,伴局部胀痛。

3.辅助检查

(1)颈部 B 超:用来测定甲状腺肿物的大小及其与周围组织的关系。

(2)穿刺细胞学检查:用以明确甲状腺肿块的性质。

(三)护理问题

1.焦虑

与担心手术及预后有关。

2.疼痛

与手术引起的组织损伤有关。

（四）护理目标

（1）患者紧张情绪缓解或减轻,积极配合手术。

（2）患者疼痛减轻或消失。

（五）护理措施

1.术前护理

（1）皮肤的准备:男性患者刮胡须,女性患者发髻低需要理发。

（2）胃肠道的准备:术前禁食 8～12 小时,禁水 4～6 小时。

（3）体位训练:术前指导患者进行头颈过伸位的训练。

2.心理护理

针对患者术前紧张和手术预后进行心理护理。

（1）讲解手术的必要性,若不进行手术治疗,则有恶变的可能。

（2）讲解此手术为外科中等手术,手术医师经验丰富。

（3）讲解手术及麻醉方式。

（4）讲解过于紧张影响手术的进行及麻醉效果。

（5）请手术已经康复的患者与之交流经验体会。

（6）调动社会支持体系给患者予协助和鼓励。

3.术后护理

同单纯性甲状腺肿术后护理。

4.健康教育

术后多做吞咽动作,防止颈前肌粘连;伤口拆线后适当进行颈部运动,防止瘢痕挛缩。定期门诊复查。

四、甲状腺癌

（一）概述

甲状腺癌是最常见的甲状腺恶性肿瘤,发病率因国家和地区而不同,在我国约占全身恶性肿瘤的 1%,近年有增长趋势,女性多见。发病年龄不同于一般肿瘤多发于老年人的特点,此病从儿童到老年人都可发生,青壮年占大多数。

（二）护理评估

1.健康史

（1）患者的性别、年龄。

（2）肿物生长速度。

（3）有无压迫症状:呼吸困难、吞咽困难、声音嘶哑、面部淤血、发绀、水肿、浅表静脉怒张等。

2.临床表现

肿块特点是质硬、不规则、边界不清,随吞咽活动度差。局部淋巴结转移时伴有颈部淋巴结肿大。晚期常因压迫邻近组织如喉返神经、气管、食管、交感神经节而出现相应的压迫症状。

3.辅助检查

(1)颈部 B 超检查:用来测定甲状腺肿物的大小及其与周围组织的关系。

(2)放射性同位素扫描:多为冷结节或凉结节。

(3)CT/MRI 检查:能更清楚地定位病变范围及淋巴结转移灶。

(4)穿刺细胞学检查:用以明确甲状腺肿块的性质。

4.心理社会因素

近期有无心理应激,如家庭生活、工作等方面。

(三)护理问题

1.焦虑

与甲状腺肿块性质不明、担心手术及预后有关。

2.知识缺乏

缺乏甲状腺手术术前、术后康复知识。

(四)护理目标

(1)患者焦虑减轻,舒适感增加,积极配合治疗。

(2)患者能够叙述相关知识。

(五)护理措施

1.一般护理

(1)皮肤的准备:男性患者刮胡子,女性患者发髻低需要理发。

(2)胃肠道的准备:术前禁食 8～12 小时,禁水 4～6 小时。

(3)体位训练:术前指导患者进行头颈过伸位的训练。

2.心理护理

针对患者术前紧张和担心手术预后进行心理护理。

(1)讲解手术的必要性,若不进行手术治疗,则病情有恶化的可能。

(2)讲解此手术为外科中等手术,手术医师经验丰富。

(3)讲解手术及麻醉方式。

(4)讲解过于紧张影响手术的进行及麻醉效果。

(5)请手术已经康复的患者与之交流经验体会。

(6)调动社会支持体系,给患者予协助和鼓励。

3.术后护理

除不会发生甲状腺危象外,其余同甲状腺功能亢进术后护理。

4.健康教育

(1)甲状腺全部切除的患者需终身服用甲状腺制剂以满足机体对甲状腺素的需要。常用的甲状腺制剂有甲状腺素片、左甲状腺素等。要使患者了解不正确的用药可导致严重心血管并发症。指导患者:①每天按时服药。②出现心慌、多汗、急躁或畏寒、乏力、精神萎靡不振、嗜睡、食欲减退等体内甲状腺激素过多或过少表现时,应及时就诊,以便调整剂量。③不随意自行停药或变更剂量。④随年龄变化,药物剂量有可能需要调整,故最好至少每年到医院复查 1 次。

(2)不同病理类型的甲状腺癌患者的预后有明显差异,乳头状腺癌恶性程度低,预后较好。指导患者调整心态,积极配合后续治疗。

五、甲状腺结节

(一)概述

甲状腺结节是指在甲状腺内出现的肿块,临床上是一种常见病证,可由甲状腺各种疾病引起,因而怎样区分结节的良、恶性,对如何选择治疗方案有其重要意义。儿童时期出现的甲状腺结节50%为恶性。发生于年轻男性的单发结节,也应警惕恶性的可能。如果患者突然出现甲状腺结节,且短期内发展较快,则恶性的可能性较大,但有些早已存在的乳头状囊性腺瘤,常因重体力劳动或剧烈咳嗽而发生囊内出血时,短期内可迅速增大,应加以区分,后者病变局部常有胀痛感。

(二)护理评估

1.健康史

(1)患者的性别、年龄。

(2)结节生长速度。

(3)有无压迫症状。

2.临床表现

甲状腺单个孤立结节比多个结节的恶性机会大。触诊时,良性腺瘤表面平滑,质地较软,随吞咽移动度大;而腺癌常表现为不平整,质地较韧,随吞咽移动度较小,可同时触及颈部肿大的淋巴结。有时腺癌结节很小,而同侧已有肿大的淋巴结。

3.辅助检查

(1)核素扫描:单个冷结节恶性的可能性较大;温结节多为良性腺瘤,癌的概率较小;热结节则几乎为良性。

(2)B超检查:能测定甲状腺结节大小及数目,可区分甲状腺结节为实质性肿块、囊肿或囊实性,因此,可弥补放射性核素扫描检查的不足。如扫描为冷结节、超声检查为囊性者,则恶性的可能性大大减低。此外,还可经超声定位指导针吸活检。

(3)穿刺细胞学检查是明确甲状腺结节性质的有效方法。细胞学检查结果阴性,则90%为良性。

(三)护理问题

1.焦虑

与担心甲状腺肿块性质、预后等因素有关。

2.疼痛

与手术引起的组织损伤有关。

(四)护理目标

(1)患者焦虑减轻,舒适感增加,积极配合治疗。

(2)患者疼痛减轻或消失。

(五)护理措施

1.一般护理

(1)皮肤的准备:男性患者刮胡子,女性患者发髻低需要理发。

(2)胃肠道的准备:术前禁食8～12小时,禁水4～6小时。

(3)体位训练:术前指导患者进行头颈过伸位的训练。

2.心理护理

针对患者术前紧张和担心手术预后进行心理护理。

(1)讲解手术的必要性,若不进行手术治疗,病情有恶化的可能。

(2)讲解此手术为外科中等手术,手术医师经验丰富。

(3)讲解手术及麻醉方式。

(4)讲解过于紧张影响手术的进行及麻醉效果。

(5)请手术已经康复的患者与之交流经验体会。

(6)调动社会支持体系,给患者予协助和鼓励。

3.术后护理

同甲状腺功能亢进术后护理。

4.健康教育

良性肿瘤的健康教育同甲状腺腺瘤,恶性肿瘤的健康教育同甲状腺癌。

(六)最新进展

近年来,随着腔镜手术技能的不断成熟及腔镜手术器械的不断发展,腔镜技术在甲状腺外科中已被广泛使用,如腔镜甲状腺肿物切除术、一侧腺叶切除术或甲状腺大部分切除术,甚至甲状腺全切除合并颈中央区淋巴结清扫术等。这些术式与传统开放的甲状腺手术相比,其术后并发症并无增多,且具有手术损伤小、恢复快、住院时间短及除颈入路途径外,术后在身体暴露部位不留下手术瘢痕、能达到较满意的美容效果等优点。

1.腔镜甲状腺手术概况

Gagner 等成功进行了首例腔镜甲状旁腺部分切除术;Huscher 等报道了腔镜甲状腺腺叶切除术,两者手术的成功和所取得的满意的美容效果,为腔镜甲状腺手术的开发和推广奠定了基础。从此以后,腔镜甲状腺手术在国内外迅速开展,且未出现手术死亡病例或严重并发症的报道。腔镜甲状腺手术可分为经颈、经胸和经腋入路 3 种途径。

2.腔镜甲状腺手术后护理

腔镜手术较普通术式术后易发生脂肪液化、皮下积液、皮肤红肿、瘀斑。皮下瘀斑、皮下红肿一般可自行消除,严重者先行冷敷后行热敷,加用活血化瘀药物治疗后可消失。脂肪液化者予拆除乳沟处切口缝线,使其自然引流,定时换药,加用抗生素抗感染后可消失。皮下积液者,量少可自行吸收,量多者用针刺抽吸或切开引流,以防皮瓣坏死。其他护理同甲状腺功能亢进患者术后护理。

(李彩彩)

第二节　急性乳腺炎

一、疾病概述

(一)概念

急性乳腺炎是乳腺的急性化脓性感染,多发生于产后 3～4 周的哺乳期妇女,以初产妇最常见。本病主要致病菌为金黄色葡萄球菌,少数为链球菌。

(二)相关病理生理

急性乳腺炎开始时局部出现炎性肿块,数天后可形成单房或多房性的脓肿。表浅脓肿可向外破溃或破入乳管自乳头流出;深部脓肿不仅可向外破溃,也可向深部穿至乳房与胸肌间的疏松组织中,形成乳房后脓肿。感染严重者,还可并发脓毒血症。

(三)病因与诱因

1.乳汁淤积

乳汁是细菌繁殖的理想培养基,引起乳汁淤积的主要原因:①乳头发育不良(过小或凹陷)妨碍哺乳。②乳汁过多或婴儿吸乳过少导致乳汁不能完全排空。③乳管不通(脱落上皮或衣服纤维堵塞),影响乳汁排出。

2.细菌入侵

当乳头破损时,细菌沿淋巴管入侵是感染的主要途径。细菌也可直接侵入乳管,上行至腺小叶而致感染。细菌主要来自婴儿口腔、母亲乳头或周围皮肤。多数发生于初产妇,因其缺乏哺乳经验;也可发生于断奶时,6个月以后的婴儿已经长牙,易致乳头损伤。

(四)临床表现

1.局部表现

初期患侧乳房红、肿、胀、痛,可有压痛性肿块,随病情发展症状进行性加重,数天后可形成单房或多房性的脓肿。脓肿表浅时局部皮肤可有波动感和疼痛,脓肿向深部发展可穿至乳房与胸肌间的疏松组织中,形成乳房后脓肿和腋窝脓肿,并出现患侧腋窝淋巴结肿大、压痛。局部表现可有个体差异,应用抗生素治疗的患者,局部症状可被掩盖。

2.全身表现

感染严重者,可并发败血症,出现寒战、高热、脉快、食欲减退、全身不适、白细胞数上升等症状。

(五)辅助检查

(1)实验室检查:白细胞计数及中性粒细胞比例增多。

(2)B超检查:确定有无脓肿及脓肿的大小和位置。

(3)诊断性穿刺:在乳房肿块波动最明显处或压痛最明显的区域穿刺,抽出脓液可确诊脓肿已经形成。脓液应做细菌培养和药敏试验。

(六)治疗原则

主要原则为控制感染,排空乳汁。脓肿形成以前以抗菌药治疗为主,脓肿形成后,需及时切开引流。

1.非手术治疗

(1)一般处理:①患乳停止哺乳,定时排空乳汁,消除乳汁淤积。②局部外敷,用25%硫酸镁湿敷,或采用中药蒲公英外敷,也可用物理疗法促进炎症吸收。

(2)全身抗菌治疗:原则为早期、足量应用抗生素。针对革兰阳性球菌有效的药物,如青霉素、头孢菌素等。由于抗生素可被分泌至乳汁,故避免使用对婴儿有不良影响的抗菌药,如四环素、氨基苷类、磺胺类和甲硝唑。如治疗后病情无明显改善,则应重复穿刺以了解有无脓肿形成,或根据脓液的细菌培养和药敏试验结果选用抗生素。

(3)中止乳汁分泌:患者治疗期间一般不停止哺乳,因停止哺乳不仅影响婴儿的喂养,且提供了乳汁淤积的机会。但患侧乳房应停止哺乳,并以吸乳器或手法按摩排出乳汁,局部热敷。若感染严重或脓肿引流后并发乳瘘(切口常出现乳汁)需回乳,常用方法:①口服溴隐亭 1.25 mg,每天 2 次,服用 7~14 天;或口服己烯雌酚 1~2 mg,每天 3 次,2~3 天。②肌内注射苯甲酸雌二醇,每次 2 mg,每天 1 次,至乳汁分泌停止。③中药炒麦芽,每天 60 mg,分 2 次煎服或芒硝外敷。

2.手术治疗

脓肿形成后切开引流。于压痛、波动最明显处先穿刺抽吸取得脓液后,于该处切开放置引流,脓液做细菌培养及药物敏感试验。脓肿切开引流时注意:①切口一般呈放射状,避免损伤乳管引起乳瘘;乳晕部脓肿沿乳晕边缘做弧形切口;乳房深部较大脓肿或乳房后脓肿,沿乳房下缘做弧形切口,经乳房后间隙引流。②分离多房脓肿的房间隔以利引流。③为保证引流通畅,引流条应放在脓腔最低部位,必要时另加切口做对口引流。

二、护理评估

(一)一般评估

1.生命体征(T、P、R、BP)

评估是否有体温升高,脉搏加快。急性乳腺炎患者通常有发热,可有低热或高热;发热时呼吸、脉搏加快。

2.患者主诉

询问患者是否为初产妇,有无乳腺炎、乳房肿块、乳头异常溢液等病史;询问有无乳头内陷;评估有无不良哺乳习惯,如婴儿含乳睡觉、乳头未每天清洁等;询问有无乳房胀痛,浑身发热、无力、寒战等症状。

3.相关记录

体温、脉搏、皮肤异常等记录结果。

(二)身体评估

1.视诊

乳房皮肤有无红、肿、破溃、流脓等异常情况,乳房皮肤红肿的开始时间、位置、范围、进展情况。

2.触诊

评估乳房乳汁淤积的位置、范围、程度及进展情况;乳房有无肿块,乳房皮下有无波动感,脓肿是否形成,脓肿形成的位置、大小。

(三)心理- 社会评估

评估患者心理状况,是否担心婴儿喂养与发育、乳房功能及形态改变。

(四)辅助检查阳性结果评估

患者血常规检查示血白细胞计数及中性粒细胞比例升高提示有炎症的存在;根据 B 超检查的结果判断脓肿的大小及位置,诊断性穿刺后方可确诊脓肿形成;根据脓液的药物敏感试验选择抗生素。

(五)治疗效果的评估

1.非手术治疗评估要点

应用抗生素是否有效,乳腺炎症是否得到控制,患者体温是否恢复正常;回乳措施是否起效,乳汁淤积情况有无改善,患者乳房肿胀疼痛有无减轻或加重;患者是否了解哺乳卫生和预防乳腺炎的知识,情绪是否稳定。

2.手术治疗评估要点

手术切开排脓是否彻底,伤口愈合情况是否良好。

三、主要护理诊断(问题)

(一)疼痛

疼痛与乳汁淤积、乳房急性炎症使乳房压力显著增加有关。

(二)体温过高

体温过高与乳腺急性化脓性感染有关。

(三)知识缺乏

缺乏与不了解乳房保健和正确哺乳知识。

(四)潜在并发症

乳瘘。

四、护理措施

(一)缓解疼痛

1.防止乳汁淤积

患乳暂停哺乳,定时用吸乳器吸净乳汁。

2.按摩、热敷

每天定时给予手法按摩、辅助热敷物理治疗,疏通阻塞的乳腺管,刺激乳窦,使乳汁流畅,淤积的硬块消散,预防乳腺脓肿发生。

3.托起乳房

用三角巾或宽松胸罩拖起患侧乳房,减轻疼痛和肿胀。

(二)控制体温和感染

1.控制感染

遵医嘱抽血培养和药物敏感试验,使用抗菌药物并观察疗效。

2.病情观察

定时测量体温、脉搏、呼吸,监测白细胞、中性粒细胞变化。

3.高热护理

发热期间予温水擦浴、冰袋降温等物理降温,必要时遵医嘱予药物降温;伴有畏寒、发抖等症状者,注意保暖;保持口腔和皮肤清洁。

(三)脓肿切开引流术后护理

保持引流通畅,观察引流液的量、性状、颜色及气味变化,以及时更换敷料。

(四)用药护理

遵医嘱早期使用抗菌药,根据药物敏感试验选择合适的抗菌药,注意评估患者有无药物不良反应。

(五)饮食与运动

给予高蛋白、高维生素、低脂肪食物,保证足量水分摄入。注意休息,适当运动,劳逸结合。

（六）心理护理

观察了解患者心理状况,给予必要的疾病有关的知识宣教,抚慰其紧张急躁情绪。

（七）健康教育

1.保持乳头和乳晕清洁

每次哺乳前后清洁乳头,保持局部干燥清洁。

2.纠正乳头内陷

妊娠期每天挤捏、提拉乳头。

3.养成良好的哺乳习惯

定时哺乳,每次哺乳时让婴儿吸净乳汁,如有淤积及时用吸乳器或手法按摩排出乳汁;培养婴儿不含乳头睡眠的习惯;注意婴儿口腔卫生,以及时治疗婴儿口腔炎症。

4.及时处理乳头破损

乳晕破损或皲裂时暂停哺乳,用吸乳器吸出乳汁哺乳婴儿;局部用温水清洁后涂以抗菌药软膏,待愈合后再行哺乳;症状严重时及时诊治。

五、护理评价

（1）患者的乳汁淤积情况有无改善,是否学会正确排出淤积乳汁的方法,是否坚持每天挤出已经淤积的乳汁,回乳措施是否产生效果,乳房胀痛有无逐渐减轻。

（2）患者乳房皮肤的红肿情况有无好转,乳房皮肤有无溃烂,乳房肿块有无消失或增大。

（3）患者应用抗生素后体温有无恢复正常,炎症有无消退,炎症有无进一步发展为脓肿。

（4）患者脓肿有无及时切开引流,伤口愈合情况是否良好。

（5）患者是否了解哺乳卫生和预防乳腺炎的知识,焦虑情绪是否改善。

（李彩彩）

第三节　胃十二指肠溃疡及并发症

一、胃溃疡和十二指肠溃疡

胃十二指肠溃疡是指发生于胃十二指肠黏膜的局限性圆形或椭圆形的全层黏膜缺损。因溃疡的形成与胃酸-蛋白酶的消化作用有关,故又称为消化性溃疡。纤维内镜技术的不断完善、新型制酸剂和抗幽门螺杆菌药物的合理应用使得大部分患者经内科药物治疗可以痊愈,需要外科手术的溃疡患者显著减少。外科治疗主要用于溃疡穿孔、溃疡出血、瘢痕性幽门梗阻、药物治疗无效及恶变的患者。

（一）病因与发病机制

胃十二指肠溃疡病因复杂,是多种因素综合作用的结果。其中最为重要的是幽门螺杆菌感染、胃酸分泌异常和黏膜防御机制的破坏,某些药物的作用及其他因素也参与溃疡病的发病。

1.幽门螺杆菌感染

幽门螺杆菌感染与消化性溃疡的发病密切相关。90%以上的十二指肠溃疡患者与近70%

的胃溃疡患者中检出幽门螺杆菌感染,幽门螺杆菌感染者发展为消化性溃疡的累计危险率为15%～20%;幽门螺杆菌可分泌多种酶,部分幽门螺杆菌还可产生毒素,使细胞发生变性反应,损伤组织细胞。幽门螺杆菌感染破坏胃黏膜细胞与胃黏膜屏障功能,损害胃酸分泌调节机制,引起胃酸分泌增加,最终导致胃十二指肠溃疡。幽门螺杆菌被清除后,胃十二指肠溃疡易被治愈且复发率低。

2.胃酸分泌过多

溃疡只发生在经常与胃酸相接触的黏膜。胃酸过多的情况下,激活胃蛋白酶,可使胃、十二指肠黏膜发生自身消化。十二指肠溃疡可能与迷走神经张力及兴奋性过度增高有关,也可能与壁细胞数量的增加及壁细胞对胃泌素、组胺、迷走神经刺激敏感性增高有关。

3.黏膜屏障损害

非甾体抗炎药、肾上腺皮质激素、胆汁酸盐、乙醇等均可破坏胃黏膜屏障,造成 H^+ 逆流入黏膜上皮细胞,引起胃黏膜水肿、出血、糜烂,甚至溃疡。长期使用非甾体抗炎药者胃溃疡的发生率显著增加。

4.其他因素

包括遗传、吸烟、心理压力和咖啡因等。遗传因素在十二指肠溃疡的发病中起一定作用。O 型血者患十二指肠溃疡的概率比其他血型者显著增高。

正常情况下,酸性胃液对胃黏膜的侵蚀作用和胃黏膜的防御机制处于相对平衡状态。如平衡受到破坏,侵害因子的作用增强、胃黏膜屏障等防御因子的作用削弱,胃酸、胃蛋白酶分泌增加,最终导致消化性溃疡的形成。

(二)临床表现

典型消化道溃疡的表现为节律性和周期性发作的腹痛,与进食有关,且呈现慢性病程。

1.症状

(1)十二指肠溃疡:主要表现为上腹部或剑突下的疼痛,有明显的节律性,与进食密切相关,常表现为餐后延迟痛(餐后 3～4 小时发作),进食后腹痛能暂时缓解,服制酸药物能止痛。饥饿痛和夜间痛是十二指肠溃疡的特征性症状,与胃酸分泌过多有关,疼痛多为烧灼痛或钝痛,程度不一。腹痛具有周期性发作的特点,好发于秋冬季。十二指肠溃疡每次发作时,症状持续数周后缓解,间歇 1～2 个月再发。若间歇期缩短,发作期延长,腹痛程度加重,则提示溃疡病变加重。

(2)胃溃疡:腹痛是胃溃疡的主要症状,多于餐后 0.5～1 小时开始疼痛,持续 1～2 小时,进餐后疼痛不能缓解,有时反而加重,服用抗酸药物疗效不明显。疼痛部位在中上腹偏左,但腹痛的节律性不如十二指肠溃疡明显。胃溃疡经抗酸治疗后常容易复发,除易引起大出血、急性穿孔等严重并发症外,约有 5% 的胃溃疡可发生恶变;其他症状:反酸、嗳气、恶心、呕吐、食欲减退,病程迁延可致消瘦、贫血、失眠、心悸及头晕等症状。

2.体征

溃疡活动期剑突下或偏右有一固定的局限性压痛,十二指肠溃疡压痛点在脐部偏右上方,胃溃疡压痛点位于剑突与脐的正中线或略偏左。缓解期无明显体征。

(三)实验室及其他检查

1.内镜检查

胃镜检查是诊断胃十二指肠溃疡的首选检查方法,可明确溃疡部位,并可经活检做病理学检查及幽门螺杆菌检测。

2.X线钡餐检查

可在胃十二指肠部位显示一周围光滑、整齐的龛影或见十二指肠壶腹部变形。上消化道大出血时不宜行钡餐检查。

(四)治疗要点

无严重并发症的胃十二指肠溃疡一般均采取内科治疗,外科手术治疗主要针对胃十二指肠溃疡的严重并发症进行治疗。

1.非手术治疗

(1)一般治疗:包括养成生活规律、定时进餐的良好习惯,避免过度劳累及精神紧张等。

(2)药物治疗:包括根除幽门螺杆菌、抑制胃酸分泌和保护胃黏膜的药物。

2.手术治疗

(1)适应证。①十二指肠溃疡外科治疗:外科手术治疗的主要适应证包括十二指肠溃疡急性穿孔、内科无法控制的急性大出血、瘢痕性幽门梗阻及经内科正规治疗无效的十二指肠溃疡,即顽固性溃疡。②胃溃疡的外科治疗:胃溃疡外科手术治疗的适应证包括抗幽门螺杆菌措施在内的严格内科治疗8～12周,溃疡不愈合或短期内复发者;发生胃溃疡急性大出血、溃疡穿孔及溃疡穿透至胃壁外者;溃疡巨大(直径>2.5 cm)或高位溃疡者;胃十二指肠复合型溃疡者;溃疡不能除外恶变或已经恶变者。

(2)手术方式包括胃大部切除术和迷走神经切断术。

1)胃大部切除术:这是治疗胃十二指肠溃疡的首选术式。胃大部切除术治疗溃疡的原理:①切除胃窦部,减少G细胞分泌的胃泌素所引起的体液性胃酸分泌。②切除大部分胃体,减少了分泌胃酸、胃蛋白酶的壁细胞和主细胞数量。③切除了溃疡本身及溃疡的好发部位。胃大部切除的范围是胃远侧2/3～3/4,包括部分胃体、胃窦部、幽门和十二指肠壶腹部的近胃部分。胃大部切除术后胃肠道重建的基本术式包括胃十二指肠吻合或胃空肠吻合。术式如下。

毕Ⅰ式胃大部切除术:在胃大部切除后将残胃与十二指肠吻合(图10-2),多适用于胃溃疡。其优点是重建后的胃肠道接近正常解剖生理状态,胆汁、胰液反流入残胃较少,术后因胃肠功能紊乱而引起的并发症亦较少;缺点是有时为避免残胃与十二指肠吻合口的张力过大致切除胃的范围不够,增加了术后溃疡的复发机会。

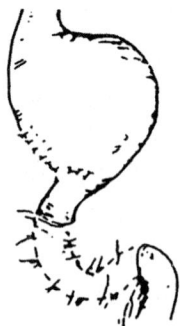

图 10-2 毕Ⅰ式胃大部切除术

毕Ⅱ式胃大部切除术:切除远端胃后,缝合关闭十二指肠残端,将残胃与空肠行断端侧吻合(图10-3)。适用于各种胃及十二指肠溃疡,特别是十二指肠溃疡。十二指肠溃疡切除困难时,可行溃疡旷置。优点是即使胃切除较多,胃空肠吻合口张力也不致过大,术后溃疡复发率低;缺点是吻合方式改变了正常的解剖生理关系,术后发生胃肠道功能紊乱的可能性较毕Ⅰ式大。

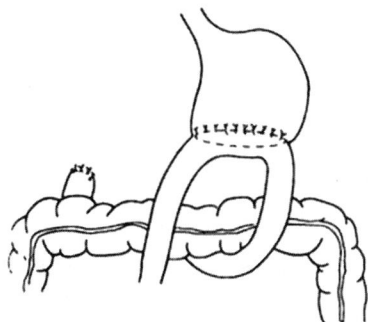

图 10-3　毕Ⅱ式胃大部切除术

胃大部切除后胃空肠 Roux-en-Y 吻合术:胃大部切除后关闭十二指肠残端,在距十二指肠悬韧带 10～15 cm 处切断空肠,将残胃和远端空肠吻合,据此吻合口以下 45～60 cm 处将空肠与空肠近侧断端吻合。此法临床应用较少,但有防止术后胆汁、胰液进入残胃的优点。

2)胃迷走神经切断术:此手术方式临床已较少使用。迷走神经切断术治疗溃疡的原理:阻断迷走神经对壁细胞的刺激,消除神经性胃酸分泌。阻断迷走神经引起的促胃泌素的分泌,减少体液性胃酸分泌。可分为三种类型:①迷走神经干切断术。②选择性迷走神经切断术。③高选择性迷走神经切断术。

(五)常见护理诊断/问题

1.焦虑、恐惧

焦虑、恐惧与对疾病缺乏了解,担心治疗效果及预后有关。

2.疼痛

疼痛与胃十二指肠黏膜受侵蚀及手术后创伤有关。

3.潜在并发症

出血、感染、十二指肠残端破裂、吻合口瘘、胃排空障碍、消化道梗阻、倾倒综合征等。

(六)护理措施

1.术前护理

(1)心理护理:关心、了解患者的心理和想法,告知有关疾病治疗和手术的知识、手术前和手术后的配合,耐心解答患者的各种疑问,消除患者的不良心理,使其能积极配合疾病的治疗和护理。

(2)饮食护理:一般择期手术患者饮食宜少食多餐,给予高蛋白、高热量、高维生素等易消化的食物,忌酸辣、生冷、油炸、浓茶、烟酒等刺激性食品。患者营养状况较差或不能进食者常伴有贫血、低蛋白血症,术前应给予静脉输液,补充足够的热量,必要时补充血浆或全血,以改善患者的营养状况,提高其对手术的耐受力。术前 1 天进流质饮食,术前 12 小时禁食水。

(3)协助患者做好各种检查及手术前常规准备,做好健康教育,如教会患者深呼吸、有效咳嗽、床上翻身及肢体活动方法等。

(4)术日晨留置胃管,必要时遵医嘱留置胃肠营养管,并铺好麻醉床,备好吸氧装置,综合心电监护仪等。

2.术后护理

(1)病情观察:术后严密观察患者生命体征的变化,每30分钟测量1次,直至血压平稳,如病情较重仍需每1~2小时测量1次,或根据医嘱给予心电监护。同时观察患者神志、体温、尿量、伤口渗血、渗液情况。并且注意有无内出血、腹膜刺激征、腹腔脓肿等迹象,发现异常及时通知医师给予处理。

(2)体位:麻患者去枕平卧头后仰偏向一侧,麻醉清醒、血压平稳后改半卧位,以保持腹部松弛,减少切口缝合处张力,减轻疼痛和不适,以利腹腔引流,也有利于呼吸和循环。

(3)引流管护理:十二指肠溃疡术后患者常留有胃管、尿管及腹腔引流管等。护理时应注意:①妥善固定各种引流管,防止松动和脱出,并做好标识,一旦脱出后不可自行插回。②保持引流通畅、持续有效,防止引流管受压、扭曲及折叠等,可经常挤捏引流管以防堵塞。如若堵塞,可在医师指导下用生理盐水冲洗引流管。③密切观察并记录引流液的性质、颜色和量,发现异常及时通知医师,协助处理。

留置胃管可减轻胃肠道张力,促进吻合口愈合。护理时还应注意:胃大部切除术后24小时内可由胃管内引流出少量血液或咖啡样液体,若引流液有较多鲜血,应警惕吻合口出血,需及时与医师联系并处理;术后胃肠减压量减少,腹胀减轻或消失,肠蠕动功能恢复,肛门排气后可拔除胃管。

(4)疼痛护理:术后切口疼痛的患者,可遵医嘱给予镇痛药物或应用自控止痛泵,应用自控止痛泵的患者应注意预防并处理可能发生的并发症,如尿潴留、恶心、呕吐等。

(5)禁食及静脉补液:禁食期间应静脉补充液体。因胃肠减压期间,引流出大量含有各种电解质的胃肠液,加之患者禁食水,易造成水、电解质及酸碱失调和营养缺乏。因此,术后需及时补充患者所需的各种营养物质,包括糖、脂肪、氨基酸、维生素及电解质等,必要时输血、血浆或清蛋白,以改善患者的营养状况,促进切口的愈合。同时详细记录24小时液体出入量,为合理补液提供依据。

(6)早期肠内营养支持的护理:术前或术中放置空肠喂养管的患者,术后早期(术后24小时)可经喂养管输注肠内营养制剂,对改善患者的全身营养状况、维持胃肠道屏障结构和功能、促进肠功能恢复等均有益处。护理时应注意:①妥善固定喂养管,避免过度牵拉,防止滑脱、移动、扭曲和受压;保持喂养管的通畅,每次输注前后及输注中间每隔4~6小时用温开水或温生理盐水冲洗管道,防止营养液残留堵塞管腔。②肠内营养支持早期,应遵循从少到多、由慢至快和由稀到浓的原则,使肠道能更好地适应。③营养液的温度以37 ℃左右为宜,温度偏低会刺激肠道引起肠痉挛,导致腹痛、腹泻;温度过高则可灼伤肠道黏膜,甚至可引起溃疡或出血。同时观察患者有无恶心、呕吐、腹痛、腹胀、腹泻和水电解质紊乱等并发症的发生。

(7)饮食护理:功能恢复、肛门排气后可拔除胃管,拔除胃管后当日可给少量饮水或米汤;如无不适,第2天进半量流食,每次50~80 mL;第3天进全量流食,每次100~150 mL;进食后若无不适,第4天可进半流食,以温、软、易于消化的食物为好;术后第10~14天可进软食,忌生、冷、硬和刺激性食物。要少食多餐,开始每天5~6餐,以后逐渐减少进餐次数并增加每餐进食量,逐步过渡到正常饮食。术后早期禁食牛奶及甜品,以免引起腹胀及胃酸。

(8)鼓励患者早期活动:围床期间,鼓励并协助患者翻身,病情允许时,鼓励并协助患者早期下床活动。如无禁忌,术日可活动四肢,术后第1天床上翻身或坐起做轻微活动,第2~3天视情况协助患者床边活动,第4天可在室内活动。患者活动量应根据个体差异而定,以不感到劳累为宜。

（9）胃大部切除术后并发症的观察及护理。

1）术后出血：包括胃和腹腔内出血。胃大部切除术后 24 小时内可由胃管内引流出少量血液或咖啡样液体，一般 24 小时内不超过 300 mL，且逐渐减少，颜色逐渐变浅变清，出血自行停止；若术后短期内从胃管不断引流出新鲜血液，24 小时后仍未停止，则为术后出血。发生在术后 24 小时以内的出血，多属术中止血不确切；术后 4～6 天发生的出血，常为吻合口黏膜坏死脱落所致；术后 10～20 天发生的出血，与吻合口缝线处感染或黏膜下脓肿腐蚀血管有关。术后要严密观察患者的生命体征变化，包括血压、脉搏、心率、呼吸、神志和体温的变化；加强对胃肠减压及腹腔引流的护理，观察和记录胃液及腹腔引流液的量、颜色和性质，若短期内从胃管引流出大量新鲜血液，持续不止，应警惕有术后胃出血；若术后持续从腹腔引流管引出大量新鲜血性液体，应怀疑腹腔内出血，须立即通知医师协助处理。遵医嘱采用静脉给予止血药物、输血等措施，或用冰生理盐水洗胃，一般可控制。若非手术疗法不能有效止血或出血量大于每小时 500 mL 时，需再次手术止血，应积极完善术前准备，并做好相应的术后护理。

2）十二指肠残端破裂：一般多发生在术后 24～48 小时，是毕Ⅱ式胃大部切除术后早期的严重并发症，原因与十二指肠残端处理不当及胃空肠吻合口输入襻梗阻引起的十二指肠腔内压力升高有关。临床表现为突发性上腹部剧痛、发热和出现腹膜刺激征及白细胞计数增加，腹腔穿刺可有胆汁样液体。一旦确诊，应立即进行手术治疗。

3）胃肠吻合口破裂或吻合口瘘：是胃大部切除术后早期并发症，常发生在术后 1 周左右。原因与术中缝合技术不当、吻合口张力过大、组织供血不足有关，表现为高热、脉速等全身中毒症状，上腹部疼痛及腹膜炎的表现。如发生较晚，多形成局部脓肿或外瘘。临床工作中应注意观察患者生命体征和腹腔引流情况，一般情况下，患者术后体温逐渐趋于正常，腹腔引流液逐日减少和变清。若术后腹腔引流量仍不减、伴有黄绿色胆汁或呈脓性、带臭味，伴腹痛，体温再次升高，应警惕吻合口瘘的可能，须及时通知医师，协助处理。处理措施：①出现吻合口破裂伴有弥漫性腹膜炎的患者须立即手术治疗，做好急症手术准备。②症状较轻无弥漫性腹膜炎的患者，可先行禁食、胃肠减压、充分引流，合理应用抗生素并给予肠外营养支持，纠正水、电解质紊乱和酸碱平衡失调。③保护瘘口周围皮肤，应及时清洁瘘口周围皮肤并保持干燥，局部可涂以氧化锌软膏或使用皮肤保护膜加以保护，以免皮肤破溃继发感染。经上述处理后多数患者吻合口瘘可在 4～6 周自愈；若经久不愈，须再次手术。

4）胃排空障碍：也称胃瘫，常发生在术后 4～10 天，发病机制尚不完全明了。临床表现为拔除胃管后，患者出现上腹饱胀、钝痛和呕吐，呕吐物含食物和胆汁，消化道 X 线造影检查可见残胃扩张、无张力、蠕动波少而弱，且通过胃肠吻合口不畅。处理措施：①禁食、胃肠减压，减少胃肠道积气、积液，降低胃肠道张力，使胃肠道得到充分休息，并记录 24 小时出入量。②输液及肠外营养支持，纠正低蛋白血症，维持水、电解质和酸碱平衡。③应用胃动力促进剂如甲氧氯普安、多潘立酮，促进胃肠功能恢复，也可用 3% 温盐水洗胃。一般经上述治疗均可痊愈。

5）术后梗阻：根据梗阻部位可分为输入襻梗阻、输出襻梗阻和吻合口梗阻。

6）输入襻梗阻：可分为急、慢性两类：①急性完全性输入襻梗阻，多发生于毕Ⅱ式结肠前输入段对胃小弯的吻合术式。临床表现为上腹部剧烈疼痛，频繁呕吐，呕吐量少，多不含胆汁，呕吐后症状不缓解，且上腹部有压痛性肿块。是输出襻系膜悬吊过紧压迫输入襻，或是输入襻过长穿入输出襻与横结肠的间隙孔形成内疝所致，属闭襻性肠梗阻，易发生肠绞窄，应紧急手术治疗。

②慢性不完全性输入襻梗阻患者,表现为进食后出现右上腹胀痛或绞痛,呈喷射状呕吐大量不含食物的胆汁,呕吐后症状缓解。多由于输入襻过长扭曲或输入襻过短在吻合口处形成锐角,使输入襻内胆汁、胰液和十二指肠液排空不畅而滞留。由于消化液潴留在输入襻内,进食后消化液分泌明显增加,输入襻内压力增高,刺激肠管发生强烈的收缩,引起喷射样呕吐,也称输入襻综合征。

7)输出襻梗阻:多因粘连、大网膜水肿或坏死、炎性肿块压迫所致。临床表现为上腹饱胀,呕吐食物和胆汁。如果非手术治疗无效,应手术解除梗阻。

8)吻合口梗阻:因吻合口过小或是吻合时胃肠壁组织内翻过多而引起,也可因术后吻合口炎性水肿出现暂时性梗阻。患者表现为进食后出现上腹部饱胀感和溢出性呕吐等,呕吐物含或不含胆汁。应即刻禁食,给予胃肠减压和静脉补液等保守治疗。若保守治疗无效,可手术解除梗阻。

9)倾倒综合征:由于胃大部切除术后,胃失去幽门窦、幽门括约肌、十二指肠壶腹部等结构对胃排空的控制,导致胃排空过速所产生的一系列综合征。可分为早期倾倒综合征和晚期倾倒综合征。

10)早期倾倒综合征:多发生在进食后半小时内,患者以循环系统症状和胃肠道症状为主要表现。患者可出现心悸、乏力、出汗、面色苍白等一过性血容量不足表现,并有恶心、呕吐、腹部绞痛、腹泻等消化道症状。处理:主要采用饮食调整,嘱患者少食多餐,饭后平卧20～30分钟,避免过甜食物、减少液体摄入量并降低食物渗透浓度,多数可在术后半年或一年内逐渐自愈。极少数症状严重而持久的患者需手术治疗。

11)晚期倾倒综合征:主要因进食后,胃排空过快,高渗性食物迅速进入小肠被过快吸收而使血糖急剧升高,刺激胰岛素大量释放,而当血糖下降后,胰岛素并未相应减少,继而发生低血糖,故又称低血糖综合征。表现为餐后2～4小时,患者出现心慌、无力、眩晕、出汗、手颤、嗜睡以至虚脱。消化道症状不明显,可有饥饿感,出现症状时稍进饮食即可缓解。饮食中减少糖类含量,增加蛋白质比例,少食多餐可防止其发生。

(七)健康指导

(1)向患者及家属讲解有关胃十二指肠溃疡的知识,使之能更好地配合治疗和护理。

(2)指导患者学会自我情绪调整,保持乐观进取的精神风貌,注意劳逸结合,减少溃疡病的客观因素。

(3)指导患者饮食应定时定量,少食多餐,营养丰富,以后可逐步过渡至正常人饮食。少食腌、熏食品,避免进食过冷、过烫、过辣及油煎炸食物,切勿酗酒、吸烟。

(4)告知患者及家属有关手术后期可能出现的并发症的表现和预防措施。

(5)定期随访,如有不适及时就诊。

二、胃十二指肠溃疡急性穿孔

胃十二指肠溃疡急性穿孔是胃十二指肠溃疡的严重并发症,为常见的外科急腹症。起病急、变化快,病情严重,需要紧急处理,若诊治不当可危及生命。其发生率呈逐年上升趋势,发病年龄逐渐趋于老龄化。十二指肠溃疡穿孔男性患者较多,胃溃疡穿孔则多见于老年妇女。

(一)病因及发病机制

溃疡穿孔是活动期胃十二指肠溃疡向深部侵蚀、穿破浆膜的结果。胃溃疡穿孔60％发生在近幽门的胃小弯,而 90％的十二指肠溃疡穿孔发生在壶腹部前壁偏小弯侧。急性穿孔后,具有强烈刺激性的胃酸、胆汁、胰液等消化液和食物进入腹腔,引起化学性腹膜炎和腹腔内大量液体渗出,6～8 小时后细菌开始繁殖并逐渐转变为化脓性腹膜炎。病原菌以大肠埃希菌、链球菌多见。因剧烈的腹痛、强烈的化学刺激、细胞外液的丢失及细菌毒素吸收等因素,患者可出现休克。

(二)临床表现

1.症状

穿孔多突然发生于夜间空腹或饱食后,主要表现为突发性上腹部刀割样剧痛,很快波及全腹,但仍以上腹为重。患者疼痛难忍,常伴恶心、呕吐、面色苍白、出冷汗、脉搏细速、血压下降、四肢厥冷等表现。其后由于大量腹腔渗出液的稀释,腹痛略有减轻,继发细菌感染后,腹痛可再次加重;当胃内容物沿右结肠旁沟向下流注时,可出现右下腹痛。溃疡穿孔后病情的严重程度与患者的年龄、全身情况、穿孔部位、穿孔大小和时间及是否空腹穿孔密切相关。

2.体征

体检时患者呈急性病容,表情痛苦,蜷屈位、不愿移动;腹式呼吸减弱或消失;全腹有明显的压痛、反跳痛,腹肌紧张呈"木板样"强直,以右上腹部最为明显,肝浊音界缩小或消失、可有移动性浊音,肠鸣音减弱或消失。

(三)实验室及其他检查

1.X 线检查

大约 80％的患者行站立位腹部 X 线检查时,可见膈下新月形游离气体影。

2.实验室检查

提示血白细胞计数及中性粒细胞比例增高。

3.诊断性腹腔穿刺

临床表现不典型的患者可行诊断性腹腔穿刺,穿刺抽出液可含胆汁或食物残渣。

(四)治疗要点

根据病情选用非手术或手术治疗。

1.非手术治疗

(1)适应证:一般情况良好,症状及体征较轻的空腹状态下穿孔者;穿孔超过 24 小时,腹膜炎症已局限者;胃十二指肠造影证实穿孔已封闭者;无出血、幽门梗阻及恶变等并发症者。

(2)治疗措施:①禁欲食、持续胃肠减压,减少胃肠内容物继续外漏,以利于穿孔的闭合和腹膜炎症消退。②输液和营养支持治疗,以维持机体水、电解质平衡及营养需求。③全身应用抗生素,以控制感染。④应用抑酸药物,如给予 H_2 受体阻滞剂或质子泵拮抗剂等制酸药物。

2.手术治疗

(1)适应证:上述非手术治疗措施 6～8 小时,症状无减轻,而且逐渐加重者要改手术治疗。②饱食后穿孔,顽固性溃疡穿孔和伴有幽门梗阻、大出血、恶变等并发症者,应及早进行手术治疗。

(2)手术方式:①单纯缝合修补术,即缝合穿孔处并加大网膜覆盖。此方法操作简单,手术时间短,安全性高。适用于穿孔时间超过 8 小时,腹腔内感染及炎症水肿严重者;以往无溃疡病史或有溃疡病史但未经内科正规治疗,无出血、梗阻并发症者;有其他系统器质性疾病不能耐受急诊彻底性溃疡切除手术者。②彻底的溃疡切除手术(连同溃疡一起切除的胃大部切除术),包括胃大部切除术,对十二指肠溃疡穿孔行迷走神经切断加胃窦切除术,或缝合穿孔后行迷走神经切断加胃空肠吻合术,或行高选择性迷走神经切断术。

（五）常见护理诊断/问题

1.疼痛

疼痛与胃十二指肠溃疡穿孔后消化液对腹膜的强烈刺激及手术后切口有关。

2.体液不足

体液不足与溃疡穿孔后消化液的大量丢失有关。

（六）护理措施

1.术前护理/非手术治疗的护理

（1）禁食、胃肠减压:溃疡穿孔患者要禁食禁水,有效地胃肠减压,以减少胃肠内容物继续流入腹腔。做好引流期间的护理,保持引流通畅和有效负压,注意观察和记录胃液的颜色、性质和量。

（2）体位:休克者取休克体位（头和躯干抬高 $20°\sim30°$,下肢抬高 $15°\sim20°$）,以增加回心血量;无休克者或休克改善后取半卧位,以利于漏出的消化液积聚于盆腔最低位和便于引流,减少毒素的吸收,同时也可降低腹壁张力和减轻疼痛。

（3）静脉输液,维持体液平衡。观察和记录 24 小时液体出入量,为合理补液提供依据。给予静脉输液,根据出入量和医嘱,合理安排输液的种类和速度,以维持水、电解质及酸碱平衡;同时给予营养支持和相应护理。

（4）预防和控制感染:遵医嘱合理应用抗菌药。

（5）做好病情观察:密切观察患者生命体征、腹痛、腹膜刺激征及肠鸣音变化等。若经非手术治疗6～8 小时病情不见好转,症状、体征反而加重者,应积极做好急诊手术准备。

2.术后护理

加强术后护理,促进患者早日康复。

三、胃十二指肠溃疡大出血

胃十二指肠溃疡出血是上消化道大出血中最常见的原因,占 50% 以上。其中 5%～10%需要手术治疗。

（一）病因与病理

因溃疡基底的血管壁被侵蚀而导致破裂出血,患者过去多有典型溃疡病史,近期可有服用非甾体类抗炎药物、疲劳、饮食不规律等诱因。胃溃疡大出血多发生在胃小弯,出血源自胃左、右动脉及其分支或肝胃韧带内较大的血管。十二指肠溃疡大出血通常位于壶腹部后壁,出血多来自胃十二指肠动脉或胰十二指肠上动脉及其分支;溃疡基底部的血管侧壁破裂出血不易自行停止,可引发致命的动脉性出血。大出血后,因血容量减少、血压下降、血流变慢,可在血管破裂处形成血凝块而暂时止血。由于胃酸、胃肠蠕动和胃十二指肠内容物与溃疡病灶的接触,部分病例可发生再次出血。

（二）临床表现

1.症状

患者的主要表现是呕血和黑粪,多数患者只有黑粪而无呕血,迅猛的出血则表现为大量呕血和排紫黑色血便。呕血前患者常有恶心,便血前多突然有便意,呕血或便血前后患者常有心悸、目眩、无力甚至昏厥。如出血速度缓慢则血压、脉搏改变不明显。如果短期内失血量超过400 mL时,患者可出现面色苍白、口渴、脉搏快速有力,血压正常或略偏高的循环系统代偿表现;

当失血量超过 800 mL 时,可出现休克症状:患者烦躁不安、出冷汗、脉搏细速、血压下降、呼吸急促、四肢厥冷等。

2.体征

腹稍胀,上腹部可有轻度压痛,肠鸣音亢进。

(三)实验室及其他检查

1.内镜检查

胃十二指肠纤维镜检查可明确出血原因和部位,出血 24 小时内阳性率可为 70%~80%,超过 24 小时则阳性率下降。

2.血管造影

选择性腹腔动脉或肠系膜上动脉造影可明确病因与出血部位,并可采取栓塞治疗或动脉注射垂体升压素等介入性止血措施。

3.实验室检查

大量出血早期,由于血液浓缩,血常规变化不大;以后红细胞计数、血红蛋白、血细胞比容均呈进行性下降。

(四)治疗要点

胃十二指肠溃疡出血的治疗原则:补充血容量防止失血性休克,尽快明确出血部位并采取有效止血措施。

1.非手术治疗

(1)补充血容量:迅速建立静脉通路,快速静脉输液、输血。失血量达全身总血量的 20% 时,应输注右旋糖酐、羟乙基淀粉或其他血浆代用品,出血量较大时可输注浓缩红细胞,必要时可输全血,保持血细胞比容不低于 30%。

(2)禁食、留置胃管:用生理盐水冲洗胃腔,清除血凝块,直至胃液变清。还可经胃管注入 200 mL 含 8 mg 去甲肾上腺素的生理盐水溶液,每 4~6 小时 1 次。

(3)应用止血、制酸等药物:经静脉或肌内注射巴曲酶等止血药物;静脉给予 H_2 受体拮抗剂(西咪替丁等)、质子泵抑制剂(奥美拉唑)或生长抑素等。

(4)胃镜下止血:急诊胃镜检查明确出血部位后同时实施电凝、激光灼凝、注射或喷洒药物、钛夹夹闭血管等局部止血措施。

2.手术治疗

(1)适应证:①重大出血,短期内出现休克,或短时间内(6~8 小时)需输入大量血液(>800 mL)方能维持血压和血细胞比容者。②正在进行药物治疗的胃十二指肠溃疡患者发生大出血,说明溃疡侵蚀性大,非手术治疗难于止血,或暂时血止后又复发。③60 岁以上伴血管硬化症者自行止血机会较小,应及早手术。④近期发生过类似的大出血或合并溃疡穿孔或幽门梗阻。⑤胃镜检查发现动脉搏动性出血或溃疡底部血管显露、再出血危险性大者。

(2)手术方式:胃大部切除术,适用于大多数溃疡出血的患者。贯穿缝扎术,在病情危急,不能耐受胃大部切除手术时,可采用单纯贯穿缝扎止血法。在贯穿缝扎处理溃疡出血后,可行迷走神经干切断加胃窦切除或幽门成形术。

(五)常见护理诊断/问题

1.焦虑、恐惧

焦虑、恐惧与突发胃十二指肠溃疡大出血及担心预后有关。

2.体液不足

体液不足与胃十二指肠溃疡出血致血容量不足有关。

(六)护理措施

1.非手术治疗的护理(包括术前护理)

(1)缓解焦虑和恐惧:关心和安慰患者,给予心理支持,减轻患者的焦虑和恐惧。及时为患者清理呕吐物。情绪紧张者,可遵医嘱适当给予镇静剂。

(2)体位:取平卧位,卧床休息。有呕血者,头偏向一侧。

(3)补充血容量:迅速建立多条畅通的静脉通路,快速输液、输血,必要时可行深静脉穿刺输液。开始输液时速度宜快,待休克纠正后减慢滴速。

(4)采取止血措施:遵医嘱应用止血药物或冰盐水洗胃,以控制出血。

(5)做好病情观察:严密观察患者生命体征的变化,判断、观察和记录呕血、便血情况,观察患者有无口渴、肢端湿冷、尿量减少等循环血量不足的表现。必要时测量中心静脉压并做好记录。观察有无鲜红色血性胃液从胃管流出,以判断有无活动性出血和止血效果。若出血仍在继续,短时间内(6~8小时)需大量输血(>800 mL)才能维持血压和血细胞比容,或停止输液、输血后,病情又恶化者,应及时报告医师,并配合做好急症手术的准备。

(6)饮食:出血时暂禁食,出血停止后,可进流质或无渣半流质饮食。

2.术后护理

加强术后护理,促进患者早日康复。

四、胃十二指肠溃疡瘢痕性幽门梗阻

胃十二指肠溃疡患者因幽门管、幽门溃疡或十二指肠壶腹部溃疡反复发作形成瘢痕狭窄、幽门痉挛水肿而造成幽门梗阻。

(一)病因与病理

瘢痕性幽门梗阻常见于十二指肠壶腹部溃疡和位于幽门的胃溃疡。溃疡引起幽门梗阻的机制有幽门痉挛、炎性水肿和瘢痕三种,前两种情况是暂时的和可逆的,在炎症消退、痉挛缓解后梗阻解除,无须外科手术;而瘢痕性幽门梗阻属于永久性,需要手术方能解除梗阻。梗阻初期,为克服幽门狭窄,胃蠕动增强,胃壁肌肉代偿性增厚。后期,胃代偿功能减退,失去张力,胃高度扩大,蠕动减弱甚至消失。由于胃内容物潴留引起呕吐而致水、电解质的丢失,导致脱水、低钾低氯性碱中毒;长期慢性不全性幽门梗阻者由于摄入减少,消化吸收不良,患者可出现贫血与营养障碍。

(二)临床表现

1.症状

患者表现为进食后上腹饱胀不适并出现阵发性胃痉挛性疼痛,伴恶心、嗳气与呕吐。呕吐多发生在下午或晚间,呕吐量大,一次达1 000~2 000 mL,呕吐物内含大量宿食,有腐败酸臭味,但不含胆汁。呕吐后自觉胃部舒适,故患者常自行诱发呕吐以缓解症状。常有少尿、便秘、贫血等慢性消耗表现。体检时可见患者常有消瘦、皮肤干燥、皮肤弹性消失等营养不良的表现。

2.体征

上腹部可见胃型和胃蠕动波,用手轻拍上腹部可闻及振水声。

(三)实验室及其他检查

1.内镜检查

可见胃内有大量潴留的胃液和食物残渣。

2.X线钡餐检查

可见胃高度扩张,24小时后仍有钡剂存留(正常24小时排空)。已明确幽门梗阻者避免做此检查。

(四)治疗要点

瘢痕性幽门梗阻以手术治疗为主。最常用的术式是胃大部切除术,但年龄较大、身体状况极差或合并其他严重内科疾病者,可行胃空肠吻合加迷走神经切断术。

(五)常见护理诊断/问题

1.体液不足

体液不足与大量呕吐、胃肠减压引起水、电解质的丢失有关。

2.营养失调:低于机体需要量

营养失调:低于机体需要量与幽门梗阻致摄入不足、禁食和消耗、丢失体液有关。

(六)护理措施

1.术前护理

(1)静脉输液:根据医嘱和电解质检测结果合理安排输液种类和速度,以纠正脱水及低钾、低氯性碱中毒。密切观察及准确记录24小时出入量,为静脉补液提供依据。

(2)饮食与营养支持:非完全梗阻者可给予无渣半流质饮食,完全梗阻者术前应禁食水,以减少胃内容物潴留。根据医嘱于手术前给予肠外营养,必要时输血或其他血液制品,以纠正营养不良、贫血和低蛋白血症,提高患者对手术的耐受力。

(3)采取有效措施,减轻疼痛,增进舒适。①禁食,胃肠减压:完全幽门梗阻患者,给予禁食,保持有效胃肠减压,减少胃内积气、积液,减轻胃内张力。必要时遵医嘱给予解痉药物,以减轻疼痛,增加患者的舒适度。②体位:取半卧位,卧床休息。呕吐时,头偏向一侧。呕吐后及时为患者清理呕吐物。情绪紧张者,可遵医嘱给予镇静剂。

(4)洗胃:完全幽门梗阻者,除持续胃肠减压排空胃内潴留物外,须做术前胃的准备,即术前3天每晚用300~500 mL温盐水洗胃,以减轻胃黏膜水肿和炎症,有利于术后吻合口愈合。

2.术后护理

加强术后护理,促进患者早日康复。

(李彩彩)

第四节 胃十二指肠损伤

一、概述

由于有肋弓保护且活动度较大,柔韧性较好,壁厚,钝挫伤时胃很少受累,只有胃膨胀时偶有发生胃损伤。上腹或下胸部的穿透伤则常导致胃损伤,多伴有肝、脾、横膈及胰等损伤。胃镜检查及吞入锐利异物或吞入酸、碱等腐蚀性毒物也可引起穿孔,但很少见。十二指肠损伤是由上中腹部受到间接暴力或锐器的直接刺伤而引起的,缺乏典型的腹膜炎症状和体征,术前诊断困难,漏诊率高,多伴有腹部脏器合并伤,病死率高,术后并发症多,肠瘘发生率高。

二、护理评估

(一)健康史

详细询问患者、现场目击者或陪同人员,以了解受伤的时间地点、环境,受伤的原因,外力的特点、大小和作用方向,坠跌高度;了解受伤前后饮食及排便情况,受伤时的体位,有无防御,伤后意识状态、症状、急救措施、运送方式,既往疾病及手术史。

(二)临床表现

(1)胃损伤若未波及胃壁全层,可无明显症状。若全层破裂,由于胃酸有很强的化学刺激性,可立即出现剧痛及腹膜刺激征。当破裂口接近贲门或食管时,可因空气进入纵隔而呈胸壁下气肿。较大的穿透性胃损伤时,可自腹壁流出食物残渣、胆汁和气体。

(2)十二指肠破裂后,因有胃液、胆汁及胰液进入腹腔,早期即可发生急性弥漫性腹膜炎,有剧烈的刀割样持续性腹痛伴恶心、呕吐,腹部检查可见有板状腹、腹膜刺激征症状。

(三)辅助检查

(1)疑有胃损伤者,应置胃管,若自胃内吸出血性液或血性物者可确诊。

(2)腹腔穿刺术和腹腔灌洗术:腹腔穿刺抽出不凝血液、胆汁,灌洗吸出 10 mL 以上肉眼可辨的血性液体,即为阳性结果。

(3)X 线检查:腹部 X 线片可显示腹膜后组织积气、肾脏轮廓清晰、腰大肌阴影模糊不清等有助于腹膜后十二指肠损伤的诊断。

(4)CT 检查:可显示少量的腹膜后积气和渗至肠外的造影剂。

(四)治疗原则

抗休克和及时、正确的手术处理是治疗的两大关键。

(五)心理、社会因素

胃十二指肠外伤性损伤多数在意外情况下发生,患者出现突发外伤后易出现紧张、痛苦、悲哀、恐惧等心理变化,担心手术成功及疾病预后。

三、护理问题

(一)疼痛

疼痛与胃肠破裂、腹腔内积液、腹膜刺激征有关。

(二)组织灌注量不足

组织灌注量不足与大量失血、失液,严重创伤,有效循环血量减少有关。

(三)焦虑或恐惧

焦虑或恐惧与经历意外及担心预后有关。

(四)潜在并发症

出血、感染、肠瘘、低血容量性休克。

四、护理目标

(1)患者疼痛减轻。

（2）患者血容量得以维持，各器官血供正常、功能完整。

（3）患者焦虑或恐惧减轻或消失。

（4）护士密切观察病情变化，如发现异常，以及时报告医师，并配合处理。

五、护理措施

（一）一般护理

1.预防低血容量性休克

吸氧、保暖、建立静脉通道，遵医嘱输入温热生理盐水或乳酸盐林格液，抽血查全血细胞计数、血型和交叉配血。

2.密切观察病情变化

每15～30分钟应评估患者情况。评估内容包括意识状态、生命体征、肠鸣音、尿量、氧饱和度、有无呕吐、肌紧张和反跳痛等。观察胃管内引流物颜色、性质及量，若引流出血性液体，提示有胃、十二指肠破裂的可能。

3.术前准备

胃、十二指肠破裂大多需要手术处理，故患者入院后，在抢救休克的同时，尽快完成术前准备工作，如备皮、备血、插胃管及留置尿管、做好抗生素皮试等，一旦需要，可立即实施手术。

（二）心理护理

评估患者对损伤的情绪反应，鼓励他们说出自己内心的感受，帮助建立积极有效的应对措施。向患者介绍有关病情、损伤程度、手术方式及疾病预后，鼓励患者，告诉患者良好的心态、积极的配合有利于疾病早日康复。

（三）术后护理

1.体位

患者意识清楚、病情平稳，给予半坐卧位，有利于引流及呼吸。

2.禁食、胃肠减压

观察胃管内引流液颜色、性质及量，若引流出血性液体，提示有胃、十二指肠再出血的可能。十二指肠创口缝合后，胃肠减压管置于十二指肠腔内，使胃液、肠液、胰液得到充分引流，一定要妥善固定，避免脱出。一旦脱出，要在医师的指导下重新置管。

3.严密监测生命体征

术后15～30分钟监测生命体征直至患者病情平稳。注意肾功能的改变，胃十二指肠损伤后，特别有出血性休克时，肾脏会受到一定的损害，尤其是严重腹部外伤伴有重度休克者，有发生急性肾功能障碍的危险，所以，术后应密切注意尿量，争取保持每小时尿量在 50 mL 以上。

4.补液和营养支持

根据医嘱，合理补充水、电解质和维生素，必要时输新鲜血、血浆，维持水、电解质、酸碱平衡。给予肠内、外营养支持，促进合成代谢，提高机体防御能力。继续应用有效抗生素，控制腹腔内感染。

5.术后并发症的观察和护理

（1）出血：如胃管内 24 小时内引流出新鲜血液＞200 mL，提示吻合口出血，要立即配合医师给予胃管内注入凝血酶粉、冰盐水洗胃等止血措施。

（2）肠瘘：患者术后持续低热或高热不退，腹腔引流管中引流出黄绿色或褐色渣样物，有恶臭或引流出大量气体,提示肠瘘发生,要配合医师进行腹腔双套管冲洗,并做好相应护理。

(四)健康教育

(1)讲解术后饮食注意事项,当患者胃肠功能恢复,一般 3～5 天后开始恢复饮食,由流质逐步恢复至半流质、普食,进食高蛋白、高能量、易消化饮食,增强抵抗力,促进愈合。

(2)行全胃切除或胃大部分切除术的患者,因胃肠吸收功能下降,要及时补充微量元素和维生素等营养素,预防贫血、腹泻等并发症。

(3)避免工作过于劳累,注意劳逸结合。讲明饮酒、抽烟对胃、十二指肠疾病的危害性。

(4)避免长期大量服用非甾体抗炎药,如布洛芬等,以免引起胃肠道黏膜损伤。

(李彩彩)

第五节　小肠破裂

一、概述

小肠是消化管中最长的一段肌性管道,也是消化与吸收营养物质的重要场所。人类小肠全长 3～9 m,平均 5～7 m,个体差异很大。其分为十二指肠、空肠和回肠三部分,十二指肠属上消化道,空肠及其以下肠段属下消化道。

各种外力的作用所致的小肠穿孔称为小肠破裂。小肠破裂在战时和平时均较常见,多见于交通事故、工矿事故、生活事故如坠落、挤压、刀伤和火器伤。小肠可因穿透性与闭合性损伤造成肠管破裂或肠系膜撕裂。小肠占满整个腹部,又无骨骼保护,因此易于受到损伤。由于小肠壁厚,血运丰富,故无论是穿孔修补或肠段切除吻合术,其成功率均较高,发生肠瘘的机会少。

二、护理评估

(一)健康史

了解患者腹部损伤的时间、地点及致伤源、伤情、就诊前的急救措施、受伤至就诊之间的病情变化,如果患者神志不清,应询问目击人员。

(二)临床表现

小肠破裂后在早期即产生明显的腹膜炎的体征,这是因为肠管破裂肠内容物溢出至腹腔所致。症状以腹痛为主,程度轻重不同,可伴有恶心及呕吐,腹部检查肠鸣音消失,腹膜刺激征明显。

小肠损伤初期一般均有轻重不等的休克症状,休克的深度除与损伤程度有关外,主要取决于内出血的多少,表现为面色苍白、烦躁不安、脉搏细速、血压下降、皮肤发冷等。若为多发性小肠损伤或肠系膜撕裂大出血,可迅速发生休克并进行性恶化。

(三)辅助检查

1.实验室检查

白细胞计数升高说明腹腔炎症;血红蛋白含量取决于内出血的程度,内出血少时变化不大。

2.X 线检查

X 线透视或摄片,检查有无气腹与肠麻痹的征象,因为一般情况下小肠内气体很少,且损伤后伤口很快被封闭,不但膈下游离气体少见,且使一部分患者早期症状隐匿。因此,阳性气腹有诊断价值,但阴性结果也不能排除小肠破裂。

3.腹部 B 超检查

腹部 B 超检查对小肠及肠系膜血肿、腹水均有重要的诊断价值。

4.CT 或磁共振检查

CT 或磁共振检查对小肠损伤有一定诊断价值,而且可对其他脏器进行检查,有时可能发现一些未曾预料的损伤,有助于减少漏诊。

5.腹腔穿刺

有浑浊的液体或胆汁色的液体,说明肠破裂,穿刺液中白细胞、淀粉酶含量均升高。

(四)治疗原则

小肠破裂一旦确诊,应立即进行手术治疗。手术方式以简单修补为主。肠管损伤严重时,则应做部分小肠切除吻合术。

(五)心理、社会因素

小肠损伤大多在意外情况下突然发生,加之伤口、出血及内脏脱出的视觉刺激和对预后的担忧,患者多表现为紧张、焦虑、恐惧。应了解其患病后的心理反应,对本病的认知程度和心理承受能力,家属及亲友对其支持情况、经济承受能力等。

三、护理问题

(一)有体液不足的危险

体液不足与创伤致腹腔内出血、体液过量丢失、渗出及呕吐有关。

(二)焦虑、恐惧

焦虑、恐惧与意外创伤的刺激、疼痛、出血、内脏脱出的视觉刺激及担心疾病的预后等有关。

(三)体温过高

体温过高与腹腔内感染毒素吸收和伤口感染等因素有关。

(四)疼痛

疼痛与小肠破裂或手术有关。

(五)潜在并发症

腹腔感染、肠瘘、失血性休克。

(六)营养失调,低于机体需要量

与消化道的吸收面积减少有关。

四、护理目标

(1)患者体液平衡得到维持,生命体征稳定。

(2)患者情绪稳定,焦虑或恐惧减轻,主动配合医护工作。

(3)患者体温维持正常。

(4)患者主诉疼痛有所缓解。

(5)护士密切观察病情变化,如发现异常,以及时报告医师,并配合处理。

(6)患者体重不下降。

五、护理措施

(一)一般护理

1.伤口处理

对开放性腹部损伤者,妥善处理伤口,以及时止血和包扎固定。若有肠管脱出,可用消毒或清洁器皿覆盖保护后再包扎,以免肠管受压、缺血而坏死。

2.病情观察

密切观察生命体征的变化,每 15 分钟测定脉搏、呼吸、血压 1 次。重视患者的主诉,若主诉心慌、脉快、出冷汗等,以及时报告医师。不注射止痛药(诊断明确者除外),以免掩盖伤情。不随意搬动伤者,以免加重病情。

3.腹部检查

每 30 分钟检查 1 次腹部体征,注意腹膜刺激征的程度和范围变化。

4.禁食和灌肠

禁食和灌肠可避免肠内容物进一步溢出,造成腹腔感染或加重病情。

5.补充液体和营养

注意纠正水、电解质及酸碱平衡失调,保证输液通畅,对伴有休克或重症腹膜炎的患者可进行中心静脉补液,这不仅可以保证及时大量的液体输入,而且有利于中心静脉压的监测,根据患者具体情况,适量补给全血、血浆或人血清蛋白,尽可能补给足够的热量和蛋白质、氨基酸及维生素等。

(二)心理护理

关心患者,加强交流,讲解相关病情、治疗方式及预后,使患者了解自己的病情,消除患者的焦虑和恐惧,保持良好的心理状态,并与其一起制订合适的应对机制,鼓励患者,增加治疗的信心。

(三)术后护理

1.妥善安置患者

麻醉清醒后取半卧位,有利于腹腔炎症的局限,改善呼吸状态。了解手术的过程,查看手术的部位,对引流管、输液管、胃管及氧气管等进行妥善固定,做好护理记录。

2.监测病情

观察患者血压、脉搏、呼吸、体温的变化。注意腹部体征的变化。适当应用止痛药,减轻患者的不适。若切口疼痛明显,应检查切口,排除感染。

3.引流管的护理

腹腔引流管保持通畅,准确记录引流液的性状及量。腹腔引流液应为少量血性液,若为绿色或褐色渣样物,应警惕腹腔内感染或肠瘘的发生。

4.饮食

继续禁食、胃肠减压,待肠功能逐渐恢复、肛门排气后,方可拔除胃肠减压管。拔除胃管当日可进清流质饮食,第 2 天进流质饮食,第 3 天进半流质饮食,逐渐过渡到普通饮食。

5.营养支持

维持水、电解质和酸碱平衡,增加营养。维生素主要是在小肠被吸收,小肠部分切除后,要及时补充维生素 C、维生素 D、维生素 K 和复合维生素 B 等和微量元素钙、镁等,可经静脉注射、肌内注射或口服进行补充,预防贫血,促进伤口愈合。

(四)健康教育

(1)注意饮食卫生,避免暴饮暴食,进易消化食物,少食刺激性食物,避免腹部受凉和饭后剧烈活动,保持排便通畅。

(2)注意适当休息,加强锻炼,增加营养,特别是回肠切除的患者要长期定时补充维生素 B_{12} 等营养素。

(3)定期门诊随访。若有腹痛、腹胀、停止排便及伤口红、肿、热、痛等不适,应及时就诊。

(4)加强社会宣传,增进劳动保护、安全生产、安全行车、遵守交通规则等知识,避免损伤等意外的发生。

(5)普及各种急救知识,在发生意外损伤时,能进行简单的自救或急救。

(6)无论腹部损伤的轻重,都应经专业医务人员检查,以免贻误诊治。

(李彩彩)

第六节　急性阑尾炎

急性阑尾炎是腹部外科最常见的疾病之一,是外科急腹症中最常见的疾病,其发病率约为 $1:1\,000$。各年龄段(不满 1 岁至 90 岁,甚至 90 岁以上)的人均可发病,但以青年最为多见。阑尾切除术也是外科最常施行的一种手术。急性阑尾炎临床表现变化较多,需要与许多腹腔内外疾病相鉴别。早期明确诊断,以及时治疗,可使患者在短期内恢复健康。若延误诊治,则可能出现严重后果。因此对本病的处理须予以重视。

一、病因

阑尾管腔较细且系膜短,常使阑尾扭曲,内容物排出不畅,阑尾管腔内本来就有许多微生物,远侧又是盲端,很容易发生感染。一般认为急性阑尾炎是由下列几种因素综合而发生的。

(一)梗阻

梗阻为急性阑尾炎发病最常见的基本因素,常见的梗阻原因:①粪石和粪块等。②寄生虫,如蛔虫堵塞。③阑尾系膜过短,造成阑尾扭曲,引起部分梗阻。④阑尾壁的改变,以往发生过急性阑尾炎后,肠壁可以纤维化,使阑尾腔变小,亦可减弱阑尾的蠕动功能。

(二)细菌感染

阑尾炎的发生也可能是细菌直接感染的结果。细菌可通过直接侵入、经由血运或邻接感染等方式侵入阑尾壁,从而形成阑尾的感染和炎症。

(三)其他

与急性阑尾炎发病有关的因素还有饮食习惯、遗传因素和胃肠道功能障碍等。阑尾先天性畸形,如阑尾过长、过度扭曲、管腔细小、血供不佳等都是易于发生急性炎症的条件。胃肠道功能障碍(如腹泻、便秘等)引起内脏神经反射,导致阑尾肌肉和血管痉挛,当超过正常强度时,可致阑尾管腔狭窄、血供障碍、黏膜受损,细菌入侵而致急性炎症。

二、病理

根据急性阑尾炎的临床过程和病理解剖学变化,可将其分为四种病理类型,这些不同类型可以是急性阑尾炎在其病变发展过程中不同阶段的表现,也可能是不同的病因和发病原理所产生的直接结果。

(一)急性单纯性阑尾炎

阑尾轻度肿胀,浆膜表面充血。阑尾壁各层组织间均有炎性细胞浸润,以黏膜和黏膜下层为最著;黏膜上可能出现小的溃疡和出血点,阑尾腔内可能有少量渗出液,临床症状和全身反应也较轻,如能及时处理,其感染可以消退、炎症完全吸收,阑尾也可恢复正常。

(二)急性化脓性阑尾炎

阑尾明显肿胀,壁内有大量炎性细胞浸润,可形成大量大小不一的微小脓肿;浆膜高度充血并有较多脓性渗出物,作为肌体炎症防御、局限化的一种表现,常有大网膜下移、包绕部分或全部阑尾。此类阑尾炎的阑尾已有不同程度的组织破坏,即使经保守治疗恢复,阑尾壁仍可留有瘢痕挛缩,致阑尾腔狭窄,因此,日后炎症可反复发作。

(三)坏疽性及穿孔性阑尾炎

坏疽性及穿孔性阑尾炎是一种重型的阑尾炎。根据阑尾血运阻断的部位,坏死范围可仅限于阑尾的一部分或累及整个阑尾。阑尾管壁坏死或部分坏死,呈暗紫色或黑色。阑尾腔内积脓,且压力升高,阑尾壁血液循环障碍。穿孔部位多存阑尾根部和尖端。穿孔如未被包裹,感染继续扩散,则可引起急性弥漫性腹膜炎。

(四)阑尾周围脓肿

急性阑尾炎化脓坏疽或穿孔,如果此过程进展较慢,大网膜可移至右下腹部,将阑尾包裹并形成粘连,形成炎性肿块或阑尾周围脓肿。

阑尾穿孔并发弥漫性腹膜炎最为严重,常见于坏疽穿孔性阑尾炎,婴幼儿大网膜过短、妊娠期的子宫妨碍大网膜下移,故易于在阑尾穿孔后出现弥漫性腹膜炎。由于阑尾炎症严重,进展迅速,局部大网膜或肠襻粘连尚不足以局限之,故一旦穿孔,感染很快蔓及全腹腔。患者有全身性感染、中毒和脱水等现象,有全腹性的腹壁强直和触痛,并有肠麻痹的腹胀、呕吐等症状。若不经适当治疗,病死率很高;即使经过积极治疗后全身性感染获得控制,也常因发生盆腔脓肿、膈下脓肿或多发性腹腔脓肿等并发症而需多次手术引流,甚至遗下腹腔窦道、肠瘘、粘连性肠梗阻等并发症而使病情复杂、病期迁延。

三、临床表现

急性阑尾炎不论其病因如何,亦不论其病理变化为单纯性、化脓性或坏疽性,在阑尾未穿孔、坏死或并有局部脓肿以前,临床表现大致相似。多数急性阑尾炎都有较典型的症状和体征。

(一)症状

一般表现在3个方面。

1.腹痛不适

腹痛不适是急性阑尾炎最常见的症状,约有98%急性阑尾炎患者以此为首发症状。典型的急性阑尾炎腹痛开始时多在上腹部或脐周围,有时为阵发性,并常有轻度恶心或呕吐;一般持续6～36小时(通常约12小时)。当阑尾炎症涉及壁腹膜时,腹痛变为持续性并转移至右下腹部,疼痛加剧,不少患者伴有呕吐、发热等全身症状。此种转移性右下腹痛是急性阑尾炎的典型症状,70%以上的患者具有此症状。该症状在临床诊断上有重要意义。但也应该指出不少患者其腹痛可能开始时即在右下腹,不一定有转移性腹痛,这可能与阑尾炎病理过程不同有关。没有明显管腔梗阻而直接发生的阑尾感染,腹痛可能一开始就是右下腹炎性持续性疼痛。异位阑尾炎在临床上虽同样也可有初期梗阻性、后期炎症性腹痛,但其最后腹痛所在部位因阑尾部位不同而异。

腹痛的轻重程度与阑尾炎的严重性之间并无直接关系。虽然腹痛的突然减轻一般显示阑尾腔的梗阻已解除或炎症在消退,但有时因阑尾腔内压过大或组织缺血坏死,神经末梢失去感受和传导能力,腹痛也可减轻;有时阑尾穿孔以后,由于腔内压随之减低,自觉的腹痛也可突然消失。故腹痛减轻,必须伴有体征消失,方可视为是病情好转的证据。

2.胃肠道症状

恶心、呕吐、便秘、腹泻等胃肠道症状是急性阑尾炎患者所常有的。呕吐是急性阑尾炎常见的症状,当阑尾管腔梗阻及炎症程度较重时更为突出。呕吐与发病前有无进食有关。阑尾炎发生于空腹时,往往仅有恶心;饱食后发生者多有呕吐;偶于病程晚期亦见有恶心、呕吐者,则多由腹膜炎所致。食欲缺乏,不思饮食,则更为患者常见的现象。

当阑尾感染扩散至全腹时,恶心、呕吐可加重。其他胃肠道症状如食欲缺乏、便秘、腹泻等也偶可出现,腹泻多由于阑尾炎症扩散至盆腔内形成脓肿,刺激直肠而引起肠功能亢进,此时患者常有排便不畅、便次增多、里急后重及便中带黏液等症状。

3.全身反应

急性阑尾炎患者的全身症状一般并不显著。当阑尾化脓坏疽并有扩散性腹腔内感染时,可以出现明显的全身症状,如寒战、高热、反应迟钝或烦躁不安;当弥漫性腹膜炎严重时,可同时出现血容量不足与脓毒症表现,甚至有心、肺、肝、肾等生命器官功能障碍。

(二)体征

急性阑尾炎的体征在诊断上较自觉症状更具重要性。它的表现决定于阑尾的部位、位置的深浅和炎症的程度,常见的体征有下列几类。

1.患者体位

不少患者来诊时常见弯腰行走,且往往以双手按在右下腹部。在床上平卧时其右髋关节常呈屈曲位。

2.压痛和反跳痛

最主要和典型的是右下腹压痛,是诊断阑尾炎的重要依据,典型的压痛较局限,位于麦氏点(阑尾点)或其附近。无并发症的阑尾炎其压痛点比较局限,有时可以用一个手指在腹壁找到最明显压痛点;待出现腹膜炎时,压痛范围可变大,甚至全腹压痛,但压痛最剧点仍在阑尾部位。压痛点具有重大诊断价值,即使患者自觉腹痛尚在上腹部或脐周围,体检时往往已能发现在右下腹有明显的压痛点,常借此可获得早期诊断。

年老体弱、反应差的患者炎症有时即使很重,但压痛可能比较轻微,或必须深压才痛。压痛表明阑尾炎症的存在和其所在的部位,较转移性腹痛更具诊断意义。

反跳痛具有重要的诊断意义,体检时将压在局部的手突然松开,患者感到剧烈疼痛,更重于压痛。这是腹膜受到刺激的反应,可以更肯定局部炎症的存在。阑尾部位压痛与反跳痛的同时存在对诊断阑尾炎比单个存在更有价值。

3.右下腹肌紧张和强直

肌紧张是腹壁对炎症刺激的反应性痉挛,强直则是一种持续性不由自主地保护性腹肌收缩,都见于阑尾炎症已超出浆膜并侵及周围脏器或组织时。检查腹肌有无紧张和强直要求动作轻柔,患者情绪平静,以避免引起腹肌过度反应或痉挛,导致不正确结论。

4.疼痛试验

有些急性阑尾炎患者以下几种疼痛试验可能呈阳性,其主要原理是处于深部但有炎症的阑尾黏附于腰大肌或闭孔肌,在行以下各种试验时,局部受到明显刺激而出现疼痛。①结肠充气试验(Rovsing 征):深压患者左下腹部降结肠处,患者感到阑尾部位疼痛。②腰大肌试验:患者左侧卧,右腿伸直并过度后伸时阑尾部位出现疼痛。③闭孔内肌试验:患者屈右髋右膝并内旋时感到阑尾部位疼痛。④直肠内触痛:直肠指检时按压右前壁患者有疼痛感。

(三)化验

急性阑尾炎患者的血常规、尿常规检查有一定重要性。90%的患者常有白细胞计数增多,是临床诊断的重要依据,一般为$(10\sim15)\times10^9/L$。随着炎症加重,白细胞可以增加,甚至可为$20\times10^9/L$以上。但年老体弱或免疫功能受抑制的患者,白细胞数不一定增多,甚至反而下降。白细胞数增多常伴有核左移。急性阑尾炎患者的尿液检查一般无特殊改变,但对排除类似阑尾炎症状的泌尿系统疾病,如输尿管结石,常规检查尿液仍有必要。

四、诊断

多数急性阑尾炎的诊断以转移性右下腹痛或右下腹痛、阑尾部位压痛和白细胞升高三者为决定性依据。典型的急性阑尾炎(约占 80%)均有上述症状、体征,易于据此作出诊断。对于临床表现不典型的患者,尚需考虑借助其他一些诊断手段,以作进一步肯定。

五、鉴别诊断

典型的急性阑尾炎一般诊断并不困难,但在另一部分病例,由于临床表现并不典型,诊断相当困难,有时甚至诊断错误,以致采用错误的治疗方法或延误治疗,产生严重并发症,甚至死亡。要与急性阑尾炎相鉴别的疾病很多,常见的为以下 3 类。

(一)内科疾病

临床上,不少内科疾病具有急腹症的临床表现,常被误诊为急性阑尾炎而施行不必要的手术探查,将无病变的阑尾切除,甚至危及患者生命,故诊断时必须慎重。常见的需要与急性阑尾炎鉴别的内科疾病有以下几种。

1.急性胃肠炎

一般急性胃肠炎患者发病前常有饮食不慎或食物不洁史。症状虽亦以腹痛、呕吐、腹泻三者为主,但通常以呕吐或腹泻较为突出,有时在腹痛之前即已有吐泻。急性阑尾炎患者即使有吐泻,一般也不严重,且多发生在腹痛以后。

急性胃肠炎的腹痛有时虽很剧烈,但其范围较广,部位较不固定,更无转移至右下腹的特点。

2.急性肠系膜淋巴结炎

本病多见于儿童,往往发生于上呼吸道感染之后。患者过去大多有同样腹痛史,且常在上呼吸道感染后发作。起病初期于腹痛开始前后往往即有高热,此与一般急性阑尾炎不同;腹痛初起时即位于右下腹,而无急性阑尾炎之典型腹痛转移史。其腹部触痛的范围亦较急性阑尾炎为广,部位亦较阑尾的位置高,并较靠近内侧。腹壁强直不甚明显,反跳痛亦不显著。Rovsing征和肛门指检都是阴性。

3.Meckel憩室炎

Meckel憩室炎往往无转移性腹痛,局部压痛点也在阑尾点之内侧,多见于儿童,由于1/3Meckel憩室中有胃黏膜存在,患者可有黑粪史。Meckel憩室炎穿孔时成为外科疾病。临床上如诊断为急性阑尾炎而手术中发现阑尾正常者,应即检查末段回肠至少100 cm,以视有无Meckel憩室炎,免致遗漏而造成严重后果。

4.局限性回肠炎

典型局限性回肠炎不难与急性阑尾炎相区别。但不典型急性发作时,右下腹痛、压痛及白细胞升高与急性阑尾炎相似,必须通过细致临床观察,发现局限性回肠炎所致的部分肠梗阻的症状与体征(如阵发绞痛和可触及条状肿胀肠襻),方能鉴别。

5.心胸疾病

如右侧胸膜炎、右下肺炎和心包炎等均可有反射性右侧腹痛,甚至右侧腹肌反射性紧张等,但这些疾病以呼吸、循环系统功能改变为主,一般没有典型急性阑尾炎的转移性右下腹痛和压痛。

6.其他

如过敏性紫癜、铅中毒等,均可有腹痛,但腹软无压痛。详细的病史、体检和辅助检查可予以鉴别。

(二)外科疾病

1.胃十二指肠溃疡急性穿孔

本病为常见急腹症,发病突然,临床表现可与急性阑尾炎相似。溃疡病穿孔患者多数有慢性溃疡史,穿孔大多发生在溃疡病的急性发作期。溃疡穿孔所引起的腹痛,虽亦起于上腹部并可累及右下腹,但一般均迅速累及全腹,不像急性阑尾炎有局限于右下腹的趋势。腹痛发作极为突然,程度也颇剧烈,常可引致患者休克。体检时右下腹虽也有明显压痛,但上腹部溃疡穿孔部位一般仍为压痛最显著地方;腹肌的强直现象也特别显著,常呈“板样”强直。腹内因有游离气体存在,肝浊音界多有缩小或消失现象;X线透视如能确定膈下有积气,有助于诊断。

2.急性胆囊炎

总体上急性胆囊炎的症状与体征均以右上腹为主,常可扪及肿大和有压痛的胆囊,墨菲征阳性,辅以B超不难鉴别。

3.右侧输尿管结石

本病有时表现与阑尾炎相似。但输尿管结石以腰部酸痛或绞痛为主,可有向会阴部放射痛,右肾区叩击痛(＋),肉眼或镜检尿液有大量红细胞,B超检查和肾、输尿管、膀胱X线片(KUB)可确诊。

(三)妇科疾病

1.右侧异位妊娠破裂

这是育龄妇女最易与急性阑尾炎相混淆的疾病,尤其是未婚怀孕女性,诊断时更要细致。异位妊娠患者常有月经过期或近期不规则史,在腹痛发生前,可有阴道不规则的出血史。其腹痛的发作极为突然,开始即在下腹部,并常伴有会阴部垂痛感觉。全身无炎症反应,但有不同程度的出血性休克症状。妇科检查常能发现阴道内有血液,子宫颈柔软而有明显触痛,一侧附件有肿大且具压痛；如阴道后穹隆或腹腔穿刺抽出新鲜不凝固血液，同时妊娠试验阳性可以确诊。

2.右侧卵巢囊肿扭转

本病可突然出现右下腹痛，囊肿绞窄坏死可刺激腹膜而致局部压痛，与急性阑尾炎相似。但急性扭转时疼痛剧烈而突然，坏死囊肿引起的局部压痛位置偏低，有时可扪到肿大的囊肿，都与阑尾炎不同，妇科双合诊或B超检查等可明确诊断。

3.其他

如急性盆腔炎、右侧附件炎、右侧卵巢滤泡或黄体破裂等，可通过病史、月经史、妇科检查、B超检查、后穹隆或腹腔穿刺等作出正确诊断。

六、治疗

手术切除是治疗急性阑尾炎的主要方法，但阑尾炎症的病理变化比较复杂，非手术治疗仍有其价值。

（一）非手术治疗

1.适应证

（1）患者一般情况差或因客观条件不允许，如合并严重心、肺功能障碍时，也可先行非手术治疗，但应密切观察病情变化。

（2）急性单纯性阑尾炎早期，药物治疗多有效，其炎症可吸收消退，阑尾能恢复正常，也可不再复发。

（3）当急性阑尾炎已被延误诊断超过48小时，病变局限，已形成炎性肿块，也应采用非手术治疗，待炎症消退，肿块吸收后，再考虑择期切除阑尾。当炎性肿块转成脓肿时，应先行脓肿切开引流，以后再进行择期阑尾切除术。

（4）急性阑尾炎诊断尚未明确，临床观察期间可采用非手术治疗。

2.方法

非手术治疗的内容和方法有卧床、禁食、静脉补充水、电解质和热量，同时应用有效抗生素及对症处理（如镇静、止痛、止吐等）。

（二）手术治疗

绝大多数急性阑尾炎诊断明确后均应采用手术治疗，以去除病灶、促进患者迅速恢复。但是急性阑尾炎的病理变化和患者条件常有不同，因此也要根据具体情况，对不同时期、不同阶段的患者采用不同的手术方式分别处理。

七、急救护理

（一）护理目标

（1）患者焦虑情绪明显好转配合治疗及护理。

（2）患者主诉疼痛明显缓解或消失。

（3）术后未发生相关并发症或并发症发生后能得到及时治疗与处理。

（二）护理措施

1.非手术治疗

（1）体位：取半卧位休息，以减轻疼痛。

（2）饮食：轻者可进流质，重症应禁食以减少肠蠕动，利于炎症局限。

（3）加强病情观察:定时测量生命体征,密切观察患者的腹部症状和体征,尤其注意腹痛的变化;观察期间禁用镇静止痛剂,如吗啡等,以免掩盖病情。

（4）避免增加肠内压力:禁服泻药及灌肠,以免肠蠕动加快,增高肠内压力,导致阑尾穿孔或炎症扩散。

（5）使用有效的抗生素控制感染。

（6）心理护理:耐心做好患者及家属的解释工作,减轻其焦虑和紧张情绪;向患者和家属介绍疾病相关知识,使之积极配合治疗和护理。

2.术后护理

（1）体位:患者全麻术后清醒或硬膜外麻醉平卧6小时后,血压平稳,采用半卧位,以减少腹壁张力,减轻切口疼痛,有利于呼吸和引流。

（2）饮食护理:患者术后禁食,禁食期间给予静脉补液。待肛门排气,肠蠕动恢复后,进流质饮食,逐渐向半流质和普食过渡。

（3）合理使用抗生素:术后遵医嘱及时正确使用抗生素,控制感染,防止并发症发生。

（4）早期活动:鼓励患者术后在床上活动,待麻醉反应消失后可起床活动,以促进肠蠕动恢复,防止肠粘连,增进血液循环,促进伤口愈合。

（5）切口的护理:①及时更换污染敷料,保持切口清洁、干燥。②密切观察切口愈合情况,以及时发现出血及感染征象。

（6）引流管的护理:①妥善固定引流管和引流袋,防止引流管折叠、受压或牵拉而脱出,并减少牵拉引起的疼痛。②保持引流通畅,经常从近端至远端挤压引流管,防止血块或脓液堵塞。若发现引流液突然减少,应检查引流管有无脱落和堵塞。③观察并记录引流液的颜色、性状及量,准确记录24小时的引流量。当引流液量逐渐减少,颜色逐渐变淡至浆液性,患者体温及血常规正常,可考虑拔管。④每周更换引流袋2~3次。更换引流袋和敷料时,严格执行无菌操作,防止污染和避免引起逆行感染。

（7）术后并发症的观察及护理。①切口感染:阑尾切除术后最常见的并发症,多见于化脓性或穿孔性阑尾炎。切口感染可通过术中有效保护切口、彻底止血、消灭无效腔等措施得到预防。一般临床表现为术后2~3天体温升高,切口处出现红、肿、痛。治疗原则为先试穿刺抽脓液,一经确诊立即充分敞开引流。排出脓液,放置引流,定期换药,短期内可愈合。②粘连性肠梗阻:与局部炎性渗出、手术损伤和术后长期卧床等因素有关。早期手术、术后早期下床活动可以有效预防该并发症,完全性肠梗阻者应手术治疗。③腹腔内出血:常发生在术后24~48小时内,多因阑尾系膜结扎线松脱或止血不彻底而引起。临床表现为腹痛、腹胀和失血性休克等。一旦发生出血,应立即输血、补液,紧急手术止血。④腹腔感染或脓肿:多发生于化脓性或坏疽性阑尾炎术后,尤其阑尾穿孔伴腹膜炎的患者。患者表现为体温升高,腹痛、腹胀、腹部压痛及全身中毒症状。按腹膜炎治疗和护理原则处理。⑤阑尾残株炎:阑尾残端保留过长超过1 cm时,术后残株易复发炎症,仍表现为阑尾炎的症状。X线钡剂检查可明确诊断。症状较重者,应手术切除阑尾残株。⑥粪瘘:很少见。残端结扎线脱落、盲肠原有结核或肿瘤等病变、手术时误伤盲肠等因素均是发生粪瘘的原因。临床表现类似阑尾周围脓肿,经非手术治疗后,粪瘘多可自行闭合。少数需手术治疗。

（三）健康教育

（1）术前向患者解释禁食的目的和意义,指导患者采取正确的卧位。

（2）指导患者术后早期下床活动，促进肠蠕动恢复，避免肠粘连。

（3）术后鼓励患者进食营养丰富的食物，以利于伤口愈合。

（4）出院指导：若出现腹痛、腹胀等症状，应及时就诊。

（李彩彩）

第七节 肠 梗 阻

一、概述

肠梗阻指肠内容物在肠道中通过受阻，为常见急腹症，可因多种因素引起。起病初梗阻肠段先有解剖和功能性改变，继则发生体液和电解质的丢失、肠壁循环障碍坏死和继发感染，最后可致毒血症休克死亡。当然如能及时诊断积极治疗大多能逆转病情的发展以至治愈。

二、病因

（一）机械性肠梗阻

1.肠外原因

（1）粘连与粘连带压迫：粘连可引起肠折叠扭转而造成梗阻。先天性粘连带较多见于小儿；腹部手术或腹内炎症产生的粘连是成人肠梗阻最常见的原因，但少数病例可无腹部手术及炎症史。

（2）嵌顿性外疝或内疝。

（3）肠扭转常由于粘连所致。

（4）肠外肿瘤或腹块压迫。

2.肠管本身的原因

（1）先天性狭窄和闭孔畸形。

（2）炎症肿瘤吻合手术及其他因素所致的狭窄。例如，炎症性肠病肠结核放射性损伤肠肿瘤（尤其是结肠瘤）肠吻合等。

（3）肠套叠在成人较少见，多因息肉或其他肠管病变引起。

3.肠腔内原因

由于成团蛔虫异物或粪块等引起肠梗阻已不常见。巨大胆石通过胆囊或胆总管-指肠瘘管进入肠腔，产生胆石性肠梗阻的病例时有报道。

（二）动力性肠梗阻

1.麻痹性

腹部大手术后腹膜炎、腹部外伤、腹膜后出血、某些药物肺炎、脓胸脓毒血症、低钾血症或其他全身性代谢紊乱均可并发麻痹性肠梗阻。

2.痉挛性

肠道炎症及神经系统功能紊乱均可引起肠管暂时性痉挛。

(三)血管性肠梗阻

肠系膜动脉栓塞或血栓形成和肠系膜静脉血栓形成为主要病因。各种病因引起肠梗阻的频率随年代地区、民族医疗卫生条件等不同而有所不同。例如,以前嵌顿疝所致的机械性肠梗阻的发生率最高,随着医疗水平的提高、预防性疝修补术得到普及,现已明显减少。而粘连所致的肠梗阻的发生率明显上升。

三、病理改变

单纯性完全机械性肠梗阻发生后,梗阻部位以上的肠腔扩张,肠壁变薄,黏膜易有糜烂和溃疡发生,浆膜可被撕裂,整个肠壁可因血供障碍而坏死穿孔,梗阻以下部分肠管多呈空虚坍陷。

麻痹性肠梗阻时肠管扩张肠壁变薄。

在绞窄性肠梗阻的早期,由于静脉回流受阻,小静脉和毛细血管可发生淤血、通透性增加、甚至破裂而渗出血浆或血液,此时肠管内因充血和水肿而呈紫色,继而出现动脉血流受阻、血栓形成,肠壁因缺血而坏死,肠内细菌和毒素可通过损伤的肠壁进入腹腔,坏死的肠管呈紫黑色最后可自行破裂。

四、病理生理

肠梗阻的主要病理生理改变为膨胀体液和电解质的丢失,以及感染和毒血症。这些改变的严重程度视梗阻部位的高低、梗阻时间的长短及肠壁有无血液供应障碍而不同。

(一)肠膨胀

机械性肠梗阻时,梗阻以上的肠腔因积液积气而膨胀,肠段对梗阻的最先反应是增强蠕动,而强烈的蠕动引起肠绞痛。此时食管上端括约肌发生反射性松弛,患者在吸气时不自觉地将大量空气吞入胃肠,因此肠腔积气的 70% 是咽下的空气,其中大部分是氮气,不易被胃肠吸收,其余 30% 的积气是肠内酸碱中和与细菌发酵作用产生的,或自备注弥散至肠腔的二氧化碳、氢气、甲烷等气体。正常成人每天消化道分泌的唾液、胃液、胆液、胰液和肠液的总量约 8 L,绝大部分被小肠黏膜吸收,以保持体液平衡。肠梗阻时大量液体和气体聚积在梗阻近端引起肠膨胀,而膨胀能抑制肠壁黏膜吸收水分,以后又刺激其增加分泌,如此肠腔内液体越积越多,使肠膨胀进行性加重。在单纯性肠梗阻,肠管内压力一般较低,初是常低于 0.8 kPa（8 cmH$_2$O）。

但随着梗阻时间的延长,肠管内压力甚至可达到 1.8 kPa（18 cmH$_2$O）。结肠梗阻止肠腔内压力平均多在 2.5 kPa（25 cmH$_2$O）。结肠梗阻时肠腔内压力平均多在 2.5 kPa（25 cmH$_2$O）以上,甚至有高到 5.2 kPa（52 cmH$_2$O）水柱。肠管内压力的增高可使肠壁静脉回流障碍,引起肠壁充血水肿,通透性增加。肠管内压力继续增高可使肠壁血流阻断使单纯性肠梗阻变为绞窄性肠梗阻。严重的肠膨胀甚至可使横膈抬高,影响患者的呼吸和循环功能。

(二)体液和电解质的丢失

肠梗阻时肠膨胀可引起反射性呕吐。高位小肠梗阻时呕吐频繁,大量水分和电解质被排出体外。如梗阻位于幽门或十二指肠上段,呕出过多胃酸,则易产生脱水和低氯低钾性碱中毒。如梗阻位于十二指肠下段或空肠上段,则重碳酸盐的丢失严重。低位肠梗阻,呕吐虽远不如高位者少见,但因肠黏膜吸收功能降低而分泌液量增多,梗阻以上肠腔中积留大量液体,有时多达 5～10 L,内含大量碳酸氢钠。这些液体虽未被排出体外,但封闭在肠腔内不能进入血液,等于体液的丢失。此外,过度的肠膨胀影响静脉回流,导致肠壁水肿和血浆外渗,在绞窄性肠梗阻时,血和血浆的丢失尤其严重。因此,患者多发生脱水伴少尿、氮质血症和酸中毒。如脱水持续,血液进一步浓缩,则导致低血压和低血容量休克。失钾和不进饮食所致的血钾过低可引起肠麻痹,进而加重肠梗阻的发展。

(三)感染和毒血症

正常人的肠蠕动使肠内容物经常向前流动和更新,因此小肠内是无菌的,或只有极少数细菌。单纯性机械性小肠梗阻时,肠内纵有细菌和毒素也不能通过正常的肠黏膜屏障,因而危害不大。若梗阻转变为绞窄性,开始时静脉血流被阻断,受累的肠壁渗出大量血液和血浆,使血容量进一步减少,继而动脉血流被阻断而加速肠壁的缺血性坏死。绞窄段肠腔中的液体含大量细菌(如梭状芽孢杆菌、链球菌、大肠埃希菌等)、血液和坏死组织,细菌的毒素及血液和坏死组织的分解产物均具有极强的毒性。这种液体通过破损或穿孔的肠壁进入腹腔后,可引起强烈的腹膜刺激和感染,被腹膜吸收后,则引起脓毒血症。严重的腹膜炎和毒血症是导致肠梗阻患者死亡的主要原因。

除上述三项主要的病理生理改变之外,如发生绞窄性肠梗阻往往还伴有肠壁、腹腔和肠腔内的渗血,绞窄的肠襻越长,失血量越大,亦是导致肠梗阻患者死亡的原因之一。

五、临床表现

症状和体征典型的肠梗阻是不难诊断的,但缺乏典型表现者诊断较困难。X线腹部透视或摄片检查对证实临床诊断、确定肠梗阻的部位很有帮助。正常人腹部X线平片上只能在胃和结肠内见到少量气体。如小肠内有气体和液平面,表明肠内容物通过障碍,提示肠梗阻的存在。急性小肠梗阻通常要经过6小时肠内才会积聚足够的液体和气体,形成明显的液平面经过12小时,肠扩张的程度肯定达到诊断水平。结肠梗阻发展到X线征象出现的时间就更长。充气的小肠特别是空肠可从横绕肠管的环状襞加以辨认,并可与具有结肠袋影的结肠相区别。此外,典型的小肠肠型多在腹中央部分,而结肠影在腹周围或在盆腔。根据患者体力情况可采用立或卧式,从正位或侧位摄片,必要时进行系列摄片。

肠梗阻的诊断确定后,应进步鉴别梗阻的类型。因于治疗及预后方面差异很大,如机械性肠梗阻多需手术解除,动力性肠梗阻则可用保守疗法治愈,绞窄性肠梗阻应尽早进行手术,而单纯性机械性肠梗阻可先试行保守治疗。应鉴别之点如下。

(一)鉴别机械性肠梗阻和动力性肠梗阻

首先要从病史上分析有无机械梗阻因素。动力性肠梗阻包括常见的麻痹性和少见的痉挛性肠梗阻。机械性肠梗阻的特征是阵发性肠绞痛、肠鸣音亢进和非对称性腹胀;而麻痹性肠梗阻的特征为无绞痛、肠鸣音消失和全腹均匀膨胀;痉挛性肠梗阻可有剧烈腹痛突然发作和消失,间歇期不规则,肠鸣音减弱而不消失,但无腹胀。X线腹部平片有助于两者的鉴别:机械性梗阻的肠胀气局限于梗阻部位以上的肠段;麻痹性梗阻时,全部胃、小肠和结肠均有胀气,程度大致相同;痉挛性梗阻时,肠无明显胀气和扩张。每隔分钟拍摄正、侧位腹部平片以观察小肠有无运动,常可鉴别机械性与麻痹性肠梗阻。

(二)鉴别单纯性肠梗阻和绞窄性肠梗阻

绞窄性肠梗阻可发生于单纯性机械性肠梗阻的基础上,单纯性肠梗阻因治疗不善而转变为绞窄性肠梗阻的占15%～43%,一般认为出现下列征象应疑有绞窄性肠梗阻。

(1)急骤发生的剧烈腹痛持续不减,或由阵发性绞痛转变为持续性腹痛,疼痛的部位较为固定。若腹痛涉及背部提示肠系膜受到牵拉,更提示为绞窄性肠梗阻。

（2）腹部有压痛、反跳痛和腹肌强直,腹胀与肠鸣音亢进则不明显。

（3）呕吐物、胃肠减压引流物、腹腔穿刺液含血液,亦可有便血。

（4）全身情况急剧恶化,毒血症表现明显,可出现休克。

（5）X线平片检查可见梗阻部位以上肠段扩张并充满液体,状若肿瘤或呈"C"形面被称为"咖啡豆征",在扩张的肠管间常可见有腹水。

（三）鉴别小肠梗阻和结肠梗阻

高位小肠梗阻呕吐频繁而腹胀较轻,低位小肠梗阻则反之。结肠梗阻的临床表现与低位小肠梗阻相似。但X线腹部平片检查则可区别。小肠梗阻是充气的肠襻遍及全腹,液平较多,而结肠则不显示。若为结肠梗阻则在腹部周围可见扩张的结肠和袋形,小肠内积气则不明显。

（四）鉴别完全性肠梗阻和不完全性肠梗阻

完全性肠梗阻多为急性发作而且症状明显,不完全性肠梗阻则多为慢性梗阻,症状不明显,往往为间歇性发作。X线平片检查完全性肠梗阻者肠襻充气扩张明显,不完全性肠梗阻则反之。

（五）肠梗阻病因的鉴别诊断

判断病因可从年龄、病史、体检、X线检查等方面的分析着手。例如,以往有过腹部手术、创伤、感染的病史,应考虑肠粘连或粘连带所致的梗阻;如患者有肺结核,应想到肠结核或腹膜结核引起肠梗阻的可能。遇风湿性心瓣膜病伴心房颤动、动脉粥样硬化或闭塞性动脉内膜炎的患者,应考虑肠系膜动脉栓塞;而门静脉高压和门静脉炎可致门静脉栓塞。这些动静脉血流受阻是血管性肠梗阻的常见原因。在儿童中,蛔虫引起肠堵塞偶可见到;3岁以下婴幼儿中原发性肠套叠多见;青、中年患者的常见病因是肠粘连、嵌顿性外疝和肠扭转;老年人的常见病因是结肠癌、乙状结肠扭转和粪块堵塞,而结肠梗阻病例的90%为癌性梗阻。成人中肠套叠少见,多继发于Meckel憩室、肠息肉和肿瘤。在腹部检查时,要特别注意腹部手术切口瘢痕和隐蔽的外疝。

腹痛、呕吐、腹胀、便秘和停止排气是肠梗阻的典型症状但在各类肠梗阻中轻重并不一致。

1.腹痛

肠梗阻的患者大多有腹痛。在急性完全性机械性小肠梗阻患者中,腹痛表现为阵发性绞痛。是由梗阻部位以上的肠管强烈蠕动所引起,多位于腹中部,常突然发作,逐步加剧至高峰,持续数分钟后缓解。间隙期可以完全无痛,但过段时间后可以再发,绞痛的程度和间隙期的长短则视梗阻部位的高低和病情的缓急而异,一般而言,十二指肠、上段空肠梗阻时呕吐可起减压作用,患者绞痛较轻。而低位回肠梗阻则可因肠胀气抑制肠蠕动,故绞痛亦轻。唯急性空肠梗阻时绞痛较剧烈,一般每2～5分钟即发作一次。不完全性肠梗阻腹痛较轻,在一阵肠鸣或排气后可见缓解。慢性肠梗阻亦然,且间隙期亦长。急性机械性结肠梗阻时腹痛多在下腹部,一般较小肠梗阻为轻。结肠梗阻时若回盲瓣功能正常,结肠内容物不能逆流到小肠,肠腔因而逐渐扩大,压力增高,因之除阵发性绞痛外可有持续性钝痛。此种情况的出现应注意有闭襻性肠梗阻的可能性。发作间隙期的持续性钝痛亦是绞窄性肠梗阻的早期表现。如若肠壁已发生缺血坏死则呈持续性剧烈腹痛。至于麻痹性肠梗阻,由于肠肌已无蠕动能力,故无肠绞痛发作,可由高度肠管膨胀而引起腹部持续性胀痛。

2.呕吐

肠梗阻患者几乎都有呕吐,早期为反射性呕吐,吐出物多为胃内容物。后期则为反流性呕吐,因梗阻部位高低而不同,部位越高,呕吐越频越剧烈。低位小肠梗阻时呕吐较轻亦较疏。结肠梗阻时,由于回盲瓣可以阻止反流故早期可无呕吐,但后期回盲瓣因肠腔过度充盈而关闭不全时亦有较剧烈的呕吐,吐出物可含粪汁。

3.腹胀

腹胀是较迟出现的症状,其程度与梗阻部位有关。高位小肠梗阻由于频繁呕吐多无明显腹胀;低位小肠梗阻或结肠梗阻的晚期常有显著的全腹膨胀。闭襻性梗阻的肠段膨胀很突出,常呈不对称的局部膨胀。麻痹性肠梗阻时,全部肠管均膨胀扩大,故腹胀显著。

4.便秘和停止排气

完全性肠梗阻时,患者排便和排气现象消失。但在高位小肠梗阻的最初2~3天,如梗阻以下肠腔内积存了粪便和气体,则仍有排便和排气现象,不能因此否定完全性梗阻的存在。同样,在绞窄性肠梗阻如肠扭转、肠套叠及结肠癌所致的肠梗阻等都仍可有血便或脓血便排出。

5.全身症状

单纯性肠梗阻患者一般无明显的全身症状,但呕吐频繁和腹胀严重者必有脱水,血钾过低者有疲软、嗜睡、乏力和心律失常等症状。绞窄性肠梗阻患者的全身症状最显著,早期即有虚脱,很快进入休克状态。伴有腹腔感染者,腹痛持续并扩散至全腹,同时有畏寒、发热、白细胞数增多等感染和毒血症表现。

六、治疗措施

肠梗阻的治疗方法取决于梗阻的原因、性质、部位、病情和患者的全身情况。但不论采取何种治疗方法,纠正肠梗阻所引起的水、电解质和酸碱平衡的失调,做胃肠减压以改善梗阻部位以上肠段的血液循环及控制感染等皆属必要。

(一)纠正脱水、电解质丢失和酸碱平衡失调

脱水与电解质的丢失与病情与病类有关。应根据临床经验与血化验结果予以估计。一般成人症状较轻的约需补液 1 500 mL,有明显呕吐的则需补 3 000 mL,而伴周围循环虚脱和低血压时则需补液 4 000 mL以上。若病情一时不能缓解则尚需补给从胃肠减压及尿中排泄的量,以及正常的每天需要量。当尿量排泄正常时,尚需补给钾盐。低位肠梗阻多因碱性肠液丢失易有酸中毒,而高位肠梗阻则因胃液和钾的丢失易发生碱中毒,皆应予相应的纠正。在绞窄性肠梗阻和机械性肠梗阻的晚期,可有血浆和全血的丢失,产生血液浓缩或血容量的不足,故尚应补给全血或血浆、清蛋白等方能有效地纠正循环障碍。

在制订或修改此项计划时,必须根据患者的呕吐情况、脱水体征,每小时尿量和尿比重,血钠离子、钾离子、氯离子、二氧化碳结合力、血肌酐及血细胞压积、中心静脉压的测定结果加以调整。由于酸中毒、血浓缩、钾离子从细胞内逸出,血钾测定有时不能真实地反映细胞缺钾情况。而应进行心电图检查作为补充。补充体液和电解质、纠正酸碱平衡失调的目的在于维持机体内环境的相对稳定,保持机体的抗病能力,使患者在肠梗阻解除之前渡过难关,能在有利的条件下经受外科手术治疗。

(二)胃肠减压

通过胃肠插管减压可引出吞入的气体和滞留的液体,解除肠膨胀,避免吸入性肺炎,减轻呕吐,改善由于腹胀引起的循环和呼吸窘迫症状,在一定程度上能改善梗阻以上肠管的淤血、水肿和血液循环。少数轻型单纯性肠梗阻经有效的减压后肠腔可恢复通畅。胃肠减压可减少手术操作困难,增加手术的安全性。

减压管般有两种:较短的一种(Levin 管)可放置在胃或十二指肠内,操作方便,对高位小肠梗阻减压有效;另一种减压管长数米(Miller-Abbott 管),适用于较低位小肠梗阻和麻痹性肠梗阻的减压,但操作费时,放置时需要 X 线透视以确定管端的位置。结肠梗阻发生肠膨胀时,插管减压无效,常需手术减压。

(三)控制感染和毒血症

肠梗阻时间过长或发生绞窄时,肠壁和腹膜常有多种细菌感染(如大肠埃希菌、梭形芽孢杆菌、链球菌等),积极地采用以抗革兰阴性杆菌为重点的广谱抗生素静脉滴注治疗十分重要,动物实验和临床实践都证实应用抗生素可以显著降低肠梗阻的死亡率。

(四)解除梗阻恢复肠道功能

对单纯性机械性肠梗阻,尤其是早期不完全性肠梗阻,如由蛔虫、粪块堵塞或炎症粘连所致的肠梗阻等可做非手术治疗。早期肠套叠、肠扭转引起的肠梗阻亦可在严密的观察下先行非手术治疗。动力性肠梗阻除非伴有外科情况,不需手术治疗。

非手术治疗除前述各项治疗外尚可加用:①可用液状石蜡、生豆油或菜油 200～300 mL 分次口服或由胃肠减压管注入。适用于病情较重,体质较弱者。②麻痹性肠梗阻如无外科情况可用新斯的明注射、腹部芒硝热敷等治疗。③针刺足三里、中脘、天枢、内关、合谷、内庭等穴位可作为辅助治疗。

绝大多数机械性肠梗阻需做外科手术治疗,缺血性肠梗阻和绞窄性肠梗阻更宜及时手术处理。

外科手术的主要内容:①松解粘连或嵌顿性疝,整复扭转或套叠的肠管等,以消除梗阻的局部原因。②切除坏死的或有肿瘤的肠段,引流脓肿等,以清除局部病变。③肠造瘘术可解除肠膨胀,便利肠段切除,肠吻合术可绕过病变肠段,恢复肠道的通畅。

七、急救护理

急性肠梗阻护理要点是围绕矫正因肠梗阻引起的全身性生理紊乱和解除梗阻而采取的相应措施,即胃肠减压,纠正水、电解质紊乱和酸碱失衡,防治感染和中毒。采用非手术疗法过程中,需严密观察病情变化。如病情不见好转或继续恶化,应及时为医师提供信息,修改治疗方案。有适应证者积极完善术前准备,尽早手术解除梗阻,加强围术期护理。

(一)护理目标

(1)严密观察病情变化,使患者迅速进入诊断、治疗程序。

(2)维持有效的胃肠减压。

(3)减轻症状:如疼痛、腹胀、呼吸困难等。

(4)加强基础护理,增加患者的舒适感。

(5)做好水分、电解质管理。

(6)预防各种并发症,提高救治成功率。

(7)加强心理护理,增强患者战胜疾病的信心。

(8)帮助患者及家属掌握自护知识,为患者回归正常生活做准备。

(二)护理措施

1.密切观察病情变化

(1)意识表情变化能够反映中枢神经系统血液灌注情况。意识由清醒变模糊或昏迷提示病情加重。

（2）监测患者血压、脉搏、呼吸、体温，每 15～30 分钟 1 次，记录尿量，观察腹痛、腹胀、呕吐、肛门排气排便情况。如果患者有口渴、尿量减少、脉率增快、脉压缩小、烦躁不安、面色苍白等表现，为早期休克征象，应加快输液速度，配合医师进行抢救。早期单纯性肠梗阻患者，全身情况无明显变化，后因呕吐，水、电解质紊乱，可出现脉搏细速、血压下降、面色苍白、眼球凹陷、皮肤弹性减退、四肢发凉等中毒性休克征象，尤以绞窄性肠梗阻更为严重。

（3）注意有无突发的剧烈腹痛、腹胀明显加重等异常情况。若出现持续剧烈的腹痛，频繁的呕吐，非手术治疗疗效不明显，有明显的腹膜炎表现及呕血、便血等症状为绞窄性肠梗阻表现，应尽早配合医师行手术治疗。

（4）术后密切观察患者术后一般情况，应 30～60 分钟测血压、脉搏 1 次，平稳后可根据医嘱延长测定时间。对重症患者进行心电监护，预防中毒性休克。如发现异常情况要及时通知医师，做好抢救工作。

（5）保持各引流管通畅，妥善固定，防止挤压扭曲，同时密切观察引流液的性状，如量、颜色、气味等。

2.胃肠减压的护理

（1）肠梗阻的急性期须禁食，并保持有效的胃肠减压。胃肠减压可吸出肠道内气体和液体，减轻腹胀，降低肠腔内压力，改善肠壁血液循环，有利于改善局部病变及全身情况。关心安慰患者，讲解胃肠减压的作用及重要性，使患者重视胃肠减压的作用。

（2）妥善固定胃管，每 2 小时抽吸 1 次，避免折曲或脱出，保持引流通畅，若引流不畅时可用等渗盐水冲洗胃管，观察引出物的色、质、量并记录。

（3）避免胃内存留大量的液体和气体影响药物的保存和吸收。注药操作时，动作要轻柔，避免牵拉胃管引起患者不适，注射完毕，一定要夹紧胃管 2～3 小时，以利于药物吸收及进入肠道。

（4）动态观察胃肠吸出物的颜色及量。若吸出物减少及变清，肠鸣音恢复，表示梗阻正在缓解；若吸出物的量较多，有粪臭味或呈血性，表示肠梗阻未解除，促使细菌繁殖或者引起肠管血循环障碍，应及早通知医师，采取合理手术治疗。

（5）术后更应加强胃肠减压的护理。每天记录胃液量，便于医师参考补液治疗。注意胃液性质，发现有大量血性液体引出时，应及时报告医师处理。

3.体位和活动的护理

（1）非手术患者卧床休息。在血压稳定的情况下，可采取半卧位，以减轻腹痛、腹胀，并有利于呼吸。

（2）术后待生命体征平稳后采用半卧位，以利于腹腔内渗出液流向盆腔而利于吸收（盆腔内腹膜吸收能力较强），使感染局限化，减少膈下感染，减轻腹部张力，减轻切口疼痛，有利于切口愈合。有造瘘口者应向造瘘口侧侧卧，以防肠内大便或肠液流出污染腹部切口或从造瘘口基底部刀口流入肠腔而致感染。护理人员应经常协助患者维持好半卧位。

（3）指导和协助患者活动。术后 6 小时血压平稳后可在床上翻身，动作宜小且轻缓，术后第 1 天可协助坐起并拍背促进排痰。同时鼓励患者早期下床活动，有利于肠蠕动恢复，防止肠粘连，促进生理功能和体力的恢复，防止肺不张。

（4）被动、主动活动双下肢，防止下肢静脉血栓形成。瘦、弱、年老的患者同时要特别注意骶尾部的皮肤护理，防止因受压过久发生压疮。

4.腹痛的护理

(1)患者主诉疼痛时应立即采取相应的处理措施,如给予舒适的体位、同情安慰患者、让患者做深呼吸。但在明确诊断前禁用强镇痛药物。

(2)禁食,保持有效的胃肠减压。

(3)观察腹疼的部位、性质、程度、进展情况。单纯性机械性肠梗阻一般为阵发性剧烈绞痛;绞窄性肠梗阻腹痛往往为持续性腹痛伴有阵发性加重,疼痛也较剧烈;麻痹性肠梗阻腹痛往往不明显,阵发性绞痛尤为少见;结肠梗阻一般为胀痛。要观察生命体征变化,判断有无绞窄性肠梗阻及休克的发生,为治疗时机选择提供依据。

5.呕吐的观察及护理

(1)呕吐时,协助患者坐起或使其头侧向一边,以及时清理呕吐物,防止窒息和引起吸入性肺炎。

(2)呕吐后用温开水漱口,保持口腔清洁,清洁颜面部,并观察记录呕吐时间、次数、性质、量等。维持口腔清洁卫生,口腔护理每天2次,防止口腔感染。

(3)若留置胃肠减压后仍出现呕吐者,应考虑是否存在引流不畅,检查胃管的深度是否移位或脱出,管道是否打折、扭曲,管腔是否堵塞,应及时给予相应的处理。

6.腹部体征的观察及护理

(1)评估、记录腹胀的程度,观察病情变化。观察腹部外形,每小时听诊肠鸣音1次,腹胀伴有阵发性腹绞痛,肠鸣音亢进,甚至有气过水声或金属音,应严密观察。麻痹性肠梗阻时全腹膨胀显著,但不伴有肠型;闭襻性肠梗阻可以出现局部膨胀;结肠梗阻因回盲瓣关闭可以显示腹部高度膨胀,而且往往不对称。

(2)动态观察是否有肛门排气、排便。

(3)减轻腹胀的措施有胃管引流,保持有效负压吸引。热敷或按摩腹部。如无绞窄性肠梗阻,可从胃管注入液状石蜡,每次20~30 mL,促进排气、排便。

7.加强水、电解质管理

(1)准确记录24小时液体出入量、每小时尿量,作为调整输液量的参考指标。

(2)遵医嘱尽快补充水和电解质的丢失。护士应科学、合理地安排补液顺序。危及生命的电解质紊乱,如低钾,要优先补给。

(3)维持有效的静脉通道,必要时建立中心静脉通道。加强局部护理。

8.预防感染的护理

(1)为患者执行各项治疗、操作时严格遵守无菌技术原则。接触患者前后均用流水洗手,防止交叉感染。

(2)有引流管者,应每天更换引流袋,保持引流通畅。

(3)禁食和胃肠减压期间应用生理盐水或漱口液口腔护理,每天3次,防止口腔炎的发生。

(4)留置导尿管者应用0.1%苯扎溴铵消毒尿道口或抹洗外阴,每天3次。

(5)加强皮肤护理,以及时擦干汗液、清理呕吐物、更换衣被。每2小时变换体位1次,按摩骨突部位,防止压疮的发生。

9.引流管的护理

(1)术后因病情需要放置腹腔引流管,护士应明确引流管的放置位置及作用,注意引流管是否固定牢固,有无扭曲、阻塞等。

（2）术后每 30 分钟挤压 1 次引流管,以避免管腔被血块堵塞,保持引流管通畅。

（3）注意观察引流液的量及性质,以及时准确地向医师报告病情。

（4）在操作过程中注意无菌操作,防止逆行感染。

10.饮食护理

待胃肠功能恢复,肛门排气后给患者少量流质饮食。肠切除者,应在肛门排气后 1~2 天后才能开始进食流质饮食。进食后如无不适,逐渐过渡至半流、软质、普通饮食。给予无刺激、易消化、营养丰富及富含纤维素的食物。有造瘘口者避免进食产气、产酸和刺激性食物如蛋、洋葱、芹菜、蒜或含糖高的食物,以免产生臭气。随着病情恢复,造瘘口功能的健全,2 周左右可进容易消化的少渣普通食物及含纤维素高的食物,不但可使粪便成形,便于护理,而且起到扩张造瘘口的作用。

（李彩彩）

第八节　门静脉高压症

门静脉的正常压力是 1.3~2.4 kPa(13~24 cmH$_2$O),当门静脉血流受阻、血液淤滞时,压力 2.4 kPa(24 cmH$_2$O)时,称为门静脉高压症,临床上常有脾大及脾功能亢进、食管胃底静脉曲张破裂出血、腹水等一系列表现。

门静脉主干由肠系膜上、下静脉和脾静脉汇合而成。门静脉系统位于两个毛细血管网之间,一端是胃、肠、脾、胰的毛细血管网,另一端连接肝小叶内的肝窦。门静脉流经肝脏的血液约占肝血流量的 75%,肝动脉供血约占 25%,由此可见肝脏的双重供血以门静脉供血为主。门静脉内的血含氧量较体循环的静脉血高,故门静脉对肝的供氧几乎和肝动脉相等。此外门静脉系统内无控制血流方向的静脉瓣,与腔静脉之间存在 4 个交通支:①胃底、食管下段交通支。②直肠下段、肛管交通支。③前腹壁交通支。④腹膜后交通支。这些交通支中,最主要的是胃底、食管下段交通支,上述交通支在正常情况下都很细小,血流量很少。

门静脉血液淤滞或血流阻力增加均可导致门脉高压,但以门静脉血流阻力增加更为常见。按阻力增加的部位,可将门静脉高压症分为肝前、肝内和肝后三型。在我国肝内型多见,其中肝炎后肝硬化是引起门静脉高压症的常见病因;但在西方国家,酒精性肝硬化是门脉高压最常见的原因。由于增生的纤维束和再生的肝细胞结节挤压肝小叶内的肝窦,使其变窄或闭塞,导致门静脉血流受阻,其次由于位于肝小叶间汇管区的肝动脉小分支和门静脉小分支之间的许多动静脉交通支大量开放,引起门静脉压力增高。肝前型门静脉高压症的常见病因是肝外门静脉血栓形成(脐炎、腹腔内感染、胰腺炎、创伤等)、先天畸形(闭锁、狭窄或海绵样变等)和外在压迫。肝前型门静脉高压症患者肝功能多正常或轻度损害,预后较好。肝后型门静脉高压症常见病因包括 Budd-Chiari 综合征、缩窄性心包炎、严重右心衰竭等。

一、护理评估

(一)健康史

应注意询问患者有无肝炎病史、酗酒、血吸虫病病史。既往有无出现肝性脑病、上消化道出血的病史,以及诱发的原因,对于原发病是否进行治疗。

(二)身体状况

1.脾大、脾功能亢进

脾大程度不一,早期质软、活动,左肋缘下可扪及;晚期脾内纤维组织增生而变硬,活动度减少,左上腹甚至左下腹可扪及肿大的脾脏并能出现左上腹不适及隐痛、胀满,常伴有血白细胞、血小板数量减少,称脾功能亢进。

2.侧支循环建立与开放

门静脉与体静脉之间有广泛的交通支,在门静脉高压时,为了使淤滞在门静脉系统的血液回流,这些交通支大量开放,经扩张或曲张的静脉与体循环的静脉发生吻合而建立侧支循环。主要表现:①食管下段与胃底静脉曲张最常见,出现早,一旦曲张的静脉破裂可引起上消化道大出血,表现为呕血和黑粪,是门静脉高压症最危险的并发症。由于肝功能损害引起凝血功能障碍,加之脾功能亢进引起的血小板减少,因此出血不易自止。②脐周围的上腹部皮下静脉曲张。③直肠下、肛管静脉曲张形成痔。

3.腹水

腹水是由于门静脉压力增高,使门静脉系统毛细血管床滤过压增高;同时肝硬化引起的低蛋白血症,造成血浆胶体渗透压下降;及淋巴液生成增加,使液体从肝表面、肠浆膜面漏入腹腔形成腹水。此外,由于中心血流量减少,刺激醛固酮分泌过多,导致水、钠潴留而加剧腹水形成。

4.肝性脑病

门静脉高压症时由于门静脉血流绕过肝细胞或肝实质细胞功能严重受损,导致有毒物质(如氨、硫醇、γ-氨基丁酸)不能代谢与解毒而直接进入体循环,从而对脑产生毒性作用并出现精神综合征,称为肝性脑病,是门静脉高压的并发症之一。肝性脑病常因胃肠道出血、感染、大量摄入蛋白质、镇静药物、利尿剂而诱发。

5.其他

可伴有肝大、黄疸、蜘蛛病、肝掌、男性乳房发育、睾丸萎缩等。

(三)心理-社会状况

患者因反复发作、病情逐渐加重、面临手术、担心出现严重并发症和手术后的效果而有恐惧心理。另外由于治疗费用过高,长期反复住院治疗,以及生活工作严重受限产生长期的焦虑情绪。

(四)辅助检查

1.血常规

脾功能亢进时,血细胞计数减少,以白细胞计数降至 3×10^9/L 以下和血小板计数至$(70 \sim 80) \times 10^9$/L 以下最为明显。出血、营养不良、溶血、骨髓抑制都可引起贫血。

2.肝功能检查

常有血浆清蛋白降低,球蛋白增高,白、球比例倒置;凝血酶原时间延长;还应做乙型肝炎病原学和甲胎蛋白检查。

3.食管吞钡 X 线检查

在食管为钡剂充盈时,曲张的静脉使食管及胃底呈虫蚀样改变,曲张的静脉表现为蚯蚓样或串珠状负影。

4.腹部超声检查

腹部超声检查可显示腹水、肝密度及质地异常、门静脉扩张。

5.腹腔动脉造影的静脉相或直接肝静脉造影

可以使门静脉系统和肝静脉显影,确定静脉受阻部位及侧支回流情况,还可以为手术提供参考资料。

(五)治疗要点

外科治疗门静脉高压症主要是预防和控制食管胃底曲张静脉破裂出血。

(1)食管胃底曲张静脉破裂出血的治疗主要包括非手术治疗和手术治疗。

非手术治疗:①常规处理。绝对卧床休息,立即建立静脉通道,输液、输血扩充血容量;维持呼吸道通畅,防止呕吐物引起窒息或吸入性肺炎。②药物止血。应用内脏血管收缩药,常用药物有垂体后叶素、三甘氨酰酸加压素和生长抑素。③内镜治疗。经纤维内镜将硬化剂直接注入曲张静脉,使之闭塞及黏膜下组织硬化,达到止血和预防再出血目的。④三腔管压迫止血。利用充气的气囊分别压迫胃底和食管下段的曲张静脉,达到止血目的。⑤经颈静脉肝内门体分流术。采用介入放射方法,经颈静脉途径在肝内静脉与门静脉主要分支间建立通道,置入支架以实现门体分流。主要适用于药物和内镜治疗无效、肝功能差不宜急诊手术的患者,或等待肝移植的患者。

手术治疗:上述治疗无效时,应采用手术治疗,多主张行门-奇静脉断流术,目前多采用脾切除加贲门周围血管离断术;若患者一般情况好,肝功能较好的可行急诊分流术。血吸虫性肝硬化并食管胃底静脉曲张且门静脉压力较高的,主张行分流术。常用术式有门静脉-下腔静脉分流术,脾-肾静脉分流术。

(2)严重脾大,合并明显的脾功能亢进:多见于晚期血吸虫病,也见于脾静脉栓塞引起的左侧门静脉高压症。这类患者单纯脾切除术效果良好。

(3)肝硬化引起的顽固性腹水:有效的治疗方法是肝移植。其他方法包括 TIPS 和腹腔-上腔静脉转流术。

(4)肝移植:已成为外科治疗终末期肝病的有效方法,但供肝短缺,终身服用免疫抑制药的危险,手术风险,以及费用昂贵,限制了肝移植的推广。

二、护理诊断及合作性问题

(1)焦虑或恐惧与担心自身疾病的愈后不良,环境改变,对手术效果有疑虑,害怕检查、治疗有关。

(2)窒息与呕吐、咯血和置管有关。

(3)体液不足与呕吐、咯血、胃肠减压、不能进食有关。

(4)营养失调:低于机体需要量与摄入低于人体需要量有关。

(5)潜在并发症:上消化道大出血、肝性脑病。

三、护理目标

患者无焦虑和恐惧心情,无窒息发生,能得到及时的营养补充,肝功能及全身营养状况得到改善,体液平衡得到维持,无上消化道出血、肝性脑病等并发症发生。

四、护理措施

(一)非手术治疗及术前护理

1.心理护理

通过谈话、观察等方法,以及时了解患者心理状态,医护人员要针对性地做好解释及思想工作,多给予安慰和鼓励,使之增强信心、积极配合,以保证治疗和护理计划顺利实施。对急性上消化道大出血患者,要专人看护,关心体贴。工作中要冷静沉着,抢救操作应娴熟,使患者消除精神紧张和顾虑。

2.注意休息

术前保证充分休息,必要时卧床休息。可减轻代谢方面的负担,能增进肝血流量,有利于保护肝功能。

3.加强营养,采取保肝措施

(1)宜给低脂、高糖、高维生素饮食,一般应限制蛋白质饮食量,但肝功尚好者可给予富含蛋白质饮食。

(2)营养不良、低蛋白血症者静脉输给支链氨基酸、人血清蛋白或血浆等。

(3)贫血及凝血机制障碍者可输给鲜血,肌内注射或静脉滴注维生素 K。

(4)适当使用肌苷、辅酶 A、葡栓内酯等保肝药物,补充 B 族维生素、维生素 C、维生素 E,避免使用巴比妥类、盐酸氯丙嗪、红霉素等有害肝功能的药物。

(5)手术前 3～5 天静脉滴注 GIK 溶液(即每天补给葡萄糖 200～250 g,并加入胰岛素及氯化钾),以促进肝细胞营养储备。

(6)在出血性休克及合并较重感染的情况下应及时吸氧。

4.防止食管胃底曲张静脉破裂出血

避免劳累及恶心、呕吐、便秘、咳嗽等使腹内压增高的因素,避免干硬食物或刺激性食物(辛辣食物或酒类),饮食不宜过热,口服药片应研成粉末冲服。手术前一般不放置胃管,必要时选细软胃管充分涂以液状石蜡,以轻巧手法协助患者徐徐吞入。

5.预防感染

手术前 2 天使用广谱抗生素。护理操作要遵守无菌原则。

6.分流手术前准备

除以上护理措施外,手术前 2～3 天口服新霉素或链霉素等肠道杀菌剂及甲硝唑,减少肠道氨的产生,防止手术后肝性脑病;手术前 1 天晚清洁灌肠,避免手术后肠胀气压迫血管吻合口;脾-肾静脉分流术前要检查明确肾功能正常。

7.食管胃底静脉曲张大出血三腔管压迫止血的护理

(1)准备:置管前先检查三腔管有无老化、漏气,向患者解释放置三腔管止血的目的、意义、方法和注意事项,以取得患者的配合;将食管气囊和胃气囊分别注气约 150 mL 和 200 mL 后,观察气囊是否膨胀均匀、弹性是否良好,有无漏气,然后抽空气囊,并分别做好标记备用。

(2)插管方法:管壁涂液体石蜡,经患者一侧鼻孔或口腔轻轻插入,边插边嘱患者做吞咽动作,直至插入50～60 cm;用注射器从胃管内抽得胃液后,向胃气囊注入 150～200 mL 空气,用止血钳夹闭管口,将三腔管向外提拉,感到不再被拉出并有轻度弹力时,利用滑车在置管端悬以 0.5 kg重物做牵引压迫。然后抽取胃液观察止血效果,若仍有出血,再向食管气囊注入 100～

150 mL空气以压迫食管下端。置管后,胃管接胃肠减压器或用生理盐水反复灌洗,观察胃内有无新鲜血液吸出。若无出血,同时脉搏、血压渐趋稳定,说明出血已得到控制;反之,表明三腔管压迫止血失败。

(3)置管后护理:①患者半卧位或头偏向一侧,以及时清除口腔、鼻咽腔分泌物,防止吸入性肺炎。②保持鼻腔黏膜湿润,观察调整牵引绳松紧度,防止鼻黏膜或口腔黏膜长期受压发生糜烂、坏死;三腔管压迫期间应每12小时放气10～20分钟,使胃黏膜局部血液循环暂时恢复,避免黏膜因长期受压而糜烂、坏死。③观察、记录胃肠减压引流液的量、颜色,判断出血是否停止,以决定是否需要紧急手术;若气囊压迫48小时后,胃管内仍有新鲜血液抽出,表明压迫止血无效,应紧急手术止血。④床旁备剪刀,若气囊上移阻塞呼吸道,可引起呼吸困难甚至窒息,应立即剪断三腔管。⑤拔管:三腔管放置时间不宜超过5天,以免食管、胃底黏膜长时间受压而缺血、坏死。气囊压迫24小时如出血停止,可考虑拔管。放松牵引,先抽空食管气囊、再抽空胃气囊,继续观察12～24小时,若无出血,让患者口服液体石蜡30～50 mL,缓慢拔出三腔管;若再次出血,可继续行三腔管压迫止血或手术。

(二)术后护理

(1)观察病情变化:密切注视有无手术后各种并发症的发生。

(2)防止分流术后血管吻合口破裂出血,48小时内平卧位或15°低半卧位;翻身动作宜轻柔;一般手术后卧床1周,做好相应生活护理;保持排尿排便通畅;分流术后短期内发生下肢肿胀,可予适当抬高。

(3)防止脾切除术后静脉血栓形成,手术后2周内定期或必要时隔天复查1次血小板计数,如超过$600×10^9/mm^3$时,考虑给抗凝处理,并注意用药前后凝血时间的变化。脾切除术后不再使用维生素K及其他止血药物。

(4)饮食护理,分流术后应限制蛋白质饮食,以免诱发肝性脑病。

(5)加强护肝,警惕肝性脑病:遵医嘱使用高糖、高维生素、能量合剂,禁用有损肝功能的药物。对分流术后患者,特别注意神志的变化,如发现有嗜睡、烦躁、谵妄等表现,警惕是肝性脑病发生,以及时报告医师。

(三)健康指导

指导患者保持心情乐观愉快,保证足够的休息,避免劳累和较重体力劳动;禁忌烟酒、过热、刺激性强的食物;按医嘱使用护肝药物,定期来医院复查。

五、护理评价

患者有无焦虑和恐惧心情,有无窒息发生,能否得到及时的营养补充,肝功能及全身营养状况是否得到改善,体液平衡是否得到维持,有无上消化道大出血、肝性脑病等并发症发生。

(李彩彩)

第九节　肝　脓　肿

一、细菌性肝脓肿患者的护理

当全身性细菌感染,特别是腹腔内感染时,细菌侵入肝脏,如果患者抵抗力弱,可发生细菌性肝脓肿。细菌可以从下列途径进入肝脏。①胆道:细菌沿着胆管上行,是引起细菌性肝脓肿的主要原因。包括胆石、胆囊炎、胆道蛔虫、其他原因所致胆管狭窄与阻塞等。②肝动脉:体内任何部位的化脓性病变,细菌可经肝动脉进入肝脏。如败血症、化脓性骨髓炎、痈、疖等。③门静脉:已较少见,如坏疽性阑尾炎、细菌性痢疾等,细菌可经门静脉入肝。④肝开放性损伤:细菌可直接经伤口进入肝,引起感染而形成脓肿。细菌性肝脓肿的致病菌多为大肠埃希菌、金黄色葡萄球菌、厌氧链球菌等。肝脓肿可以是单个脓肿,也可以是多个小脓肿,数个小脓肿可以融合成为一个大脓肿。

(一)护理评估

1.健康史

注意询问有无胆道感染和胆道疾病、全身其他部位的化脓性感染特别是肠道的化脓性感染、肝脏外伤病史,是否有肝脓肿病史,是否进行过系统治疗。

2.身体状况

本病通常继发于某种感染性先驱疾病,起病急,主要症状为骤起寒战、高热、肝区疼痛和肝大。体温可高达 39～40 ℃,多表现为弛张热,伴有大汗、恶心、呕吐、食欲缺乏。肝区疼痛多为持续性钝痛或胀痛,有时可伴有右肩牵涉痛,右下胸及肝区叩击痛,增大的肝有压痛。肝前下缘比较表浅的脓肿,可有右上腹肌紧张和局部明显触痛。巨大的肝脓肿可使右季肋区呈饱满状态,甚至可见局限性隆起,局部皮肤可出现凹陷性水肿。严重时或并发胆道梗阻者,可出现黄疸。

3.心理-社会状况

细菌性肝脓肿起病急剧,症状重,如果治疗不彻底容易反复发作转为慢性,并且细菌性肝脓肿极易引起严重的全身性感染,导致感染性休克,患者产生焦虑。

4.辅助检查

(1)血液检查:化验检查白细胞计数及中性粒细胞增多,有时出现贫血。肝功能检查可出现不同程度的损害和低蛋白血症。

(2)X 线胸腹部检查:右叶脓肿可见右膈肌升高,运动受限;肝影增大或局限性隆起;有时伴有反应性胸膜炎或胸腔积液。

(3)B 超:在肝内可显示液平段,可明确其部位和大小,阳性诊断率在 96％以上,为首选的检查方法。必要时可做 CT 检查。

(4)诊断性穿刺:抽出脓液即可证实本病。

(5)细菌培养:脓液细菌培养有助于明确致病菌,选择敏感的抗生素,并与阿米巴性肝脓肿相鉴别。

5.治疗要点

(1)全身支持疗法:给予充分营养,纠正水和电解质及酸碱平衡失调,必要时少量多次输血和血浆以纠正低蛋白血症,增强机体抵抗力。

(2)抗生素治疗:应使用大剂量抗生素。由于肝脓肿的致病菌以大肠埃希菌、金黄色葡萄球菌和厌氧性细菌最为常见,在未确定病原菌之前,可首选对此类细菌有效的抗生素,然后根据细菌培养和抗生素敏感试验结果选用有效的抗生素。

(3)经皮肝穿刺脓肿置管引流术:适用于单个较大的脓肿。在B超引导下进行穿刺。

(4)手术治疗:对于较大的单个脓肿,估计有穿破可能,或已经穿破胸腹腔;胆源性肝脓肿;位于肝左外叶脓肿,穿刺易污染腹腔;慢性肝脓肿,应施行经腹切开引流。病程长的慢性局限性厚壁脓肿,也可行肝叶切除或部分肝切除术。多发性小脓肿不宜行手术治疗,但对其中较大的脓肿,也可行切开引流。

(二)护理诊断及合作性问题

1.营养失调

低于机体需要量,与高代谢消耗或慢性消耗病程有关。

2.体温过高

体温过高与感染有关。

3.急性疼痛

急性疼痛与感染及脓肿内压力过高有关。

4.潜在并发症

急性腹膜炎、上消化道出血、感染性休克。

(三)护理目标

患者能维持适当营养,维持体温正常,疼痛减轻,无急性腹膜炎休克等并发症发生。

(四)护理措施

1.术前护理

(1)病情观察,配合抢救中毒性休克。

(2)高热护理:保持病室空气新鲜、通风、温湿度合适,物理降温。衣着适量,以及时更换汗湿衣。

(3)维持适当营养:对于非手术治疗和术前的患者,给予高蛋白、高热量饮食,纠正水、电解质平衡失调和低蛋白血症。

(4)遵医嘱正确应用抗生素。

2.术后护理

(1)经皮肝穿刺脓肿置管引流术术后护理:术前做术区皮肤准备,协助医师进行穿刺部位的准确定位。术后向医师询问术中情况及术后有无特殊观察和护理要求。患者返回病房后,观察引流管固定是否牢固,引流液性状,引流管道是否密闭。术后第二天或数天开始进行脓腔冲洗,冲洗液选用等渗盐水(或遵医嘱加用抗生素)。冲洗时速度缓慢,压力不宜过高,估算注入液与引出液的量。每次冲洗结束后,可遵医嘱向脓腔内注入抗生素。待到引流出或冲洗出的液体变清澈,B超检查脓腔直径<2 cm即可拔管。

(2)切开引流术术后护理:切开引流术术后护理遵循腹部手术术后护理的一般要求。除此之外,每天用生理盐水冲洗脓腔,记录引流液量,<10 mL或脓腔容积<15 mL,即考虑拔除引流

管,改凡士林纱布引流,致脓腔闭合。

3.健康指导

为了预防肝脓肿疾病的发生,应教育人们积极预防和治疗胆道疾病,以及时处理身体其他部位的化脓性感染。告知患者应用抗生素和放置引流管的目的和注意事项,取得患者的信任和配合。术后患者应加强营养和提高抵抗力,定期复查。

(五)护理评价

患者是否能维持适当营养,体温是否正常,疼痛是否减轻,有无急性腹膜炎、上消化道出血、感染性休克等并发症发生。

二、阿米巴性肝脓肿患者的护理

阿米巴性肝脓肿是阿米巴肠病的并发症,阿米巴原虫从结肠溃疡处经门静脉血液或淋巴管侵入肝内并发脓肿,常见于肝右叶顶部,多数为单发性。原虫产生溶组织酶,导致肝细胞坏死、液化组织和血液、渗液组成脓肿。

(一)护理评估

1.健康史

注意询问有无阿米巴痢疾病史。

2.身体状况

阿米巴性肝脓肿有着跟细菌性肝脓肿相似的表现,两者的区别详见表 10-1。

表 10-1 细菌性肝脓肿与阿米巴性肝脓肿的鉴别

鉴别要点	细菌性肝脓肿	阿米巴性肝脓肿
病史	继发于胆道感染或其他化脓性疾病	继发于阿米巴痢疾后
症状	病情急骤严重,全身中毒症状明显,有寒战、高热	起病较缓慢,病程较长,可有高热,或不规则发热、盗汗
血液化验	白细胞计数及中性粒细胞可明显增加。血液细菌培养可阳性	白细胞计数可增加,如无继发细菌感染液细菌培养阴性。血清学阿米巴抗体检查阳性
粪便检查	无特殊表现	部分患者可找到阿米巴滋养体或结肠溃面(乙状结肠镜检)黏液或刮取涂片可找阿米巴滋养体或包囊
脓液	多为黄白色脓液,涂片和培养可发现细菌	大多为棕褐色脓液,无臭味,镜检有时可到阿米巴滋养体。若无混合感染,涂片和培养无细菌
诊断性治疗	抗阿米巴药物治疗无效	抗阿米巴药物治疗有好转
脓肿	较小,常为多发性	较大,多为单发,多见于肝右叶

3.心理-社会状况

由于病程长,忍受较重的痛苦,担忧预后或经济拮据等原因,患者常有焦虑、悲伤或恐惧反应。

4.辅助检查

基本同细菌性肝脓肿。

5.治疗要点

阿米巴性肝脓肿以非手术治疗为主。应用抗阿米巴药物,加强支持疗法纠正低蛋白、贫血等,无效者穿刺置管闭式引流或手术切开引流,多可获得良好的疗效。

(二)护理诊断及合作性问题

1.营养失调

低于机体需要量,与高代谢消耗或慢性消耗病程有关。

2.急性疼痛

与脓肿内压力过高有关。

3.潜在并发症

合并细菌感染。

(三)护理措施

1.非手术疗法和术前护理

(1)加强支持疗法:给予高蛋白、高热量和高维生素饮食,必要时少量多次输新鲜血、补充丙种球蛋白,增强抵抗力。

(2)正确使用抗阿米巴药物,注意观察药物的不良反应。

2.术后护理

除继续做好非手术疗法护理外,重点做好引流的护理。宜用无菌水封瓶闭式引流,每天更换消毒瓶,接口处保持无菌,防止继发细菌感染。如继发细菌感染需使用抗生素。

(李彩彩)

第十节 胆 道 感 染

胆道感染是指胆囊和/或胆囊壁受到细菌的侵袭而发生炎症反应,胆汁中有细菌生长。胆道感染与胆石症互为因果关系。胆石症可引起胆道梗阻,梗阻可造成胆汁淤滞、细菌繁殖而致胆道感染;胆道反复感染又是胆石形成的致病因素和促发因素。胆道感染为常见疾病,按发病部位可分为胆囊炎和胆管炎。

一、胆囊炎

(一)疾病概述

1.概念

胆囊炎是指发生在胆囊的细菌性和/或化学性炎症。根据发病的缓急和病程的长短分为急性胆囊炎、慢性胆囊炎和慢性胆囊炎急性发作3类。约95%的急性胆囊炎患者合并胆囊结石,称为急性胆石性胆囊炎;未合并胆囊结石者,称为急性非结石性胆囊炎。胆囊炎的发病率很高,仅次于阑尾炎。年龄多见于35岁以后,以40~60岁为高峰。女性发病率约为男性的4倍,肥胖者多于其他体型者。

2.病因

(1)急性胆囊炎是外科常见急腹症,其发病率居于炎性急腹症的第二位,仅次于急性阑尾炎,女性居多。急性胆囊炎的病因复杂,胆囊结石和细菌感染是引发急性胆囊炎的两大重要因素,主要包括以下几点。①胆道阻塞:由于结石阻塞或嵌顿于胆囊管或胆囊颈,导致胆汁排出受阻,胆汁潴留,其中水分吸收而胆汁浓缩,胆汁中的胆汁酸刺激胆囊黏膜而引起水肿、炎症,甚至坏死。

90％～95％的急性胆囊炎与胆石有关,在少数情况下,胰液从胰管和胆总管共同的腔道中反流,也可进入胆囊产生化学性刺激。结石亦可直接损伤受压部位的胆囊黏膜引起炎症。此外,胆囊颈或胆囊管腔的狭窄,或受到管外肿块的压迫也可以导致阻塞。胆管和胆囊颈结石嵌塞是引起急性胆囊炎重要的诱因。②细菌入侵:急性胆囊炎时胆囊胆汁的细菌培养阳性率可高达80％～90％,包括需氧菌与厌氧菌感染,其中大肠埃希菌最为常见。细菌多来源于胃肠道,致病菌通过胆道逆行、直接蔓延或经血液循环和淋巴途径入侵胆囊。结石压迫局部囊壁的静脉,使静脉回流受阻而淤血、出血,以至坏死而引起炎症。③化学性刺激:胆汁酸、逆流的胰液和溶血卵磷脂,对细胞膜有毒性作用和损伤作用。④病毒感染:乙肝病毒可以侵犯许多组织和器官,可以在胆管上皮中复制,对胆道系统有直接的侵害作用。⑤胆囊的血流灌注量不足:如休克和动脉硬化等,可引起胆囊黏膜的局灶性坏死。⑥其他:严重创伤、烧伤后、严重过敏、长期禁食或与胆囊无关的大手术等导致的内脏神经功能紊乱时发生急性胆囊炎。

(2)慢性胆囊炎:大多继发于急性胆囊炎,是急性胆囊炎反复发作的结果。有较多的病例直接由化学刺激引起。胆囊结石或有阻塞常伴有慢性胆囊炎,这些原因不去除,浓缩胆汁长期刺激可造成慢性炎症。结石和慢性胆囊炎的关系尤为密切,约95％的慢性胆囊炎有胆石存在和反复急性发作的病史。

3.病理生理

(1)急性胆囊炎。①急性结石性胆囊炎:当结石致胆囊管梗阻时,胆汁淤积,胆囊内压力升高,胆囊肿大、黏膜充血、水肿,渗出增多;镜下可见血管扩张和炎性细胞浸润,称为急性单纯性胆囊炎。若梗阻未解除或炎症未控制,病情继续发展,病变可累及胆囊壁的全层,胆囊壁充血、水肿加重,出现瘀斑或脓苔,部分黏膜坏死脱落,甚至浆膜液有纤维素和脓性渗出物;镜下可见组织中有广泛的中性粒细胞浸润,黏膜上皮脱落,即为急性化脓性胆囊炎;还可引起胆囊积脓。若梗阻仍未解除,胆囊内压力继续升高,胆囊壁张力增高,导致血液循环障碍时,胆囊组织除上述炎性改变外,整个胆囊呈片状缺血坏死;镜下见胆囊黏膜结构消失,血管内外充满红细胞,即为急性坏疽性胆囊炎。若胆囊炎症继续加重,积脓增多,胆囊内压力增高,在胆囊壁的缺血、坏死或溃疡处极易造成穿孔,会引起胆汁性腹膜炎,穿孔部位常在颈部和底部,如胆囊坏疽穿孔发生过程较慢,周围粘连包裹,则形成胆囊周围脓肿。②急性非结石性胆囊炎:病理过程与急性结石性胆囊炎基本相同,但急性非结石性胆囊炎更容易发生胆囊坏疽和穿孔,约75％的患者发生胆囊坏疽,15％的患者出现胆囊穿孔。

(2)慢性胆囊炎:胆囊炎症和结石的反复刺激,胆囊壁炎性细胞浸润和纤维组织增生,胆囊壁增厚,可与周围组织粘连,甚至出现胆囊萎缩,失去收缩和浓缩胆汁的功能。本病可分为慢性结石性胆囊炎和慢性非结石性胆囊炎两大类,前者占本病的70％～80％,后者占20％～30％。

4.临床表现

(1)急性胆囊炎的临床表现有以下几点。

症状。①腹痛:多数患者有上腹部疼痛史,表现为右上腹阵发性绞痛,常在饱餐、进食油腻食物后或夜间发作,疼痛可放射至右肩及右肩胛下。②消化道症状:患者腹痛发作时常伴恶心、呕吐、厌食等消化道症状。③发热或中毒症状:根据胆囊炎症反应程度的不同,患者可出现不同程度的体温升高和脉搏加速。

体征。①腹部压痛:早期可有右上腹压痛或叩痛。胆囊化脓坏疽时可扪及肿大的胆囊,可有不同程度和不同范围的右上腹压痛,或右季肋部叩痛,墨菲(Murphy)征常为阳性,伴有不同程度的肌紧张,如胆囊张力大时更加明显。腹式呼吸可因疼痛而减弱,常显吸气性抑制。②黄疸:10%～25%的患者可出现轻度黄疸,多见于胆囊炎症反复发作合并 Mirizzi 综合征的患者。

(2)慢性胆囊炎:临床症状常不典型,主要表现为上腹部饱胀不适、厌食油腻和嗳气等消化不良的症状,以及右上腹和肩背部隐痛。多数患者曾有典型的胆绞痛病史。体检可发现右上腹胆囊区压痛或不适感,墨菲征可呈弱阳性,如胆囊肿大,右上腹肋下可及光滑圆性肿块。在并发胆道急性感染时可有寒战、发热等。

5.辅助检查

(1)急性胆囊炎。①实验室检查:血常规检查可见血白细胞计数和中性粒细胞比例升高,部分患者可有血清胆红素、转氨酶、碱性磷酸酶和淀粉酶升高。②影像学检查:B 超检查可显示胆囊肿大,胆囊壁增厚,大部分患者可见胆囊内有结石光团。^{99m}Tc-EHIDA 检查,急性胆囊炎时胆囊常不显影,但不作为常规检查。

(2)慢性胆囊炎:B 超检查是慢性胆囊炎首选的辅助检查方法,可显示胆囊增大,胆囊壁增厚,胆囊腔缩小或萎缩,排空功能减退或消失,并可探知有无结石。此外,CT、MRI、口服胆囊造影、腹部 X 线平片等也是重要的检查手段。

6.主要处理原则

主要为手术治疗,手术时机和手术方式取决于患者的病情。

(1)非手术治疗。①适应证:诊断明确、病情较轻的急性胆囊炎患者;老年人或伴有严重心血管疾病不能耐受手术的患者。在非手术治疗的基础上积极治疗各种并发症,待患者一般情况好转后再考虑择期手术治疗。作为手术前准备的一部分。②常用的非手术治疗措施主要包括禁饮食和/或胃肠减压、纠正水、电解质和酸碱平衡紊乱、控制感染、使用消炎利胆及解痉止痛药物、全身支持、对症处理,还可以使用中药、针刺疗法等。在非手术治疗期间,若病情加重或出现胆囊坏疽、穿孔等并发症应及时进行手术治疗。

(2)手术治疗。①急诊手术适应证:发病在 48～72 小时以内者;经非手术治疗无效且病情加重者;合并胆囊穿孔、弥漫性腹膜炎、急性梗阻性化脓性胆管炎、急性坏死性胰腺炎等严重并发症者;其余患者可根据具体情况择期手术。②手术方式:胆囊切除术,根据病情选择开腹或腹腔镜行胆囊切除术。手术过程中遇到下列情况应同时做胆总管切开探查＋T 管引流术。患者有黄疸史;胆总管内扪及结石或术前 B 超提示肝总管、胆总管结石;胆总管扩张,直径＞1 cm 者;胆总管内抽出脓性胆汁或有胆色素沉淀者;患者合并有慢性复发性胰腺炎者;胆囊造口术,目的是减压和引流胆汁。主要用于年老体弱,合并严重心、肺、肾等内脏器官功能障碍不能耐受手术的患者,或局部炎症水肿、粘连严重导致局部解剖不清者。待病情稳定、局部炎症消退后再根据患者情况决定是否行择期手术治疗。

(二)护理评估

1.术前评估

(1)健康史及相关因素。①一般情况:患者的年龄、性别、职业、居住地及饮食习惯等。②发病的病因和诱因:腹痛的病因和诱因,腹痛发生的时间,是否与饱餐、进食油腻食物及夜间睡眠改变体位有关。③腹痛的性质:是否为突发性腹痛,疼痛的性质是绞痛、隐痛、阵发性或持续性疼痛,有无放射至右肩背部或右肩胛下等。④既往史:有无胆石症、胆囊炎、胆道蛔虫病史;有无胆道手术史;有无消化性溃疡及类似疼痛发作史;有无用药史、过敏史及腹部手术史。

(2)身体评估。①全身:患者有无寒战、发热、恶心、呕吐,有无面色苍白等贫血现象;有无黏膜和皮肤黄染等,有无体重减轻,有无意识及神经系统的其他改变等。②局部:腹痛的部位是位于右上腹还是剑突下,有无全腹疼痛;有无压痛、肌紧张及反跳痛;能否触及胆囊及胆囊肿大的程度,墨菲征是否阳性等。③辅助检查:血常规检查中白细胞计数及中性粒细胞比例是否升高,血清胆红素、转氨酶、碱性磷酸酶及淀粉酶有无升高,B超是否观察到胆囊增大或结石影,^{99m}Tc-EHIDA检查胆囊是否显影,心、肺、肾等器官功能有无异常。

(3)心理-社会评估:了解患者及其家属在疾病治疗过程中的心理反应与需求,家庭及社会支持情况,心理承受程度及对治疗的期望等,引导患者正确配合疾病的治疗与护理。

2.术后评估

(1)手术中情况:了解手术的方式和手术范围,如是胆囊切除还是胆囊造口术,是开腹还是腹腔镜;术中有无行胆总管探查,术中出血量及输血、补液情况;有无留置引流管及其位置和目的。

(2)术后病情:术后生命体征及手术切口愈合情况;T管及其他引流管引流情况,包括引流液的量、颜色、性质等;对老年患者尤其要评估其呼吸及循环功能等状况。

(3)心理-社会评估:患者及其家属对术后和术后康复的认知和期望。

(三)主要护理诊断(问题)

1.疼痛

与胆囊结石突然嵌顿、胆汁排空受阻致胆囊强烈收缩或继发胆囊感染、术后伤口疼痛有关。

2.有体液不足的危险

与恶心、呕吐、不能进食和手术前后需要禁食有关。

3.潜在并发症

胆囊穿孔、感染等。

(四)护理措施

1.减轻或控制疼痛

根据疼痛的程度,采取非药物或药物方法止痛。

(1)卧床休息:协助患者采取舒适体位,指导其有节律的深呼吸,达到放松和减轻疼痛的效果。

(2)合理饮食:病情较轻且决定采取非手术治疗的急性胆囊炎患者,指导其清淡饮食,忌食油腻食物;病情严重需急诊手术的患者予以禁食和胃肠减压,以减轻腹胀和腹痛。

(3)药物止痛:对诊断明确的剧烈疼痛者,可遵医嘱通过口服、注射等方式给予消炎利胆、解痉或止痛药,以缓解疼痛。

(4)控制感染:遵医嘱及时合理应用抗生素。通过控制胆囊炎症,减轻胆囊肿胀和胆囊压力达到减轻疼痛的效果。

2.维持体液平衡

对于禁食患者,根据医嘱经静脉补充足够的热量、氨基酸、维生素、水、电解质等,以维持水、电解质及酸碱平衡。对能进食、进食量不足者,指导和鼓励其进食高蛋白、高碳水化合物、高维生素和低脂饮食,以保持良好的营养状态。

3.并发症的预防和护理

(1)加强观察:严密观察患者的生命体征变化,了解腹痛的程度、性质、发作的时间、诱因及缓解的相关因素和腹部体征的变化。若腹痛进行性加重,且范围扩大,出现压痛、反跳痛、肌紧张等,同时伴有寒战、高热的症状,提示胆囊穿孔或病情加重。

（2）减轻胆囊内压力：遵医嘱应用敏感抗菌药，以有效控制感染，减轻炎性渗出，达到减少胆囊内压力、预防胆囊穿孔的目的。

（3）及时处理胆囊穿孔：一旦发生胆囊穿孔，应及时报告医师，并配合做好紧急手术的准备。

（五）护理评价

（1）患者腹痛得到缓解，能叙述自我缓解疼痛的方法。

（2）患者在禁食期间得到相应的体液补充。

（3）患者没有发生胆囊穿孔或能及时发现和处理已发生的胆囊穿孔。

（4）疾病愈合良好，无并发症发生。

（5）患者对疾病的心理压力得到及时的调适与干预。依从性较好，并对疾病的治疗和预防有一定的了解。

二、急性梗阻性化脓性胆管炎

（一）疾病概述

1.概念

急性梗阻性化脓性胆管炎又称急性重症胆管炎，是在胆道梗阻基础上并发的急性化脓性细菌感染，急性胆管炎和急性梗阻性化脓性胆管炎是同一疾病的不同发展阶段。

2.病因

（1）胆道梗阻：最常见的原因为胆道结石性梗阻。此外，胆道蛔虫、胆管狭窄、吻合口狭窄、胆管及壶腹部肿瘤等亦可引起胆道梗阻而导致急性化脓性炎症。胆道发生梗阻时，胆盐不能进入肠道，易造成细菌移位。

（2）细菌感染：胆道内细菌多来源于胃肠道，其感染途径可经十二指肠逆行进入胆道，或小肠炎症时，细菌经门静脉系统入肝到达胆道引起感染。可以是单一菌种感染，也可是两种以上的菌种感染。以大肠埃希菌、变形杆菌、克雷伯杆菌、铜绿假单胞菌等革兰阴性杆菌多见。近年来，厌氧菌及革兰阳性球菌在胆道感染中的比例有增高的趋势。

3.病理生理

急性梗阻性化脓性胆管炎的基本病理改变是胆管梗阻、肝实质及胆道系统胆汁淤滞和胆管内化脓性感染。胆管梗阻及随之而来的胆道感染造成梗阻以上胆管扩张、胆管壁黏膜肿胀，使梗阻进一步加重并趋向完全性；胆管内压力升高，胆管壁充血、水肿、炎性细胞浸润及溃疡形成，管腔内逐渐充满脓性胆汁或脓液，使胆管内压力继续升高，当胆管内压力超过4.0 kPa（40 cmH$_2$O）时，肝细胞停止分泌胆汁，胆管内脓性胆汁及细菌逆流，引起肝内胆管及肝细胞化脓性感染；若感染进一步加重，可使肝细胞发生大片坏死；胆小管破溃后形成胆小管与肝动脉或门静脉瘘，可在肝内形成多发性脓肿及胆道出血；大量细菌和毒素还可经肝静脉进入人体循环引起全身化脓性感染和多器官功能损害，甚至引起全身脓毒血症或感染性休克，严重者可导致多器官功能障碍综合征（multiple organ dysfunction syndrome，MODS）或多器官功能衰竭。

4.临床表现

多数患者有胆道疾病史，部分患者有胆道手术史。本病发病急骤，病情进展迅速，除了具有急性胆管炎的 Charcot 三联症（腹痛、寒战高热、黄疸）外，还有休克及中枢神经系统受抑制的表现，即 Reynolds 五联征。

（1）症状。①腹痛：患者常表现为突发的剑突下或右上腹持续性疼痛，可阵发性加重，并向右肩胛下及腰背部放射。腹痛及其程度可因梗阻的部位不同而有差异。肝内梗阻者疼痛较轻,肝外梗阻时症状明显。②寒战、高热:体温持续升高达39～40 ℃或更高,呈弛张热热型。③胃肠道症状:多数患者伴恶心、呕吐、黄疸。

(2)体征。①腹部压痛或腹膜刺激征:剑突下或右上腹部可有不同程度和不同范围的压痛或腹膜刺激征,可有肝大及肝区叩痛,可扪及肿大的胆囊。②黄疸:多数患者可出现不同程度的黄疸,若仅为一侧胆管梗阻可不出现黄疸。③神志改变:主要表现为神志淡漠、烦躁、谵妄或嗜睡、神志不清,甚至昏迷,病情严重者可在短期内出现感染性休克表现。④休克表现:呼吸急促、出冷汗、脉搏细速,可达120 次/分以上,血压在短时间内迅速下降,可出现全身发绀或皮下瘀斑。

5.辅助检查

(1)实验室检查:血常规检查可见白细胞计数升高,可超过$20×10^9/L$;中性粒细胞比例明显升高;细胞质内可出现中毒颗粒;凝血酶原时间延长;血生化检查可见肝功能损害、电解质紊乱和尿素氮增高等;血气分析检查可提示血氧分压降低和代谢性酸中毒的表现。尿常规检查可发现蛋白及颗粒管型。寒战时做血培养,多有细菌生长。

(2)影像学检查:B超是主要的辅助检查方法。B超检查可显示肝和胆囊肿大,胆囊壁增厚。肝、内外胆管扩张及胆管内结石光团伴声影。必要时可行 CT、ERCP、MRCP、PTC 等检查,以了解梗阻部位、程度、结石大小和数量等。

6.主要处理原则

紧急手术解除胆道梗阻并引流,尽早而有效降低胆管内压力,积极控制感染和抢救患者生命。

(1)非手术治疗:既是治疗手段又是手术前准备。在严密观察下进行,若非手术治疗期间症状不能缓解或病情进一步加重,则应紧急手术治疗。主要措施:①禁食、持续胃肠减压及解痉止痛。②抗休克治疗:建立通畅的静脉输液通道,加快补液扩容,恢复有效循环血量;及时应用肾上腺皮质激素,必要时使用血管活性药物;纠正水、电解质酸碱平衡紊乱。③抗感染治疗:联合应用足量、有效、广谱、并对肝、肾毒性小的抗菌药物。④其他:包括吸氧、降温、支持治疗等,以保护重要内脏器官功能。⑤引流:非手术方法进行胆管减压引流,如 PTCD、经内镜鼻胆管引流术(endoscopic nasobiliary drainage,ENAD)等。

(2)手术治疗:主要目的是解除梗阻、胆道减压,挽救患者生命。手术力求简单而有效。多采用胆总管切开减压加 T 管引流术。术中注意肝内胆管是否引流通畅,以防形成多发性肝脓肿。若病情无改善,应及时手术治疗。

(二)护理评估

1.术前评估

(1)健康史及相关因素。①发病情况:是否为突然发病,有无表现为起病急、症状重、进展快的特点。②发病的病因和诱因:此次发病与饮食、活动的关系,有无肝内、外胆管结石或胆囊炎反复发作史,有无类似疼痛史等。③病情及其程度:是否表现为急性病容,有无神经精神症状,是否为短期内即出现感染性休克的表现。④既往史:有无胆道手术史;有无用药史、过敏史及腹部手术史。

(2)身体状况。①全身及生命体征(T、P、R、BP):患者是否在发病初期即出现畏寒发热,体温持续升高至39～40 ℃或更高;有无伴呼吸急促、出冷汗、脉搏细速及血压在短时间内迅速下降等;患者有无巩膜及皮肤黄染及黄染的程度;有无神志改变的表现,如神志淡漠、谵妄或嗜睡、神志不清甚至昏迷等;有无感染、中毒的表现,如全身皮肤湿冷、发绀和皮下瘀斑等。②局部:腹痛的部位、性质、程度及有无放射痛等;肝区有无压痛、叩击痛;腹膜刺激征是否为阳性;腹部有无不对称性肿大等。③辅助检查:血常规检查白细胞计数升高及中性粒细胞比例是否明显升高;细胞质内是否出现中毒颗粒;尿常规检查有无异常;凝血酶原时间有无延长;血生化检查是否提示肝功能损害、电解质紊乱、代谢性酸中毒及尿素氮增高等;血气分析检查是否提示血氧分压降低。B超及其他影像学检查是否提示肝和胆囊肿大,肝、内外胆管扩张和结石。心、肺、肾等器官功能有无异常。

(3)心理和社会支持状况:了解患者和家属对疾病的认知、家庭经济状况、心理承受程度及对治疗的期望。

2.术后评估

(1)手术中情况:了解术中胆总管探查及解除梗阻、胆道减压、胆汁引流情况;术中患者生命体征是否平稳;肝内、外胆管结石清除及引流情况;有无多发性肝脓肿及处理情况;各种引流管放置位置和目的等。

(2)术后病情:术后生命体征及手术切口愈合情况,T管及其他引流管引流情况等。

(3)心理-社会评估:患者及其家属对术后康复的认知和期望程度。

(三)主要护理诊断(问题)

1.疼痛

与胆道梗阻、胆管扩张及手术后伤口疼痛有关。

2.体液不足

与呕吐、禁食、胃肠减压及感染性休克有关。

3.体温过高

与胆道梗阻并继发感染有关。

4.低效性呼吸困难

与感染中毒有关。

5.潜在并发症

胆道出血、胆瘘、多器官功能障碍或衰竭。

(四)护理措施

1.减轻或控制疼痛

根据疼痛的程度,采取非药物或药物方法止痛。

(1)卧床休息:协助患者采取舒适体位,指导其有节律的深呼吸,达到放松和减轻疼痛的效果。

(2)合理饮食:病情较轻且决定采取非手术治疗的急性胆囊炎患者,指导其清淡饮食,忌食油腻食物;病情严重需急诊手术的患者予以禁食和胃肠减压,以减轻腹胀和腹痛。

(3)解痉镇痛:对诊断明确的剧烈疼痛者,可遵医嘱通过口服、注射等方式给予消炎利胆、解痉或止痛药,以缓解疼痛。

(4)控制感染:遵医嘱及时合理应用抗生素。通过控制胆囊炎症,减轻胆囊肿胀和胆囊压力达到减轻疼痛的效果。

2.维持体液平衡

(1)加强观察:严密观察患者的生命体征和循环功能,如脉搏、血压、CVP和每小时尿量等,以及时准确记录出入水量,为补液提供可靠依据。

(2)补液扩容:对于休克患者应迅速建立静脉输液通路,补液扩容,尽快恢复血容量。遵医嘱及时给予肾上腺皮质激素,必要时应用血管活性药物,以改善和保证组织器官的血流灌注及供氧。

(3)纠正水、电解质、酸碱平衡紊乱:根据病情、CVP、胃肠减压及每小时尿量等情况,确定补液的种类和输液量,合理安排输液的顺序和速度,维持水、电解质及酸碱平衡。

3.降低体温

(1)物理降温:温水擦浴、冰敷等物理方法。

(2)药物降温:在物理降温的基础上,根据病情遵医嘱通过口服、注射或其他途径给予药物降温。

(3)控制感染:遵医嘱联合应用足量有效的广谱抗生素,以有效控制感染,使体温恢复正常。

4.维持有效呼吸

(1)加强观察:密切观察患者的呼吸频率、节律和深浅度;动态监测血氧饱和度的变化,定期进行动脉血气分析检查,以了解患者的呼吸功能状况。若患者呼吸急促、血氧饱和度下降、氧分压降低,提示患者呼吸功能受损。

(2)采取合适体位:协助患者卧床休息,减少耗氧量。非休克患者取半卧位,使腹肌放松、膈肌下降,有助于改善呼吸和减轻疼痛。半卧位还可促使腹腔内炎性渗出物局限于盆腔,减轻中毒症状。休克患者应取头低足高位。

(3)禁食和胃肠减压:禁食可减少消化液的分泌,减轻腹部胀痛。通过胃肠减压,可吸出胃内容物,减少胃内积气和积液,从而达到减轻腹胀、避免膈肌抬高和改善呼吸功能的效果。

(4)解痉镇痛:对诊断明确的剧烈疼痛患者,可遵医嘱给予消炎利胆、解痉或止痛药,以缓解疼痛,利于平稳呼吸,尤其是腹式呼吸。

(5)吸入氧气:根据患者呼吸的频率、节律、深浅度及血气分析情况选择给氧的方式和确定氧气流量和浓度,如可通过鼻导管、面罩、呼吸机辅助等方法给氧,以维持患者正常的血氧饱和度及动脉血氧分压,改善缺氧症状,保证组织器官的氧气供给。

5.营养支持

(1)术前:不能进食或禁食及胃肠减压的患者,可从静脉补充能量、氨基酸、维生素、水、电解质等,以维持和改善营养状况。对凝血机制障碍的患者,遵医嘱给予维生素 K_1 肌内注射。

(2)术后:在患者恢复进食前或进食量不足时,仍需从胃肠外途径补充营养素;当患者恢复进食后,应鼓励患者从清流饮食逐步转为进食高蛋白、高碳水化合物、高维生素和低脂饮食。

6.并发症的预防和护理

(1)加强观察:包括神志、生命体征、每小时尿量、腹部体征及引流液的量、颜色、性质,同时注意血常规、电解质、血气分析和心电图等检查结果的变化。若 T 管引流液呈血性,伴腹痛、发热等症状,应考虑胆道出血;若腹腔引流液呈黄绿色胆汁样,应警惕胆瘘的可能;若患者出现神志淡漠,黄疸加深,每小时尿量减少或无尿,肝、肾功能异常,血氧分压降低或代谢性酸中毒及凝血酶原时间延长等,提示多器官功能障碍或衰竭,应及时报告医师,并协助处理。

(2)加强腹壁切口、引流管和 T 管护理。

(3)加强支持治疗:患者发生胆瘘时,在观察并准确记录引流液的量、颜色的基础上,遵医嘱补充水、电解质及维生素,以维持水、电解质平衡;鼓励患者进食高蛋白、高碳水化合物、高维生素和低脂易消化饮食,防止因胆汁丢失影响消化吸收而造成营养障碍。

(4)维护器官功能:一旦出现多器官功能障碍或衰竭的征象,应立即与医师联系,并配合医师采取相应的急救措施。

(五)护理评价

(1)患者及时得到补液,体液代谢维持平衡。

(2)患者感染得到有效控制,体温恢复正常。

(3)患者能维持有效呼吸,没有发生低氧血症或发生后得到及时发现和纠正。

(4)患者的营养状况得到改善或维持。

(5)患者没有发生胆道出血、胆瘘及多器官功能障碍或衰竭等并发症,或发生后得到及时发现和处理。

(李彩彩)

第十一节 胆 囊 结 石

一、概述

胆囊结石是指原发于胆囊的结石,是胆石症中最多的一种疾病。近年来随着卫生条件的改善及饮食结构的变化,胆囊结石的发病率呈升高趋势,已高于胆管结石。胆囊结石以女性多见,男女之比为 1:(3~4);其以胆固醇结石或以胆固醇为主要成分的混合性结石为主。少数结石可经胆囊管排入胆总管,大多数存留于胆囊内,且结石越聚越大,可呈多颗小米粒状,在胆囊内可存在数百粒小结石,也可呈单个巨大结石;有些终身无症状而在尸检中发现(静止性胆囊结石),大多数反复发作腹痛症状,一般小结石容易嵌入胆囊管发生阻塞引起胆绞痛症状,发生急性胆囊炎。

二、诊断

(一)症状

1.胆绞痛

胆绞痛是胆囊结石并发急性胆囊炎时的典型表现,多在进油腻食物后胆囊收缩,结合移位并嵌顿于胆囊颈部,胆囊压力升高后强力收缩而发生绞痛。小结石通过胆囊管或胆总管时可发生典型的胆绞痛,疼痛位于右上腹,呈阵发性,可向右肩背部放射,伴恶心、呕吐,呕吐物为胃内容物,吐后症状并不减轻。存留在胆囊内的大结石堵塞胆囊腔时并不引起典型的胆绞痛,故胆绞痛常反映结石在胆管内的移动。急性发作特别是坏疽性胆囊炎时还可出现高热、畏寒等显著的感染症状,严重病例由于炎性渗出或胆囊穿孔可引起局限性腹膜炎,从而出现腹膜刺激症状。胆囊结石一般无黄疸,但 30% 的患者因伴有胆管炎或肿大的胆囊压迫胆管,肝细胞损害时也可有一过性黄疸。

2.胃肠道症状

大多数慢性胆囊炎患者有不同程度的胃肠道功能紊乱,表现为右上腹隐痛不适、厌油、进食后上腹饱胀感,常被误认为"胃病"。有近半数的患者早期无症状,称为静止性胆囊结石,此类患者在长期随访中仍有部分出现腹痛等症状。

(二)体征

1.一般情况

无症状期间患者大多一般情况良好,少数急性胆囊炎患者在发作期可有黄疸,症状重时可有感染中毒症状。

2.腹部情况

如无急性发作,患者腹部常无明显异常体征,部分患者右上腹可有深压痛;急性胆囊炎患者可有右上腹饱满、呼吸运动受限、右上腹触痛及肌紧张等局限性腹膜炎体征,墨菲征阳性。有1/3～1/2的急性胆囊炎患者,在右上腹可扪及肿大的胆囊或由胆囊与大网膜粘连形成的炎性肿块。

(三)检查

1.化验检查

胆囊结石合并急性胆囊炎有血液白细胞升高,少数患者谷丙转氨酶也升高。

2.B超检查

B超检查简单易行,价格低廉,且不受胆囊大小、功能、胆管梗阻或结石含钙多少的影响,诊断正确率可达96％以上,是首选的检查手段。典型声像特征是胆囊腔内有强回声光团并伴声影,改变体位时光团可移动。

3.胆囊造影

能显示胆囊的大小及形态并了解胆囊收缩功能,但易受胃肠道功能、肝功能及胆囊管梗阻的影响,应用很少。

4.X线检查

腹部X线平片对胆囊结石的显示率为10％～15％。

5.十二指肠引流

有无胆汁可确定是否有胆囊管梗阻,胆汁中出现胆固醇结晶提示结石存在,但此项检查目前已很少用。

6.CT、MRI、ERCP、PTC检查

在B超不能确诊或者怀疑有肝内胆管、肝外胆管结石或胆囊结石术后多年复发又疑有胆管结石者,可酌情选用其中某一项或几项诊断方法。

(四)诊断要点

1.症状

20％～40％的胆囊结石可终生无症状,称"静止性胆囊结石"。有症状的胆囊结石的主要临床表现:进食后,特别是进油腻食物后,出现上腹部或右上腹部隐痛不适、饱胀,伴嗳气、呃逆等。

2.胆绞痛

胆囊结石的典型表现,疼痛位于上腹部或右上腹部,呈阵发性,可向肩胛部和背部放射,多伴恶心、呕吐。

3.Mirizzi综合征

持续嵌顿和压迫胆囊壶腹部和颈部的较大结石,可引起肝总管狭窄或胆囊管瘘,以及反复发作的胆囊炎、胆管炎及梗阻性黄疸,称"Mirizzi综合征"。

4.墨菲征

右上腹部局限性压痛、肌紧张,阳性。

5.B超检查

胆囊暗区有一个或多个强回声光团,并伴声影。

(五)鉴别诊断

1.肾绞痛

胆绞痛需与肾绞痛相鉴别,后者疼痛部位在腰部,疼痛向外生殖器放射,伴有血尿,可有尿路刺激症状。

2.胆囊非结石性疾病

胆囊良、恶性肿瘤、胆囊息肉样病变等,B超、CT等影像学检查可提供鉴别线索。

3.胆总管结石

可表现为高热、黄疸、腹痛,超声等影像学检查可以鉴别,但有时胆囊结石可与胆总管结石并存。

4.消化性溃疡性穿孔

多有溃疡病史,腹痛发作突然并很快波及全腹,腹壁呈板状强直,腹部X线平片可见膈下游离气体。较小的十二指肠穿孔,或穿孔后很快被网膜包裹,形成一个局限性炎性病灶时,易与急性胆囊炎混淆。

5.内科疾病

一些内科疾病如肾盂肾炎、右侧胸膜炎、肺炎等,亦可发生右上腹疼痛症状,若注意分析不难获得正确的诊断。

三、治疗

(一)一般治疗

饮食宜清淡,防止急性发作,对无症状的胆囊结石应定期B超随诊;伴急性炎症者宜进食,注意维持水、电解质平衡,并静脉应用抗生素。

(二)药物治疗

溶石疗法服用鹅去氧胆酸或熊去氧胆酸对胆固醇结石有一定溶解效果,主要用于胆固醇结石。但此种药物有肝毒性,服药时间长,反应大,价格贵,停药后结石易复发。其适应证:胆囊结石直径在2 cm以下;结石为含钙少的X线能够透过的结石;胆囊管通畅;患者的肝脏功能正常,无明显的慢性腹泻史。目前多主张采取熊去氧胆酸单用或与鹅去氧胆酸合用,不主张单用鹅去氧胆酸。鹅去氧胆酸总量为15 mg/(kg·d),分次口服。熊去氧胆酸为8～10 mg/(kg·d),分餐后或晚餐后2次口服。疗程1～2年。

(三)手术治疗

对于无症状的静止胆囊结石,一般认为无须施行手术切除胆囊。但有下列情况时,应进行手术治疗:①胆囊造影胆囊不显影;②结石直径超过2 cm;③并发糖尿病且在糖尿病已控制时;④老年人或有心肺功能障碍者。

腹腔镜胆囊切除术适于无上腹创伤及手术史者,无急性胆管炎、胰腺炎和腹膜炎及腹腔脓肿的患者。对并发胆总管结石的患者应同时行胆总管探查术。

1.术前准备

择期胆囊切除术后引起死亡的最常见原因是心血管疾病。这强调了详细询问病史发现心绞痛和仔细进行心电图检查注意有无心肌缺血或以往心肌梗死证据的重要性。此外还应寻找脑血管疾病特别是一过性缺血发作的症状。若病史阳性或有问题时应做非侵入性颈动脉血流检查。此时对择期胆囊切除术应当延期,按照指征在冠状动脉架桥或颈动脉重新恢复血管流通后施行。除心血管病外,引起择期胆囊切除术后第 2 位的死亡原因是肝胆疾病,主要是肝硬化。除术中出血外,还可发生肝功能衰竭和败血症。自从在特别挑选的患者中应用预防性措施以来,择期胆囊切除术后感染中毒性并发症的发生率已有显著下降。慢性胆囊炎患者胆汁内的细菌滋生率占 10%～15%;而在急性胆囊炎消退期患者中则高达 50%。细菌菌种为肠道菌如大肠埃希菌、产气克雷伯杆菌和粪链球菌,其次也可见到产气荚膜杆菌、类杆菌和变形杆菌等。胆管内细菌的发生率随年龄而增长,故主张年龄在 60 岁以上、曾有过急性胆囊炎发作刚恢复的患者,术前应预防性使用抗生素。

2.手术治疗

对有症状胆囊症已成定论的治疗是腹腔镜胆囊切除术。虽然此技术的常规应用时间尚短,但是其结果十分突出,以致仅在不能施行腹腔镜手术或手术不安全时,才选用开腹胆囊切除术,包括无法安全地进入腹腔完成气腹,或者由于腹内粘连,或者解剖异常不能安全地暴露胆囊等。外科医师在遇到胆囊和胆管解剖不清及遇到止血或胆汁渗漏而不能满意地控制时,应当及时中转开腹。目前,中转开腹率在 5% 以下。

(四)其他治疗

体外震波碎石适用于胆囊内胆固醇结石,直径不超过 3 cm,且胆囊具收缩功能。治疗后部分患者可发生急性胆囊炎或结石碎片进入胆总管而引起胆绞痛和急性胆管炎,此外碎石后仍不能防止结石的复发。因并发症多,疗效差,现已基本不用。

四、护理

(一)术前护理

1.饮食

指导患者选用低脂肪、高蛋白质、高糖饮食。因为脂肪饮食可促进胆囊收缩排出胆汁,加剧疼痛。

2.术前用药

严重的胆石症发作性疼痛可使用镇痛剂和解痉剂,但应避免使用吗啡,因吗啡有收缩胆总管的作用,可加重病情。

3.病情观察

应注意观察胆石症急性发作患者的体温、脉搏、呼吸、血压、尿量及腹痛情况,以及时发现有无感染性休克征兆。注意患者皮肤有无黄染及粪便颜色变化,以确定有无胆管梗阻。

(二)术后护理

1.症状观察及护理

定时监测患者生命体征的变化,注意有无血压下降、体温升高及尿量减少等全身中毒症状,以及时补充液体,保持出入量平衡。

2."T"形管护理

胆总管切开放置"T"形管的目的是为了引流胆汁,使胆管减压:①"T"形管应妥善固定,防止扭曲、脱落;②保持"T"形管无菌,每天更换引流袋,下地活动时引流袋应低于胆囊水平,避免胆汁回流;③观察并记录每天胆汁引流量、颜色及性质,防止胆汁淤积引起感染;④拔管:如果"T"形管引流通畅,胆汁色淡黄、清澄、无沉渣且无腹痛无发热等症状,术后10~14天可夹闭管道。开始每天夹闭2~3小时,无不适可逐渐延长时间,直至全日夹管。在此过程中要观察患者有无体温增高、腹痛、恶心、呕吐及黄疸等。经"T"形管造影显示胆管通畅后,再引流2~3天,以及时排出造影剂。经观察无特殊反应,可拔除"T"形管。

(三)健康指导

(1)进少油腻、高维生素、低脂饮食。烹调方式以蒸煮为宜,少吃油炸类的食物。

(2)适当体育锻炼,提高机体抵抗力。

(李彩彩)

第十二节　结直肠息肉

凡从黏膜表面突出到肠腔的息肉状病变,在未确定病理性质前均称为息肉。分为腺瘤性息肉和非腺瘤性息肉两类,腺瘤性息肉上皮增生活跃,多伴有上皮内瘤变,可以恶变成腺癌;非腺瘤性息肉一般不恶变,但如伴有上皮内瘤变则也可恶变。结直肠息肉是一种癌前病变,近年来随着生活条件和饮食结构的改变,结直肠息肉发展为癌性病变的发病率也呈增高趋势。其发生率随年龄增加而上升,男性多见。临床上以结肠和直肠息肉为最多,小肠息肉较少,可分为单个或多个。小息肉一般无症状,大的息肉可有出血、黏液便及直肠刺激症状。息肉可采用经肠镜下切除,经腹或经肛门切除等多种方法进行治疗。

一、病因与发病机制

(一)感染

炎性息肉与肠道慢性炎症有关,腺瘤性息肉的发生可能与病毒感染有关。

(二)年龄

结直肠息肉的发病率随年龄增大而增高。

(三)胚胎异常

幼年性息肉病多为错构瘤,可能与胚胎发育异常有关。

(四)生活习惯

低食物纤维饮食与结直肠息肉有关,吸烟与腺瘤性息肉有密切关系。

(五)遗传

某些息肉病的发生与遗传有关,如家族性腺瘤性息肉病(FAP)。

二、临床表现

根据息肉生长的部位、大小、数量多少,临床表现不同。

（1）多数结直肠息肉患者无明显症状，部分患者可有间断性便血或大便表面带血，多为鲜红色；继发炎症感染可伴多量黏液或黏液血便；可有里急后重；便秘或便次增多。长蒂息肉较大时可引致肠套叠；息肉巨大或多发者可发生肠梗阻；长蒂且位置近肛门者息肉可脱出肛门。

（2）少数患者可有腹部闷胀不适、隐痛或腹痛症状。

（3）伴发出血者可出现贫血，出血量较大时可出现休克状态。

三、辅助检查

（1）直肠指诊可触及低位息肉。

（2）肛镜、直肠镜或纤维结肠镜可直视到息肉。

（3）钡灌肠可显示充盈缺损。

（4）病理检查明确息肉性质，排除癌变。

四、治疗要点

结直肠息肉是临床常见的、多发的一种疾病，因为其极易引起癌变，在临床诊疗过程中，一旦确诊就应及时切除。结直肠息肉完整的治疗方案应该包括：正确选择首次治疗方法，确定是否需要追加肠切除，以及术后随访等三部分连续的过程。

（一）微创治疗（内镜摘除）

随着现代医疗技术的不断发展和进步，结肠镜检查和治疗结直肠息肉已经成为一种常见的诊疗手段，由于其方便、安全、有效，被越来越多的医护工作者和患者所接受。但内镜下治疗结直肠息肉依然存在着术后病情复发及穿孔、出血等手术并发症。符合内镜下治疗指征的息肉可行内镜下切除，并将切除标本送病理检查。直径<2 cm 的结直肠息肉，外观无恶性表现者，一律予以切除；<0.3 cm 息肉，以电凝器凝除；对于>0.3 cm 且<2 cm 的结直肠息肉，或息肉体积较大，但蒂部<2 cm 者可行圈套器高频电凝电切除术。

（二）手术治疗

息肉有恶变倾向或不符合内镜下治疗指征，或内镜切除后病理发现有残留病变或癌变，则需手术治疗。距肛缘 8 cm 以下且直径≥2 cm 的单发直肠息肉可以经肛门摘除；距肛缘 8 cm 以上盆腹膜反折以下的直径≥2 cm 单发直肠息肉者可以经切断肛门括约肌入路或经骶尾入路直肠切开行息肉局部切除术；息肉直径≥2 cm 的长蒂、亚蒂或广基息肉，经结肠镜切除风险大，需行经腹息肉切除，术前钛夹定位或术中结肠镜定位。

（三）药物治疗

如有出血，给予止血，并根据出血量多少进行相应处置。

五、护理诊断

（一）焦虑与恐惧

与担忧预后有关。

（二）急性疼痛

急性疼痛与血栓形成、术后创伤等有关。

（三）便秘

便秘与不良饮食、排便习惯等有关。

(四)潜在并发症

贫血、创面出血、感染等。

六、护理措施

(1)电子结肠镜检查及经电子结肠镜息肉电切前1天进半流质、少渣饮食,检查及治疗前4～5小时口服复方聚乙二醇电解质散行肠道准备,术前禁食。如患者检查前所排稀便为稀薄水样,说明肠道准备合格;如所排稀便为粪水,或混有大量粪渣,说明肠道准备差,可追加清洁灌肠或重新预约检查,待肠道准备合格后再行检查或治疗。

(2)肠镜下摘除息肉后应卧床休息,以减少出血并发症,息肉<1 cm的患者手术后卧床休息6小时,1周内避免紧张、情绪激动和过度活动,息肉>1 cm的患者应卧床休息4天,2周内避免过度体力活动和情绪激动。注意观察有无活动性出血、呕血、便血,有无腹胀、腹痛及腹膜刺激症状,有无血压、心率等生命体征的改变。

(3)结直肠息肉内镜下摘除术后即可进流质或半流质饮食,1周内忌食粗糙食物。禁烟酒及干硬刺激性食物,防止肠胀气和疼痛的发生。避免便秘摩擦使结痂过早脱落引起出血。

七、护理评价

通过治疗与护理,患者是否情绪稳定,能配合各项诊疗和护理;疼痛得到缓解;术后并发症得到预防,或被及时发现和处理。

八、健康教育

(一)饮食指导
多食新鲜蔬菜、水果等含膳食纤维高的食物,少吃油炸、烟熏和腌制的食物。

(二)生活指导
保持健康的生活方式;增加体育锻炼,增强免疫力,戒烟酒。

(三)随访
单个腺瘤性息肉切除,术后第1年随访复查,如检查阴性者则每3年随访复查一次。多个腺瘤切除或腺瘤>20 mm伴不典型增生,则术后6个月随访复查一次,阴性则以后每年随访复查一次,连续两次阴性者则改为3年随访复查一次,随访复查时间不少于15年。

(徐桂青)

第十三节 直肠脱垂

直肠脱垂可分为直肠外脱垂和直肠内脱垂。脱垂的直肠如果超出了肛缘即直肠外脱垂直肠内脱垂指直肠黏膜层或全层套入远端直肠腔或肛管内而未脱出肛门的一种疾病。直肠内脱垂又称不完全直肠脱垂、隐性直肠脱垂。由于直肠黏膜松弛脱垂,特别是全层脱垂,可导致直肠容量适应性下降,排便困难、大便失禁和直肠孤立性溃疡等。直肠内脱垂是出口梗阻型便秘的最常见临床类型,31%～40%的排便异常患者排便造影检查可发现直肠内脱垂。

一、病因与发病机制

解剖因素，腹压增高，其他内痔或直肠息肉经常脱出，向下牵拉直肠黏膜，造成直肠黏膜脱垂。影像学及临床观察结果等均表明直肠内脱垂和直肠外脱垂的变化相似，手术所见盆腔组织器官变化基本相似；因此，多数学者认为两者是同一疾病的不同阶段，直肠外脱垂是直肠内脱垂进一步发展的结果。

二、临床表现

排便梗阻感、肛门坠胀、排便次数增多、排便不尽感，排便时直肠由肛门脱出，严重时不仅排便时脱出，在腹压增高时均可脱出，大便失禁、肛门瘙痒。黏液血便、腹痛、腹泻及相应的排尿障碍症状等。

三、辅助检查

（一）肛门直肠指检

指检时可触及直肠壶腹部黏膜折叠堆积、柔软光滑、上下移动，内脱垂的部分与肠壁之间可有环状沟。典型病例在直肠指检时让患者做排便动作，可触及套叠环。

（二）肛门镜检查

了解直肠黏膜是否存在炎症或孤立性溃疡及痔疮。

（三）结肠镜及钡餐

排除大肠肿瘤、炎症等其他器质性疾病。

（四）排粪造影

排粪造影是诊断直肠内脱垂的主要手段，可以明确内脱垂的类型是直肠黏膜脱垂还是全层脱垂；明确内脱垂的部位：是高位、中位、低位；并可显示黏膜脱垂的深度。排粪造影的典型表现是直肠壁向远侧肠腔脱垂，肠腔变窄，近侧直肠进入远端的直肠和肛管，而鞘部呈杯口状。并常伴有盆底下降、直肠前突和耻骨直肠肌痉挛等。典型的影像学改变：直肠前壁脱垂、直肠全环内脱垂、肛管内直肠脱垂。

（五）盆腔多重造影

能准确全面了解是否伴有复杂性盆底功能障碍及伴随盆底疝的直肠内脱垂。

（六）肌电图检查

肌电图是通过记录神经肌肉的生物电活动，从电生理角度来判断神经肌肉的功能变化，对判断括约肌、肛提肌的神经电活动情况有重要参考价值。

（七）直肠肛门测压

了解肛管的功能状态。

四、治疗要点

（一）非手术治疗

1.建立良好的排便习惯

让患者了解直肠脱垂发生、发展的原因，认识到过度用力排便会加重直肠脱垂和盆底肌肉神经的损伤。在排便困难时，应避免过度用力，避免排便时间过久。

2.提肛锻炼

直肠内脱垂多伴有盆底肌肉松弛,盆底下降,甚至阴部神经的牵拉损伤。坚持定期进行膝胸位下进行提肛锻炼,可增强盆底肌肉及肛门括约肌的力量。

3.饮食调节

多食富含纤维素的水果、蔬菜,多饮水,每天2 000 mL以上;必要时可口服润滑油或缓泻剂,使粪便软化易于排出。

（二）手术治疗

1.直肠黏膜下注射术

治疗部分脱垂的患者,按前后左右四点注射至直肠黏膜下,每点注药1～2 mL。注射到直肠周围可治疗完全性脱垂,造成无菌炎症,使直肠固定。

2.脱垂黏膜切除术

对部分性黏膜脱垂患者,将脱出黏膜作切除缝合。

3.肛门环缩术

在肛门前后各切一小口,用血管钳在皮下绕肛门潜行分离,使两切口相通,置入金属线（或涤纶带）结成环状,使肛门容一指通过,以制止直肠脱垂。

4.直肠悬吊固定术

对重度的直肠完全性脱垂患者,经腹手术,游离直肠,用两条阔筋膜将直肠悬吊固定在骶骨岬筋膜上,抬高盆底,切除过长的乙状结肠。

5.脱垂肠管切除术

经会阴部切除直肠乙状结肠或经腹部游离直肠后,提高直肠,将直肠侧壁与骶骨骨膜固定,同时切除冗长的乙状结肠。

五、护理评估

（一）术前护理评估

（1）询问患者是否有慢性咳嗽、便秘、排便困难等腹压增高情况,既往是否有内痔或直肠息肉病史。

（2）了解排便情况,有无排便不尽感,排便时是否有肿物脱出,便后能否回纳。

（3）了解辅助检查结果及主要治疗方式。

（4）评估患者对疾病的病因、治疗和预防的认识水平,是否因疾病引起焦虑、不安等情绪。

（二）术后护理评估

（1）了解术中情况,包括手术、麻醉方式、术中用药、输血、出血等情况。

（2）了解患者的生命体征,伤口的渗血、出血情况,以及早发现出血;了解术后排尿情况,以及时处理尿潴留。

（3）了解血生化、血常规的检验结果。了解患者的饮食及排尿、排便情况。

（4）评估患者对术后饮食、活动、疾病预防的认知程度。

（5）对术后的肛门收缩训练是否配合,对术后的康复是否有信心,对出院后的继续肛门收缩训练是否清楚。

六、护理诊断

(一)急性疼痛

与直肠脱垂、排便梗阻有关。

(二)完整性受损

与肛周炎症、皮肤瘙痒等有关。

(三)潜在并发症

与出血、直肠脱垂有关。

(四)焦虑

与担心治疗效果有关。

七、护理措施

(一)术前护理措施

(1)观察患者排便情况,有无排便困难、排便不尽感,排便时是否有肿物脱出、便后能否回纳。

(2)是否有出血、肛门周围肿胀、疼痛、黏液、瘙痒,症状明显时,嘱其卧床休息,肛门局部给予热水坐浴,以减轻疼痛。

(3)鼓励患者进食高纤维的蔬菜、水果,如番薯叶、芹菜、韭菜、茼蒿及苹果、香蕉,主食以燕麦、麦皮、番薯等,以软化大便,缓解患者的排便困难。

(4)术前1天半流质饮食,术前晚进食流质,配合灌肠,以减少术后早期粪便排出。术前视手术和麻醉方式给予禁食禁饮。

(5)准备手术区域皮肤,保持肛门皮肤清洁。

(二)术后护理措施

(1)腰麻、硬膜外麻醉,术后需去枕平卧6小时,避免脑脊液从蛛网膜下腔针眼处漏出,致脑脊液压力降低引起头痛。监测脉搏、呼吸、血压至生命体征平稳。

(2)做好排便管理:术后给予轻泻软便药乳果糖或麻仁丸及纤维增加剂,使粪便松软,易于排出。排便后及时坐浴和换药,以保持肛门周围皮肤清洁。

(3)术后3~5天,指导患者肛门收缩训练。

八、护理评价

(1)能配合术前的饮食,灌肠,保证粪便的排出。

(2)能配合坐浴、换药,肛周皮肤清洁。

(3)能配合术后的饮食、盆底肌锻炼及肛门收缩训练技巧。

(4)掌握复诊指征。

九、健康教育

(1)饮食指导:术后1~2天少渣半流质饮食,之后正常饮食,忌辛辣刺激性食物如辣椒及烈性酒等,进食高纤维的蔬菜、水果,如番薯叶、芹菜、韭菜、茼蒿及苹果、香蕉,主食以燕麦、麦皮、番薯等为主,以软化大便,利于粪便排出。

(2)肛门伤口的清洁:每天排便后用1:5 000高锰酸钾溶液或温水坐浴,坐浴时应将局部创面全部浸入药液中,药液温度适中。

(3)改变如厕的不良习惯:如长时间蹲厕或阅读,减少排便努挣和腹压。

(4)肛门收缩训练:戴手套,示指涂石蜡油,轻轻插入患者肛内,嘱患者收缩会阴、肛门肌肉,感觉肛门收缩强劲有力为正确有效的收缩,嘱患者每次持续 30 秒以上。患者掌握正确方法后,嘱每天上午、中午、下午、睡前各锻炼 1 次,每次连续缩肛 100 下,每下 30 秒以上,术后早期锻炼次数依据患者耐受情况而定,要坚持,不可间断,至术后 3 个月。

(5)如发现排便困难、排便有肿物脱出,应及时就诊。

（徐桂青）

第十四节　直肠肛管周围脓肿

直肠肛管周围脓肿是指直肠肛管周围间隙内或其周围软组织内的急性化脓性感染,并发展成为脓肿。

一、病因

大多数直肠肛管周围脓肿源于肛腺感染,少数可继发于损伤、内痔、肛裂或痔疮药物注射治疗等,溃疡性结肠炎、克罗恩病及血液病患者易并发直肠肛管周围脓肿。

二、临床表现

(一)肛门周围脓肿

以肛门周围皮下脓肿最为常见,占 40％～48％,位置多表浅,以局部症状为主,全身感染症状不明显。疼痛、肿胀和局部压痛为主要表现。疼痛为持续跳动性,可因排便、局部受压、按摩或咳嗽而疼痛加剧,坐立不安,行动不便;早期局部红肿、发硬,压痛明显,脓肿形成后则波动明显,若自行穿破皮肤,则脓液排出。

(二)坐骨肛管间隙脓肿(坐骨直肠窝脓肿)

较多见,占 20％～25％,该间隙较大,因此形成的脓肿较大且深,全身感染症状明显,患者在发病初期就可出现寒战、发热、乏力、恶心等全身表现。早期局部症状不明显,之后出现持续性胀痛并逐渐发展为明显持续性跳痛,排便或行走时疼痛加剧;有的患者可出现排尿困难,里急后重,感染初期无明显局部体征,以后出现患处红肿,双臀不对称。

(三)骨盆直肠间隙脓肿(骨盆直肠窝脓肿)

较前两者少见,此处位置深、空隙大,因此全身感染症状严重而无明显局部表现,早期即出现持续高热、寒战、头痛、疲倦等全身中毒症状;局部症状为直肠坠胀感、便意不尽等,常伴排尿困难。会阴部多无异常体征,直肠指诊可在直肠壁上触及肿块隆起,有压痛及波动感。

(四)其他

肛管括约肌间隙脓肿、直肠后间隙脓肿、高位肌间脓肿、直肠壁内脓肿(黏膜下脓肿)。由于位置较深,局部症状多不明显,主要表现为会阴、直肠坠胀感,排便时疼痛加重,患者同时有不同程度的全身感染症状。直肠触诊可扪及疼痛性肿块。

三、治疗原则及要点

(一)非手术治疗

可应用抗生素治疗,控制感染;温水坐浴;局部理疗;为缓解患者排便时疼痛,可口服缓泻剂或液状石蜡促进排便。

(二)手术治疗

主要方法是脓肿切开引流。

(1)肛门周围脓肿:在局麻下,于波动最明显处作与肛门呈放射状切口,不必填塞以保证引流通畅。

(2)坐骨肛管间隙脓肿:在腰麻或骶管麻醉下,于压痛明显处,用粗针头先做穿刺,抽出脓液后,作一平行于肛缘的弧形切口,置管或放油纱条引流,切口距离肛缘要 3~5 cm,避免损伤括约肌。

(3)骨盆直肠间隙脓肿:在腰麻或全麻下,根据脓肿位置选择切开部位,脓肿向肠腔突出,手指于直肠内可触及波动,在肛镜下行相应部位直肠壁切开引流。

四、护理评估

(一)健康史

了解患者有无肛周软组织感染、内痔、损伤、肛裂、药物注射等病史,有无血液病、溃疡性结肠炎等。

(二)身体状况

1.局部

评估脓肿位置,局部有无肿胀和压痛,评估疼痛的性质,是否因排便、局部受压、按摩或咳嗽疼痛加剧,是否有肛周瘙痒、分泌物等肛窦炎或肛腺感染的临床表现;有无排尿困难。

2.全身

患者是否出现寒战、高热、头痛、乏力、食欲缺乏、恶心等全身表现。

(三)辅助检查

评估实验室检查结果,有无白细胞计数及中性粒细胞比例增高,MRI 检查明确脓肿与括约肌的关系,有无多发脓肿。

(四)心理-社会状况

由于疾病迁延不愈,甚至形成肛瘘,为患者的生活和工作带来不便,注意评估患者心理状态变化,有无因疾病产生的情绪变化,了解其家属对患者疾病的认识程度及支持情况。

五、护理措施

(一)休息与活动

术后 24 小时内,卧床休息,协助并指导患者在床上翻身、活动四肢。但不宜过早下床,以免伤口疼痛、出血,24 小时后可适当下床活动。

(二)饮食护理

术后 1~2 天以无渣或少渣流质、半流质为主,如稀粥、面条等,以减少肠蠕动,促进切口愈合。鼓励患者多饮水,摄入有助于促进排便的食物。

(三)控制感染

(1)遵医嘱应用抗生素,脓肿切开引流者,密切观察引流液的色、量、性状并记录。

(2)定时冲洗脓腔,保持引流通畅。

(3)当脓液变稀且引流量小于50mL/d时,可考虑拔管。

(4)高热患者嘱其多饮水并给予物理降温。

(5)其他护理措施参见痔围术期护理

六、健康教育

(1)疾病相关知识:向患者讲解疾病的发病原因及相应的治疗及护理配合要点,鼓励患者养成良好的饮食及排便习惯,预防便秘;避免长时间久站或久坐;术后告知患者进行肛门括约肌舒缩运动,防止肛门括约肌松弛。

(2)直肠肛管周围脓肿主要是因肛窦腺感染引起,注意个人肛门卫生和生活习惯避免肛窦炎的发生。

(3)对未行一次性切开治疗的患者术后存在较高的肛瘘风险,一旦发生肛瘘应行二次肛瘘手术治疗。

(徐桂青)

第十五节 肛 裂

肛裂是指齿状线以下肛管皮肤层裂伤后形成的经久不愈的缺血性溃疡,多见于青、中年人。

一、病因

病因尚不清楚,可能与多种因素有关,但大多数肛裂形成的直接原因是长期便秘、粪便干结引起排便时机械性损伤。

二、临床表现

患者多有长期便秘史,临床典型表现为疼痛、便秘和出血。

(一)疼痛

为主要症状,一般较剧烈,有典型的周期性。由于排便时干硬粪便刺激裂口内神经末梢,肛门出现烧灼样或刀割样疼痛;便后数分钟可缓解;随后因肛门括约肌反射性痉挛,再次发生疼痛,时间较长,常持续半小时至数小时,直到括约肌疲劳、松弛后,疼痛缓解。

(二)便秘

肛裂形成后患者往往因惧怕疼痛而不愿排便,故而加重便秘,粪便更加干结,便秘又加重肛裂,形成恶性循环。

(三)出血

由于排便时粪便擦伤溃疡面或撑开肛管撕拉裂口,故创面常有少量出血,鲜血可见于粪便表面、便纸上或排便过程中滴出,大量出血少见。

三、治疗原则及要点

软化大便,保持大便通畅;解除肛门括约肌痉挛,缓解疼痛,促进局部创面愈合。

(一)非手术治疗

1.服用通便药物

口服缓泻剂或液状石蜡,润滑干硬的粪便;增加饮水和多纤维食物。

2.局部坐浴

排便后用1:5 000高锰酸钾温水坐浴;保持局部清洁,改善局部血液循环,解除括约肌痉挛及其所致疼痛,促进炎症吸收消散。

3.扩肛疗法

局部麻醉后,用示指和中指循序渐进、持续地扩张肛管,使括约肌松弛、疼痛消失,创面扩大,促进溃疡愈合,但此法复发率高,可并发出血、肛周脓肿等。

(二)手术治疗

适用于经久不愈,经非手术治疗无效的且症状较重的陈旧性肛裂。

1.肛裂切除术

切除全部增殖的肛裂边缘及其周边纤维化组织、前哨痔及肥大乳头,术后创面敞开引流,保持引流畅通,更换敷料直至创面愈合。

2.肛管内括约肌切断术

肛管内括约肌为环形的不随意肌,其痉挛收缩是导致肛裂患者疼痛的主要原因。手术分离内括约肌后,予以部分切断,同时切除肥大乳头和前哨痔;肛裂在数周后可自行愈合。

四、护理评估

(一)健康史

患者是否常有长期便秘史,个人饮食习惯,有无家族史、既往史、过敏史。

(二)身体状况

评估肛裂的部位及外观,有无出血、水肿,询问患者疼痛情况。

(三)心理-社会状况

由于疼痛和便血,给患者带来痛苦和不适,而产生焦虑和恐惧心理。

五、护理措施

(一)一般护理

1.有效缓解疼痛

(1)保持肛门卫生:便后用1:5 000高锰酸钾温水坐浴,水温40~46 ℃,每天2~3次,每次20~30分钟,松弛肛门括约肌,改善局部血液循环,缓解疼痛,促进愈合。

(2)镇痛:疼痛明显者,可遵医嘱给予应用镇痛药物,如肌内注射吗啡等。

2.保持大便通畅

(1)养成良好排便习惯:长期便秘是引起肛裂的最主要病因,指导患者养成每天定时排便的习惯,进行适当的户外锻炼。

(2)服用缓泻剂:如液状石蜡,也可选用中药大黄、蜂蜜、番泻叶等泡茶饮用,以润滑、松软大便并有利排便。

（二）饮食护理

多饮水；增加膳食中新鲜蔬菜、水果及粗纤维食物的摄入，少量或忌食辛辣和刺激饮食，以促进胃肠蠕动，防止便秘。

（三）手术治疗的护理

1.术前准备

术前 3 天少渣饮食，术前 1 天流食，术日前晚灌肠，尽量避免术后 3 天内排便，有利于切口愈合。

2.术后护理

保持创面清洁，定时更换敷料；注意观察切口局部情况，有无出血、感染及脓肿形成。

（四）并发症的预防及处理

1.切口出血

多发生于术后 1～7 天，原因多为术后便秘、剧烈咳嗽等，一旦发生切口大量渗血，紧急压迫止血并报告医师。

2.排便失禁

多因术中不慎切断肛管直肠环所致，若仅为肛门括约肌松弛，可于术后 3 天指导患者进行提肛运动。

3.肛门狭窄

术后 5～10 天内可用示指扩肛，每天一次。

六、健康教育

（一）疾病相关知识

向患者讲解疾病的发病原因及相应的治疗及护理配合要点，鼓励患者积极配合治疗；鼓励患者养成良好的饮食及排便习惯，预防便秘。

（二）出院后监测

患者出院后，注意观察有无感染、肛门狭窄或肛裂复发等，如有异常及时就诊。

（徐桂青）

第十六节　肛　　瘘

一、概述

肛瘘是肛管或直肠与肛周皮肤相通的肉芽肿性通道，由内口、瘘管、外口三部分组成。内口常位于齿线附近，多为一个；外口在肛周皮肤上，可为一个或多个。

经久不愈或间歇性反复发作为其特点，是常见的直肠肛管疾病之一，多见于青壮年男性，可能与男性性激素靶器官之一的皮脂腺分泌旺盛相关。

(一)病因和发病机制

大部分肛瘘多因肛窦肛腺化脓性感染扩散形成直肠肛管周围脓肿,内口为感染源入口,多在齿状线上的肛窦处,外口为脓肿自行破溃或切开引流处,位于肛周皮肤上,内口与外口之间的管道为瘘管。

由于外口生长较快,脓肿常假性愈合,导致反复发作破溃或切开,形成多个外口和瘘管,使单纯性肛瘘成为复杂性肛瘘。恶性肿瘤、溃疡性结肠炎、结核、肛管外伤感染也可引起肛瘘,但较为少见。

(二)肛瘘的分类

1.按瘘管位置高低分类

(1)低位肛瘘:瘘管位于外括约肌深部以下,可分为低位单纯性肛瘘(一个瘘管)和低位复杂性肛瘘(多个瘘口和瘘管)。

(2)高位肛瘘:瘘管位于外括约肌深部以上,可分为高位单纯性肛瘘(一个瘘管)和高位复杂性肛瘘(多个瘘口和瘘管)。

2.按瘘管与括约肌的关系分类(Parks分类)

(1)括约肌间肛瘘(图10-4):为肛管周围脓肿导致瘘管只穿过内括约肌,是肛管周围脓肿的后遗症。外口常只有一个,距肛缘较近,为3~5 cm,约占肛瘘的70%。

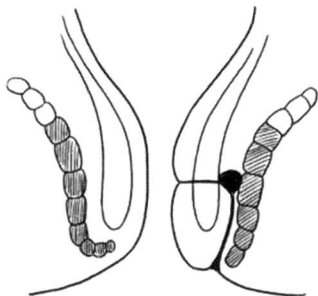

图10-4 括约肌间肛瘘

(2)经括约肌肛瘘(图10-5):为坐骨直肠窝脓肿的后遗症。瘘管穿过内括约肌、外括约肌浅部和深部之间,外口常有数个,并有支管互相沟通,外口距肛缘较远,约5 cm,约占肛瘘的25%。

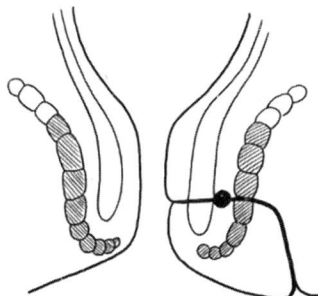

图10-5 经括约肌肛瘘

(3)括约肌上肛瘘(图10-6):瘘管向上穿过肛提肌,然后向下至坐骨直肠窝而穿透皮肤。瘘管累及肛管直肠环,故治疗较困难,约占肛瘘的4%。

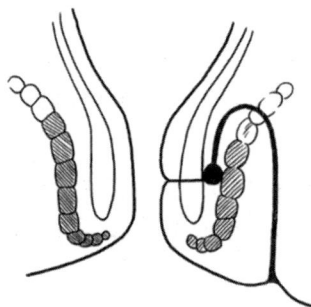

图 10-6　括约肌上肛瘘

(4)括约肌外肛瘘(图 10-7):最少见,为骨盆直肠间隙脓肿合并坐骨直肠窝脓肿的后果。瘘管穿过肛提肌,直接与直肠相通,仅占肛瘘的1%。

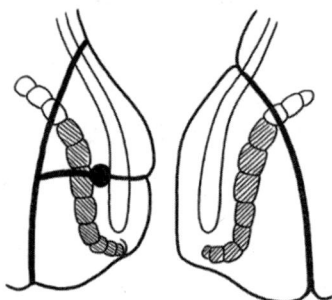

图 10-7　括约肌外肛瘘

(三)临床表现

肛瘘常有肛周脓肿自行破溃或者切开排脓病史,伤口反复不愈,形成肛瘘外口。以外口流出少量脓性、血性、黏液性分泌物为主要症状。当外口愈合,瘘管中蓄积脓液有脓肿形成时,可感到明显疼痛,同时可伴有寒战、发热、乏力等全身感染症状,脓肿穿破或切开引流后,症状即可缓解。

上述症状反复发作是肛瘘的临床特点。确定内口的位置对肛瘘诊断有重要意义。直肠指诊时触及内口有轻度压痛,有时可扪及硬结样内口及条索样瘘管。肛门镜检时可发现内口,切勿使用硬质探针自外口向内探查瘘管,易造成假性通道,应选用软质探针。经直肠腔内超声可以区分肛瘘与周围组织的关系,能分辨多数瘘管内、外口的位置。

(四)治疗

肛瘘很难自愈,易反复发作并形成直肠肛管周围脓肿,因此,大多数需手术治疗。治疗原则为将瘘管彻底切开,形成开放的创面,充分引流促进其愈合。手术操作关键则是尽量避免肛管括约肌损伤,防止肛门失禁,同时,避免肛瘘的复发。

1.瘘管切开术

将瘘管全部切开,靠肉芽组织填充伤口使其愈合,适用于低位肛瘘。

2.挂线疗法

利用橡皮筋或者有腐蚀作用的药线机械性压迫,缓慢切开肛瘘的方法。适用于距肛缘 3～5 cm内,有内、外口的低位单纯性肛瘘或者是高位单纯性肛瘘,亦或作为复杂性肛瘘切开、切除辅助治疗。其最大优点是不会造成肛门失禁同时能引流瘘管,排出瘘管内渗液,防止急性感染发生。

此法操作简单、出血量少、能充分引流、换药方便。

3.肛瘘切除术

切开瘘管并将瘘管壁全部切除至新鲜健康组织,创面不予缝合;若创面较大,可部分缝合,部分敞开引流,使创面由内向外生长至痊愈,此法适用于低位单纯性肛瘘。

二、护理措施

(一)肛瘘伤口评估

1.局部评估

(1)准确记录肛瘘的类型、位置、大小和深度。

(2)观察伤口渗液的颜色、性质、量、气味。

(3)记录瘘管的内、外开口数。

(4)保护肛周皮肤完整性。

2.全身评估

(1)疼痛:肛周神经丰富、敏感,换药时患者均不同程度紧张,疼痛感使其不自觉躲闪,创面基底部显露不良,影响伤口的观察处理。

(2)感染:注意患者有无乏力、嗜睡、不适等症状,以及外周血白细胞、中性粒细胞数增多。

(3)活动能力受限:肛瘘术后行走、坐卧不方便,影响社交活动。

(4)心理社会因素:伤口愈合周期长,经济负担加重导致患者心理焦虑、抑郁,伤口分泌物恶臭使患者容易沮丧,间接影响伤口愈合。

(二)肛瘘伤口护理

1.清洗伤口

(1)清洗液的选择:根据渗液的颜色、性质、量、气味选择清洗液。瘘管脓液多伴有异味,可用3%过氧化氢或碘溶液。过氧化氢是一种氧化性消毒剂,遇有机物,分解释放出新生氧,起到杀菌、除臭、去污、止血的作用,可有效控制瘘管的感染和伤口的异味。碘溶液具有广谱杀菌作用,可杀灭细菌繁殖体、芽孢、真菌,减少伤口中菌落数量。使用过氧化氢或碘溶液冲洗过的伤口,均须再用生理盐水冲洗干净,避免消毒液刺激,给伤口提供良好的生长环境。当伤口感染控制无异味时,直接选用生理盐水清洗伤口。

(2)清洗方法:正确的清洗方法有助于伤口的生长,同时便于操作者观察伤口。瘘管的清洗选择冲洗法更为合适。用20~50mL注射器连接去针头的头皮针或10~14号吸痰管冲洗瘘管,冲洗至瘘管流出的液体清澈时视为洗净。

2.敷料的选择

(1)炎症期:以溶解坏死组织控制感染为主要目的。溶解坏死组织可选择自溶性清创,将水凝胶覆盖于伤口,如需将其注入瘘管,可先把水凝胶挤入10mL注射器,再将注射器乳头对准瘘口挤入瘘管中。

瘘管中坏死组织松动可用刮匙搔刮,逐次清除,创面上松动的坏死组织可选择锐器清创,将坏死组织直接剔除。控制感染选择杀菌类或抑菌类敷料。如亲水纤维银、藻酸盐银、纳米晶体银均能有效杀菌控制感染吸收渗液;磺胺嘧啶银脂质水胶体既能杀菌又能充分引流;高渗盐敷料能抑制细菌的生长还能溶解坏死组织有效引流。

当然,一些传统敷料也有较好的治疗效果,如碘仿纱条,它对厌氧球菌、真杆菌和产气夹膜杆菌有很好的抑菌效果,用在肛瘘伤口中也能引流并抑制细菌生长。炎症期由于渗液量大,敷料更换频率较高,以每天 1 次为宜,每次换药前嘱患者先排便而后再做伤口处理。

(2)增生期:以促进肉芽生长为主,保持伤口的湿润,渗液平衡即可。可选择藻酸盐、亲水纤维、水胶体糊剂覆盖伤口。

新鲜肉芽在湿润的环境中能快速生长,偶尔有过长或水肿,可选择高渗盐敷料覆盖伤口,去除肉芽中多余的水分,也可用 95% 硝酸银烧灼过长和水肿的肉芽,上述两种方法无效时可直接锐器剔除过长或水肿的肉芽,操作前应充分和患者沟通,注意患者对疼痛的耐受能力,此期更换敷料频率为 1～2 天更换 1 次。

(3)成熟期:帮助上皮快速移行。可选择泡沫敷料、脂质水胶体和油纱类敷料,这些敷料可以有效地促进上皮的爬行,防止伤口和周围皮肤的损伤,减少患者的疼痛。此期可以用水胶体或泡沫敷料密闭伤口,让伤口保持低氧恒温状态,加速上皮生长。更换敷料为 3～5 天更换 1 次。

(三)健康指导

1.保持排便通畅

患者术后伤口疼痛惧怕排便,嘱患者在饮食中增加蔬菜、酸奶、水果及富含粗纤维食品,养成定时排便的习惯,防止便秘,排便时不要过度用力、久蹲,以免引起切口疼痛和出血。

2.加强肛周护理

患者养成定时排便的习惯,便后用清水或湿巾清洗肛门和肛周皮肤,女性患者月经期间,可选择卫生棉条。

3.疼痛

肛门、肛管周围神经丰富,肛瘘手术后创面过大,挂线太紧,创面敷料填塞过多过紧,导致术后疼痛较多见。与患者积极沟通,鼓励患者,分散其注意力,选择舒适的体位来缓解不适,必要时使用镇痛药物。

4.活动能力受限

肛瘘患者因伤口部位特殊,行走运动受限,加之渗液及伤口分泌物异味较重,影响患者的正常社交。患者应注意选择舒适宽松的衣物,污染的衣物及时更换。

5.营养支持

加强营养,保持饮食营养丰富,嘱患者忌食辛辣刺激性食物,多食纤维素较多的食物,禁烟酒。

6.心理支持

肛瘘治疗周期长,反复发作,患者焦虑紧张。护理人员详细向患者介绍肛瘘的有关知识,应根据不同患者心理变化,进行细致的思想工作。讲解成功病例,从而消除焦虑心理,增强治疗信心。

(徐桂青)

第十七节　痔

痔是肛肠疾病当中最常见的一种。痔随年龄增长,发病逐渐增高。

一、病因

(一)肛垫下移学说

人体在肛管的黏膜下有一层肛垫,有闭合肛管和节制排便的作用。肛垫充血、下移而形成痔。

(二)静脉曲张学说

认为直肠下静脉丛扩张淤血是痔形成的原因。

痔的诱发因素还有便秘、长期饮酒、进食刺激性食物及久坐久立。

二、分类及临床表现

(一)内痔

出血、脱出。

(二)外痔

肛门不适、潮湿不洁、瘙痒。

(三)混合痔

兼有内痔、外痔表现。

三、肛管检查方法

(一)肛门视诊

观察肛门处有无血、外痔、疣状物、溃疡等。

(二)直肠指诊

有无硬结、触痛、出血。

(三)肛门镜检查

了解直肠、肛管内情况。

四、处理原则及治疗要点

(一)手术治疗

(1)肛门成形术。

(2)吻合器痔上黏膜环切术(PPH)。

(3)血栓外痔剥离术。

(二)非手术治疗

(1)一般疗法:温盐水坐浴,局部热敷,保持排便通畅。

(2)注射疗法。

(3)胶圈套扎疗法。

(4)多普勒超声引导下痔动脉结扎术。

五、护理评估

(一)术前评估

1.健康史

了解患者发病前有无久站久坐、饮食不当、过劳、妊娠等诱因。

2.身体状况

(1)排便情况:询问患者有无便秘、便血;便血的时间及便血量。

(2)肛门皮肤颜色:异常时出现红色或出现暗红色。

(3)肛门情况:取蹲位并用力后,是否有痔、息肉从肛门脱出。

3.心理状态与认知能力

了解和评估患者的心理状态,了解患者和家属在围术期认知能力。

(二)术后评估

1.手术情况

麻醉、手术方式、用药等情况。

2.身体情况

监测生命体征、意识状态、体位、尿量等。观察肛周切口包扎情况,敷料渗出情况。

3.心理状态与认知程度

是否有紧张、焦虑的心理状态,对术后恢复是否配合,远期治疗是否有信心等。

六、护理措施

(一)术前护理

(1)戒烟、戒酒、预防感冒,女性月经期给予预告。

(2)向患者及家属讲解各项检查及处置意义,减少其对手术的顾虑及害怕的心理,取得配合。术前嘱患者禁食、禁水,取下手表、义齿、饰品等,更换清洁病服。

(3)教会患者疼痛评分方法,练习床上排尿、便。

(4)肠道准备:术前日进少渣饮食,术前晚口服泻药,术前排空大便,必要的时候灌肠。

(二)术后护理

1.活动

根据不同麻醉选择适当卧位,术后6～8小时待生命体征平稳后采取自由体位。可适当下床活动,不可久站或久坐。

2.饮食

手术当天及术后第1天禁食,术后第2天进食流食,在正常情况下第3～4天可进普食。

3.控制排便

术后早期由于肛管压迫会使患者产生肛门下坠感或便意,术后3天内尽量控制排便,促进伤口愈合,术后第4天应保持排便通畅,必要时可口服缓泻剂。

4.疼痛

判断疼痛原因、给予相应处理,遵医嘱按时应用镇痛药,必要时加用阿片类药物或去除肛管。

(三)并发症观察护理

1.尿潴留

与手术、麻醉刺激、疼痛等原因有关。嘱患者4～6小时排尿一次,必要时可给予留置尿管。

2.出血

(1)观察切口敷料渗血情况、肛管脱出情况及时间。

(2)术后保持排便通畅。

(3)必要时遵医嘱应用止血药物预防出血。

（4）发生出血时立即通知医师，进行肛管压迫止血。

3.切口感染

（1）换药时观察患者切口愈合情况、防止切口感染。

（2）遵医嘱使用抗生素以控制感染。

（3）温盐水坐浴，控制温度 36～46 ℃，早晚各一次，每次 10～15 分钟，保持肛门周围皮肤清洁干燥。

4.肛门狭窄

术后观察患者有无排便困难及粪便变细，如发生狭窄及早行扩肛治疗。

七、健康教育

（一）术后指导

（1）术后可早期离床活动，术后第 3 天后应保持排便通畅，进食粗纤维、易消化食物，早晚进餐后可口服缓泻剂。

（2）便后按时坐浴，保持肛门清洁，用丁字带固定切口敷料，避免脱落，如有污染，以及时更换，防止切口感染。

（3）为患者做好疼痛知识的宣教，按时镇痛，排便或者换药前 30 分钟可以口服镇痛的药物。

（二）出院指导

（1）多食膳食纤维、保持良好排便习惯。

（2）避免久坐、久站，避免剧烈运动。

（3）每天温盐水坐浴、保持局部清洁。

（4）适当进行体育锻炼及提肛运动（收缩肛门，每天 50～100 次）。

（5）定期复查。

（徐桂青）

第十八节 肛门失禁

肛门失禁又称大便失禁，是指因各种原因引起的肛门自制功能紊乱，以致不能随意控制排气和排便，不能辨认直肠内容物的物理性质，不能保持排便能力。它是多种复杂因素参与而引起的一种临床症状。据过外文献报道，大便失禁在老年人中的发生率高达 1.5%，女性多于男性。

一、病因及发病机制

（一）先天异常

肛门闭锁、直肠发育不全、脊椎裂、脊髓膜突出等先天性疾病均可造成肛门失禁。

（二）解剖异常

医源性损伤、产科损伤（阴道分娩）、直肠肛管手术、骨盆骨折、肠道切除手术后、肛门撕裂、直肠脱垂、内痔脱出等。

（三）神经源性

各种精神及中枢、外周神经病变和直肠感觉功能改变如痴呆、脑动脉硬化、运动性共济失调、脑萎缩、精神发育迟缓；中风、脑肿瘤、脊柱损伤、多发性硬化、脊髓瘤；马尾损伤，多发性神经炎，肛门、直肠、盆腔及会阴部神经损伤、"延迟感知"综合征等疾病均能导致肛门失禁。

（四）平滑肌功能异常

放射性肠炎、炎症性肠病、直肠缺血、粪便嵌顿、糖尿病、儿童肛门失禁。

（五）骨骼肌疾病

重症肌无力、肌营养不良、硬皮病、多发性硬化等。

（六）其他

精神疾病、全身营养不良、躯体残疾、肠套叠、肠易激综合征、特发性甲状腺功能减退等。

二、临床表现

（一）症状特点

患者不能随意控制排便和排气。完全失禁时，粪便自然流出，污染内裤，睡眠时粪便排出污染被褥；肛门、会阴部经常潮湿，粪性皮炎、疼痛瘙痒、湿疹样改变。不完全失禁时，粪便干时无失禁，粪便稀时和腹泻时则不能控制。

（二）专科体征

1.视诊

（1）完全性失禁：视诊常见肛门张开呈圆形，或有畸形、缺损、瘢痕、肛门部排出粪便、肠液，肛门部皮肤可有湿疹样改变或粪性皮炎的发生。

（2）不完全失禁：肛门闭合不紧，腹泻时可在肛门部有粪便污染。

2.直肠指诊

肛门松弛，收缩肛管时括约肌及肛管直肠环收缩不明显和完全消失，如损伤引起，则肛门部可扪及瘢痕组织，不完全失禁时指诊可扪及括约肌收缩力减弱。

3.肛门镜检查

可观察肛管部有无畸形，肛管皮肤黏膜状态，肛门闭合情况。

三、辅助检查

（一）肛管直肠测压

可测定内、外括约肌及耻骨直肠肌有无异常。肛门直肠抑制反射，了解其他基础压、收缩压和直肠膨胀耐受容量。失禁患者肛管基础、收缩压降低，内括约肌反射松弛消失，直肠感觉膨胀耐受容量减少。

（二）肌电图测定

可测定括约肌功能范围，确定随意肌、不随意肌及其神经损伤恢复程度。

（三）肛管超声检查

应用肛管超声检查，能清晰显示出肛管直肠黏膜下层、内外括约肌及其周围组织结构，可协助诊断肛门失禁，观察有无括约肌受损。

四、治疗要点

(一)非手术治疗

1.提肛训练

通过提肛训练以改进外括约肌、耻骨直肠肌、肛提肌随意收缩能力,从而锻炼盆底功能。

2.电刺激治疗

常用于神经性肛门失禁。将刺激电极置于内、外括约肌和盆底肌,使之有规律收缩和感觉反馈,提高患者对大便的感受,增加直肠顺应性,调节局部反射,均可改善肛门功能。

3.生物反馈治疗

生物反馈治疗是一种有效的治疗肛门失禁的方法。生物反馈仪监测到肛周肌肉群的生物信号,并将信号以声音传递给患者,患者通过声音和图片高低形式显示进行模拟排便的动作,达到锻炼盆底肌功能的作用。生物反馈的优点是安全无痛,但需要医患双方的耐心和恒心。

(二)手术治疗

由于手术损伤或产后、外力暴力损伤括约肌致局部缺陷。先天性疾病、直肠癌术后肛管括约肌切除等则需要进行手术治疗,手术方式较多,根据情况选用。包括:肛管括约肌修补术、括约肌折叠术、肛管成形术等。

五、护理评估

(一)焦虑

与大便不受控制影响生活质量有关。

(二)自我形象紊乱

与大便失禁污染有关。

(三)粪性皮炎

与大便腐蚀肛周皮肤有关。

(四)睡眠形态紊乱

与大便失禁影响睡眠质量有关。

(五)疼痛

与术后伤口有关。

(六)潜在并发症

尿潴留、出血、伤口感染。

六、护理措施

(一)焦虑护理

(1)术前患者心理护理:与患者及家属进行沟通,向患者及家属讲解所患疾病发生的原因、治疗方法、护理要点、影响手术效果的因素、可能出现的并发症和不适,使其对肛门失禁有正确的认识,积极配合手术治疗,对术后出现的并发症有心理准备。

(2)术后做好家属宣教使其亲人陪护在身边,使者有安全感。向患者讲解手术的过程顺利使其放心,护士在护理过程中以耐心、细心的优质服务理念贯穿整个护理工作中让患者感到安心。

（二）自我形象紊乱的护理

护士做好患者基础护理,保持肛周及会阴清洁。及时协助患者更换衣裤及病床。护理操作过程中注意保护患者隐私。

（三）粪性皮炎护理

(1)一旦患者发生粪性皮炎护士应指导患者正确清洗肛周的方法。

(2)及时更换被粪便污染的衣裤。

(3)保持肛周、会阴局部清洁干燥。需要在护理粪性皮炎时同压疮做好鉴别。

（四）睡眠形态紊乱护理

病房保持安静,定时通风,鼓励患者养成良好的睡眠习惯。向患者及家属做好沟通,使其放松心情,评估影响患者睡眠的因素,帮助其排除,并讲解良好的睡眠质量对术后恢复的重要性。

（五）疼痛护理

术后建立疼痛评分表,根据评分值采取相应的护理措施,必要时常规使用镇痛泵。给予患者心理疗法,让其分散注意力,以缓解疼痛。

（六）并发症的护理

1.尿潴留

嘱患者小便时可听流水声、热敷小腹诱导排便。

2.出血

严密观察患者伤口敷料是否有渗血渗液;严密观察患者的生命体征、脉搏、心率、呼吸、神志、体温;观察患者排便时有无带血,嘱患者勿用力排便,以免引起伤口出血。如患者伤口敷料有鲜红色血液渗出,应立即通知医师并协助医师进行止血甚至抢救处理。

3.伤口感染

每天给予伤口换药,严密观察患伤口愈合情况及有无发热等症状。

七、护理评价

患者围术期细致的护理不仅是提高患者满意度,也是提高手术成功的重要保障,通过相应的护理措施可促进患者早日康复,在治疗护理过程中,心理护理尤为重要,可帮助患者及家属减轻心理负担,减少和消除患者术后不必要的并发症,提高患者的生活质量,使患者早日回归社会。

八、健康教育

(1)嘱患者清淡饮食避免刺激辛辣等食物。

(2)指导患者正确的提肛运动。

(3)向患者讲解扩肛的目的、方法、注意事项。

(4)以多种形式的健康教育指导患者包括口头讲解、书面法、操作示范等,使患者充分掌握自我观察和自我调护的方法。

(5)对出院患者进行出院指导,并讲解随访时间,定期随访。

(6)告知患者适当活动,不可进行剧烈运动,保持肛周局部清洁干燥。

（徐桂青）

第十一章

骨科护理

第一节 关节脱位

一、肩关节脱位

(一)疾病概述

1.概念

肩关节脱位最常见,占全身关节脱位的45%,多发生于青壮年,男性多于女性。肩关节由肩胛骨的关节盂和肱骨头构成,属球窝关节,关节盂面积小而浅,肱骨头相对大而呈球形,其面积为关节盂的4倍,关节囊薄而松弛,周围韧带较薄弱,关节结构不稳定,运动范围大,故易于发生脱位。

2.相关病理生理

创伤性关节脱位后,主要表现为构成关节的骨端移位、关节囊破裂、关节腔周围积血。血肿机化后,形成肉芽组织,继而发展成为纤维组织,与关节周围组织粘连。脱位可伴关节附近韧带、肌和肌腱损伤,也可伴撕脱性骨折及周围血管、神经损伤。

3.病因和分类

创伤是肩关节脱位的主要原因,多由间接暴力引起。当身体侧位跌倒时,手掌撑地,肩关节呈外展外旋位,肱骨头在外力作用下突破关节囊前壁,滑出肩胛盂而致脱位;也可由于上臂过度外展外旋后伸时,肱骨颈或肱骨大结节抵触于肩峰时构成杠杆支点,使肱骨头向盂下滑出发生脱位。直接暴力可致肩关节后方直接受到撞伤,使肱骨头向前脱位。

肩关节脱位分为前脱位、后脱位、下脱位和盂上脱位。由于肩关节前下方组织薄弱,因此以前脱位多见。因脱位后肱骨头所在的位置不同,前脱位又分为喙突下脱位、盂下脱位和锁骨下脱位。脱位后常合并肱骨大结节骨折和肩袖的撕裂,严重者可合并肱骨外科颈骨折及臂丛神经损伤。

4.临床表现

(1)症状:肩关节脱位后,患肩肿胀、疼痛、主动和被动活动受限。患肢呈弹性固定于轻度外展内旋位,肘关节屈曲,患肢较对侧长,常以健侧手托住患侧前臂、头和躯干向患侧倾斜。

(2)体征:肩关节脱位后,关节盂空虚,肩峰突出,肩部失去原有圆隆曲线,呈方肩畸形;肩胛盂处有空虚感;在腋窝、喙突下或锁骨下可触及移位的肱骨头;搭肩试验(Dugas)阳性,即肩关节脱位后,患侧手掌搭到健侧肩部时,患肘部不能贴近胸壁;患侧肘部紧贴胸部时,患侧手掌不能搭到健肩。

5.辅助检查

X线检查可明确脱位的类型、移位方向、有无合并肱骨大结节撕脱性及肱骨外科颈骨折。对怀疑有肱骨头骨折者可行CT扫描。

6.治疗原则

(1)非手术治疗。①手法复位:脱位后要尽快复位,选择臂丛神经麻醉或全身麻醉,使肌肉松弛,在无痛下进行复位。常用手牵足蹬法(Hippocrates法)和悬垂法(Stimson法)。②固定:单纯肩关节前脱位,复位后腋窝处垫棉垫,用三角巾悬吊上肢,保持肘关节屈曲90°;关节囊破损明显或仍有肩关节半脱位者,应将患侧手置于对侧肩上,上肢贴靠胸壁,腋下垫棉垫,用绷带将患肢固定于胸壁前,固定于内收内旋位。肩关节后脱位,复位后用人字石膏或外展架固定在外展、后伸、外旋位。一般固定3~4周,合并大结节骨折者适当延长1~2周;40岁以上的患者,固定时间可相应缩短,因为年长患者关节制动时间越长,越容易发生关节僵硬。有习惯性脱位病史的年轻人适当延长固定期。③功能锻炼:固定期间活动腕部和手指,并做上臂、前臂肩关节肌群的收缩运动;疼痛肿胀缓解后,可指导患者用健侧手缓慢推动患肢外展与内收活动,活动范围以不引起患侧肩部疼痛为限;3周后,指导患者进行弯腰、垂臂、甩肩锻炼。具体方法:患者弯腰90°,患肢自然下垂,以肩为顶点作圆锥形环转,范围由小到大;4周后,指导患者做手指爬墙外展、爬墙上举、滑车带臂上举、举手摸顶锻炼,使肩关节功能完全恢复。

(2)手术治疗:手术切开复位术适用于肩关节新鲜脱位合并肱骨颈、肱骨干骨折,或肩盂骨折块嵌入关节内,或肱二头肌长头嵌于关节间,或合并血管、神经损伤的患者;习惯性肩关节脱位;儿童及青年人的陈旧性脱位等。

(二)护理评估

1.一般评估

(1)健康史:一般情况,如年龄、出生时情况、对运动的喜好等;外伤史:评估患者有无突发外伤史、受伤后的症状和疼痛的特点、受伤后的处理方法;既往史:患者以前有无类似外伤病史、有无关节脱位习惯、既往脱位后的治疗及恢复情况等。

(2)生命体征(T、P、R、BP):创伤性脱位合并血管损伤时,可能导致血压下降等,观察有无休克。

(3)患者主诉:脱位原因、时间;有无外伤史;导致脱位的外力方式、性质;脱位后处理措施;疼痛性质及程度。

(4)相关记录:疼痛评分、全身皮肤及其他部位外伤情况。

2.身体评估

(1)术前评估。①视诊:患者有无被迫性体位;脱位关节有无肿胀、皮下瘀斑、畸形;有无血管及神经受压的表现、皮肤有无受损。②触诊:有无压痛、是否触及脱出的关节头及空虚的关节盂、患肢动脉搏动的情况、有无感觉异常。③叩诊:患肢神经反射是否正常。④动诊:脱位关节活动能力,患肢肌力。⑤量诊:患肢有无短缩、双侧肢体周径大小、关节活动度。⑥特殊检查:Dugas征(肩关节脱位)。术前准备评估:术前实验室检查结果评估:血常规及血生化、胸片、心电图等;

术区皮肤、饮食、肠道、用药准备;评估患者对手术过程的了解程度,有无过度焦虑或者担忧;对预后的期望值等。

(2)术后评估:了解麻醉和手术方法、手术经过是否顺利、术中出血情况;了解术后生命体征、切口及引流情况等;观察有无并发血管、神经损伤。①视诊:手术切口有无红肿;术区敷料有无渗血、渗液;患肢的颜色及有无肿胀。②触诊:患肢动脉搏动是否可扪及;患肢感觉有无异常。③动诊:观察患肢关节主动活动及被动活动情况,有无关节僵硬。④量诊:使用疼痛评分尺进行疼痛评分;使用皮尺及量角器分别测量患肢肿胀度及关节活动度。

(3)心理-社会评估:评估患者的心理状况,了解患者及家属对疾病、治疗及预后的认知程度,家庭的经济承受能力,对患者的支持态度及其他社会支持系统情况。

(4)辅助检查阳性结果评估:X线检查结果,确定脱位类型及骨折情况。

(5)治疗效果评估。①非手术治疗效果评估要点:评估外固定是否有效,松紧度是否适宜,患肩是否固定于关节功能位,有无相关并发症,如皮肤压疮、关节僵硬等。评估患肢血运感觉、患肢动脉搏动是否可扪及;肢端活动是否正常;皮温是否正常;有无异常感觉,如麻木等。评估患者功能锻炼情况,如肌力、关节活动范围等,锻炼进程有无按计划进行。②手术治疗效果评估要点。生命体征的评估:是否能维持生命体征的平稳。体位评估:是否采取正确的体位,以保持关节功能位及舒适为标准。手术切口评估:敷料是否干洁、固定,弹性绷带包扎松紧是否适宜。术肢血运评估:术肢桡动脉搏动是否可扪及;手指活动是否正常;术肢皮温是否正常;有无异常感觉,如麻木等。功能锻炼程度评估:患者是否按计划进行康复训练,效果如何。相关并发症评估:关节僵硬、臂丛神经损伤(肩关节脱位)等。

(三)护理诊断(问题)

1.疼痛

疼痛与关节脱位引起局部组织损伤及神经受压有关。

2.躯体活动障碍

躯体活动障碍与关节脱位、疼痛、制动有关。

3.知识缺乏

知识缺乏与缺乏有关复位后继续治疗及正确功能锻炼的知识有关。

4.焦虑

焦虑与担忧预后有关。

5.潜在并发症

(1)关节僵硬:与关节脱位后复位需固定关节有关。

(2)血管、神经受损。

(四)主要护理措施

1.术前护理

(1)休息与体位:急性期患者应适当休息、抬高患肢,促进局部血液回流和减轻肿胀;保持患肩于功能位,以预防关节畸形及病理性脱位;关节脱位复位后外固定时间一般为3～4周,合并骨折者适当延长外固定时间。

(2)饮食:易消化食物,多进含蛋白质、维生素、钙、铁丰富的食物;预防便秘者选用富含植物纤维食物,如粗粮、蔬菜、水果等;多饮水,每天饮水量大于3 000 mL,防止粪便干燥;多食酸奶,以促进肠蠕动;避免食用刺激性食物,如辣椒等。

（3）用药护理：遵医嘱及时用药，观察药效及不良反应，以及时记录及处理。

（4）专科护理。①疼痛的护理：评估患者疼痛程度，以及时合理给予非药物止痛，如早期局部冷疗、心理疗法等，疼痛评分为 4 分以上者，按需予药物止痛。及时评估用药后的疼痛缓解情况。②肿胀的护理：早期冷敷，减轻损伤部位的出血和水肿；24 小时后热敷，以减轻肌肉的痉挛；后期理疗，改善血液循环，促进渗出液的吸收。③外固定的护理：密切观察固定位置有无移动，保持有效固定；有无局部压迫症状及皮肤情况；让患者了解固定时限。④患肢血运观察：注意观察肢端血运、运动、感觉情况。如发现肢体远端苍白、厥冷、发绀、疼痛、感觉减退及麻木等异常情况，应及时通知医师妥善处理。

2.术后护理

（1）生命体征的测量：术后 24 小时内，密切观察生命体征的变化，进行床边心电监护，每 30 分钟～1 小时记录 1 次，观察有无因术中出血、麻醉等引起血压下降。

（2）体位的护理：全身麻醉术后应去枕平卧 6 小时，6 小时后可予适当摇高床头或取半卧位，术后1～2 天可根据患者情况考虑起床活动；术后患肢用三角巾悬吊于胸前，保持肘关节屈曲 90°。

（3）切口的观察：保持切口敷料清洁干燥，一旦被血液渗透应及时更换，以防止切口感染。

（4）患肢肢端血液循环的观察：密切观察患肢桡动脉搏动及手指的感觉活动情况，注意有无血管神经的损伤，出现异常时及时通知医师处理。

3.术后并发症护理

（1）肩关节僵硬的护理：循序渐进进行康复训练。固定期间行肌肉等长缩，如前臂肌肉收缩、股四头肌收缩训练；远端关节早期活动，如手指抓捏、握拳活动、前臂伸展运动等，促进血液循环；去除外固定后，练习脱位关节的活动及关节周围肌力训练，以主动锻炼为主，以不引起剧烈疼痛为度，切忌粗暴进行被动活动。

（2）血管、神经受损的护理：肩关节脱位或术后发生神经损伤并不多见，但如果出现患肢无力，肩外展功能丧失，要考虑有臂丛神经损伤，应及时通知医师，予神经营养药物，局部理疗，加强手指各关节及腕关节的主、被动活动，防止肌肉萎缩和关节僵硬。一般采用非手术治疗可恢复，观察 3 个月，如无恢复迹象应行手术探查。

4.心理护理

关节脱位多由意外事故造成，患者常焦虑、恐惧及自信心不足等，在生活上给予帮助，加强沟通，耐心开导，使之心情舒畅，从而愉快地接受配合治疗及康复。

5.健康教育

向患者及家属讲解肩关节脱位治疗和康复的知识。说明复位后固定的目的、方法、重要意义及注意事项，使其充分了解固定的重要性、必要性及复位后必须固定的时限。讲述功能锻炼的重要性和必要性，并指导其进行康复锻炼，使患者能自觉按计划实施。固定期间进行肌肉舒缩活动及邻近关节主动活动，切忌被动运动；固定拆除后，逐步进行肢体的全范围功能锻炼，防止关节粘连和肌萎缩。习惯性反复脱位者，须保持有效固定并严格遵医嘱坚持功能锻炼，避免各种导致再脱位的原因。

（五）护理效果评估

（1）患者疼痛是否得到有效控制，疼痛主诉减少。

（2）患者是否掌握关节功能康复训练相关知识，关节功能恢复程度，能否满足日常活动需要。

（3）有无血管、神经损伤或发生时能否及时发现和护理。

（4）手术切口能否保持清洁干燥，有无切口感染的发生。

（5）有无相关并发症发生。

二、髋关节脱位

（一）疾病概述

1.概念

髋关节由股骨头和髋臼构成，是杵臼关节。髋臼为半球形，深而大，周围有坚韧带与肌群，结构相当稳定，故往往只有强大暴力才能导致髋关节脱位；约50％的髋关节脱位同时合并有骨折。

2.相关病理生理

创伤性关节脱位后，主要表现为构成关节的骨端移位，关节囊破裂，关节腔周围积血。血肿机化后，形成肉芽组织，继而发展成为纤维组织，与关节周围组织粘连。脱位可伴关节附近韧带、肌和肌腱损伤，也可伴撕脱性骨折及周围血管、神经损伤。

3.病因和分类

髋关节脱位根据股骨头的位置可分为以下3种脱位。

（1）髋关节后脱位：髋关节于屈曲、内收位时，股骨头顶在髋臼后上缘，若暴力由前向后冲击膝部，并经股骨干纵轴传递到股骨头，使股骨头冲破关节囊后上部分而发生脱位。如撞车、高处坠落或弯腰姿势时重物打击于腰背部时。

（2）髋关节前脱位：髋关节处于过度外展外旋位时，遭到外展暴力使大转子顶端与髋臼上缘相撞击，使股骨头冲破前方关节囊而脱出到闭孔或耻骨处，也称闭孔部脱位或耻骨部脱位。

（3）髋关节中心脱位：当暴力作用于大转子外侧时，使股骨头冲击髋臼底部，引起髋臼底部骨折，如外力继续作用，股骨头连同髋臼骨折片一齐向盆腔内移位时，为中心脱位。

以后脱位最常见，占全部髋关节脱位的85％～90％。脱位时常造成关节囊撕裂、髋臼后缘或股骨头骨折。有时合并坐骨神经挫伤或牵拉伤。

4.临床表现

（1）症状：患侧髋关节疼痛，主动活动功能丧失，被动活动时引起剧烈疼痛。

（2）体征：①髋关节后脱位时，患肢呈屈曲、内收、内旋或缩短畸形。臀部可触及脱出的股骨头，大粗隆上移。髋部疼痛、关节功能障碍明显，肿胀不明显；可合并坐骨神经损伤，大多为挫伤，主要原因为股骨头压迫。表现为大腿后侧、小腿后侧及外侧和足部全部感觉消失，膝关节的屈肌，小腿和足部全部肌瘫痪，足部出现神经营养性改变。②髋关节前脱位时，患肢呈轻度屈髋、过度外展、外旋畸形。耻骨脱位时患肢极度外旋90°畸形，髋外侧较平，患肢屈髋15°～20°外展畸形，腹股沟区可触及股骨头；会阴部脱位时在会阴部可触及股骨头。③髋关节中心脱位时，如股骨头移位不多者只有局部疼痛、肿胀及活动障碍，无特殊体位畸形；股骨头移位严重者患肢有轻度缩短畸形，大转子因内移而不易摸到。

5.辅助检查

X线检查可了解脱位的类型及有无合并髋臼或股骨头骨折。

6.治疗原则

（1）非手术治疗。①手法复位：髋关节脱位后宜尽早复位，最好在24小时内，超过24小时后再复位，十分困难。髋关节前脱位，常用的复位方法为提拉法。②固定：复位后，用持续皮牵引或穿丁字鞋固定患肢，保持患肢于伸直、外展位，防止髋关节屈曲、内收、内旋，禁止患者坐起。一般固定2～3周。③功能锻炼:固定期间患者可进行股四头股收缩锻炼,患肢距小腿关节的活动及其余未固定关节的活动。3周后开始活动关节;4周后,去除皮牵引,指导患者扶双拐下地活动。3个月内,患肢不负重,以免发生股骨头缺血性坏死或因受压而变形。3个月后,经X线检查证实股骨头血液供应良好者,可尝试去拐步行,进行步态训练。

(2)手术治疗:对手法复位失败者或髋臼后上缘有大块骨片复位不良或不稳者,应选择早期髋关节切开复位内固定术。

(二)护理评估

1.一般评估

(1)健康史:评估患者受伤的原因、时间;受伤的姿势;外力的方式、性质;脱位的轻重程度;评估患者受伤时的身体状况及病情发展情况;了解伤后急救处理措施。

(2)生命体征(T、P、R、BP):评估意识等,观察有无休克。

(3)患者主诉:外伤史及脱位的原因、时间;疼痛的程度。

(4)相关记录:疼痛评分、全身皮肤及其他部位外伤情况。

2.身体评估

(1)术前评估。①视诊:患者有无被迫性体位;患肢有无短缩、屈曲、内收内旋或外展外旋畸形;脱位关节有无肿胀、皮下瘀斑;有无血管及神经受压的表现、皮肤有无受损。②触诊:有无压痛、是否触及脱出的关节头;患肢足背动脉搏动的情况、有无感觉异常。③叩诊:患肢神经反射是否正常。④动诊:脱位关节活动能力,患肢肌力。⑤量诊:患肢有无短缩、双侧肢体周径大小、关节活动度。术前准备评估:术前实验室检查结果评估:血常规及血生化、胸片、心电图等;术区皮肤、饮食、肠道、用药准备;评估患者对手术过程的了解程度,有无过度焦虑或者担忧;对预后的期望值等。

(2)术后评估:了解麻醉和手术方法、手术经过是否顺利、术中出血情况;了解术后生命体征、切口及引流情况等;观察有无并发血管神经损伤。①视诊:手术切口有无红肿;术区敷料有无渗血、渗液;患肢的颜色及有无肿胀。②触诊:患肢动脉搏动是否可扪及;患肢感觉有无异常。③动诊:观察患肢关节主动活动及被动活动情况,有无关节僵硬。④量诊:使用疼痛评分尺进行疼痛评分;使用皮尺及量角器分别测量患肢肿胀度及关节活动度。

3.心理-社会评估

评估患者的心理状况,了解患者及家属对疾病、治疗及预后的认知程度,家庭的经济承受能力,对患者的支持态度及其他社会支持系统情况。

4.辅助检查阳性结果评估

X线检查结果,确定脱位类型及骨折情况,并与股骨颈骨折鉴别。

5.治疗效果评估

(1)非手术治疗效果评估要点:①评估外固定是否有效,松紧度是否适宜,患髋是否固定于关节功能位,有无相关并发症,如皮肤压疮、下肢深静脉血栓形成等。②评估患肢血运感觉,患肢动脉搏动是否可扪及;肢端活动是否正常;皮温是否正常;有无异常感觉,如麻木、感觉消退等。③评估患者功能锻炼情况,如肌力、关节活动范围等,锻炼进程有无按计划进行。

(2)手术治疗效果评估要点。①生命体征的评估:是否能维持生命体征的平稳,有无发生出血性休克等。②体位评估:是否采取正确的体位,以保持关节功能位及舒适为标准。③手术切口评估:敷料是否干洁固定,弹性绷带包扎松紧是否适宜。④术肢血运评估:术肢桡动脉搏动是否可扪及;足趾活动是否正常;术肢有无肿胀,皮温是否正常;有无异常感觉,如麻木、感觉消退等。⑤功能锻炼程度评估:患者是否按计划进行康复训练,效果如何。⑥相关并发症评估:便秘、压疮、下肢深静脉血栓形成、坠积性肺炎等。

(三)护理诊断(问题)

1.疼痛

疼痛与关节脱位引起局部组织损伤及神经受压有关。

2.身体活动障碍

身体活动障碍与关节脱位、疼痛、制动有关。

3.知识缺乏

知识缺乏与缺乏有关复位后继续治疗及正确功能锻炼的知识有关。

4.焦虑

焦虑与担忧预后有关。

5.潜在并发症

便秘、压疮、下肢深静脉血栓形成、坠积性肺炎、血管神经受损。

(四)主要护理措施

1.术前护理

(1)体位:髋关节后脱位患者固定于轻度外展,前脱位固定于内收、内旋、伸直位,中心脱位固定于外展位。抬高患肢并保持患肢于关节功能位,以利静脉回流,减轻肿胀。

(2)缓解疼痛。①局部冷热敷:受伤 24 小时内局部冷敷,达到消肿止痛的目的;受伤 24 小时后,局部热敷以减轻肌肉痉挛引起的疼痛。②避免加重疼痛的因素:进行护理操作或移动患者时,托住患肢,动作轻柔,避免不适活动加重疼痛。③镇痛:应用心理暗示、转移注意力或松弛疗法等非药物镇痛方法缓解疼痛,必要时遵医嘱应用镇痛剂。

(3)外固定护理:使用石膏固定或牵引的患者,密切观察固定是否有效,固定物压迫处皮肤有无受损;患肢血运感觉情况。

(4)皮肤护理:髋关节脱位固定后需长期卧床的患者,鼓励其经常更换体位,保持床单整洁,预防压疮产生。对于皮肤感觉功能障碍的肢体,防止烫伤和冻伤。

2.术后护理

(1)生命体征的测量:术后 24 小时内,密切观察生命体征的变化,进行床边心电监护,每 30 分钟～1 小时记录 1 次,观察有无因术中出血、麻醉等引起血压下降。

(2)体位的护理:全身麻醉术后应去枕平卧 6 小时,6 小时后可予适当摇高床头或取半卧位,保持患肢外展中立位。

(3)切口的观察:保持切口敷料清洁干燥,一旦被血液渗透应及时更换,以防止切口感染。

(4)患肢肢端血液循环的观察:密切观察患肢足背动脉搏动及足趾的感觉活动情况,注意有无血管神经的损伤,出现异常时及时通知医师处理。

3.术后并发症护理

(1)便秘:重建正常排便形态:定时排便,注意便意,食用促进排泄的食物,如粗粮、蔬菜、水果、豆类及其他粗糙食物;摄取充足水分,进行力所能及的活动等;必要时使用甘油栓、开塞露等塞肛或进行灌肠。

(2)压疮。①预防压疮:原则是防止组织长时间受压,改善营养及血液循环情况;重视局部护理;加强观察,对发生压疮危险度高的患者进行预防。②护理措施:采用 Braden 评分法来评估发生压疮的危险程度,评分值越小,说明器官功能越差,发生压疮的危险性越高;间歇性解除压迫,卧床患者每 2～3 小时翻身 1 次,有条件者可使用减压贴、气垫床等;保持皮肤清洁和完整;加强营养,补充丰富蛋白质、足量热量、维生素 C 和维生素 A 及矿物质。③发生压疮后,评估压疮分期,进行对应处理。

(3)下肢深静脉血栓。①评估危险因素:手术种类、创伤程度、手术时间及术后卧床时间;年龄,年龄越大,发病率明显升高;制动时间,固定姿势;既往史,既往有静脉血栓形成史者的发病率为无既往史者的5倍;恶性肿瘤;其他,如肥胖、血管内插管等。②预防措施:活动,卧床者至少每2～3 小时翻身 1 次;手术患者术后抬高患肢高于心脏水平,利于静脉回流;鼓励尽早床上行踝泵运动、股四头肌舒缩运动等;鼓励早期下床活动;穿弹力长袜或弹性绷带包扎,可减少静脉瘀滞和增加回流,降低末端腓肠静脉血栓;使用间歇外部回压装置,增加血流速度;尽量避免下肢血管穿刺;遵医嘱使用抗凝药物,如低分子肝素、利伐沙班片等。③下肢深静脉血栓形成后处理:绝对卧床休息,抬高患肢 20°～30°;床上活动时避免动作过大,禁止患肢按摩,避免用力排便,以防血栓脱落而致肺栓塞;观察患肢肿胀程度、末梢循环等变化;遵医嘱使用抗凝、溶栓药物,并观察有无出血倾向,监测凝血功能;警惕肺栓塞的形成,临床无症状肺栓塞多见,一般在血栓形成1～2 周内发生,且多发生在久卧开始活动时,当下肢深静脉血栓患者出现气促、咳嗽、呼吸困难、咯血样泡沫痰等症状时应及时处理。

(4)坠积性肺炎。鼓励患者有效咳嗽及咳痰;翻身叩击背部每 2 小时 1 次;痰液黏稠不易咯出时行雾化吸入,以稀释痰液,利于引流;指导行深呼吸训练等。

4.心理护理

关节脱位多由意外事故造成,患者常焦虑、恐惧及自信心不足等,在生活上给予帮助,加强沟通,耐心开导,使之心情舒畅,从而愉快地接受配合治疗及康复。

5.健康教育

向患者及家属讲解髋关节脱位治疗和康复的知识。说明复位后固定的目的、方法、重要意义及注意事项,使其充分了解固定的重要性、必要性及复位后必须固定的时限。讲述功能锻炼的重要性和必要性,并指导其进行康复锻炼,使患者能自觉按计划实施。固定期间进行肌肉舒缩活动及邻近关节主动活动,切忌被动运动;固定拆除后,逐步进行肢体的全范围功能锻炼,防止关节粘连和肌萎缩。

(五)护理效果评价

(1)患者疼痛是否得到有效控制,疼痛主诉减少。

(2)患者是否掌握关节功能康复训练相关知识,关节功能恢复程度,能否满足日常活动需要。

(3)患者有无发生血管神经损伤,能否得到及时发现及处理。

(4)手术切口能否保持清洁干燥,有无感染的发生。

(5)有无发生相关并发症。

三、肘关节脱位

(一)疾病概述

1.概念

肘关节脱位发病率仅次于肩关节,多发生于 10～20 岁青少年,男性多于女性,多为运动损伤。

2.相关病理生理

脱位后局部肿胀明显,如不及时复位,易导致前臂缺血性痉挛。

3.病因和分类

多由间接暴力引起。根据脱位的方向可分为后脱位、前脱位、侧方脱位。后脱位为最常见的肘关节脱位,当肘关节处于伸直位,前臂旋后位跌倒时,暴力经前臂传递至尺、桡骨上端,在尺骨鹰嘴处产生杠杆作用,导致前方关节囊撕裂,使尺、桡骨近端同时脱向肱骨远端的后方,发生肘关节后脱位;当肘关节处于内翻或外翻位时遭受暴力,可发生尺侧或桡侧侧方脱位;当肘关节处于屈曲位时,肘后方受到直接暴力作用,可产生尺骨鹰嘴骨折和肘关节前脱位,此类相对少见。

4.临床表现

(1)症状:肘关节局部疼痛、肿胀、弹性固定,功能受限。肘关节处于半屈近于伸直位,患者以健手支托患肢前臂。

(2)体征:脱位后,肘部变粗后突,前臂短缩,肘后凹陷,鹰嘴后突显著,肘后三角关系失常。鹰嘴突高出内外髁,可触及肱骨下端。若局部明显肿胀,则可能出现正中神经或尺神经损伤,亦可出现动脉受压的临床表现。

(3)后脱位时,可合并正中神经或尺神经损伤,偶尔可损伤肱动脉。正中神经损伤表现为拇指、示指、中指的感觉迟钝或消失,不能屈曲,拇指不能外展和对掌,形成典型的"猿手"畸形。尺神经损伤主要表现为手部尺侧皮肤感觉消失、小鱼际肌及骨间肌萎缩、掌指关节过伸、拇指不能内收、其他四指不能外展及内收、呈"爪状手"畸形。动脉受压可出现患肢血液循环障碍,主要表现为患肢苍白、发冷、大动脉搏动减弱或消失等。

5.辅助检查

X线检查可明确脱位的类型、移位情况及有无合并骨折。对于陈旧性关节脱位,能明确有无骨化性肌炎或缺血性骨坏死。

6.治疗原则

(1)非手术治疗方法。①复位:一般情况下,通过闭合方法可完成脱位关节的复位。复位方法为助手配合沿畸形关节方向行前臂和上臂牵引和反牵引,术者从肘后用双手握住肘关节,以指推压尺骨鹰嘴向前下,同时矫正侧方移位,助手在复位过程中维持牵引并逐渐屈肘,出现弹跳感表示复位成功。②固定:复位后,用超过关节夹板或长臂石膏托固定于屈肘90°位,再用三角巾悬吊于胸前,一般固定2~3周。③功能锻炼:固定期间,可做伸掌、握拳、手指屈伸等活动,同时在外固定保护下做肩、腕关节、手指活动。去除固定后,练习肘关节的屈伸、前臂旋转活动及锻炼肘关节周围肌力,通常需要3~6个月方可恢复。

(2)手术治疗方法:手法复位失败时,不可强行复位,应采取手术复位。合并有神经损伤者,手术时先探查神经,在保护神经的前提下进行手术复位。

(二)护理评估

1.一般评估

(1)健康史:评估患者的一般情况,如年龄、性别;评估患者受伤的原因、时间;受伤的姿势;外力方式、性质;评估患者受伤时的身体状况及病情发展情况;了解伤后急救处理措施。

(2)生命体征(T、P、R、BP):创伤性脱位合并血管损伤时,可能导致血压下降等,观察有无休克。

（3）患者主诉：脱位原因、时间；有无外伤史；导致脱位的外力方式、性质；脱位后处理措施；疼痛性质及程度。

（4）相关记录：疼痛评分、全身皮肤及其他外伤情况。

2.身体评估

（1）术前评估。①视诊：患肢局部情况，脱位关节有无肿胀、皮下瘀斑、畸形。②触诊：有无压痛、是否触及脱出的关节头及空虚的关节盂、患肢动脉搏动的情况、有无感觉异常。③叩诊：患肢神经反射是否正常。④动诊：脱位关节活动能力，患肢肌力。⑤量诊：患肢有无短缩、双侧肢体周径大小、关节活动度。术前准备评估：术前实验室检查结果评估：血常规及血生化、胸片、心电图等；术前术区皮肤、饮食、肠道、用药准备。患者准备：评估患者对手术过程的了解程度，有无过度焦虑或者担忧；对预后的期望值等。

（2）术后评估：了解麻醉和手术方法、手术经过是否顺利、术中出血情况；了解术后生命体征、切口及引流情况等；观察有无并发血管神经损伤。①视诊：手术切口有无红肿；术区敷料有无渗血、渗液；患肢的颜色及有无肿胀。②触诊：患肢动脉搏动是否可扪及；患肢感觉有无异常。③动诊：观察患肢关节主动活动及被动活动情况，有无关节僵硬。④量诊：使用疼痛评分尺进行疼痛评分；使用皮尺及量角器分别测量患肢肿胀度及关节活动度。

3.心理-社会评估

评估患者有无恐惧、紧张心理；家庭及社会支持情况；患者对预后的认知程度等，引导患者正确配合疾病的治疗与护理。

4.辅助检查阳性结果评估

X线检查结果，确定脱位类型及骨折情况。

5.治疗效果的评估

（1）非手术治疗效果评估要点：①评估外固定（夹板、石膏）是否有效，松紧度是否适宜，有无相关并发症，如皮肤压疮、前臂缺血性坏死、关节僵硬等。②评估患肢血运感觉，患肢桡动脉搏动是否可扪及；肢端活动是否正常；皮温是否正常；有无异常感觉，如麻木等。③评估患者功能锻炼情况，如肌力、关节活动范围等，锻炼进程有无按计划进行。

（2）手术治疗评估要点。①生命体征的评估：能否维持生命体征平稳。②术区切口评估：敷料是否干洁固定，弹性绷带包扎松紧是否适宜。③术肢血运评估：术肢桡动脉搏动是否可扪及；手指活动是否正常；术肢皮温是否正常；有无异常感觉，如麻木等。④体位评估：是否采取正确的体位，以保持关节功能位及舒适为标准。⑤功能锻炼程度评估：患者是否按计划进行康复训练，效果如何。⑥相关并发症评估：关节僵硬、前臂缺血性坏死等。

（三）护理诊断（问题）

1.疼痛

疼痛与关节脱位引起局部组织损伤及神经受压有关。

2.躯体活动障碍

躯体活动障碍与关节脱位、疼痛，制动有关。

3.知识缺乏

知识缺乏与缺乏有关复位后继续治疗及正确功能锻炼的知识有关。

4.焦虑

焦虑与担忧预后有关。

5.潜在并发症

(1)前臂缺血性坏死:与肘关节脱位外固定装置压迫血管、神经等有关。

(2)关节僵硬:与关节脱位后复位需固定关节有关。

(四)主要护理措施

1.术前护理

(1)休息:急性期患者应适当休息、抬高患肢,促进局部血液回流和减轻肿胀;保持患肢于功能位,以预防关节畸形及病理性脱位。

(2)饮食:易消化食物,多进含蛋白质、维生素、钙、铁丰富的食物。

(3)体位:肘关节脱位复位后肘关节固定于 90°,前臂固定于旋前、旋后中间位,用三角巾或前臂吊带固定患侧肩,避免前臂下垂。

(4)用药护理:遵医嘱及时用药,观察药效及不良反应,以及时记录及处理。

(5)专科护理。①疼痛的护理:评估患者疼痛程度,以及时合理给予非药物止痛如早期局部冷疗、心理疗法等,疼痛评分为 4 分以上者,按需予药物止痛。及时评估用药后的疼痛缓解情况。②肿胀的护理:早期冷敷,减轻损伤部位的出血和水肿;24 小时后热敷,以减轻肌肉的痉挛;后期理疗,改善血液循环,促进渗出液的吸收。③外固定的护理:根据外固定方式(夹板、石膏等)进行对应护理;密切观察固定位置有无移动,保持有效固定;有无局部压迫症状及皮肤情况;让患者了解固定时限(一般为 4 周,如合并骨折可适当延长时间),若固定时间过长易发生关节僵硬,过短,损伤的关节囊、韧带得不到充分修复,易发生再脱位。④患肢血运观察:注意观察肢端血运、运动、感觉情况。如发现肢体远端苍白、厥冷、发绀、疼痛、感觉减退及麻木等异常情况,应及时通知医师妥善处理。

2.术后护理

(1)生命体征的测量:术后 24 小时内,密切观察生命体征的变化,进行床边心电监护,每 30 分钟~1 小时记录 1 次,观察有无因术中出血、麻醉等引起血压下降。

(2)体位的护理:全身麻醉术后应去枕平卧 6 小时,6 小时后可予适当摇高床头或取半卧位,保持患肢抬高位,利于血液回流,减轻肿胀。

(3)切口的观察:保持切口敷料清洁干燥,一旦被血液渗透予及时更换,以防止切口感染。

(4)患肢肢端血液循环的观察:密切观察患肢桡动脉搏动及手指的感觉活动情况,注意有无血管神经的损伤,出现异常时及时通知医师处理。

3.术后并发症护理

(1)前臂缺血性坏死的护理:密切观察外固定装置的松紧度,随时调整,避免前臂血管、神经受压;密切观察手的感觉、运动和循环情况,出现麻木、疼痛、皮温凉时,以及时报告医师处理。

(2)关节僵硬的护理:循序渐进进行康复训练。固定期间行肌肉等长收缩,如前臂肌肉收缩;远端关节早期活动,如手指抓捏、握拳活动、前臂伸展运动等,促进血液循环;去除外固定后,练习脱位关节的活动及关节周围肌力训练,以主动锻炼为主,以不引起剧烈疼痛为度,切忌粗暴进行被动活动,以免引起骨化性肌炎而加重肘关节僵硬。

4.心理护理

关节脱位多由意外事故造成,患者常焦虑、恐惧及自信心不足等,在生活上给予帮助,加强沟通,耐心开导,使之心情舒畅,从而愉快地接受配合治疗及康复。

5.健康教育

向患者及家属讲解肘关节脱位治疗和康复的知识。说明复位后固定的目的、方法、重要意义及注意事项,使其充分了解固定的重要性、必要性及复位后必须固定的时限。讲述功能锻炼的重要性和必要性,并指导其进行康复锻炼,使患者能自觉按计划实施。固定期间进行肌肉舒缩活动及邻近关节主动活动,切忌被动运动;固定拆除后,逐步进行肢体的全范围功能锻炼,防止关节粘连和肌萎缩。

(五)主要护理措施

1.术前护理

(1)休息:急性期患者应适当休息、抬高患肢,促进局部血液回流和减轻肿胀;保持患肢于功能位,以预防关节畸形及病理性脱位。

(2)饮食:易消化食物,多进含蛋白质、维生素、钙、铁丰富的食物。

(3)体位:肘关节脱位复位后肘关节固定于90°,前臂固定于旋前、旋后中间位,用三角巾或前臂吊带固定患侧肩,避免前臂下垂。

(4)用药护理:遵医嘱及时用药,观察药效及不良反应,以及时记录及处理。

(5)专科护理。①疼痛的护理:评估患者疼痛程度,以及时合理给予非药物止痛如早期局部冷疗、心理疗法等,疼痛评分为4分以上者,按需予药物止痛。及时评估用药后的疼痛缓解情况。②肿胀的护理:早期冷敷,减轻损伤部位的出血和水肿;24小时后热敷,以减轻肌肉的痉挛;后期理疗,改善血液循环,促进渗出液的吸收。③外固定的护理:根据外固定方式(夹板、石膏等)进行对应护理;密切观察固定位置有无移动,保持有效固定;有无局部压迫症状及皮肤情况;让患者了解固定时限(一般为4周,如合并骨折可适当延长时间),若固定时间过长易发生关节僵硬,过短,损伤的关节囊、韧带得不到充分修复,易发生再脱位。④患肢血运观察:注意观察肢端末梢血运、运动、感觉情况。如发现肢体远端苍白、厥冷、发绀、疼痛、感觉减退及麻木等异常情况,应及时通知医师妥善处理。

2.术后护理

(1)生命体征的测量:术后24小时内,密切观察生命体征的变化,进行床边心电监护,每30分钟至1小时记录1次,观察有无因术中出血、麻醉等引起血压下降。

(2)体位的护理:全身麻醉术后应去枕平卧6小时,6小时后可予适当摇高床头或取半卧位,保持患肢抬高位,利于血液回流,减轻肿胀。

(3)切口的观察:保持切口敷料清洁干燥,一旦被血液渗透予及时更换,以防止切口感染。

(4)患肢肢端血液循环的观察:密切观察患肢桡动脉搏动及手指的感觉活动情况,注意有无血管神经的损伤,出现异常时及时通知医师处理。

3.术后并发症护理

(1)前臂缺血性坏死的护理:密切观察外固定装置的松紧度,随时调整,避免前臂血管、神经受压;密切观察手的感觉、运动和循环情况,出现麻木、疼痛、皮温凉时,以及时报告医师处理。

(2)关节僵硬的护理:循序渐进进行康复训练。固定期间行肌肉等长收缩,如前臂肌肉收缩;远端关节早期活动,如手指抓捏、握拳活动、前臂伸展运动等,促进血液循环;去除外固定后,练习脱位关节的活动及关节周围肌力训练,以主动锻炼为主,以不引起剧烈疼痛为度,切忌粗暴进行被动活动,以免引起骨化性肌炎而加重肘关节僵硬。

4.心理护理

关节脱位多由意外事故造成,患者常焦虑、恐惧及自信心不足等,在生活上给予帮助,加强沟通,耐心开导,使之心情舒畅,从而愉快地接受配合治疗及康复。

5.健康教育

向患者及家属讲解肘关节脱位治疗和康复的知识。说明复位后固定的目的、方法、重要意义及注意事项,使其充分了解固定的重要性、必要性及复位后必须固定的时限。讲述功能锻炼的重要性和必要性,并指导其进行康复锻炼,使患者能自觉按计划实施。固定期间进行肌肉舒缩活动及邻近关节主动活动,切忌被动运动;固定拆除后,逐步进行肢体的全范围功能锻炼,防止关节粘连和肌萎缩。

(于丽艳)

第二节　尺桡骨干双骨折

一、疾病概述

(一)概念

尺桡骨干双骨折较多见,占各类骨折的6%左右,以青少年多见。因骨折后常导致复杂的移位,使复位十分困难,易发生骨筋膜室综合征。

(二)相关病理生理

骨筋膜室综合征:骨筋膜室是由骨、骨间膜、肌间膜和深筋膜形成的密闭腔隙。骨折时,骨折部位骨筋膜室内的压力增高,导致肌肉和神经因急性缺血而产生一系列早期综合征,主要表现为5P征:疼痛(pain)、苍白(pallor)、感觉异常(paresthesia)、麻痹(paralysis)及脉搏消失(pulseless)。

(三)病因与诱因

尺桡骨干双骨折多由于直接暴力、间接暴力和扭转暴力致伤。

1.直接暴力

多由于重物直接打击、挤压或刀伤引起。特点为两骨同一平面的横形或粉碎性骨折,多伴有不同程度的软组织损伤,包括肌肉、肌腱断裂、神经血管损伤等,整复对位不稳定。

2.间接暴力

常为跌倒时手掌着地,由于桡骨负重较多,暴力作用向上传到后首先使桡骨骨折,继而残余暴力通过骨间膜向内下方传导,引起低位尺骨斜形骨折。

3.扭转暴力

跌倒时手掌着地,同时前臂发生旋转,导致不同平面的尺桡骨螺旋形骨折或斜形骨折,尺骨的骨折线多高于桡骨的骨折线。

(四)临床表现

1.症状

受伤后,患侧前臂出现疼痛、肿胀、畸形及功能障碍。

2.体征

可发现畸形、反常活动、骨摩擦感。尺骨上 1/3 骨干骨折可合并桡骨小头脱位,称为孟氏骨折。桡骨干下 1/3 骨干骨折合并尺骨小头脱位,称为盖氏骨折。

(五)辅助检查

X 线拍片检查应包括肘关节或腕关节,可发现骨折部位、类型、移位方向及是否合并有桡骨头脱位或尺骨小头脱位。

(六)治疗原则

1.手法复位外固定

手法复位成功后采用石膏固定,即用上肢前、后石膏夹板固定,待肿胀消退后改为上肢管型石膏固定,一般 8~12 周可达到骨性愈合。也可以采用小夹板固定,即在前臂掌侧、背侧、尺侧和桡侧分别放置四块小夹板并捆扎,将前臂放在防旋板上固定,再用三角巾悬吊患肢。

2.切开复位内固定

在骨折部位选择切口,在直视下准确对位,用加压钢板螺钉固定或髓内针固定。

二、护理评估

(一)一般评估

1.健康史

(1)一般情况:了解患者的年龄、职业特点、运动爱好、日常饮食结构、有无酗酒等。

(2)受伤情况:了解患者受伤的原因、部位和时间,受伤时的体位和环境,外力作用的方式、方向与性质,骨折轻重程度,急救处理的过程等。

(3)既往史:重点了解与骨折愈合有关的因素,如患者有无骨折史,有无药物滥用、服用特殊药物及药物过敏史,有无手术史等。

2.生命体征(T、P、R、BP)

按护理常规监测生命体征。

3.患者主诉

受伤的原因、时间、外力方式与性质,骨折轻重程度及有无合并桡神经损伤、受伤时的体位和环境、急救处理的过程等。

4.相关记录

外伤情况及既往史;X 线拍片及实验室检查等结果记录。

(二)身体评估

1.术前评估

(1)视诊:患侧前臂出现肿胀、皮下瘀斑。

(2)触诊:患肢有触痛、骨摩擦音或骨擦感。

(3)动诊:可见反常活动。

(4)量诊:患肢有无短缩、双侧上肢周径大小、关节活动度。

2.术后评估

(1)视诊:患侧前臂出现肿胀、皮下瘀斑减轻或消退;外固定清洁、干燥,保持有效固定。

(2)触诊:患侧触痛减轻或消退;骨摩擦音或骨擦感消失。

(3)动诊:反常活动消失。

(4)量诊:患肢无短缩,双侧上肢周径大小相等、关节活动度无差异。

(三)心理-社会评估

患者突然受伤骨折,患侧肢体活动障碍,生活自理能力下降,疼痛刺激及外固定的使用,易产生焦虑、紧张及自身形象紊乱等心理变化。

(四)辅助检查阳性结果评估

肘关节或腕关节X线拍片结果确定骨折类型、移位方向及是否合并有桡骨头脱位或尺骨小头脱位。

(五)治疗效果的评估

(1)局部无压痛及纵向叩击痛。

(2)局部无反常活动。

(3)X线拍片显示骨折处有连续骨痂通过,骨折线已模糊。

(4)拆除外固定后,成人上肢能平举1kg重物持续达1分钟。

(5)连续观察2周骨折处不变形。

三、主要护理诊断(问题)

(一)疼痛

疼痛与骨折、软组织损伤、肌痉挛和水肿有关。

(二)外周神经血管功能障碍的危险

外周神经血管功能障碍的危险与骨和软组织损伤、外固定不当有关。

(三)潜在并发症

肌萎缩、关节僵硬。

四、主要护理措施

(一)病情观察与体位护理

1.疼痛护理

及时评估患者疼痛程度,遵医嘱给予止痛药物。

2.体位

用吊带或三角巾将患肢托起,以促进静脉回流,减轻肢体肿胀疼痛。

3.患肢缺血护理

观察石膏绷带或夹板固定的松紧度,必要时及时调整,以免神经、血管受压,影响有效组织灌注。观察前臂肿胀程度及手的感觉运动功能,如出现高张力肿胀、手指发凉、感觉异常、手指主动活动障碍、被动伸直剧痛、桡动脉搏动减弱或消失,即可确定骨筋膜室高压存在,须立即通知医师,并做好手术准备。如已出现5P征,以及时手术也难以避免缺血性肌挛缩,从而遗留爪形手畸形。

4.局部制动

支持并保护患肢在复位后体位,防止腕关节旋前或旋后。

(二)饮食护理

指导患者进食高蛋白、高维生素、高热量、高钙和高铁的食物。

(三)生活护理

指导患者进行力所能及的活动,必要时提供帮助。

(四)心理护理

向患者和家属解释骨折的愈合是一个循序渐进的过程,充分固定能为骨折断端连接提供良好的条件。正确的功能锻炼可以促进断端生长愈合和患肢功能恢复。

(五)健康教育

1.指导功能锻炼

复位固定后尽早开始手指伸屈和用力握拳活动,并进行上臂和前臂肌肉的主动舒缩运动。2周后局部肿胀消退,开始练习腕关节活动。4周以后开始练习肘关节和肩关节活动。8～10周后拍片证实骨折已愈合,才可进行前臂旋转活动。

2.复查

告知患者及家属若骨折远端肢体肿胀或疼痛明显加重,肢体感觉麻木、肢端发凉,夹板或外固定松动,应立即到医院复查并评估功能恢复情况。

3.安全指导

指导患者及家属评估家庭环境的安全性,妥善放置可能影响患者活动的障碍物。

五、护理效果评估

(1)患者是否主诉骨折部位疼痛减轻或消失,感觉舒适。

(2)患侧肢端能否维持正常的组织灌注,皮肤温度和颜色正常,外周动脉搏动有力。

(3)能否避免因缺血性肌挛缩导致爪形手畸形的发生。一旦发生骨筋膜室综合征,能否及时发现和处理。

(4)患者在指导下能否按计划进行有效的功能锻炼,患肢功能恢复情况及有无活动障碍。

(于丽艳)

第三节 股骨颈骨折

一、疾病概述

(一)概念

股骨颈骨折多发生在中老年人,以女性多见。常出现骨折不愈合(占15%)和股骨头缺血性坏死(约占20%～30%)。

(二)相关病理生理

股骨颈骨折的发生常与骨质疏松导致骨质量下降有关,使患者在遭受轻微扭转暴力时即发生骨折。

(三)病因与分类

患者多在走路时滑倒,身体发生扭转倒地,间接暴力传导致股骨颈发生骨折。青少年股骨颈骨折较少见,常需较大暴力才会引起,且多为不稳定型。

(1)按骨折线部位分类:股骨头下骨折、经股骨颈骨折和股骨颈基底骨折。

(2)按 X 线表现分类:内收骨折、外展骨折。

(3)按移位程度分类:常采用 Garden 分型,可分为不完全骨折、完全骨折但不移位、完全骨折部分移位且股骨头与股骨颈有接触、完全移位的骨折。

(四)临床表现

1.症状

中老年人有摔倒受伤史,伤后感髋部疼痛,下肢活动受限,不能站立和行走。嵌插骨折患者受伤后仍能行走,但是数天后髋部疼痛逐渐加强,活动后更痛,甚至完全不能行走,提示可能由受伤时的稳定骨折发展为不稳定骨折。

2.体征

患肢缩短,出现外旋畸形,一般在 45°～60°。患侧大转子突出,局部压痛和轴向叩击痛。患者较少出现髋部肿胀和瘀斑。

(五)辅助检查

髋部正侧位 X 线拍片可见明确骨折的部位、类型、移位情况,是选择治疗方法的重要依据。

(六)治疗原则

1.非手术治疗

无明显移位的骨折、外展型或嵌插型等稳定性骨折者,年龄过大、全身情况差。或合并有严重心、肺、肾、肝等功能障碍者,可选择非手术治疗。患者可穿防旋鞋,下肢 30°外展中立位皮肤牵引,卧床 6～8 周。对全身情况很差的高龄患者应以挽救生命和治疗并发症为主,骨折可不进行特殊治疗。尽管可能发生骨折不愈合,但患者仍能扶拐行走。

2.手术治疗

对内收型骨折和有移位的骨折,65 岁以上老年人的股骨头下型骨折、青少年股骨颈骨折、股骨陈旧骨折不愈合及影响功能的畸形愈合等,应采用手术治疗。

(1)闭合复位内固定:对所有类型股骨颈骨折患者均可进行闭合复位内固定术。闭合复位成功后,在股骨外侧打入多根空心加压螺钉内固定或动力髋钉板固定。

(2)切开复位内固定:对闭合复位困难或复位失败者可行切开复位内固定术。经切口在直视下复位,用加压螺钉。

(3)人工关节置换术:对全身情况尚好的高龄患者股骨头下骨折,已合并骨关节炎或股骨头坏死者,可选择单纯人工股骨头置换术或全髋关节置换术。

二、护理评估

(一)一般评估

1.健康史

(1)一般情况:了解患者的年龄、职业特点、运动爱好、日常饮食结构、有无酗酒等。

(2)受伤史:有摔倒受伤后感髋部疼痛,下肢活动受限,不能站立和行走。

(3)既往史:重点了解与骨折愈合有关的因素,如患者有无骨折史,有无药物滥用、服用特殊药物及药物过敏史,有无手术史等。

2.生命体征(T、P、R、BP)

根据病情定时监测生命体征。

3.患者主诉

受伤的原因、时间、外力方式与性质,骨折轻重程度及有无合并桡神经损伤、受伤时的体位和环境、急救处理的过程等。

4.相关记录

外伤情况及既往史;X线拍片及实验室检查等结果记录。

(二)身体评估

1.术前评估

(1)视诊:患肢出现外旋畸形,股骨大转子突出。

(2)触诊:患肢局部压痛。

(3)叩诊:患肢局部纵向压痛。

(4)动诊:患肢活动受限。

(5)量诊:患肢有无短缩、双侧下肢周径大小、关节活动度。

2.术后评估

(1)视诊:患肢保持外展中立位;外固定清洁、干燥,保持有效固定。

(2)触诊:患肢局部压痛减轻或消退。

(3)叩诊:患肢局部纵向压痛减轻或消退。

(4)动诊:患肢根据愈合情况进行相应活动。

(5)量诊:患肢无短缩,双侧下肢周径大小相等、关节活动度无差异。

(三)心理-社会评估

患者受伤骨折,患侧肢体活动障碍,生活自理能力下降,疼痛刺激及外固定的使用,易产生焦虑、紧张及自身形象紊乱等心理变化。

(四)辅助检查阳性结果评估

髋部正侧位X线拍片结果确定骨折的部位、类型、移位方向。

(五)治疗效果的评估

(1)局部无压痛及叩击痛。

(2)局部无反常活动。

(3)内固定治疗者,X线拍片显示骨折处有连续骨痂通过,骨折线已模糊。

(4)X线拍片证实骨折愈合后可正常行走或负重行走。

三、主要护理诊断(问题)

(一)躯体活动障碍

躯体活动障碍与骨折、牵引或石膏固定有关。

(二)失用综合征的危险

失用综合征的危险与骨折、软组织损伤或长期卧床有关。

(三)潜在并发症

下肢深静脉血栓、肺部感染、压疮、股骨头缺血坏死、骨折不愈合、关节脱位、关节感染等。

四、主要护理措施

(一)病情观察与并发症预防

1.搬运与移动

尽量避免搬运和移动患者。搬运时将髋关节与患肢整体托起,防止关节脱位或骨折断端移位造成新的损伤。在病情允许的情况下,指导患者借助吊架或床栏更换体位、坐起、转移到轮椅上及使用助行器、拐杖行走的方法。

2.疼痛护理

及时评估患者疼痛程度,遵医嘱给予止痛药物。人工关节置换术后患者有中度至重度疼痛,术后用患者自控性止痛治疗、静脉或硬膜外止痛治疗可以控制疼痛。疼痛将逐渐减轻,到术后第3天,口服止痛药就可以充分缓解疼痛。口服止痛药在运动或体位改变前1.5小时服用为宜。

3.下肢深静脉血栓的预防

指导患者卧床时多做踝关节运动,鼓励患者术后早期运动和行走。人工关节置换术后患者要穿抗血栓长袜或充气压力长袜,术后第1天鼓励患者下床取坐位。

4.压疮的预防

保持床单的清洁、干燥,定时翻身并按摩受压的骨突部位,避免剪切力、摩擦力等损伤。

5.肺部感染的预防

鼓励患者进行主动咳嗽,可指导患者使用刺激性肺活量测定器(一种显示一次呼吸气量多少的塑料装置)来逐步增加患者的呼吸深度,调节深呼吸和咳嗽过程,防止肺炎。

6.关节感染的预防

保持关节腔内有效的负压吸引,引流管留置不应超过72小时,24小时引流量少于20 mL后才可拔管。若手术后关节持续肿胀疼痛、伤口有异常体液溢出、皮肤发红、局部皮温较高,应警惕是否为关节感染。关节感染虽然少见,但是最严重的并发症。

(二)饮食护理

指导患者进食高蛋白、高维生素、高热量、高钙和高铁的食物。对于手术或进食困难者,予以静脉营养支持。

(三)生活护理

指导患者进行力所能及的活动,必要时为其帮助,如协助进食、进水、排便和翻身等。

(四)心理护理

向患者和家属解释骨折的愈合是一个循序渐进的过程,充分固定能为骨折断端连接提供良好的条件。正确的功能锻炼可以促进断端生长愈合和患肢功能恢复。对可能遗留残疾的患者,应鼓励其表达自己的思想,减轻患者及其家属的心理负担。

(五)健康教育

1.非手术治疗

卧床期间保持患肢外展中立位,即平卧时两腿分开30°角,腿间放枕头,脚尖向上或穿"丁"字鞋。不可使患肢内收或外旋,坐起时不能交叉盘腿,以免发生骨折移位。翻身过程应由护士或家属协助,使患肢在上且始终保持外展中立位,然后在两大腿之间放1个枕头以防内收。指导患肢股四头肌等长收缩、踝关节和足趾屈伸旋转运动,在非睡眠状态下每小时练习1次,每次5~20分钟,以防止下肢深静脉血栓、肌萎缩和关节僵硬。在锻炼患肢的同时,指导患者进行双上肢及健侧下肢全范围关节活动和功能锻炼。

一般 8 周后复查 X 线片,若无异常可去除牵引后在床上坐起;3 个月后骨折基本愈合,可先双扶拐患肢不负重活动,后逐渐单拐部分负重活动;6 个月后复查 X 线检查显示骨折愈合牢固后,可完全负重行走。

2.内固定治疗

卧床期间不可使患肢内收,坐起不能交叉盘腿。若骨折复位良好,术后早期即可扶双拐下床活动,逐渐增加负重重量,X 线检查证实骨折愈合后可弃拐负重行走。

3.人工关节置换术

卧床期间两腿间垫枕,保持患肢外展中立位,同时进行患肢股四头肌等长收缩、踝关节和足趾屈伸旋转运动。骨水泥型假体置换术后第 1 天后,即可遵医嘱进行床旁坐、站及扶双拐行走练习。生物型假体置换者一般于术后 1 周开始逐步进行行走练习。根据患者个体情况不同,制订具体康复计划,如果活动后感觉到关节持续疼痛和肿胀,说明练习强度过大。

在术后 3 个月内,关节周围软组织没有充分愈合,为避免关节脱位,应尽量避免屈髋大于 90°角和下肢内收超过身体中线。因此,避免下蹲、坐矮凳、坐沙发、跪姿、盘腿、过度内收或外旋、交叉腿站立、跷二郎腿或过度弯腰拾物等动作;侧卧时应健侧在下,患肢在上,两腿间夹枕头;排便时使用坐便器。可以坐高椅、散步、骑车、跳舞和游泳等,上楼时健肢先上,下楼时患肢先下。另外,嘱患者尽量不做或少做有损人工关节的活动,如爬山、爬楼梯和跑步等;避免在负重状态下反复做髋关节屈伸运动,或做剧烈跳跃和急转急停运动。肥胖患者应控制体重,预防骨质疏松,避免过多负重。

警惕术后关节感染的发生。人工关节置换多年后关节松动或磨损,可在活动时出现关节疼痛、跛行、髋关节功能减退。患者摔倒或髋关节扭伤后髋部不能活动,伴有疼痛,双下肢不等长,可能出现了关节脱位。嘱患者出现以上情况应尽快就诊。

严格定期随诊,术后 1 个、2 个、3 个、6 个、12 个月及以后每年,以便指导锻炼和了解康复情况。

4.安全指导

指导患者及家属评估家庭环境的安全性,妥善放置可能影响患者活动的障碍物。指导患者安全使用步行辅助器械或轮椅。行走练习时需有人陪伴,以防摔倒。

五、护理效果评估

(1)患者是否主诉骨折部位疼痛减轻或消失,感觉舒适。

(2)患侧肢端能否维持正常的组织灌注,皮肤温度和颜色正常,外周动脉搏动有力。

(3)能否避免下肢深静脉血栓、肺部感染、压疮、股骨头缺血坏死、骨折不愈合、关节脱位、关节感染等并发症的发生。一旦发生,能否及时发现和处理。

(4)患者在指导下能否按计划进行有效的功能锻炼,患肢功能恢复情况及有无活动障碍。

(于丽艳)

第四节 股骨干骨折

一、疾病概述

(一)概念

股骨干骨折是至股骨转子以下、股骨髁以上部位的骨折,包括粗隆下 2~5 cm 至股骨髁上 2~5 cm 的骨干。约占全身骨折 6%。

(二)相关病理生理

股骨是人体最粗、最长、承受应力最大的管状骨,股骨干血运丰富,一旦骨折,常有大量失血。股骨干为 3 组肌肉所包围,其中伸肌群最大,由股神经支配;屈肌群次之,由坐骨神经支配;内收肌群最小,由闭孔神经支配,由于大腿的肌肉发达,骨折后多有错位及重叠。股骨干周围的外展肌群,与其他肌群相比其肌力稍弱,外展肌群位于臀部附着在大粗隆上,由于内收肌的作用,骨折远端常有向内收移位的倾向,已对位的骨折,常有向外弓的倾向,这种移位和成角倾向,在骨折治疗中应注意纠正和防止。

一般股骨上 1/3 骨折时,其移位方向比较规律,骨折近端因受外展、外旋肌群和髂腰肌的作用而出现外展、外旋和屈曲等向前、外成角突起移位,骨折远端则向内、向后、向上重叠移位。股骨中 1/3 骨折时,除原骨折端向上重叠外,移位多随暴力方向而异,一般远折端多向后向内移位。股骨下 1/3 骨折时,近折端因受内收肌的牵拉而向后倾斜成角突起移位,有损伤腘窝部动、静脉及神经的危险。

(三)病因与分类

多数骨折由强大的直接暴力所致,如撞击、挤压等;一部分骨折由间接暴力所致,如杠杆作用、扭转作用、由高处跌落等。正常股骨干在遭受强大外力才发生骨折。多数原因是车祸、行人相撞、摩托车车祸、坠落伤与枪弹伤等高能量损伤。

股骨干骨折由于部位不同可分为上 1/3 骨折,中 1/3 骨折和下 1/3 骨折,以中下 1/3 交界处骨折最为多见。

(四)临床表现

1.症状

受伤后患肢疼痛、肿胀,远端肢体异常扭曲,不能站立和行走。

2.体征

患肢明显畸形,可出现反常活动、骨擦音。单一股骨干骨折因失血较多者,可能出现休克前期表现;若合并多处骨折,或双侧股骨干骨折,发生休克的可能性很大,甚至可以出现休克表现。若骨折损伤腘动脉、腘静脉、胫神经或腓总神经,可出现远端肢体相应的血液循环、感觉和运动障碍。

(五)辅助检查

X 线正、侧位拍片可明确骨折部位、类型和移位情况。

(六)治疗原则

1.非手术治疗

(1)牵引法。①皮牵引:适用于 3 岁以下儿童。②骨牵引:适于成人各类型股骨骨折。由于需长期卧床、住院时间长、并发症多,目前已逐渐少用。牵引现在更多的是作为常规的术前准备或其他治疗前使用。

(2)石膏支具:离床治疗和防止髋人字石膏引起膝关节、髋关节挛缩导致石膏支具的发展。石膏支具在理论上有许多特点,它允许逐渐负重,可以改善肌肉和关节的功能,增加骨骼的应力刺激,促进骨折愈合。

2.手术治疗

采用切开复位内固定。由于内固定器械的改进,手术技术的提高及人们对骨折治疗观念的改变,股骨干骨折多趋向于手术治疗。内固定的选择应考虑到患者的全身情况、软组织情况及骨折损伤类型。内固定材料包括钢板螺钉固定和髓内钉固定。

二、护理评估

(一)一般评估

1.健康史

(1)一般情况:了解患者的年龄、职业特点、运动爱好、日常饮食结构、有无酗酒等。

(2)受伤情况:了解患者受伤的原因、部位和时间,受伤时的体位和环境,外力作用的方式、方向与性质,骨折轻重程度,急救处理的过程等。

(3)既往史:重点了解与骨折愈合有关的因素,如患者有无骨折史,有无药物滥用、服用特殊药物及药物过敏史,有无手术史等。

2.生命体征(T、P、R、BP)

密切观察患者的生命体征及神志,警惕休克发生。

3.患者主诉

受伤的原因、时间、外力方式与性质,骨折轻重程度及有无合并血管神经损伤、受伤时的体位和环境、急救处理的过程等。

4.相关记录

外伤情况及既往史;X 线拍片及实验室检查等结果记录。

(二)身体评估

1.术前评估

(1)视诊:肢体肿胀,缩短,由于肌肉痉挛,常有明显的扭曲畸形。

(2)触诊:局部皮温可偏高,明显压痛。完全骨折有骨擦音。触诊患肢足背动脉、腘窝动脉搏动情况。

(3)动诊:可见反常活动,膝、髋关节活动受限,不能站立和行走。

(4)量诊:患肢有无短缩、双侧下肢周径大小、关节活动度。

2.术后评估

(1)视诊:牵引患者患肢保持外展中立位;外固定清洁、干燥,保持有效固定。

(2)触诊:患肢局部压痛减轻或消退。

(3)动诊:患肢根据愈合情况进行如活动足部、踝关节及小腿。

（4）量诊：患肢无短缩，双侧上肢周径大小相等、关节活动度无差异。

（三）心理-社会评估

评估心理状态，了解患者社会背景，致伤经过及家庭支持系统，对疾病的接受程度，是否承受心理负担，能否有效调节角色转换。

（四）辅助检查阳性结果评估

X线拍片结果明确骨折具体部位、类型、稳定性及损伤程度。

（五）治疗效果的评估

1.非手术治疗评估要点

（1）消肿处理效果的评估：观察患肢肿胀变化；使用冷疗技术后效果；外周感觉异常者避免冻伤。联合药物静脉使用时密切观察穿刺部位，谨防药物外渗引起局部组织损害。

（2）保持有效牵引效果评估：骨牵引穿刺的针眼有无出现感染征，注意观察患者有无足下垂情况，并注意膝关节外侧腓总神经有无受压。小儿悬吊牵引时无故哭闹时仔细查找原因，调整牵引带，经常检查双足的血液循环和感觉有无异常，皮肤有无破损、溃疡。

（3）观察石膏松紧情况，有无松脱、过紧、污染、断裂。长期固定有无出现关节僵硬、肌肉萎缩、肺炎、压疮、泌尿系统感染等并发症。

2.手术治疗评估要点

（1）评估术区伤口敷料有无渗血、渗液，评估早期功能锻炼的掌握情况。

（2）观察患肢血液循环、活动、感觉，以及早发现术后并发症。

三、主要护理诊断（问题）

（一）疼痛

疼痛与骨折有关。

（二）躯体移动障碍

躯体移动障碍与骨折或牵引有关。

（三）潜在并发症

低血容量休克。

四、主要护理措施

（一）病情观察与并发症预防

1.病情观察

由于股骨干骨折失血量较大，观察患者有无脉搏增快、皮肤湿冷、血压下降等低血容量性休克表现。因骨折可损伤下肢重要神经或血管，观察患肢血液供应，如足背动脉搏动和毛细血管充盈情况，并与健肢比较，同时观察患肢是否出现感觉和运动障碍等。一旦发生异常，以及时报告医师并协助处理。

2.疼痛护理

及时评估患者疼痛程度，遵医嘱给予止痛药物。

3.牵引护理

（1）保持有效牵引，定期测量下肢的长度和力线，以免造成过度牵引和骨端旋转。

（2）注意牵引针是否有移位，若有移位应消毒后调整。

(3)预防腓总神经损伤,在膝外侧腓骨头处垫纱布或棉垫,防止腓总神经受压,经常检查足部背伸运动,询问是否有感觉异常等情况。

(4)长期卧床者,骶尾处皮肤受压易发生压疮,给予睡气垫床,定时按摩受压处皮肤,足跟悬空。

(二)饮食

给予患者高热量、高蛋白、高纤维素、高钙、富含维生素及果胶成分饮食。如牛奶、鸡蛋、海米、虾皮、鱼汤、骨头汤、新鲜蔬菜和水果等。

(三)用药护理

了解药物不良反应,对症处理用药时观察其用药后效果。根据疼痛程度使用止痛药,并评估不良反应。

(四)心理护理

向患者和家属解释骨折的愈合是一个循序渐进的过程,充分固定能为骨折断端连接提供良好的条件。正确的功能锻炼可以促进断端生长愈合和患肢功能恢复。鼓励患者表达自己的思想,减轻患者及其家属的心理负担。

(五)健康教育

1.指导功能锻炼

患肢固定后,可在持续牵引下做股四头肌等长舒缩运动,并活动足部、踝关节和小腿。卧床期间鼓励患者利用牵引架拉手环或使用双肘、健侧下肢三点支撑抬起身体使局部减轻压力。在X线拍片证实有牢固的骨折愈合后,才能取消牵引,进行较大范围的运动。有条件时,也可在8～10周后,有外固定架保护,早起不负重活动,以后逐渐增加负重。股骨中段以上骨折,下床活动时始终应注意保持患肢的外展体位,以免因负重和内收肌的作用而发生继发性向外成角突起畸形。

2.复查

告知患者及家属若骨折远端肢体肿胀或疼痛明显加重,肢体感觉麻木、肢端发凉,应立即到医院复查并评估功能恢复情况。

3.安全指导

指导患者及家属评估家庭环境的安全性,妥善放置可能影响患者活动的障碍物。

五、护理效果评估

(1)患者是否主诉骨折部位疼痛减轻或消失,感觉舒适。

(2)患侧肢端能否维持正常的组织灌注,皮肤温度和颜色正常,外周动脉搏动有力。

(3)能否避免低血容量休克等并发症的发生。一旦发生,能否及时发现和处理。

(4)患者在指导下能否按计划进行有效的功能锻炼,患肢功能恢复情况及有无活动障碍。

（于丽艳）

第十二章

妇产科护理

第一节　妇产科一般护理常规

一、产科入院护理常规

（1）入院孕产妇需持医师签署的住院证，按规定办理入院手续。入院时根据孕产妇不同情况选择轮椅、平车或步行将其送入病房。病房护士主动迎接并将孕产妇送至病房。

（2）病区接到入院通知后，应备好床单位及物品，对急诊、危重孕产妇根据情况做好相应的抢救和接产准备，保证母婴安全。

（3）根据孕产妇病情确定责任护士，责任护士热情接待入院孕产妇，主动向孕产妇做自我介绍，认真核查新入院者的住院信息，做好入院介绍，包括病房环境、设施、主管医师、住院规则和探视陪伴、安全管理、膳食管理等规章制度。

（4）责任护士及时收集有关资料，做好健康评估。

（5）责任护士根据评估情况为孕产妇提供医学照顾，给予心理支持等，护理措施落实到位。针对孕产妇的特殊情况与医师及时沟通，并予以相应处理。

（6）遵照医嘱及时完成标本采集、各项检查，并协助医师为入院孕产妇实施及时、有效的治疗性措施。

（7）针对合并精神疾病、智力低下、活动能力受限等孕产妇入院，应做好防止跌倒等预防措施。入院后，向家属讲解注意事项，如告知病房床挡及呼叫铃装置的使用，防止意外的发生。

（8）临产产妇入院时，由接诊人员做好产程观察和母婴评估。紧急情况下，如胎头已拨露要做好就地接产准备，呼叫有助产资质的人员迅速到场；如评估尚可转送产房，必须由产科医护人员陪同，做好途中意外分娩的应急准备。

二、产科一般护理常规

（1）保持环境清洁、整齐、舒适、安静、安全的休养环境，做好消毒隔离工作，预防医院感染发生。

（2）入院后根据护理级别定时监测体温、呼吸、脉搏、血压。一般孕妇1～2次/天，如发生病情变化应随时监测;发热孕妇体温监测 6 次/天(每 4 小时一次),连测 3 天,体温正常并平稳后,按照护理级别监测。

(3)及时了解孕妇检验、检查结果,评估母婴健康状况。

(4)监测胎儿宫内情况,定时听诊胎心音或进行胎心率监测。

(5)指导孕妇饮食、体位、活动及自我监测胎动的方法。

(6)根据孕妇子宫收缩及临床表现,正确识别先兆临产和临产。

(7)按分级护理要求加强巡视,严密观察病情变化,发现异常及时通知医师处理并及时、客观地记录。

(8)介绍分娩及母乳喂养相关知识,如自然分娩和母乳喂养的益处、减轻分娩疼痛的措施及产程中的配合方法等。

(9)告知孕妇出现阴道排液、大量出血及阴道不明脱出物时及时通知医务人员。

(10)对已临产准备转产房的孕妇,与助产士做好产前情况的交接。

三、妇科入院护理常规

(1)入院患者需持医师签署的住院证,按规定办理入院手续。入院时根据患者不同情况选择轮椅、平车或步行将其送入病房。病房护士主动迎接并将患者送至病房。

(2)病区接到入院通知后,应备好床单位及物品,对急诊、危重患者根据情况做好相应的抢救准备。

(3)根据患者病情确定责任护士,责任护士热情接待入院患者,主动向患者做自我介绍,认真检查新入院患者的住院信息,做好入院介绍,包括病房环境、设施、主管医师、住院规则和探视陪伴、安全管理、膳食管理等规章制度。

(4)责任护士及时收集有关资料,评估患者。

(5)保持环境清洁、整齐、舒适、安静、安全的治疗环境,做好消毒隔离工作,预防院内感染。

(6)根据患者的护理问题制定护理计划,提供医学照顾,给予心理支持,并对其实施整体护理措施及个性化的健康指导。

(7)根据医嘱及时完成标本采集、各项检查,并实施及时、有效的治疗措施。

(8)针对活动能力受限、精神病、智力低下患者做好相应高危评估,并落实跌倒/坠床、导管滑脱、压疮、意外伤害等预防措施。

(9)健康指导:根据病情对患者进行饮食、运动的相应指导。

四、妇科一般护理常规

(1)为患者提供洁净、安静且有助于保护隐私的诊疗环境。

(2)给予患者心理支持,解除其焦虑、恐惧情绪。

(3)患者住院期间按护理级别定时监测体温、呼吸、脉搏,一般 1~2 次/天,如发生病情变化应随时监测。高热患者体温监测 6 次/天(每 4 小时一次),连测 3 天,体温正常并平稳后,按照护理级别监测。合并高血压或血压异常患者应加强监测,至少 1 次/天。

(4)根据疾病种类、疾病发展阶段指导患者多休息,避免劳累;合理饮食、增加营养;保持舒适体位。对突发腹痛且病因不清者或拟行急症手术者先暂禁食。

(5)按分级护理要求加强巡视,严密观察病情变化,发现异常及时通知医师处理并及时、客观地记录。

（6）评估患者对诊疗方案的了解程度及执行能力，帮助患者接受诊疗措施，并观察治疗效果。

（7）对妇科急性腹痛及其他未明确诊断的患者，密切观察病情变化，如生命体征、腹痛、阴道流血等情况，随时做好手术及抢救的准备。阴道流血患者，禁止阴道灌洗及坐浴，指导患者保持会阴部清洁；异位妊娠、肿物扭转等急症手术患者术前准备不宜给予灌肠，按医嘱执行导泻剂等肠道准备。

（8）对未婚或否认有性生活史的患者，要避免常规经阴道的检查和治疗措施，以免对处女膜造成损伤。

（9）协助患者完成化验及检查，了解各项异常报告结果。

（10）对合并贫血、内科疾病的患者加强并发症的观察和护理。

（11）做好患者住院各阶段的健康宣教及评估。

五、妇科手术护理常规

手术治疗在妇科疾病的治疗中占有相当重要的地位，尤其是妇科肿瘤患者的主要治疗手段之一。妇科患者常见的手术方式有传统的经腹手术、会阴部（含经阴道）手术，以及妇科内镜手术。手术既是治疗的过程，也是创伤的过程。要保证手术的顺利进行、患者术后如期康复，则需要充分的术前准备和精心的术后护理，以保证最佳身心状态经历手术全过程。

（一）经腹手术适应证

（1）子宫本身及其附件有病变。

（2）性质不明的下腹部肿块。

（3）诊断不清的急腹症。

（二）术前护理

1.心理支持

确定手术治疗后，患者往往会对手术安全、手术疼痛心存恐惧，部分患者还会因手术影响生育及其他女性功能而产生失落感，甚至引发生理异常，护士要帮助患者调整情绪，以积极心态面对手术治疗，顺利度过围术期。

2.护理评估

评估患者病情、配合程度、自理能力。评估患者生命体征、饮食、睡眠、既往病史、是否在月经期等情况。对合并贫血、内科疾病的患者评估其并发症诊疗情况。

3.术前准备

（1）皮肤准备：皮肤准备区域为上自剑突下，下至两大腿上1/3处及外阴部，两侧至腋中线，包括脐部。

（2）阴道准备：术前3天禁止性生活。若手术涉及阴道、子宫的患者，术前要进行手术阴道清洁。常用方法：术前1～3天开始行碘伏等消毒液擦洗阴道或阴道灌洗（消毒液浓度根据产品说明书），1次/天；阴道流血患者，术前阴道准备禁止阴道灌洗及坐浴。行全子宫切除患者手术前常规会阴冲洗后，进行宫颈口消毒，擦干后用1％甲紫或亚甲蓝溶液涂宫颈及阴道穹隆，作为切除子宫的标志，并用大棉球拭干。

（3）消化道准备：消化道准备的目的是减少手术中因牵拉内脏引起恶心、呕吐反应，避免术中发生胃内容物反流、呕吐、误吸，也使术后肠道得以休息，促使肠功能恢复。

（4）休息与睡眠：护士要保证患者在术前得到充分的休息。术前1天晚上可遵医嘱给予患者适量镇静剂，如地西泮等，同时为患者提供安静、舒适、有助于保证患者获得充分休息和睡眠的环境。

（5）其他准备：术前遵医嘱进行交叉配血试验，保证术中血源供给。进行药物敏感试验。全面查看各项辅助检查和实验室检查报告，以及时发现异常。

（6）手术日护理：执行麻醉前护理常规。

4.健康指导

向患者介绍手术、麻醉名称、方式及简单过程，解释术前准备的内容、目的及配合方法。指导术后静脉输液、保留导管、生命体征监测、疼痛管理的意义。术前适应性训练。

（三）术后护理

1.手术交接

向麻醉医师详尽了解术中情况，包括麻醉、手术类型、手术范围、用药情况、有无特殊护理注意事项等。观察患者意识及肢体感觉恢复情况，测量入室生命体征，评估患者的呼吸频率、深度及尿量、尿液性质等。检查皮肤、各种导管和管路、手术切口、阴道流血情况。

2.一般护理

（1）体位：手术当天根据麻醉和手术方式，确定手术体位。病情稳定患者，可于术后1天协助采取半卧位，以利于腹部肌肉松弛，降低腹部切口张力，减轻疼痛；促进深呼吸，减少肺不张的情况；同时利于腹腔引流，减少渗出液对膈肌和脏器的刺激；对盆腔感染患者，可局限感染范围。

（2）生命体征测量：依据手术大小、病情，严密监测并记录生命体征。通常每15~30分钟监测1次血压、脉搏、呼吸并记录直到平稳，然后按护理级别每30~60分钟观察1次持续至术后24小时，待病情稳定者可改为4次/天测量并记录，直至正常后3天。患者术后1~2天体温稍有升高，但一般不超过38 ℃，若术后高热或生命体征明显异常，要增加测量和记录次数。

（3）手术切口护理：观察手术切口有无渗血、渗液，发现异常及时通知医师，保持局部敷料清洁干燥。腹部采用腹带包扎，注意松紧适宜，必要时用1 kg沙袋压迫腹部切口6~8小时，可以减轻切口疼痛，防止出血。

（4）引流管护理：手术后常规保留尿管24~48小时，注意保持引流通畅。对留置腹腔、盆腔、阴道引流管的患者，术后注意妥善固定，做好各项导管标记，严密观察引流液的颜色、性质和量，一般性状多为淡血性或浆液性，其后引流量逐渐减少，常规术后保留2~3天。若引流量多（引流量多是指超过100 mL/h或200 mL/24 h），性状接近血液，可能存在内出血的情况，应及时通知医师。

（5）阴道流血观察：对全子宫切除手术患者密切观察阴道流血及分泌物情况，以了解子宫断端愈合情况。⑥静脉补液和药物治疗，根据手术范围大小、患者器官功能状态、疾病严重程度和病情变化，遵医嘱调节输液成分、量和输液速度，以补充水、电解质及营养物质，必要时遵医嘱输入全血或血浆等。

3.外阴护理

做好外阴清洁护理，注意保持外阴清洁干燥，勤换会阴垫。用含有效碘0.02%~0.05%碘伏擦洗外阴1~2次/天，指导患者排便后清洗外阴，预防上行性感染。

4.饮食护理

患者术后饮食根据麻醉类型和手术方式确定，一般术后禁食水6小时；然后可进清流质饮食

（奶类、豆浆因可加剧腹部胀气暂不推荐食用）；待肠道功能恢复、肛门排气后，开始由流质逐步过渡到半流质；患者排便后可进食营养丰富、易消化的普食。

5.疼痛护理

注意观察患者疼痛的时间、部位、性质和规律，并给予相应的处理和护理。将患者安置于舒适体位，指导患者在咳嗽、翻身时用手按扶切口部位，减少对切口的张力性刺激。鼓励患者表达疼痛的感受，遵医嘱给予患者口服镇静、止痛类药物，必要时肌内注射哌替啶、吗啡等可有效控制切口疼痛。

6.术后常见并发症

腹胀、尿潴留、下肢深静脉血栓形成及手术切口感染。

（赵　宇）

第二节　妇产科常见心理问题及护理

心理社会因素在妇女一些常见疾病的发生发展中起着重要的作用。妇女群体的个性特征，以及其就业问题、事业发展、婚姻家庭生活等社会经济生活中的特殊事件均可给妇女带来较大的压力，使妇女产生心理冲突、精神紧张及焦虑、抑郁、恐惧和愤怒等种种不良情绪，而成为致病因素。不良情绪的累积可以通过情绪反应为中介，作用于自主神经系统和下丘脑-垂体-卵巢轴，影响女性生殖系统功能状态，以致引起内分泌失调而致病。同时疾病又影响着女性的心理健康，特别是妇科疾病对女性的自我认同、性欲、自尊、体像等方面构成冲击，导致女性发生心理行为问题。此外，女性的特殊正常生理现象，如第二性征的发育、月经、妊娠和分娩等也为女性带来了不适、紧张、焦虑、恐惧乃至抑郁等心理。

一、妇科疾病患者心理问题及心理指导

妇科患者与其他患者有所不同，全为女性患者，同时病史涉及生殖系统与性等方面，属于敏感话题。因此为医患的沟通造成一定难度。这就要求医护人员要善于观察，注意与患者情感和语言的交流，完整、全面地认识患者，掌握妇科门诊患者的心理问题，并施以最佳的护理手段，使其达到配合疾病治疗的效果。

妇科疾病患者由于不同年龄、个人经历、疾病状态及不同的自身心理适应机制而出现不同的心理问题。主要归结为以下几个方面。

（一）妇科疾病患者门诊就医心理

妇科疾病患者就医心理大致可分为以下几种。

1.紧张羞怯心理

多见于不孕症患者、人工流产者及性病患者。不孕患者由于不能正常生育，常常对妊娠期望迫切，但是由于人们往往认为生育能力代表性能力及中国传统思想的影响，致使许多患者隐藏疾病事实，逃避生育相关话题，就诊时带有羞愧心理，而来自家庭和社会的压力常使患者出现不同程度的紧张、焦虑或抑郁情绪。人工流产者，常因害怕受到周围认识之人的耻笑指责而偷偷就医，同时又因害怕疼痛，担心出血、不孕等并发症而出现高度紧张、恐惧心理。性病患者在精神和

心理上充满了痛苦、恐惧和懊悔，希望有一个保密的诊治空间。她们害怕受到医务人员的歧视，担心家庭婚姻破裂，担心朋友、同事知道后受冷落，担心治愈困难和今后的生育问题。

2.急躁焦虑心理

许多患者过分关注疾病，自认为自身疾病情况复杂，急于知道检查诊断结果，同时又怀疑年轻医师的诊疗结果，往往会出现不耐心等待，不断询问就医诊号，围观医师诊疗等现象。

3.疑病忧郁心理

多见于一些中年或更年期的患者。这一时期是许多疾病的好发时期，此时期来自工作压力大，家庭负担重，易形成较大的心理压力。同时，内分泌系统功能下降，神经系统也受到了一定的影响，体力和心理稳态趋向紊乱。患者对医师的任何行为表现都比较敏感，常盲目猜疑，忧心忡忡，表现为食欲缺乏、失眠、固执、爱挑剔、易激惹等心理，严重者甚至会发生精神失常。

(二)妇科疾病患者心理问题

(1)妇科恶性肿瘤：研究发现，负性生活事件如丧偶、近亲死亡、离婚等可使癌瘤的发生率显著升高。一般来讲，在确诊疾病后，因病情不同患者会表现出不同的心理特征。常见的妇科炎症患者不会有太大的心理负担，但会有轻度的担心或焦虑，并随着疾病的解除而缓解。但是有些特殊的妇科疾病对患者心理的影响重大，而且心理因素与疾病发生关系密切。

负性情绪，如焦虑抑郁等均是生活事件所致的应激状态。而国外有人对乳腺癌妇女和正常妇女做了对照研究发现，乳腺癌妇女在确诊乳腺癌前5年的抑郁程度显著高于对照组。肿瘤行为学家把内向、不善于人际交往、过于谨慎、忍让、追求完美、情绪不稳定而又不善于疏泄等负性个性特征概括为"C型行为"，并认为其与癌症的发生有关。个体面对生活事件的应激反应与其所采取的应对方式和社会支持等因素有关，而应对方式与个性特征又密切相关。

在癌症的确诊过程中，大量的检查常使患者的心理处于极度的希望和失望之间变化。一旦确诊往往出现震惊、否认、恐惧、绝望等心理。在面对疾病并接受治疗后，患者往往因为化疗带来的不良反应或手术切除乳房、子宫等感受到自身完整性的破坏，对丧失女性躯体特征产生恐惧，对生活失去信心，自尊心严重受损。患者往往认为自己在生理上缺乏吸引力，生育能力丧失后认为自身人生价值也完全丧失，担心夫妻关系乃至家庭的破裂等。大量研究结果表明患者的无助、沮丧、绝望、愤怒和压抑等感觉是产生心理问题的重要因素，由此而导致的严重抑郁和自杀现象增多。

(2)其他：在妇科疾病中还有许多疾病的产生与心理因素有关。原发性痛经，若女性缺乏生理卫生知识，对月经感到焦虑、恐惧，就会增加女性痛经的易感性。经前期综合征，常因家庭不和睦、工作紧张或不顺心而激发，而且多数症状实际上是患者固有心理特征的表现，如焦虑、愤怒、紧张、情绪和行为不能自控、心理压抑、情绪低落、易伤感、对他人言行敏感等都与患者神经质、内向、适应能力不良等心理学特点有关。不孕症，WHO调查显示有20%的不孕查不出明确原因，并将这些不明原因的不孕确定为心理性不孕。而不孕夫妇(尤其是女性)因视不孕为自身缺陷，担心被讥讽轻视而缺乏社交自信，往往社会支持利用度低，更容易产生焦虑、抑郁等心理，而焦虑、抑郁等长期的不良情绪可以通过下丘脑-垂体-卵巢轴而影响到生育。慢性盆腔疼痛，研究发现慢性盆腔疼痛发生可能与焦虑、抑郁等情绪障碍、人格障碍及创伤性性经历有关，其中抑郁是最强的社会心理因素。

心理指导：①针对不同的病种给患者介绍相关疾病知识。②告知患者心理因素在疾病产生和发展过程中可能的影响，提高患者对心理问题的重视。③注意自身情绪调整，学习有效的心理应对技巧。④通过与患者家属等的沟通交流,增加患者心理支持系统的广度和力度。⑤患者如果心理问题突出,应及早进行心理咨询。

二、妊娠期妇女心理问题及心理指导

妊娠期女性心理活动与其生理、个性、情绪及社会因素有密切关系。大多数孕妇对自己身体及其胎儿的关注明显加强,情绪脆弱,易激惹。同时由于体内激素水平的变化,也会影响孕妇的情绪。随着妊娠的进展,孕妇在不同时期表现出不同的心理特征。确诊妊娠后,正常希望怀孕的女性一般都表现激动、兴奋,但随着早期妊娠反应的出现,抑郁和疲劳感变得常见,一些孕妇产生紧张情绪,食欲缺乏,情绪不稳定,易受暗示,感情需求增加。妊娠中期孕妇在身心两方面对妊娠已有较好的适应。妊娠症状减轻,食欲增加,对外界的兴趣恢复,自我感觉良好,同时由于对胎儿的存在有了具体的感觉和想象,孕妇会憧憬未来的生活。但是随着体型的改变及行动上的不便,孕妇的依赖心理会增加,情绪化明显,有些孕妇也会因体型的变化而感到苦恼。到妊娠晚期,孕妇既期待分娩的到来,又担心分娩的顺利与否,分娩疼痛等加重心理负担,此时多表现出焦虑状态。

孕期女性常见的心理问题:①孕期敏感。由于现阶段生育政策的影响,大多数家庭只能生育一胎或两胎,因而每个家庭特别是孕妇对下一代的出生给予过多的关注。同时由于对妊娠尚未适应,在孕早期常表现出异常敏感,不断感受到身体的微小变化,常觉得自己未受到家属的足够重视,常通过各种方式引起家属的注意。②孕期多疑。常发生于孕中期,主要表现在对胎儿的过分关注,自身稍有不适就怀疑影响到胎儿的成长,胎儿会不会畸形,对各种检查结果详细盘问等。③孕期依赖。孕期依赖的发生有一定的人格基础,多发生于个性或娇纵,或软弱,或意志力不强的女性。常因家属给予孕妇过度的关注,孕妇自我感觉或高高在上,或悲观,或难以应对等,而表现出对家属的过度依赖。④孕期焦虑。孕期的敏感多疑及思虑过多都可引起焦虑,多是由于担心胎儿健康、性别、分娩顺利与否,新生命诞生后对生活、工作的影响,胎儿发育造成孕妇躯体负荷的增加、形体改变、行动不便引发烦躁,家庭关系及其他人际关系未达到孕妇期望值等情况而致。多表现为心急,易怒、烦乱等。⑤孕期抑郁。体内激素的变化、既往抑郁史、夫妻关系紧张、既往受虐史等都可以引发妊娠抑郁。主要表现为不能集中注意力、极端易怒、失眠或嗜睡、有持续的疲劳感、食欲缺乏、无精打采、对事物的兴趣降低,容易哭泣等。

心理指导:①做好妊娠相关知识宣教。②调整情绪。情绪的调整需从产前开始着手,如保持乐观情绪、注意夫妻间的沟通交流、做好怀孕的心理准备等,在妊娠期注意结交对妊娠持积极态度、情绪乐观的朋友,注意提升夫妻间的"容忍度",有效释放烦恼,消除孕期不良情绪,引导孕妇学会自我调解方法及心理放松技巧。③定期的产前检查可以使孕妇及时了解胎儿生长状况,缓解孕妇担心、焦虑情绪。④妊娠期家属既要给予孕妇足够的关心、理解、体贴,又要注意不要使孕妇产生过度的优越感,滋长娇气任性。临近产期注意做好产时心理准备,给予积极的心理暗示、转移注意力等消除紧张情绪。

三、分娩期妇女心理问题及心理指导

分娩虽然是一个自然生理过程,但它对女性却是一个极大的应激事件,社会、文化、心理因素对分娩有重大的影响。特别是初产妇,临产时对产痛的恐惧、对胎儿各种情况的担心及产前的心理状态、情绪控制、流产史、对分娩的准备、家庭关系、家庭角色转变等均可影响分娩。

分娩期一般常见的心理问题:①强烈焦虑心理。分娩应激引起强烈情绪反应,使产妇自控力下降或丧失,疼痛加重,紧张-疼痛可引起宫缩乏力、产程延长、子宫血流减少,导致胎儿缺氧等,而且产科并发症的发生率也会提高。②缺乏自信,忧虑过度。分娩时家属不在身边,产生孤独感;担忧分娩出现异常情况,担心新生儿健康,担心自身生命安全,这种情况在有妊娠并发症的孕妇更多见。③盲目追求剖宫产。一些产妇及家属认为剖宫产可以免受分娩痛苦,同时可能保证婴儿安全等而盲目追求剖宫产。

心理指导:引导产妇分娩时精神放松,帮助产妇在产程中减轻痛苦,消除紧张情绪,产生自信心,有助于产妇发挥自己的最大力量完成分娩。具体措施:①导乐陪伴分娩。导乐陪伴分娩是指由一个有生育经验的妇女,在产前、产程中和产后给产妇以持续的生理、心理及情感上的支持,陪伴产妇整个分娩过程。随着人们对导乐分娩概念的创新,担任导乐的人员也从有生育经验的妇女扩展到助产士或丈夫。导乐陪伴分娩有助于减轻产妇的焦虑和疼痛感觉,减少药物使用率和手术实施率,缩短分娩时间,降低产后抑郁的发生率。②发挥丈夫的积极作用。丈夫在医务人员的指导下给予产妇的抚摸照顾可以缓解产妇紧张恐惧心理。③提倡非药物性分娩镇痛。分娩疼痛会使产妇恐惧,对分娩丧失信心,影响产程正常进行。分娩镇痛有利于增强产妇分娩信心,提高对疼痛的耐受力,不仅能支持产妇心理健康,还能提高分娩期母婴安全。给产妇介绍合理应用非药物性分娩镇痛方法,通过想象、自我暗示、分散注意力、家庭化分娩环境、播放音乐、按摩、深呼吸、热敷和温水浴、水中分娩、自由体位等非药物性镇痛方法,使产妇心情放松。④向无剖宫产指征的孕妇及时讲解自然分娩的优点,鼓励自然分娩。

四、产褥期妇女心理问题及心理指导

胎儿及胎盘的娩出后,各生殖器官逐步恢复,神经内分泌也逐渐正常。内分泌的剧烈变化,性激素的重新分配及需要完成母亲角色从期望到现实的转换都会引起女性心理上的巨大变化,此期容易出现负性心理。

产褥期一般常见的心理问题:①情感依赖。产后由于身体各方面尚处于恢复状态,同时要面对抚养孩子的责任,一时难以适应,往往会使女性产生无力感,进而产生情感依赖,希望家属特别是丈夫多给予关心照顾。②分离焦虑。多见于各种原因引起母婴分室的母亲。多因担心新生儿健康、分离使乳房缺乏吸吮刺激影响母乳喂养而引起。③母乳喂养的困扰。大多初产妇产后常遇到哺乳困难问题,容易对母乳喂养失去信心。④母亲角色适应不良。母亲角色适应情况可分为良好、强化、缺如和行为异常。强化、缺如和行为异常均为适应不良的情况。母亲角色行为强化的判定:产妇过分看重自己的母亲角色,过分担心婴儿的喂养、排泄、睡眠及清洁,不肯将新生儿的任何护理假手他人,甚至达到焦虑的程度。母亲角色缺如的判定:产妇没有进入母亲角色,没有清楚地意识到母亲的责任,不能掌握母乳喂养和新生儿护理的技巧,感觉新生儿为自己带来很大麻烦,对婴儿无亲切感,冷淡,不太关心新生儿。母亲角色行为异常的判定:产妇对婴儿厌恶、仇视,甚至有伤害新生儿的行为。⑤产后抑郁症。产后生理疲惫、家属因将注意力分散一部分到新生儿而对产妇支持力度下降、产程艰难、新生儿性别不理想、健康状况不好、母婴联结出现障碍等均可引起产后抑郁。

心理指导:①加强产妇对养育婴儿困难性的认识,提高产妇的吃苦精神,教育产妇正确对待母亲的角色功能,勇于承担做母亲的责任。②重视产后心理保健。在常规健康教育中增加心理保健内容,讲解孕产期、产褥期、哺乳期产妇常见心理问题,进行心理咨询。产妇及家属应认识到产后心理特点,注意保护性言语和行为的实施。③增强产妇的支持系统,加强产妇之间的沟通交流。医务人员应注意早期识别心理异常,并进行积极干预。在遇到死胎或畸胎等情况时,应注意对产妇实施保护性隔离,适时告知,同时做好家属工作。④鼓励母婴同室和母乳喂养。母婴同室和母乳喂养可以减轻产妇对新生儿相关问题的思想顾虑,较快适应母婴同室的生活,尽早了解母乳喂养的常见问题,掌握母乳喂养的好处与技巧,消除紧张心理。⑤维持良好的生活状态。良好的精神状态对于保证乳汁正常分泌必不可少。同时应注意饮食调整,均衡营养结构,尽量建立与婴儿同步的休息规律。

五、妇产科患者心理护理对策

护士对患者进行的心理护理应注意把握患者的基本心理状态,了解心理问题产生的原因,注意倾听技术的应用,应该发挥自己的优势引导患者走出心理误区。具体措施如下。

(1)医患关系可以直接影响患者的心理状态,同时良好的医患关系是心理护理实施的前提,因此患者从就诊到入院治疗的各个过程,护理人员都应注意建立并维护良好的护患关系。在工作中态度应该亲切、热情,在任何操作中注意语气、语调、动作,注意在各项护理操作中表现出对患者的同情与关心。

(2)疾病相关知识宣教。对于疾病相关知识的了解可以减轻患者对未知情况的不确定感,减轻患者的疑虑、焦虑。宣教过程中注意对正性治疗结果及各项操作可能带来的不适的强调。

(3)注意观察患者的言行举止,明确患者当前最主要的心理问题,并进行相关心理指导。在与患者接触中注意运用积极正向暗示或鼓励性言语。

(4)介绍缓解心理压力的方法。①积极正向的思维或自我暗示:心理暗示,从心理学角度讲,就是个人通过语言、形象、想象等方式,对自身施加影响的心理过程。要战胜消极观念,发现并强化自身现有的积极想法或优越条件,进行积极自我暗示。②情境转移:注意力转移法就是把注意力从引起不良情绪反应的刺激情境转移到其他事物上去或从事其他活动的自我调节方法。当过分担心疾病或生育等问题时,可以通过听音乐、散步、旅游、按摩、做一些力所能及的工作等,让自己的身体和思维都忙碌起来,减少空闲时间胡思乱想。这种方法,一方面中止了不良刺激源的作用,防止不良情绪的泛化、蔓延;另一方面,通过参与新的活动特别是自己感兴趣的活动而达到增进积极的情绪体验的目的。③学习获取家庭及社会的支持,增强自身支持系统:护士注意对包括丈夫等家庭成员进行有关心理卫生宣教,增加他们对孕妇或患者的支持力度。另外,患者或孕妇通过与病友沟通交流,可以结交新的朋友,由于同为疾病所困相互间容易建立相互支持。④适当宣泄:可以选择适合自己的宣泄方式,如写日记、与朋友倾诉、在旷野中大喊、撕纸法宣泄(将自己不愉快的经历详细地写到纸上,然后将纸烧掉或撕碎)等。孕妇注意与丈夫的及时沟通交流。⑤自我安慰:当心情不好时,可以找出一种合乎内心需要的理由来说明或辩解。如为失败找一个冠冕堂皇的理由,用以安慰自己,或寻找的理由强调自己所有的东西都是好的,以此冲淡内心的不安与痛苦。⑥冥想:利用恰当的想象为自己创造一个轻松的视觉画面。⑦禅修:此处禅修主要解释为"活在当下",既不活在对过去的悔恨中,也不活在对未来的担忧中。睡觉、吃饭都想着你正在做的事情。

(5)心理放松训练:放松训练是按一定的练习程序,学习有意识地控制或调节自身的心理生理活动,从而达到肌肉和精神放松目的的一类行为治疗方法。目前广泛用于治疗焦虑症、恐惧症、紧张性头痛、入睡困难、高血压和转变 A 型行为模式等。

放松技术是比较简单易行的。在多数情况下,最简单的放松疗法也能取得很好的疗效。放松训练的远期疗效依赖于坚持定期练习,这就好像多数药物治疗的疗效依赖于坚持服药一样。放松训练的种类很多,其中主要包括渐进性放松、自生训练、瑜伽、超觉静默、放松反应、意向控制放松、生物反馈训练等。

(赵　宇)

第三节　外阴炎及阴道炎

一、外阴炎

外阴炎是妇科常见病,是外阴部的皮肤与黏膜的炎症,可发生于任何年龄,以生育期及绝经后妇女多见。

(一)护理评估

1.健康史

(1)病因评估:外阴炎主要指外阴部的皮肤与黏膜的炎症,以大、小阴唇为多见。由于外阴与尿道、肛门、阴道邻近且暴露,同时,阴道分泌物、月经血、产后的恶露、尿液、粪便的刺激、糖尿病患者的糖尿的长期浸渍,均可引起外阴不同程度的炎症,此外,穿化纤内裤、紧身内裤、使用卫生巾使局部透气性差等,均可诱发外阴部的炎症。

(2)病史评估:评估有无外阴炎的因素存在,有无糖尿病、阴道炎病史。

2.身心状况

(1)症状:外阴瘙痒、疼痛、红、肿、灼热,性交及排尿时加重。

(2)体征:局部充血、肿胀、糜烂,常有抓痕,严重者形成溃疡或湿疹。慢性炎症者,外阴局部皮肤或黏膜增厚、粗糙、皲裂等。

(3)心理-社会状况:了解病程,了解患者对症状的反应,有无烦躁、不安等心理。

(二)护理诊断及合作性问题

(1)皮肤或黏膜完整性受损:与皮肤黏膜炎症有关。

(2)舒适改变:与外阴瘙痒、疼痛、分泌物增多有关。

(3)焦虑:与性交障碍、行动不便有关。

(三)护理目标

(1)患者皮肤与黏膜完整。

(2)患者病情缓解或好转,舒适感增加。

(3)患者情绪稳定,积极配合治疗与护理。

(四)护理措施

1.一般护理

炎症期间宜进食清淡且富含营养的食物,禁食辛辣、刺激性食物。

2.心理护理

患者常出现烦躁不安、焦虑紧张,应帮助患者树立信心,减轻心理负担,坚持治疗,讲究患者常出现烦躁不安、焦虑紧张,应帮助患者树立信心,减轻心理负担,坚持治疗,讲究卫生。

3.病情监护

积极寻找病因,消除刺激原。

4.治疗护理

(1)治疗原则:去除病因,积极治疗原发病,如阴道炎、尿瘘、粪瘘、糖尿病等。

(2)治疗配合:保持外阴清洁干燥,局部使用约 40 ℃的 1∶5 000 高锰酸钾溶液坐浴,每天 2 次,每次15～30分钟,5～10 次为 1 个疗程。如有破溃,可涂抗生素软膏或紫草油,急性期可用物理治疗。

(五)健康指导

(1)卫生宣教,指导妇女穿棉质内裤,减少分泌物刺激,对公共场所,如游泳池、公共浴室等谨慎出入,注意经期、孕期、产期及流产后的生殖道清洁,防止感染。

(2)定期妇科检查,积极参与普查与普治。

(3)指导用药方法及注意事项。

(4)加强性道德教育,纠正不良性行为。

(六)护理评价

(1)患者诉说外阴瘙痒症状减轻,舒适感增加。

(2)患者焦虑缓解或消失,掌握了卫生保健常识,能养成良好卫生习惯。

二、前庭大腺炎

细菌侵入前庭大腺腺管内致腺管充血、水肿称为前庭大腺炎。

(一)护理评估

1.健康史

(1)病因评估:前庭大腺腺管开口位于小阴唇与处女膜之间,在性交、流产、分娩或其他情况污染外阴部时,病原体易侵入引起炎症,因此,以育龄妇女多见,主要病原体为葡萄球菌、链球菌、大肠埃希菌、淋病奈瑟菌及沙眼衣原体等。急性炎症发作时,细菌先侵犯腺管,腺管口因炎症肿胀阻塞,渗出物不能排出,积存而形成脓肿,称为前庭大腺脓肿(又称巴氏腺脓肿),多发于一侧。如急性炎症消退,腺管口粘连阻塞,分泌物不能外流,脓液转清,则形成前庭大腺囊肿,多为单侧,大小不等,可持续数年不增大。患者往往无自觉症状。

(2)病史评估:了解患者有无反复的外阴感染史及卫生习惯。

2.身心状况

(1)症状:初起时局部肿胀、疼痛、烧灼感,行走不便,可伴有大小便困难等。有时可出现发热等全身症状(表 12-1)。

表 12-1　前庭大腺炎临床类型及身体状况

临床类型	身体状况
急性期	(1)大阴唇下 1/3 处疼痛、肿胀,严重时行走受限。检查局部可见皮肤红、肿、热、压痛。 (2)脓肿形成时,可触及波动感,脓肿直径可达 5～6 cm,可自行破溃。如破口大,引流通畅,脓液流出后炎症消退;如破口小,引流欠佳,炎症持续不退或反复发作。 (3)可出现全身不适、发热等全身症状

临床类型	身体状况
慢性期	慢性期囊肿形成,患者感到外阴部有坠胀感或性交不适。检查时局部可触及囊性肿物,大小不一,有时可反复急性发作

(2)体征:外阴部皮肤红肿、压痛明显。当脓肿形成时,疼痛加剧,并可触及波动感,脓肿直径可达5～6 cm。

(3)心理-社会状况:了解病程,了解患者对症状的反应,有无烦躁、不安等心理,患者常有因害羞或怕痛而未及时诊治的心理障碍。

(二)辅助检查

取前庭大腺开口处分泌物做细菌培养,确定病原体。

(三)护理诊断及合作性问题

(1)皮肤完整性受损:与脓肿自行破溃或手术切开引流有关。

(2)疼痛:与局部炎症刺激有关。

(四)护理目标

(1)患者皮肤保持完整。

(2)疼痛缓解或好转。

(五)护理措施

1.一般护理

急性期患者应卧床休息,饮食易消化,富含营养。

2.心理护理

患者常常烦躁不安、焦虑紧张,应尊重患者,为患者保密,以解除其忧虑,使其积极治疗,帮助其建立治愈疾病的信心和生活的勇气。

3.病情监护

观察患者的生命体征,重点观察体温变化,观察伤口愈合情况。

4.治病护理

(1)治疗原则:急性期局部热敷或坐浴,抗生素消炎治疗;脓肿形成或囊肿较大时,切开引流或行囊肿造口术,保持腺体功能,防止复发。

(2)治疗配合:急性炎症发作时,取前庭大腺开口处分泌物做细菌培养,确定病原体。根据细菌培养结果和药物敏感试验选用抗生素口服或肌内注射。脓肿形成或囊肿较大时,切开引流或行囊肿造口术,并放置引流条。术后保持局部清洁,引流条每天更换一次,外阴用1∶5 000氯己定棉球擦拭,每天擦洗外阴2次,也可用清热解毒中药热敷或坐浴,每天2次。

(六)健康指导

(1)向患者及家属讲解此病的病因及预防措施,指导患者注意外阴清洁卫生。

(2)告知患者及家属月经期、产褥期禁止性交;月经期应使用消毒卫生巾预防感染;术后注意事项及正确用药。告知患者相关卫生保健常识,养成良好卫生习惯。

(七)护理评价

(1)患者诉说外阴不适症状减轻,舒适感增加。

(2)患者接受医护人员指导,焦虑缓解或消失。

阴道炎是阴道黏膜及黏膜下结缔组织的炎症,是妇科常见病。正常健康妇女由于解剖结构、组织特点,阴道对病原体的侵入有自然防御功能。当各种因素导致自然防御功能降低,阴道内生态平衡遭到破坏时,病原体侵入导致阴道炎症。幼女及绝经后妇女由于雌激素缺乏,阴道上皮薄,阴道抵抗力低,比青春期及育龄期妇女更易受感染。

三、滴虫性阴道炎

滴虫性阴道炎是由阴道毛滴虫引起的最常见的阴道炎。阴道毛滴虫主要寄生于女性阴道,也可存在于尿道、尿道旁腺及膀胱。男性可存在于包皮皱襞、尿道及前列腺内。滴虫适宜生长在温度为 25～40 ℃,pH 为 5.2～6.6 的潮湿环境。月经前后,阴道内酸性减弱,接近中性,隐藏在腺体及阴道皱襞中的滴虫常得以繁殖,而发生滴虫性阴道炎。此病的传播途径有经性交的直接传播及经游泳池、浴盆、厕所、衣物、器械等途径的间接传播。

(一)护理评估

1.健康史

(1)病因评估:阴道毛滴虫呈梨形,体积为多核白细胞的 2～3 倍。滴虫顶端有 4 根鞭毛,体部有波动膜,后端尖并有轴柱凸出。活的滴虫透明无色,如水滴,鞭毛随波动膜的波动而活动(图 12-1)。阴道毛滴虫极易传播,pH 在 4.5 以下时便受到抑制甚至致死。pH 上升至 7.5 时,其繁殖可完全被抑制。在妊娠期和月经来潮前后,阴道 pH 升高,可使阴道毛滴虫的感染率和发病率升高。

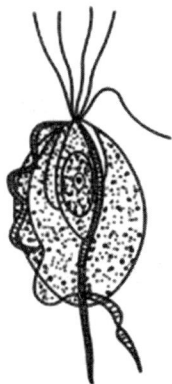

图 12-1　滴虫模式图

(2)病史评估:评估发作与月经周期的关系,既往阴道炎病史,个人卫生情况;分析感染经过;了解治疗经过。

2.身心状况

(1)症状:主要症状为白带呈稀薄泡沫状,量多及伴有外阴、阴道口瘙痒。如有其他细菌混合感染,白带可呈黄绿色、血性、脓性且有臭味。局部可有灼热、疼痛、性交痛。合并尿路感染,可有尿频、尿痛、血尿。阴道毛滴虫能吞噬精子,阻碍乳酸生成,影响精子在阴道内存活,可致不孕。

(2)体征:妇科检查时可见阴道黏膜充血,严重时有散在的出血点。有时可见阴道后穹隆处有液性或脓性泡沫状分泌物。

(3)心理-社会状况:患者常因炎症反复发作而烦恼,出现无助感。

(二)辅助检查

(1)悬滴法:在玻片上加 1 滴温生理盐水,自阴道后穹隆处取少许分泌物混于生理盐水中,用低倍镜检查,如有滴虫,可见其活动。阳性率可达 80%～90%。取分泌物检查前 24～48 小时,避免性交、阴道灌洗及阴道上药。

(2)培养法:适于症状典型而悬滴法未见滴虫者,可用培养基培养,其准确率可达 98%。

(三)护理诊断及合作性问题

(1)知识缺乏:缺乏对疾病传染途径的认识及缺乏阴道炎治疗的知识。

(2)舒适改变:与外阴瘙痒、分泌物增多有关。

(3)组织完整性受损:与分泌物增多、外阴瘙痒、搔抓有关。

(四)护理目标

(1)患者能说出疾病传染的途径、阴道炎的治疗与日常防护知识。

(2)患者分泌物减少.舒适度提高。保持组织完整性,无破损。

(五)护理措施

1.一般护理

注意个人卫生,保持外阴部清洁、干燥,避免搔抓外阴导致皮肤破损。

2.心理护理

解除患者因疾病带来的烦恼,减轻其对确诊后的心理压力,增强治疗疾病的信心。告知患者夫妇滴虫性阴道炎的传播途径、临床表现、治疗方法和注意事项,减轻他们的焦虑心理,同时鼓励他们积极配合治疗。

3.病情观察

观察患者的外阴瘙痒症状、阴道分泌物的量及颜色等。

4.治疗护理

(1)治疗原则:杀灭阴道毛滴虫,保持阴道的自净作用,防止复发,夫妻双方要同时治疗,切断直接传染途径。

(2)治疗配合:①局部治疗:增强阴道酸性环境,用 1% 乳酸溶液、0.5% 醋酸溶液或 1:5 000 高锰酸钾溶液冲洗阴道后,每晚睡前用甲硝唑 200 mg,置于阴道后穹隆,每天一次,10 天为 1 个疗程。②全身治疗:甲硝唑(灭滴灵)200～400 mg/次,每天 3 次口服,10 天为 1 个疗程。③指导患者正确用药,按疗程坚持用药,注意冲洗液的浓度、温度。④观察用药后反应:甲硝唑口服后偶见胃肠道反应,如食欲缺乏、恶心、呕吐及白细胞减少、皮疹等,一旦发现,应报告医师并停药。妊娠期、哺乳期妇女应慎用,因为药能通过胎盘进入胎儿体内,并可由乳汁排泄。

(六)健康指导

(1)做好卫生宣教,积极开展普查普治,消灭传染源,严格禁止滴虫阴道炎或带虫者进入游泳池。医疗单位做好消毒隔离,防止交叉感染。治疗期间勤换内裤,内裤、坐浴及洗涤用物应煮沸消毒 5～10 分钟以消灭病原体,禁止性生活,避免交叉或重复感染的机会。哺乳期妇女在用药期间或用药后 24 小时内不宜哺乳。经期暂停坐浴、阴道冲洗及阴道用药。

(2)夫妻应双双检查,男方若查出毛滴虫,夫妻应同治,有助于提高疗效,治疗期间应禁止性生活。

(3)治愈标准:治疗后应在每次月经干净后复查 1 次,连续 3 次均为阴性,方为治愈。

(七)护理评价

(1)患者自诉外阴不适症状减轻,舒适感增加,悬滴法试验连续 3 个周期复查为阴性。

(2)患者正确复述预防及治疗此疾病的相关知识。

四、外阴阴道假丝酵母菌病

外阴阴道假丝酵母菌病(vulvovaginal candidiasis,VVC)也称外阴阴道念珠菌病,是一种常见的外阴、阴道炎,80%～90%的病原体为白假丝酵母菌,其发病率仅次于滴虫阴道炎。白假丝酵母菌是真菌,不耐热,加热至 60 ℃,持续 1 小时,即可死亡;但对干燥、日光、紫外线及化学制剂的抵抗力较强。

(一)护理评估

1.健康史

(1)病因评估:念珠菌为条件致病菌,可存在口腔、肠道和阴道而不引起症状。当阴道内糖原增多、酸度增加、局部细胞免疫力下降时,念珠菌可繁殖并引起炎症,故外阴阴道假丝酵母菌病多见于孕妇、糖尿病患者及接受大量雌激素治疗者。此外,长期应用抗生素、服用类固醇皮质激素或免疫缺陷综合征等,可以改变阴道内微生物之间的相互制约关系,易发此症;紧身化纤内裤、肥胖可使会阴局部的温度及湿度增加,也易使念珠菌得以繁殖而引起感染。

(2)传播途径评估:①内源性感染为主要感染,假丝酵母菌除寄生阴道外,还可寄生于人的口腔、肠道,这些部位的假丝酵母菌可互相传染。②通过性交直接传染。③通过接触感染的衣物等间接传染。

(3)病史评估:了解有无糖尿病及长期使用抗生素、雌激素、类固醇皮质激素病史,了解个人卫生习惯及有无不洁性生活史。

2.身心状况

(1)症状:外阴、阴道奇痒,坐卧不安,痛苦异常,可伴有尿痛、尿频、性交痛。阴道分泌物为干酪样或豆渣样。

(2)体征:妇科检查见小阴唇内侧、阴道黏膜红肿并附着白色块状薄膜,容易剥离,下面为糜烂及溃疡。

(3)心理-社会状况:患者常因外阴瘙痒痛苦不堪,由于影响休息与睡眠,产生忧虑与烦躁,评估患者心理障碍及影响疾病治疗的原因。

3.辅助检查

(1)悬滴法:在玻片上加 1 滴温生理盐水,自阴道后穹隆处取少许分泌物混于生理盐水中,用低倍镜检查,若找到白假丝酵母菌的芽孢和假菌丝即可确诊。

(2)培养法:适于症状典型而悬滴法未见白假丝酵母菌者,可用培养基培养。

(二)护理诊断及合作性问题

1.焦虑

与易复发,影响休息与睡眠有关。

2.组织完整性受损

与分泌物增多、外阴瘙痒、搔抓有关。

(三)护理目标

(1)患者情绪稳定,积极配合治疗与护理。

(2)患者病情改善,舒适度提高。

(3)保持组织完整性,组织无破损。

(四)护理措施

1.一般护理

注意个人卫生,保持外阴部清洁、干燥,避免搔抓外阴以免皮肤破损。

2.心理护理

向患者讲解外阴阴道假丝酵母菌病的病因、治疗方法和注意事项等,消除患者的顾虑和焦虑心理,使其积极配合治疗。

3.病情观察

观察患者的外阴瘙痒症状、阴道分泌物的量及颜色等。

4.治疗护理

(1)治疗原则:消除诱因,改变阴道酸碱度,根据患者情况选择局部或全身应用抗真菌药杀灭致病菌。

(2)用药护理:①局部治疗:用 2%～4%碳酸氢钠溶液冲洗阴道或坐浴,再选用制霉菌素栓剂、克霉唑栓剂、咪康唑栓剂等置于阴道内,一般 7～10 天为 1 个疗程。②全身用药:若局部用药效果较差或病情顽固者,可选用伊曲康唑、氟康唑、酮康唑等口服。③用药注意:孕妇要积极治疗,否则阴道分娩时新生儿易感染发生鹅口疮。妊娠期坚持局部治疗,禁用口服唑类药物。勤换内裤,内裤、坐浴及洗涤用物应煮沸消毒 5～10 分钟以消灭病原体,避免交叉和重复感染的机会。④用药护理:嘱阴道灌洗或坐浴应注意药液浓度和治疗时间,灌洗药物要充分溶化,温度一般为40 ℃,切忌过烫,以免烫伤皮肤。

(五)健康指导

(1)做好卫生宣教,养成良好的卫生习惯,每天洗外阴、换内裤。切忌搔抓。

(2)约 15%男性与女性患者接触后患有龟头炎,对有症状男性也应进行检查与治疗。

(3)鼓励患者坚持用药,不随意中断疗程。

(4)嘱积极治疗糖尿病等疾病,正确使用抗生素、雌激素,以免诱发外阴阴道假丝酵母菌病。

(六)护理评价

(1)患者分泌物减少,性状转为正常,舒适感增加。

(2)患者正确复述预防及治疗此疾病的相关知识,做到积极配合并坚持治疗。

五、萎缩性阴道炎

萎缩性阴道炎属非特异性阴道炎,常见于绝经后及卵巢切除后或盆腔放射治疗者。绝经后的萎缩性阴道炎又称老年性阴道炎。

(一)护理评估

1.健康史

(1)病因评估:①妇女绝经后;②手术切除卵巢;③产后闭经;④药物假绝经治疗;⑤盆腔放射治疗后等。由于雌激素水平降低,阴道上皮萎缩变薄,上皮细胞内糖原减少,阴道内 pH 增高,阴道自净作用减弱,局部抵抗力降低,致病菌入侵后易繁殖引起炎症。

(2)病史评估:了解有无糖尿病及长期使用抗生素、雌激素、类固醇皮质激素病史;了解个人卫生习惯及有无不洁性生活史;了解有无进行盆腔放疗等。

2.身心状况

(1)症状:白带增多,多为黄水状,严重感染时可呈脓性,有臭味。黏膜有浅表溃疡时,分泌物可为血性,有的患者可有点滴出血,可伴有外阴瘙痒、灼热、尿频、尿痛、尿失禁等症状。

(2)体征:妇科检查可见阴道皱襞消失,上皮菲薄,黏膜出血,表面可有小出血点或片状出血点;严重时可形成浅表溃疡,阴道弹性消失、狭窄,慢性炎症、溃疡还可引起阴道粘连,导致阴道闭锁。

(3)心理-社会状况:老年人常因思想比较保守,不愿就医而出现无助感。其他患者常因知识缺乏而病急乱投医,因此,应注意评估影响患者不愿就医的因素及家庭支持系统。

3.辅助检查

取分泌物检查,悬滴法排除滴虫性阴道炎和外阴阴道假丝酵母菌病;有血性分泌物时,常需做宫颈刮片或分段诊刮排除宫颈癌和子宫内膜癌。

(二)护理诊断及合作性问题

(1)舒适改变:与外阴瘙痒、疼痛、分泌物增多有关。

(2)知识缺乏:与缺乏绝经后妇女预防保健知识有关。

(3)有感染的危险:与局部分泌物增多、破溃有关。

(三)护理目标

(1)患者分泌物减少,性状转为正常,舒适感增加。

(2)患者正确复述预防及治疗此疾病的相关知识,做到积极配合并坚持治疗。

(3)患者无感染发生或感染被及时发现和控制,体温、血白细胞正常。

(四)护理措施

1.一般护理

嘱患者保持外阴清洁,勤换内裤。穿棉织内裤,减少刺激等。

2.心理护理

使患者了解老年性阴道炎的病因和治疗方法,减轻其焦虑;对卵巢切除、放疗者给予心理安慰与相关医学知识解释,增强其治疗疾病的信心;解释雌激素替代疗法可缓解症状,帮助其建立治愈疾病的信心。

3.病情观察

观察白带性状、量、气味,有无外阴瘙痒、灼热及膀胱刺激症状等。

4.治疗护理

(1)治疗原则:增强阴道黏膜的抵抗力,抑制细菌生长繁殖。

(2)治疗配合。①增加阴道酸度:用0.5%醋酸或1%乳酸溶液冲洗阴道,每天1次。阴道冲洗后,将甲硝唑200 mg或氧氟沙星200 mg,放入阴道深部,每天1次,7~10天为1个疗程。②增加阴道抵抗力:针对病因给予雌激素制剂,可局部用药,也可全身用药。将己烯雌酚0.125~0.25 mg,每晚放入阴道深部,7天为1个疗程。③全身用药:可口服尼尔雌醇,首次4 mg,以后每2~4周1次,每晚2 mg,维持2~3个月。

(五)健康指导

(1)对围绝经期、老年妇女进行健康教育,使其掌握预防老年性阴道炎的措施及技巧。

(2)指导患者及其家属阴道灌洗、上药的方法和注意事项。用药前洗净双手及会阴,减少感染的机会。自己用药有困难者,指导其家属协助用药或由医务人员帮助使用。

（3）告知使用雌激素治疗可出现的症状,嘱乳癌或子宫内膜癌患者慎用雌激素制剂。

（六）护理评价

（1）患者分泌物减少,性状转为正常,舒适感增加。

（2）患者正确复述预防及治疗此疾病的相关知识,做到积极配合并坚持治疗。

（赵　宇）

第四节　子宫颈炎

子宫颈炎是指子宫颈发生的急性/慢性炎症。子宫颈炎是妇科常见疾病之一,包括宫颈阴道部炎症及宫颈管黏膜炎症。临床上分为急性子宫颈炎和慢性子宫颈炎。临床多见的子宫颈炎是急性子宫颈管黏膜炎,若急性子宫颈炎未经及时诊治或病原体持续存在,可导致慢性子宫颈炎症。

由于宫颈管黏膜上皮为单层柱状上皮,抗感染能力较差,当遇到多种病原体侵袭、物理化学因素刺激、机械性子宫颈损伤、子宫颈异物等,引起子宫颈局部充血、水肿,上皮变性、坏死,黏膜、黏膜下组织、腺体周围大量中性粒细胞浸润,或子宫颈间质内有大量淋巴细胞、浆细胞等慢性炎细胞浸润,可伴有子宫颈腺上皮及间质增生和鳞状上皮化生。因子宫颈阴道部鳞状上皮与阴道鳞状上皮相延续,亦可由阴道炎症引起宫颈阴道部炎症。

病原体种类:①性传播疾病的病原体,主要是淋病奈瑟菌及沙眼衣原体。②内源性病原体,与细菌性阴道病病原体、生殖道支原体感染有关。

一、护理评估

（一）健康史

1.一般资料

年龄、月经史、婚育史,是否处在妊娠期。

2.既往疾病史

详细了解有无阴道炎、性传播疾病及子宫颈炎症的病史,包括发病时间、病程经过、治疗方法及效果。

3.既往手术史

详细询问分娩手术史,了解阴道分娩时有无宫颈裂伤;是否做过妇科阴道手术操作及有无宫颈损伤、感染史。

4.个人生活史

了解个人卫生习惯,分析可能的感染途径。

（二）生理状况

1.症状

（1）急性子宫颈炎:阴道分泌物增多,呈黏液脓性,阴道分泌物的刺激可引起外阴瘙痒及灼热感;可出现月经间期出血、性交后出血等症状;常伴有尿道症状,如尿急、尿频、尿痛。

（2）慢性子宫颈炎:患者多无症状,少数患者可有阴道分泌物增多,呈淡黄色或脓性,偶有接触性出血、月经间期出血,偶有分泌物刺激引起外阴瘙痒或不适。

2.体征

(1)急性子宫颈炎:检查见脓性或黏液性分泌物从子宫颈管流出;用棉拭子擦拭子宫颈管时,容易诱发子宫颈管内出血。

(2)慢性子宫颈炎:检查可见宫颈呈糜烂样改变,或有黄色分泌物覆盖子宫颈口或从宫颈管流出,也可见子宫颈息肉或子宫颈肥大。

3.辅助检查

(1)实验室检查:分泌物涂片做革兰染色,中性粒细胞>30/高倍视野;阴道分泌物湿片检查白细胞>10/高倍视野;做淋菌奈瑟菌及沙眼衣原体检测,以明确病原体。

(2)宫腔镜检查:镜下可见血管充血,宫颈黏膜及黏膜下组织、腺体周围大量中性粒细胞浸润,腺腔内可见脓性分泌物。

(3)宫颈细胞学检查:宫颈刮片、宫颈管吸片,与宫颈上皮瘤样病变或早期宫颈癌相鉴别。

(4)阴道镜及活组织检查:必要时进行,以明确诊断。

(三)高危因素

(1)性传播疾病,年龄<25岁,多位性伴侣或新性伴侣且为无保护性交。

(2)细菌性阴道病。

(3)分娩、流产或手术致子宫颈损伤。

(4)卫生不良或雌激素缺乏,局部抗感染能力差。

(四)心理-社会因素

1.对健康问题的感受

是否存在因无明显症状,而不重视或延误治疗。

2.对疾病的反应

是否因病变在宫颈,又涉及生殖器官与性,而不愿及时就诊;或因阴道分泌物增多引起不适;或治疗效果不明显而烦躁不安;或遇有白带带血或接触性出血时,担心疾病的严重程度,疑有癌变而恐惧、焦虑。

3.家庭、社会及经济状况

家人对患者是否关心;家庭经济状况及是否有医疗保险。

二、护理诊断

(一)皮肤完整性受损

其与宫颈上皮糜烂及炎性刺激有关。

(二)舒适的改变

其与白带增多有关。

(三)焦虑

其与害怕宫颈癌有关。

三、护理措施

(一)症状护理

1.阴道分泌物增多

观察阴道分泌物颜色、性状、气味及量,选择合适的药液进行阴道冲洗。在不清楚种类时,不可滥用冲洗液,指导患者勤换会阴垫及内裤,保持外阴清洁干燥。

2.外阴瘙痒与灼痛

嘱患者尽量避免搔抓,防止外阴部皮肤破损,减少活动,避免摩擦外阴。

(二)用药护理

药物治疗主要用于急性子宫颈炎。

1.遵医嘱用药

(1)经验性抗生素治疗:在未获得病原体检测结果前,采用针对衣原体的经验性抗生素治疗,阿奇霉素 1 g,单次顿服,或多西环素 100 mg,每天 2 次,连服 7 天。

(2)针对病原体的抗生素治疗:临床上除选用抗淋病奈瑟菌的药物外,同时应用抗衣原体感染的药物。对于单纯急性淋病奈瑟菌性子宫颈炎,常用药物有头孢菌素,如头孢曲松钠 250 mg,单次肌内注射,或头孢克肟 400 mg,单次口服等;对沙眼衣原体所致子宫颈炎,治疗药物有四环素类,如多西环素 100 mg,每天 2 次,连服 7 天。

2.用药观察

注意观察药物的不良反应,若出现不良反应,立即停药并通知医师。

3.用药注意事项

注意药物的半衰期及有效作用时间;注意药物的配伍禁忌;抗生素应现配现用。

4.用药指导

若病原体为沙眼衣原体及淋病奈瑟菌,应对性伴侣进行相应的检查和治疗。

(三)物理治疗及手术治疗的护理

1.宫颈糜烂样改变

若为无症状的生理性柱状上皮异位,无须处理;对伴有分泌物增多、乳头状增生或接触性出血,可给予局部物理治疗,包括激光、冷冻、微波等,也可以给予中药作为物理治疗前后的辅助治疗。

2.慢性子宫颈黏膜炎

针对病因给予治疗,若病原体不清可试用物理治疗,方法同上。

3.子宫颈息肉

配合医师行息肉摘除术。

4.子宫颈肥大

一般无须治疗。

(四)心理护理

(1)加强疾病知识宣传,引导患者正确认识疾病,以及时就诊,接受规范治疗。

(2)向患者解释疾病与健康的问题,鼓励患者表达自己的想法。对病程长、迁延不愈的患者,给予关心和耐心解说,告知疾病的过程及防治措施;对病理检查发现宫颈上皮有异常增生的病例,告知通过密切监测,坚持治疗,可阻断癌变途径,以缓解焦虑心理,增加治疗的信心。

(3)与家属沟通,让其多关心患者,支持患者,坚持治疗,促进康复。

四、健康指导

(一)讲解疾病知识

向患者讲解子宫颈炎的疾病知识,告知及时就诊和规范治疗的重要性。

(二)个人卫生指导

嘱患者保持外阴清洁,每天清洗外阴 2 次,养成良好的卫生习惯,尤其是经期、孕产期及产褥期卫生,避免感染发生。

(三)随访指导

告知患者,物理治疗后有分泌物增多,甚至有多量水样排液,在术后 1～2 周脱痂时可有少量出血,是创面愈合的过程,不必应诊;如出血量多于月经量则需到医院就诊处理;在物理治疗后 2 个月内禁止性生活、盆浴和阴道冲洗;治疗后经过 2 个月经周期,于月经干净后 3～7 天来院复查,评价治疗效果,效果欠佳者可进行第二次治疗。

(四)体检指导

坚持每 1～2 年做 1 次体检,以及早发现异常,以及早治疗。

五、注意事项

(1)治疗前,应常规做宫颈刮片行细胞学检查。

(2)在急性生殖器炎症期不做物理治疗。

(3)治疗时间应选在月经干净后 3～7 天内进行。

(4)物理治疗后可出现阴道分泌物增多,甚至有大量水样排液,在术后 1～2 周脱痂时可有少许出血。

(5)应告知患者,创面完全愈合时间为 4～8 周,期间禁盆浴、性交和阴道冲洗。

(6)物理治疗有引起术后出血、宫颈管狭窄、感染的可能,应定期复查,观察创面愈合情况直到痊愈,同时检查有无宫颈管狭窄。

(赵　宇)

第五节　盆腔炎性疾病

盆腔炎性疾病(PID)是指女性上生殖道的一组炎性疾病,主要包括子宫内膜炎、输卵管炎、输卵管卵巢脓肿、盆腔腹膜炎。最常见的是输卵管炎及输卵管卵巢脓肿。

女性生殖系统具有比较完善的自然防御功能,当自然防御功能遭到破坏,或机体免疫力降低、内分泌发生变化或外源性病原体入侵而导致子宫内膜、输卵管、卵巢、盆腔腹膜、盆腔结缔组织发生炎症。感染严重时,可累及周围器官和组织,当病原体毒性强、数量多、患者抵抗力低时,常发生败血症及脓毒血症,若未得到及时治疗可能发生盆腔炎性疾病后遗症。

一、护理评估

(一)健康史

(1)了解既往疾病史、用药史、月经史及药物过敏史。

(2)了解流产、分娩的时间、经过及处理。

(3)了解本次患病的起病时间、症状、疼痛性质、部位、有无全身症状。

(二)生理状况

1.症状

(1)轻者无症状或症状轻微不易被发现,常表现为持续性下腹痛,活动或性交后加重;发热、阴道分泌物增多等。

(2)重者可表现为寒战、高热、头痛、食欲减退;月经期发病者可表现为经量增多、经期延长;腹膜炎者出现消化道症状,如恶心、呕吐、腹胀等;若脓肿形成,可有下腹包块及局部刺激症状。

2.体征

(1)急性面容、体温升高、心率加快。

(2)下腹部压痛、反跳痛及肌紧张。

(3)检查见阴道充血;大量脓性臭味分泌物从宫颈口外流;穹隆有明显触痛;宫颈充血、水肿、举痛明显;子宫体增大有压痛且活动受限;一侧或双侧附件增厚,有包块,压痛。

3.辅助检查

(1)实验室检查:宫颈黏液脓性分泌物,或阴道分泌物0.9%氯化钠溶液湿片中见到大量白细胞;红细胞沉降率升高;血C反应蛋白升高;宫颈分泌物培养或革兰染色涂片淋病奈瑟菌阳性或沙眼衣原体阳性。

(2)阴道超声检查:显示输卵管增粗,输卵管积液,伴或不伴有盆腔积液、输卵管卵巢肿块。

(3)腹腔镜检查:输卵管表面明显充血;输卵管壁水肿;输卵管伞端或浆膜面有脓性渗透物。

(4)子宫内膜活组织检查证实子宫内膜炎。

(三)高危因素

1.年龄

盆腔炎性疾病高发年龄为15～25岁。

2.性活动及性卫生

初次性交年龄小、有多个性伴侣、性交过频及性伴侣有性传播疾病;有使用不洁的月经垫、经期性交等。

3.下生殖道感染

性传播疾病,如淋病奈瑟菌性宫颈炎、衣原体性宫颈炎及细菌性阴道病。

4.子宫腔内手术操作后感染

刮宫术、输卵管通液术、子宫输卵管造影术、宫腔镜检查、人工流产、放置宫内节育器等手术时,消毒不严格或术前适应证选择不当,导致感染。

5.邻近器官炎症直接蔓延

如阑尾炎、腹膜炎等蔓延至盆腔。

6.复发

盆腔炎性疾病再次发作。

(四)心理-社会因素

1.对健康问题的感受

是否存在因无明显症状或症状轻,而不重视致延误治疗。

2.对疾病的反应

是否由于慢性疾病过程长,患者思想压力大而产生焦虑、烦躁情绪;若病情严重,则担心预后,患者往往有恐惧、无助感。

3.家庭、社会及经济状况

是否存在因炎症反复发作,严重影响妇女生殖健康甚至导致不孕,且增加家庭与社会经济负担。

二、护理诊断

(一)疼痛

其与感染症状有关。

(二)体温过高

其与盆腔急性炎症有关。

(三)睡眠形态紊乱

其与疼痛或心理障碍有关。

(四)焦虑

其与病程长治疗效果不明显或不孕有关。

(五)知识缺乏

其与缺乏经期卫生知识有关。

三、护理措施

(一)症状护理

1.密切观察

分泌物增多,观察阴道分泌物颜色、性状、气味及量,选择合适的药液进行阴道冲洗。在不清楚阴道炎的种类时,不可滥用冲洗液,指导患者勤换会阴垫及内裤,保持外阴清洁干燥。

2.支持疗法

卧床休息,取半卧位,有利于脓液积聚于直肠子宫陷凹,使炎症局限;给高热量、高蛋白、高维生素饮食或半流质饮食,以及时补充丢失的液体;对出现高热的患者,采取物理降温,出汗时及时更衣,保持身体清洁舒服;若患者腹胀严重,应行胃肠减压。

3.症状观察

密切监测生命体征,测体温、脉搏、呼吸、血压,每4小时1次;物理降温后30分钟测体温,以观察降温效果。若患者突然出现腹痛加剧、寒战、高热、恶心、呕吐、腹胀,应立即报告医师,同时做好剖腹探查的准备。

(二)用药护理

1.门诊治疗

指导患者遵医嘱用药,了解用药方案并告知注意事项。常用方案:头孢西丁钠2 g,单次肌内注射,同时口服丙磺舒1 g,然后改为多西环素100 mg,每天2次,连服14天,可同时加服甲硝唑400 mg,每天2~3次,连服14天;或选用其他第三代头孢菌素与多西环素、甲硝唑合用。

2.住院治疗

严格遵医嘱用药,了解用药方案并密切观察用药反应。

(1)头霉素类或头孢菌素类药物:头孢西丁钠2 g,静脉滴注,每6小时1次。头孢替坦二钠2 g,静脉滴注,每12小时1次。加多西环素100 mg,每12小时1次,静脉输注或口服。对不能耐受多西环素者,可用阿奇霉素替代,每次500 mg,每天1次,连用3天。对输卵管卵巢脓肿患者,可加用克林霉素或甲硝唑。

(2)克林霉素与氨基糖苷类药物联合方案:克林霉素 900 mg,每 8 小时 1 次,静脉滴注;庆大霉素先给予负荷量(2 mg/kg),然后予维持量(1.5 mg/kg),每 8 小时 1 次,静脉滴注;临床症状、体征改善后继续静脉应用 24～48 小时,克林霉素改口服,每次 450 mg,1 天 4 次,连用 14 天;或多西环素 100 mg,每 12 小时 1 次,连续用药 14 天。

3.观察药物疗效

若用药后 48～72 小时,体温持续不降,患者症状加重,应及时报告医师处理。

4.中药治疗

主要为活血化瘀、清热解毒药物。可遵医嘱指导服中药或用中药外敷腹部,若需进行中药保留灌肠,按保留灌肠操作规程完成。

(三)手术护理

1.药物治疗无效

经药物治疗 48～72 小时,体温持续不降,患者中毒症状加重或包块增大者。

2.脓肿持续存在

经药物治疗病情好转,继续控制炎症数天(2～3 周),包块仍未消失但已局限化。

3.脓肿破裂

突然腹痛加剧、寒战、高热、恶心、呕吐、腹胀,检查腹部拒按或有中毒性休克表现。

(四)心理护理

(1)关心患者,倾听患者诉说,鼓励患者表达内心感受,通过与患者进行交流,建立良好的护患关系,尽可能满足患者的合理需求。

(2)加强疾病知识宣传,解除患者思想顾虑,增加其对治疗的信心。

(3)与家属沟通,指导家属关心患者,与患者及家属共同探讨适合个人的治疗方案,取得家人的理解和帮助,减轻患者心理压力。

四、健康指导

(一)讲解疾病知识

向患者讲解盆腔炎性疾病的疾病知识,告知及时就诊和规范治疗的重要性。

(二)个人卫生指导

保持会阴清洁做好经期、孕期及产褥期的卫生宣传。

(三)性生活指导及性伴侣治疗

注意性生活卫生,月经期禁止性交。

(四)饮食生活指导

给高热量、高蛋白、高维生素饮食,增加营养,积极锻炼身体,注意劳逸结合,不断提高机体抵抗力。

(五)随访指导

对于抗生素治疗的患者,应在 72 小时内随诊,明确有无体温下降、反跳痛减轻等临床症状改善。若无改善,需做进一步检查。对沙眼衣原体及淋病奈瑟菌感染者,可在治疗后 4～6 周复查病原体。

五、注意事项

(一)倾听患者主诉

应仔细倾听患者主诉,全面了解患者疾病史,认真阅读治疗方案,制订相应的护理计划,配合完成相应治疗和处理。

(二)预防宣传

(1)注意性生活卫生,减少性传播疾病。

(2)及时治疗下生殖道感染。

(3)进行公共卫生教育,提高公民对生殖道感染的认识,明白预防感染的重要性。

(4)严格掌握妇科手术指征,做好术前准备,严格无菌操作,预防感染。

(5)及时治疗盆腔炎性疾病,防止后遗症发生。

(赵　宇)

第六节　女性生殖内分泌疾病

一、功能失调性子宫出血

(一)概述

功能失调性子宫出血,简称功血,是由于调节生殖的下丘脑-垂体-卵巢轴功能失调引起的异常子宫出血,全身及内外生殖器官无明显器质性病变存在。常表现为月经周期长短不一、经期延长、经量过多或不规则阴道流血。按发病机制可分无排卵性和排卵性功血,前者占 70%～80%,多见于青春期及绝经过渡期妇女。后者占 20%～30%,多见于育龄妇女。

(二)病因及临床分型

正常月经的发生是下丘脑-垂体-卵巢轴生理调节控制下的周期性的子宫内膜剥脱性出血。正常月经的周期、持续时间、月经量呈现明显的规律性和自限性。当机体受到内部和外部各种因素诸如精神紧张、情绪变化、环境气候改变、营养不良、贫血、代谢紊乱、甲状腺、肾上腺功能异常等疾病影响时,均可引起下丘脑-垂体-卵巢轴功能调节异常,从而导致月经失调。临床按照卵巢功能发生障碍的时期,可将其分为下列 2 种类型。

1.无排卵性功能失调性子宫出血

无排卵性功血好发于青春期和绝经过渡期,育龄期少见。青春期功血患者下丘脑-垂体-卵巢轴尚未成熟,未能建立稳定的周期性调控机制,尤其对雌激素的正反馈作用存在缺陷,FSH 呈持续低水平,月经中期无 LH 高峰形成,虽有大量卵泡生长,但不能形成成熟卵泡而排卵。青春期少女正处于生理与心理的急剧变化期,情绪多变,感情脆弱,发育不健全的下丘脑-垂体-卵巢轴更易受到内外环境的多因素影响。在绝经过渡期,卵巢功能逐渐衰退,卵泡逐渐耗尽,剩余卵泡又对垂体促性腺激素的反应性降低,雌激素分泌量波动不能形成排卵前高峰,故不排卵。生育期妇女既可因某种内外环境刺激,如劳累、应激、流产、手术和疾病等引起短暂的无排卵,也可因肥胖、多囊卵巢综合征、高泌乳素血症等引起持续无排卵。各种原因引起的无排卵均可导致子宫内膜受单纯雌激素影响,达到或超过雌激素的内膜出血阈值,而无孕激素对抗,从而发生雌激素突破性出血。无排卵性功血也可因雌激素撤退出血引起,子宫内膜在单纯雌激素的刺激下持续增生,此时可因一批卵泡闭锁导致雌激素水平下降,内膜失去支持而剥脱出血。

无排卵性功血的子宫出血还与子宫内膜出血的自限性机制缺陷有关,如子宫内膜组织脆性增加、子宫内膜脱落不全、子宫血管结构与功能异常、凝血机制障碍等都可能导致功血。

2.排卵性功能失调性子宫出血

多发生于育龄期妇女,卵巢虽然有排卵功能,但黄体功能异常,可分为黄体功能不足和子宫内膜不规则脱落两种类型。黄体功能不足的原因在于神经内分泌调节功能紊乱,导致卵泡期FSH 缺乏,卵泡发育缓慢,使雌激素分泌减少,从而对垂体及下丘脑正反馈不足;LH 峰值不高,使黄体发育不全,孕激素分泌减少,使子宫内膜分泌反应不足。此外,生理性因素如初潮、分娩后及绝经过渡期,也可能因下丘脑-垂体-卵巢轴功能紊乱,导致黄体功能不足。子宫内膜不规则脱落者,在月经周期中,患者有排卵,黄体发育良好,但由于下丘脑-垂体-卵巢轴调节功能紊乱或黄体机制异常引起萎缩过程延长,导致子宫内膜不能如期完整脱落。

(三)临床表现

1.无排卵性功血

失去正常周期性和出血自限性,临床上主要表现为子宫不规则出血。出血间隔长短不一,短者几日,长者数月,常误诊为闭经。出血量多少不一,出血量少者只是点滴出血,多者大量出血,不能自止,导致贫血或休克。出血期间一般无腹痛或其他不适。

2.排卵性功血

黄体功能不足者表现为月经周期缩短,月经频繁。有时月经周期虽然在正常范围内,但是卵泡期延长,黄体期缩短,故不孕或早孕期流产发生率高。子宫内膜不规则脱落者,表现为月经周期正常,但经期延长,常达 9~10 天,出血量多且淋漓不净。

(四)辅助检查

(1)诊断性刮宫:简称诊刮,其目的包括止血和明确子宫内膜病理诊断。对于生育期和绝经过渡期妇女、药物治疗无效或存在子宫内膜癌高危因素的异常子宫出血患者,应通过诊刮术排除恶性病变。对未婚患者,若激素治疗失败或疑有器质性病变,也应经患者或其家属知情同意后考虑诊刮。为确定排卵和黄体功能,应在经前期或月经来潮后 6 小时内刮宫,不规则流血或大量出血者可随时刮宫。刮宫要全面,特别注意双侧宫角部,注意宫腔大小、形态、宫壁是否光滑、刮出物性质和量。应将刮出物全部送病理学检查。

(2)超声检查:可了解子宫大小、形状,宫腔内有无赘生物,子宫内膜厚度等。

(3)宫腔镜检查:在宫腔镜直视下选择病变区进行活检,较盲取内膜的诊断价值高,尤其可排除早期宫腔病变如子宫内膜息肉、子宫黏膜下肌瘤、子宫内膜癌等。

(4)基础体温(BBT)测定:基础体温呈单相型,提示无排卵。

(5)激素测定:酌情检查 FSH、LH、E_2 及 P。为确定有无排卵,可测定血清黄体酮和尿孕二醇。疑高催乳素血症者查 PRL。

(6)妊娠试验:有性生活史者应行妊娠试验,以排除妊娠及妊娠相关疾病。

(7)宫颈细胞学检查:巴氏染色法或 TBS 报告系统,用于排除宫颈癌及其癌前病变。

(8)宫颈黏液结晶检查:经前检查出现羊齿植物叶状结晶提示无排卵。

(9)阴道脱落细胞涂片检查:一般表现为中、低度雌激素影响。

(10)血红细胞计数及血细胞比容:了解患者贫血情况。

(11)凝血功能测试:血小板计数,出、凝血时间,凝血酶原时间,活化部分凝血酶原时间等。

(五)护理评估

1.病史

详细了解病史,如患者年龄、月经史、婚育史、以往健康状况,有无慢性疾病(如血液病、代谢性疾病、肝病等),了解患者发病前有无精神紧张、情绪打击、过度劳累、环境改变、服用药物等引起月经失调的诱发因素,了解发病经过,如发病时间、目前流血情况、流血前有无停经史及诊治过程,服药史等。异常子宫出血的几种类型:①月经过多。患者的月经周期规律,但月经量过多(>80 mL)或经期延长(>7 天)。②月经频发。患者的月经周期规律,但短于 21 天。③不规则出血。患者的月经周期不规则,在两次月经周期的任何时间发生子宫出血。④月经频多。患者的月经周期不规则,血量过多。

2.身体评估

测量生命体征、身高、体重,观察患者精神和营养状况、有无肥胖、贫血貌、出血点和其他病态。基础体温测定了解有无排卵;妇科检查了解盆腔无异常发现;血常规了解贫血的程度及有无合并感染;测体内雌激素、黄体酮或尿雌二醇、17α-羟孕酮及人绒毛膜促性腺激素等了解卵巢功能;宫颈黏液结晶及阴道脱落细胞涂片检查,以了解有无排卵及雌、孕激素水平。诊断性刮宫了解子宫内膜变化:于月经前 3～7 天或月经来潮 6 小时内行诊刮术,无排卵型功血者,子宫内膜检查可见增生期变化或增生过长,无分泌期出现。对疑为黄体萎缩不全者,则应在月经的第 5 天进行诊刮术,如内膜切片检查仍有分泌期反应的子宫内膜,则诊断成立。B 超了解子宫、附件是否正常。

3.心理社会评估

年轻患者常因害羞或其他顾虑而不及时就诊,中年患者则因工作较忙或无生育需求而漫不经心,病程拖延并发感染或治疗效果不佳,更产生恐惧和焦虑,影响身心健康和工作学习。患者由于对疾病不了解,担心疾病是否会影响到结婚、生育和性生活质量。围绝经期担心疾病的严重程度,怀疑肿瘤而焦虑恐惧。了解患者家属或配偶对疾病的看法。

(六)常见护理诊断/问题

(1)活动无耐力:与月经过多、经期延长造成贫血有关。

(2)焦虑:与缺乏相关知识及担心预后有关。

(3)有感染的危险:与出血多、持续不净及继发性贫血等有关。

(4)舒适改变:恶心,呕吐,与应用雌激素治疗有关。

(5)潜在并发症:贫血、感染等。

(七)护理措施

1.止血

对大量出血患者,根据医嘱立即使用性激素止血,治疗 6～8 小时内见效,24～48 小时内出血基本停止,若 96 小时以上仍不止血,需要排除其他器质性病变。

2.维持正常血容量

观察并记录患者的生命体征尤其是血压脉搏的变化。准确记录液体出入量。教患者准确估计流血量。对出血量多者,应督促其卧床休息,按医嘱做好配血、输血、止血措施,严密观察血压的变化,配合医师治疗方案维持患者正常血容量。

3.预防感染

严密观察与感染有关的体征,如体温、脉搏、宫体压痛等。按医嘱作白细胞计数及分类检查,以及时发现异常。如有感染征象,应及时与医师联系并选用抗生素治疗,同时做好会阴护理,保持局部清洁,防止上行性感染。

4.正确合理使用性激素

功血患者的治疗以性激素的应用为主,大剂量的口服雌激素常会引起恶心、呕吐,患者常不能坚持服药,护士要做好耐心、细致的解释工作,并帮助患者克服身体不适反应,坚持遵医嘱接受治疗。①按时按量服用激素,保持药物在血中的稳定浓度,不得随意停服或漏服。②应用性激素的止血剂量与当时流血量成正比,大量出血时所需要的激素剂量都超过正常生理量,这样就存在逐步减低药量的问题。药物减量必须按规定在流血停止后方能开始,每3天减量一次,每次减量不得超过原剂量的1/3。③维持量服用时间,通常按停药后发生撤退出血的时间,与患者上一次行经时间相同考虑。④指导患者在治疗期间如出现不规则阴道流血,应及时就诊,调整药物的剂量。

5.补充营养

提供高蛋白、高能量、高维生素、含高矿物质铁钙饮食。经血多时应额外补充铁。注意向患者推荐含铁多的食物,如猪肝、豆角、蛋黄、胡萝卜、葡萄干等。同时,食物中注意粗纤维的搭配,以保证大便的通畅。护士可按患者的饮食习惯,制订适合个人的饮食计划,以保证患者获得足够的营养。

6.手术治疗护理

患者经内科治疗无效,或需要进一步诊断时,可能会进行刮宫术、子宫内膜切除术或子宫切除术。需要做好术前术后护理。

7.健康教育

了解患者对月经的看法,向患者解释正常月经发生的机制,不正常月经的表现。经期时间长的患者日常生活受到影响,担心洗澡、洗头运动等活动会对身体有影响。告诉患者个人卫生的重要性,洗澡和洗头对疾病没有影响。采用温水洗澡可以减轻下腹不适。患者可以游泳、锻炼身体、正常性生活。指导患者在月经期要经常更换卫生垫,预防感染。出血量多时需要准确测量出血量,根据卫生垫的大小、数量和浸湿程度估计出血量,若出血量多,或心悸、疲乏无力程度加重时需要及时报告医师。

二、多囊卵巢综合征

(一)概述

多囊卵巢综合征是以持续性无排卵、雄激素过多或胰岛素抵抗为特征的内分泌紊乱的综合征,是生育期妇女月经紊乱最常见的原因。多见于30岁以下的女性,育龄女性发病率5%～10%。患者常起病于青春期,雄激素水平增高,LH增高,FSH下降,激素水平不平衡,抑制卵巢排卵,使卵巢分泌雌激素、雄激素,不分泌孕激素,卵巢不排卵,导致多个囊肿形成。生育期以无排卵、不育和肥胖、多毛等典型临床表现为主,到中老年则出现因长期的代谢障碍导致的糖尿病、心血管疾病如高血压等,是涉及内分泌、代谢和遗传等许多因素的内分泌与代谢紊乱的疾病。近年研究表明,本综合征有家族史或基因倾向,与肥胖密切相关。

（二）病理生理改变

多囊卵巢综合征的发病机制非常复杂，目前认为是涉及内分泌、代谢和遗传等许多因素的内分泌与代谢紊乱的疾病。其主要的表现为高雄激素血症、胰岛素抵抗和高胰岛素血症、高 LH 水平伴有正常或低水平的 FSH、无周期性波动的雌激素水平等。升高的 LH 刺激卵巢卵泡膜细胞和间质细胞产生过量的雄激素，进一步升高雄激素的水平，从而形成"恶性循环"。FSH 的相对不足及异常的激素微环境，使卵泡发育到一定程度即停滞，导致双侧卵巢囊性增大及子宫内膜增殖。双侧卵巢较正常大 2～5 倍，多为结节状且被膜增厚，坚韧，呈灰白色，可与附近组织粘连。切面见整个卵巢为一层增厚的致密结缔组织所包绕，其皮质中见多个直径 12～15 mm 大小不等的囊肿，内含清亮液体，间质增生明显。镜下见卵巢白膜增厚与硬化，较正常厚 2～4 倍，是多囊卵巢综合征的特征性改变。卵巢深部可见闭锁的初级卵泡，但无卵泡排卵迹象，颗粒细胞相对少。因持续无排卵，子宫内膜长期受雌激素刺激，缺乏孕激素作用，镜下常可见内膜呈增生改变，如长期在雌激素刺激下，子宫内膜呈现增殖，甚至有可能导致癌变。

（三）临床表现

多囊卵巢综合征的临床表现主要以卵巢功能障碍为显著标志。多囊卵巢综合征常始于青春期。生育期以无排卵、不育和肥胖、多毛等典型临床表现为主，到中老年则出现因长期的代谢障碍导致的糖尿病、心血管疾病如高血压等。

1.月经失调

患者的初潮年龄多为正常，但常在初潮后即出现月经失调，主要表现为月经稀发、经量少或闭经，少数患者表现为月经过多或不规则出血。

2.不孕、流产

由于持续的无排卵状态导致不孕。即使有排卵的患者，由于异常的激素环境可影响卵子的质量、子宫内膜的容受性，影响怀孕，怀孕后影响胚胎的早期发育，易发生流产。

3.多毛、痤疮

在高雄激素的影响下，17％～18％的患者表现为不同程度的多毛，以性毛（阴毛和腋毛）浓密为主，尤其是阴毛，分布呈男性型，甚至下延及肛周，上及腹股沟或腹中线。毛发也可分布于面部口周、乳周、下颌、大腿根部等处。极少数病例有男性化征象，如声音低沉、喉结突出。过多的雄激素转化为活性更强的双氢睾酮后，刺激皮脂腺分泌过盛，可出现痤疮。

4.超重、肥胖

40％～60％的多囊卵巢综合征患者 $BMI \geqslant 25$。可能是长期的雌激素刺激，或其他内分泌、代谢紊乱和遗传因素，导致体重增加，脂肪堆积于腹壁、腹腔内脏器官，容易导致代谢异常、心血管疾病等远期并发症。

5.后天性黑棘皮症

多囊卵巢综合征患者可出现局部皮肤或大或小的天鹅绒样、片状、角化过度、呈灰棕色的病变，常分布在颈后、腋下、外阴、腹股沟等皮肤皱褶处，称后天性黑棘皮症，与高雄激素和胰岛素抵抗及高胰岛素血症有关。

6.远期并发症

（1）肿瘤：持续的、无周期性的、相对偏高的雌激素水平和升高的 E_1 与 E_1/E_2 比值对子宫内膜的刺激，又无孕激素抵抗，使卵巢癌、子宫内膜癌和乳腺癌发病率增加。

（2）心血管疾病：血脂代谢紊乱，易引起动脉粥样硬化，导致冠心病、高血压等。

（3）糖尿病：胰岛素抵抗状态和高胰岛素血症、肥胖，易发展为隐性糖尿病或糖尿病。

（四）辅助检查

1.内分泌检查

（1）血清睾酮、双氢睾酮、雄烯二酮水平升高，性激素结合蛋白水平下降，部分患者表现为血清总雄激素水平不高，但血清游离睾酮升高。由肾上腺产生的脱氢表雄酮或硫酸脱氢表雄酮正常或轻度升高。

（2）FSH、LH 测定：血清 LH 水平升高，无周期性排卵前峰值出现。FSH 正常或偏低，约60%的患者 LH 升高，LH/FSH≥2，如 LH/FSH≥3 以上，更有助于诊断。约 95%的患者LH/FSH升高，在非肥胖的患者中更明显。以促性腺激素释放激素刺激后 LH 反应亢进，FSH反应偏低。

（3）尿 17-酮类固醇皮质正常或轻度升高，升高时提示肾上腺功能亢进。

（4）雌二醇正常或稍升高，无周期性改变，无排卵前后升高现象，E_1/E_2比值>1。

（5）高胰岛素血症：胰岛素水平升高，特别是肥胖患者，行葡萄糖耐量试验时，血胰岛素反应高亢。

2.超声检查

超声显像可见双卵巢增大，被膜回声增强，间质丰富。卵巢皮质内有各级未成熟卵泡形成的小的无回声区，多位于边缘，使卵巢声像呈轮辐状，小卵泡多者也可散在分布于卵巢内。无成熟卵泡可见，连续监测也未见主导卵泡发育及排卵迹象。由于缺乏周期性的雌激素的刺激，声像图显示子宫可略小于正常，子宫内膜增厚或回声异常。彩色超声多普勒可见多囊卵巢综合征患者卵巢基质血流明显增加。

3.孕激素试验

因多囊卵巢综合征月经稀发或闭经的患者有一定的雌激素水平，孕激素试验为阳性。

4.基础体温测定

表现为持续的单相型基础体温。基础体温测定也有助于对无排卵治疗效果的观察。

5.诊断性刮宫

于月经前数天或月经来潮 6 小时内刮出的子宫内膜呈增生或增殖改变，无分泌期变化。>35 岁患者应常规诊刮，可及早发现子宫内膜增生症、不典型增生甚至子宫内膜癌。

6.腹腔镜检查

镜下见卵巢呈灰白色，单侧或双侧卵巢增大，28%～40%卵巢呈正常大小。卵巢被膜增厚，表面光滑，有新生血管，被膜下显露多个卵泡，但无排卵缩痕，无成熟卵泡、血体或黄体。取卵巢组织送病理检查有助确诊。

7.代谢的变化

糖耐量试验异常、高密度脂蛋白水平降低，低密度脂蛋白水平升高。

（五）护理评估

1.病史

详细了解病史，如患者年龄、月经史、婚育史、以往健康状况，有无慢性疾病等。生育期患者重点了解患者月经是否正常，不孕和流产史，体重的变化，身体男性化体征变化等。中老年患者重点询问患者有无生殖系统肿瘤和代谢障碍性疾病如糖尿病、高血脂、高血压等。

2.身体评估

测量生命体征,了解是否有高血压;测量身高、体重,计算 BMI,了解是否超重或肥胖;了解月经量变化;观察身体毛发分布,有无毛发增多及男性化改变;评估有无男性化征象如声音低沉、喉结突出;评估皮肤,有无痤疮,有无片状、角化过度,呈灰棕色的后天性黑棘皮症病变。了解患者内分泌激素水平,如血清睾酮、双氢睾酮、雄烯二酮、雌二醇、LH、FSH、胰岛素,尿 17-酮类固醇皮质等,了解血脂水平。基础体温是否表现为持续的单相型。超声检查了解卵巢大小、血量状况,有无成熟卵泡及排卵迹象,子宫大小及子宫内膜变化。诊断性刮宫了解子宫内膜增生或增殖改变,有无分泌期变化。腹腔镜检查了解卵巢大小、被膜变化、有无新生血管等。

3.心理社会评估

了解患者对身体改变(如痤疮、肥胖、毛发分布改变、声音改变、喉结)的看法。患者可能对自身的改变不理解,有焦虑恐惧心理。了解患者的家庭结构,是否结婚、生育,对不孕妇女了解患者和配偶对生育的看法。了解疾病对家庭结构及性生活的影响。治疗时间长,效果不佳严重影响患者对疾病的信心。了解患者家庭及配偶对疾病的看法及对患者的支持程度。

(六)常见护理诊断/问题

(1)焦虑:与月经失调、不孕有关。

(2)自我形象紊乱:与超重、肥胖、多毛、痤疮等男性化特征出现有关。

(3)知识缺乏:缺乏多囊卵巢综合征疾病相关知识。

(七)护理措施

1.改善生活方式

针对超重和肥胖的患者,需要控制体重。肥胖的发生与多囊卵巢综合征存在相互促进的作用,肥胖患者的胰岛素抵抗及高胰岛素血症促进多囊卵巢综合征的发展。有效控制体重有利于降低胰岛素水平,改善胰岛素抵抗状态。

2.正确服用药物

治疗多囊卵巢综合征的药物对患者的内分泌激素水平有较大的影响。因此,在给患者服药时,需要仔细查对,注意药物剂量。患者的治疗是一个长期的过程,患者服药时间长,需要定期检测血液激素水平,观察治疗效果。给患者服用糖尿病药物时,需要定期监测血糖,防止低血糖的发生。

3.心理护理

多囊卵巢综合征常始于青春期,由于肥胖、月经紊乱、痤疮、多毛等给青春期患者带来巨大的心理压力。需要及时与患者沟通,对患者进行疾病知识的宣教,使患者了解到这些身体变化都是由疾病引起的,只要经过积极的治疗,就能改善。生育期的患者由于不孕也会导致巨大心理压力,了解患者及家属对不孕的看法,向患者及家属解释不孕的原因,坚持治疗的重要性,减轻患者的焦虑水平,增加其治疗的依从性。

4.观察远期并发症

患者由于长期偏高的雌激素水平导致卵巢癌、子宫内膜癌和乳腺癌发病率增加。因此需要交代患者定期进行妇科检查,以及早发现,以及早治疗。中老年多囊卵巢综合征患者由于长期的代谢障碍容易导致糖尿病、心血管疾病如高血压等。因此,针对中老年患者需要严格控制体重、血压、血糖、血脂等水平,定期检测血糖、血压、血脂、心功能等,以及早发现这些并发症,以及时治疗。

5.健康教育

多囊卵巢综合征始于青春期,治疗不及时,不坚持长期治疗对患者的健康影响大。因此,需要对患者进行疾病知识的宣教,是患者意识到坚持治疗的重要性。治疗药物对患者内分泌影响大,教育患者定期检测血液中激素和血糖、血脂等水平,以及时调整服药剂量。教育患者改变生活方式,加强体育锻炼,控制体重。针对中老年患者,做好心血管疾病及内分泌代谢疾病方面的知识教育。

(赵　静)

第七节　子宫内膜异位症

子宫内膜异位症是指具有生长功能的子宫内膜生长在子宫腔内壁以外引起的症状和体征。异位的子宫内膜绝大多数局限在盆腔内的生殖器官和邻近器官的腹膜面,故临床上称为盆腔子宫内膜异位症。当子宫内膜生长在子宫肌层内称子宫腺肌病,部分患者两者可合并存在。

子宫内膜异位症的发病率近年来明显增高,是目前常见的妇科病之一。多见于30～40岁的妇女。本病为良性病变,但有远距离转移和种植能力。初潮前无发病者,绝经后异位的子宫内膜组织可逐渐萎缩吸收,妊娠或使用性激素抑制卵巢功能可暂时阻止本病的发展,因此,子宫内膜的发病与卵巢的周期性变化有关。也发生周期性出血,引起周围组织纤维化、粘连,病变局部形成紫蓝色硬结或包块。卵巢的子宫内膜异位症最为常见,卵巢内的异位内膜因反复出血而形成多个囊肿,但以单个多见,故又称为卵巢子宫内膜异位囊肿。囊肿内含暗褐色黏稠的陈旧血,状似巧克力液体,故又称为卵巢巧克力囊肿。

一、护理评估

(一)病史

1.月经史

初潮年龄,月经周期、经期、经量是否正常,有无痛经或其他伴随症状。痛经的性质,是否为进行性加重。

2.婚育史

结婚年龄,婚次,夫妻性生活情况,有无经期性交,生育情况,足月产、早产、流产次数,现有子女数等。

3.既往病史

有无先天性生殖道畸形、子宫手术或经期盆腔检查等情况。

(二)身心状态

1.身体状态

(1)痛经:痛经是子宫内膜异位症的典型症状,其特点为继发性和进行性加重。疼痛多位于下腹部和腰骶部,可放射至阴道、会阴、肛门或大腿,常于月经来潮前1～2天开始,经期第1天最为剧烈,以后逐渐减轻,至月经干净时消失。

(2)月经失调:部分患者有经量增多和经期延长,少数出现经前期点滴出血。月经失调可能与卵巢无排卵、黄体功能不足等有关。

（3）性交痛：由于异位的内膜出现在子宫直肠陷凹或病变导致子宫后倾固定，性交时子宫颈受到碰撞及子宫收缩和向上提升，可引起疼痛。

（4）不孕：占40%左右，其不孕的原因可能与盆腔内器官和组织广泛粘连和输卵管的蠕动减弱，影响卵子的排出、摄取和受精卵的运行有关。

2.心理状态

由于疼痛、不孕造成患者顾虑重重，心理压力大，需要手术的患者会有紧张、恐惧等心理问题。

（三）诊断性检查

1.妇科检查

典型者子宫后倾固定，盆腔检查可扪及盆腔内有触痛性结节或子宫旁有不活动的囊性包块。

2.辅助检查

（1）B超检查：可确定卵巢子宫内膜异位囊肿的位置、大小和形状。

（2）腹腔镜检查：可发现盆腔内器官或子宫直肠陷凹、子宫骶骨韧带等处有紫蓝色结节。

二、护理诊断

（一）焦虑

其与不孕和需要手术有关。

（二）知识缺乏

其与缺乏自我照顾及与手术相关的知识有关。

（三）舒适改变

其与痛经及手术后伤口有关。

三、护理目标

（1）患者能正确认识疾病的性质及发生原因，解除紧张、恐惧的心理，坚定治疗信心。

（2）患者自觉疼痛症状缓解。

四、护理措施

（1）心理护理：许多年轻患者因顽固的痛经、不孕等情况而焦虑。护理人员应多关心和理解患者，说明该病只要坚持用药或采取必要的手术便可改善症状，鼓励患者树立信心，积极配合治疗，对尚未生育的患者应给予指导和帮助，促使其尽早受孕。

（2）做好卫生宣传教育工作，防止经血逆流，如有先天性生殖道畸形或后天性炎性阴道狭窄、宫颈粘连等应及时手术。凡进入宫腔内的经腹手术，应保护腹壁切口和子宫切口，防止子宫内膜种植到腹壁切口或子宫切口。经期应避免盆腔检查和性交。

（3）使用激素治疗患者，应介绍服药的注意事项及用后可能出现的反应（恶心、食欲缺乏、闭经、乏力或体重增加等），使其解除思想顾虑，提高治疗效果。

（4）用药期间注意有无卵巢子宫内膜异位囊肿破裂的征象，如出现急性腹痛应及时通知医师，并做好剖腹探查的各项准备。

（5）对需要手术者应按腹部手术做好术前准备和术后护理。

（6）出院健康教育,加强患者对病程及治疗的认识,指导伤口处理和康复教育,术后 6 周避免盆浴和性生活,6 周后来院复查。

五、评价

（1）患者无焦虑的表现并对治疗充满信心。
（2）患者能按时服药并了解药物的反应。
（3）自觉症状缓解和消失。

（赵　静）

第八节　子宫腺肌病

子宫腺肌病是指当子宫内膜腺体和间质侵入子宫肌层时,形成弥漫或局限性的病变,是妇科常见病。多发生于 30～50 岁经产妇;约 15% 的患者同时合并子宫内膜异位症;约 50% 的患者合并子宫肌瘤;临床病理切片检查,发现 10%～47% 的子宫肌层中有子宫内膜组织,但 35% 无临床症状。

多次妊娠及分娩、人工流产、慢性子宫内膜炎等造成子宫内膜基底层损伤,子宫内膜自基底层侵入子宫肌层内生长,可能是主要原因。此外,由于内膜基底层缺乏黏膜下层的保护,在解剖机构上子宫内膜易于侵入肌层。腺肌病常合并子宫肌瘤和子宫内膜增生,提示高水平雌孕激素刺激,也可能是促进内膜向肌层生长的原因之一。

应视患者症状、年龄、生育要求而定。药物治疗,适用于症状较轻,有生育要求和接近绝经期的患者;年轻或希望生育的子宫腺肌瘤患者,可试行病灶挖除术;症状严重、无生育要求或药物治疗无效者,应行全子宫切除术。

一、护理评估

（一）健康史

了解患者年龄、婚姻、月经史、婚育史、生育史、出现典型症状的情况及对患者身心的影响,了解患者既往患病史。子宫腺肌病多发生于生育年龄的经产妇,常合并内异症和子宫肌瘤,有多次妊娠及分娩或过度刮宫史。生殖道阻塞,如单角子宫、宫颈阴道不通畅患者等常同时合并腺肌病。

（二）生理状况

1.症状

询问患者是否有经量过多、经期延长和逐渐加重的进行性痛经。

2.体征

妇科检查时子宫均匀性增大或局限性隆起、质硬且有压痛。

3.辅助检查

阴道 B 超提示子宫增大,肌层中不规则回声增强;盆腔 MRI 可协助诊断;宫腔镜下取子宫肌肉活检,可确诊。

(三)高危因素

1.年龄

40岁以上的经产妇。

2.子宫损伤

多次妊娠、人工流产、慢性子宫内膜炎等造成子宫内膜基底层损伤。

3.先天不足

生殖道阻塞,如单角子宫、宫颈阴道不通、有子宫无阴道的先天畸形等。

4.卵巢功能失调

高水平雌孕激素刺激者,如子宫肌瘤、子宫内膜增生患者。

(四)心理-社会因素

了解患者对疾病的认知,是否存在焦虑、恐惧等表现;了解患者家庭关系,是否因不孕或继发不孕影响夫妻、家庭关系;了解患者的经济水平等。

二、护理诊断

(一)焦虑

其与月经改变和痛经有关。

(二)知识缺乏

其与缺乏自我照顾及与手术相关的知识有关。

(三)舒适改变

其与痛经有关。

三、护理目标

(1)患者能正确认识疾病的性质及发生原因,解除紧张、恐惧的心理,坚定治疗信心。

(2)患者自觉疼痛症状缓解。

四、护理措施

(一)症状护理

1.月经改变

经量增多者,指导患者使用透气棉质卫生巾,保留卫生巾称重,以评估月经量;经期延长者,早晚用温开水清洗外阴各1次,以防逆行感染。若合并贫血,需指导患者遵医嘱服用药物,观察贫血的改善情况。

2.痛经

询问患者疼痛部位、性质、疼痛开始时间及持续时间。疼痛轻者,指导患者腹部热敷、卧床休息;疼痛重者,遵医嘱给予前列腺素合成酶抑制剂。

(二)用药护理

1.口服避孕药

其适用于轻度内异症患者,常用低剂量高效孕激素和炔雌醇复合制剂,用法为每天1片,连续用6～9个月,护士需观察药物疗效,观察有无恶心、呕吐等不良反应。

2.促性腺激素释放激素激动剂

常用药物:亮丙瑞林 3.75 mg,月经第 1 天皮下注射后,每隔28 天注射 1 次,共 3～6 次。需观察有无潮热、阴道干燥、性欲减退和骨质丢失等不良反应,停药后可消失。连续用药 3 个月以上者,需添加小剂量雌激素和孕激素,以防止骨质丢失。

3.左炔诺孕酮宫内节育器(LNG-ZUS)

治疗初期部分患者会出现淋漓出血、下移甚至脱落等,需加强随访。

(三)手术护理

1.保守手术

如小病灶挖除术或子宫肌壁楔形切除术,可明显减轻症状并增加妊娠概率。指导其术后 6 个月受孕。

2.子宫切除术

年轻或未绝经的患者可保留卵巢;绝经后或合并严重子宫内膜异位症者,可行双卵巢切除术。

(四)心理护理

(1)痛经、月经改变及贫血者影响生活质量,患者焦虑烦躁,向患者说明月经时轻度疼痛不适是生理反应,给予舒缓的音乐、舒适的环境,保证足够的休息和睡眠,患者及家属、护士共同制订规律而适度的锻炼计划,家属督促患者适度锻炼,可缓解患者的心理压力。

(2)手术患者担心预后和性生活,说明子宫切除术后症状可基本消失,生活质量会得到改善。此外,子宫是月经来潮和孕育胎儿的器官,切除子宫不会男性化,增加对治疗的信心。

(五)健康指导

(1)指导患者随访:手术患者出院后 3 个月到门诊复查,了解术后康复情况。

(2)保守手术和子宫切除患者,术后休息 1～3 个月,3 个月之内避免性生活及阴道冲洗,避免提举重物,防止正在愈合的腹部肌肉用力,并应逐渐加强腹部肌肉的力量。未经医护人员许可避免从事可增加盆腔充血的活动,如跳舞、久站等。

(3)有生殖道阻塞疾病时,嘱患者积极治疗,实施整形手术。

(4)对实施保守手术治疗的患者,指导其术后 6 个月受孕。

(5)注意高危因素与妇科疾病的相关性,定期做好妇科病普查。

五、评估

(1)医务人员避免过度刮宫,减少内膜碎片进入肌层的机会。

(2)药物治疗过程中如出现严重的绝经期症状,可酌情反向添加治疗提高雌激素水平,降低相关血管症状和骨质疏松的发生,也可提高患者的顺应性。

(赵　静)

第九节　子宫脱垂

子宫脱垂是指子宫从正常位置沿阴道下降,子宫颈外口达到坐骨棘水平以下,甚至子宫部分或全部脱出阴道口外,常伴有阴道前后壁膨出。

一、护理评估

(一)健康史

1.病因与发病机制

(1)分娩损伤:分娩损伤是最主要的原因。在分娩过程中,产妇过早屏气,第二产程延长或经阴道手术助产,盆底肌肉、筋膜及子宫韧带过度伸展,甚至撕裂,分娩后未及时修补或修补不佳。产褥期产妇过早体力劳动,过高的腹压会压迫子宫向下移位发生脱垂。

(2)长期腹压增加:如长期慢性咳嗽、习惯性便秘、久站、久蹲等使腹内压增高,迫使子宫向下移位,导致脱出,产褥期腹压增加更容易导致子宫脱垂。

(3)盆底组织发育不良或退行性变:子宫脱垂偶见于未产妇女,主要为先天性盆底组织发育不良所致。老年妇女盆底组织萎缩退化或支持组织削弱,也可发生子宫脱垂。

2.病史评估

了解患者分娩史,评估其有无第二产程延长、阴道助产等难产史,产后恢复情况;了解患者有无慢性病病史,如长期慢性咳嗽等;是否存在先天性盆底组织发育不良。

(二)身心状况

1.症状

子宫脱垂轻度时(Ⅰ度)可无自觉症状,加重后(Ⅱ、Ⅲ度)出现以下症状:

(1)下坠感及腰背酸痛:常在久站、走路与重体力劳动时加重,卧床休息后症状减轻。

(2)肿物自阴道脱出:走路、蹲或排便等腹压增加时,阴道口有一肿物脱出。轻者平卧休息后可自行恢复,重者不能自行恢复,需用手还纳,甚至用手也难以还纳,行走不便。

(3)阴道分泌物增多:脱出的子宫及阴道壁由于反复摩擦而发生感染,有脓血性分泌物渗出。

(4)大小便异常:由于膀胱、尿道膨出,患者常伴有尿频、尿急甚至尿潴留或压力性尿失禁。直肠膨出的患者可伴有便秘和排便困难等。

2.体征

患者取膀胱截石位,根据患者向下用力屏气时子宫下降的程度,将子宫脱垂分为三度。

Ⅰ度:轻型为子宫颈外口距处女膜处小于4 cm,但未达处女膜缘;重型为宫颈外口已达处女膜缘,检查时在阴道口可见子宫颈。

Ⅱ度:轻型为宫颈已脱出阴道口,但宫体仍在阴道内;重型为宫颈或部分宫体脱出阴道口外。

Ⅲ度:子宫颈及宫体全部脱出至阴道口外。脱出的子宫及阴道壁由于长期暴露摩擦,导致宫颈及阴道壁可见溃疡,有少量阴道出血或脓性分泌物。

3.心理-社会状况

由于长期的子宫脱垂使患者行动不便,不能从事体力劳动,使工作和生活受到影响,患者感到烦恼、痛苦;严重会影响性生活,患者常出现烦躁、焦虑、情绪低落等。

二、辅助检查

注意检查血常规,注意张力性尿失禁及妇科检查情况。

三、护理诊断及合作性问题

(1)焦虑:与长期的子宫脱出影响日常生活和工作有关。

(2)舒适的改变:与子宫脱出影响行动有关。

(3)组织完整性受损:与外露子宫、阴道前后壁长期摩擦有关。

四、护理目标

(1)患者情绪稳定,能配合治疗、护理活动。

(2)患者病情缓解,舒适感增加。

(3)患者组织完整,无受损。

五、护理措施

(一)一般护理

(1)指导患者保持外阴干燥、清洁,每天用流水冲洗外阴,禁止使用刺激性强的药液。有溃疡者每天用 0.02% 高锰酸钾液坐浴 1～2 次,每次 20～30 分钟,勤换内衣裤。

(2)有肿块脱出者及早就医,以及时回纳脱出物并教会患者正确的回纳手法,病情重不能回纳者,应卧床休息,减少下地活动次数和时间。

(3)教给患者做盆底肌肉锻炼,如做提肛运动;指导患者避免增加腹压的因素,如咳嗽、久站及久蹲等;保持大便通畅,每天进食蔬菜应保持 500 g。

(4)每天为患者提供酸性果汁,可保持尿液呈酸性,不利于细菌生长;指导患者练习卧床排尿;若有肿块脱出影响排尿,指导患者排尿前先将脱出物还纳;尿潴留留置尿管者,应间歇放尿以训练膀胱功能。排尿功能恢复正常后,鼓励患者每天饮水 2 000 mL 以上。

(5)嘱患者加强营养,进食高蛋白、高维生素食物,增强体质。

(二)心理护理

帮助患者树立战胜疾病的信心,耐心讲解子宫脱垂的知识和预后,鼓励病友间交流沟通,促进积极因素。

(三)病情监护

观察患者有无外阴异物感,子宫脱垂的程度;注意阴道分泌物的颜色、气味、性状。

(四)治疗护理

1.治疗原则

治疗以安全、简单、有效为原则。

(1)非手术治疗:用于Ⅰ度轻型子宫脱垂,年老不能耐受手术或需要生育者。①支持疗法:注意休息,增加营养,保持大便通畅,避免重体力劳动,治疗增加腹压的疾病,加强盆底肌的锻炼。②子宫托:子宫托是一种支持子宫和阴道壁使其维持在阴道内不脱出的工具,适用于各度子宫脱垂及阴道前后壁膨出的患者。重度子宫脱垂伴盆底肌明显萎缩及宫颈或阴道壁有炎症或有溃疡者均不宜使用,经期和妊娠期停用。

(2)手术治疗:适用于非手术治疗无效或Ⅱ度、Ⅲ度子宫脱垂者。手术方式主要包括:阴道前后壁修补术;阴道前后壁修补加主韧带缩短及宫颈部分切除术,也叫曼彻斯特手术;经阴道子宫全切除及阴道前后壁修补术;阴道纵隔成形术等。

2.治疗配合及特殊专科护理

(1)支持治疗的护理:教会患者做盆底肌肉锻炼增强盆底肌肉张力。做缩肛运动,用力收缩 3～10 秒,放松 5～10 秒,每次连续 5～10 分钟,每天 3～4 次,持续 3 个月。

（2）教会患者使用子宫托（图 12-2）。①放托：患者排空直肠、膀胱，洗净双手，取半卧位或蹲位，双腿分开，一手持子宫托盘呈倾斜位进入阴道内，将托柄向内、向上旋转，直至托盘达子宫颈，向下屏气，使托盘吸附于宫颈，托柄弯曲度朝前，对正耻骨弓后面。②取托：手指捏住托柄轻轻摇晃，待负压消失后向后外方牵拉取出。③注意事项：放置子宫托之前阴道应有一定水平的雌激素作用，绝经后的妇女可用阴道雌激素霜剂，4～6 周后再使用子宫托；经期和妊娠期停用；选择大小合适的子宫托，以放置后不脱出又无不适为宜；每晚取出洗净，次晨放入，切忌久置不取，以免过久压迫导致生殖道糜烂、溃疡甚至瘘；放托后，分别于第 1、3、6 个月时到医院检查 1 次，以后每 3～6 个月到医院复查。

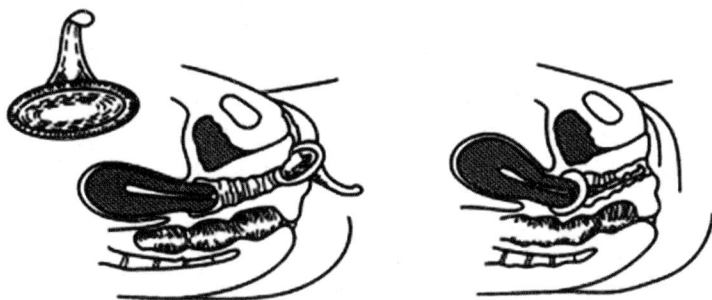

图 12-2　喇叭形子宫托及放置

（3）做好术前、术后护理。术前护理同外阴、阴道手术护理。术后除按外阴、阴道手术患者的护理外，应卧床休息 7～10 天，留尿管 10～14 天。避免增加腹压，坚持肛提肌锻炼。

六、健康指导

休息 3 个月，3 个月内禁止性生活、盆浴，半年内避免重体力劳动；术后 2 个月、3 个月分别门诊复查；宣传产后护理保健知识，进行产后体操锻炼和盆底肌锻炼，增强体质；积极治疗便秘、慢性咳嗽等长期性疾病；实行计划生育。

七、护理评价

评价护理目标是否达到，护理措施的实施情况，健康指导是否落实到位，有无新的护理问题出现。

（赵　静）

第十节　自然流产

流产是指妊娠不足 28 周、胎儿体重不足 1 000 g 而终止者。流产发生于妊娠 12 周前者称早期流产，发生在妊娠 12 周至不足 28 周者称晚期流产。流产又分为自然流产和人工流产，本节内容仅限于自然流产。自然流产的发生率占全部妊娠的 15% 左右，多数为早期流产，是育龄妇女的常见病，严重影响了妇女生殖健康。

一、病因和发病机制

导致自然流产的原因很多，可分为胚胎因素和母体因素。早期流产常见的原因是胚胎染色体异常、孕妇内分泌异常、生殖器官畸形、生殖道感染、血栓前状态、免疫因素异常等；晚期流产多由宫颈功能不全等因素引起。

（一）胚胎因素

胚胎染色体异常是自然流产最常见的原因。据文献报道，46%～54%的自然流产与胚胎染色体异常有关。流产发生越早，胚胎染色体异常的频率越高，早期流产中染色体异常的发生率为53%，晚期流产为36%。

胚胎染色体异常包括数量异常和结构异常。在数量异常中第一位的是染色三体，占52%，除1号染色三体未见报道外，各种染色三体均有发现，其中以13、16、18、21及22号染色体最常见，18三体约占1/3；第二位的是45，X单体，约占19%；其他依次为三倍体占16%，四倍体占5.6%。染色体结构异常主要是染色体易位，占3.8%，嵌合体占1.5%，染色体倒置、缺失和重叠也见有报道。

多数三体胚胎是以流产或死胎告终，但也有少数能成活，如21三体、13三体、18三体等。单体是减数分裂不分离所致，以X单体最为多见，少数胚胎如能存活，足月分娩后即形成特纳综合征。三倍体常与胎盘的水泡样变性共存，不完全水泡状胎块的胎儿可发育成三倍体或第16号染色体的三体，流产较早，少数存活，继续发育后伴有多发畸形，未见活婴。四倍体活婴极少，绝大多数极早期流产。在染色体结构异常方面，不平衡易位可导致部分三体或单体，易发生流产或死胎。总之，染色体异常的胚胎多数结局为流产，极少数可能继续发育成胎儿，但出生后也会发生某些功能异常或合并畸形。若已流产，妊娠产物有时仅为一空孕囊或已退化的胚胎。

（二）母体因素

1.夫妇染色体异常

习惯性流产与夫妇染色体异常有关，习惯性流产者夫妇染色体异常发生频率为3.2%，其中多见的是染色体相互易位，占2%，罗伯逊易位占0.6%。着床前配子在女性生殖道时间过长，配子发生老化，流产的机会也会增加。在促排卵及体外受精等辅助生殖技术中，是否存在配子老化问题目前尚不清楚。

2.内分泌因素

（1）黄体功能不良（luteal phase defect，LPD）：黄体中期孕酮峰值低于正常标准值，或子宫内膜活检与月经时间同步差2天以上即可诊断为LPD。高浓度孕酮可阻止子宫收缩，使妊娠子宫保持相对静止状态；孕酮分泌不足，可引起妊娠蜕膜反应不良，影响孕卵着床和发育，导致流产。孕期孕酮的来源有两条途径：一是由卵巢黄体产生，二是胎盘滋养细胞分泌。孕6～8周后卵巢黄体产生孕酮逐渐减少，之后由胎盘产生孕酮替代，如果两者衔接失调则易发生流产。在习惯性流产中有23%～60%的病例存在黄体功能不全。

（2）多囊卵巢综合征（polycystic ovarian syndrome，PCOS）：有人发现在习惯性流产中多囊卵巢的发生率可高达58%，而且其中有56%的患者LH呈高分泌状态。现认为PCOS患者高浓度的LH可能导致卵细胞第二次减数分裂过早完成，从而影响受精和着床过程。

（3）高泌乳素症：高水平的泌乳素可直接抑制黄体颗粒细胞增生及其分泌功能。高泌乳素血症的临床主要表现为闭经和泌乳，当泌乳素水平高于正常值时，则可表现为黄体功能不全。

（4）糖尿病：血糖控制不良者流产发生率可高达 $15\%\sim30\%$，妊娠早期高血糖还可能造成胚胎畸形的危险因素。

（5）甲状腺功能：目前认为甲状腺功能减退或亢进与流产有着密切的关系，妊娠前期和早孕期进行合理的药物治疗，可明显降低流产的发生率。有学者报道，甲状腺自身抗体阳性者流产发生率显著升高。

3.生殖器官解剖因素

（1）子宫畸形：米勒管先天性发育异常导致子宫畸形，如单角子宫、双角子宫、双子宫、子宫纵隔等。子宫畸形可影响子宫血供和宫腔内环境造成流产。母体在孕早期使用或接触己烯雌酚可影响女胎子宫发育。

（2）Asherman 综合征：由宫腔创伤（如刮宫过深）、感染或胎盘残留等引起宫腔粘连和纤维化。宫腔镜下行子宫内膜切除或黏膜下肌瘤切除手术也可造成宫腔粘连。子宫内膜受损伤可影响胚胎种植，导致流产发生。

（3）宫颈功能不全：是导致中晚期流产的主要原因。宫颈功能不全在解剖上表现为宫颈管过短或宫颈内口松弛。由于存在解剖上的缺陷，随着妊娠的进程子宫增大，宫腔压力升高，多数患者在中、晚期妊娠出现无痛性的宫颈管消退、宫口扩张、羊膜囊突出、胎膜破裂，最终发生流产。宫颈功能不全主要由于宫颈局部创伤（分娩、手术助产、刮宫、宫颈锥形切除、曼彻斯特手术等）引起，先天性宫颈发育异常较少见；另外，胚胎时期接触己烯雌酚也可引起宫颈发育异常。

（4）其他：子宫肿瘤可影响子宫内环境，导致流产。

4.生殖道感染

有一些生殖道慢性感染被认为是早期流产的原因之一。能引起反复流产的病原体往往是持续存在于生殖道而母体很少产生症状，而且此病原体能直接或间接导致胚胎死亡。生殖道逆行感染一般发生在妊娠 12 周以前，过此时期，胎盘与蜕膜融合，构成机械屏障，而且随着妊娠进程，羊水抗感染力也逐步增强，感染的机会减少。

（1）细菌感染：布鲁菌属和弧菌属感染可导致动物（牛、猪、羊等）流产，但在人类还不肯定。

（2）沙眼衣原体：文献报道，妊娠期沙眼衣原体感染率为 $3\%\sim30\%$，但是否直接导致流产尚无定论。

（3）支原体：流产患者宫颈及流产物中支原体的阳性率均较高，血清学上也支持人支原体和解脲支原体与流产有关。

（4）弓形虫：弓形虫感染引起的流产是散发的，与习惯性流产的关系尚未完全证明。

（5）病毒感染：巨细胞病毒经胎盘可累及胎儿，引起心血管系统和神经系统畸形，致死或流产。妊娠前半期单纯疱疹感染流产发生率可高达 70%，即使不发生流产，也易累及胎儿、新生儿。妊娠初期风疹病毒感染者流产的发生率较高。人免疫缺陷病毒感染与流产密切相关，Temmerman 等报道，HIV-1 抗体阳性是流产的独立相关因素。

5.血栓前状态

系凝血因子浓度升高，或凝血抑制物浓度降低而产生的血液易凝状态，尚未达到生成血栓的程度，或者形成的少量血栓正处于溶解状态。

血栓前状态与习惯性流产的发生有一定的关系，临床上包括先天性和获得性血栓前状态，前者是由于凝血和纤溶有关的基因突变造成，如凝血因子 V 突变、凝血酶原基因突变、蛋白 C 缺陷症、蛋白 S 缺陷症等；后者主要是抗磷脂抗体综合征、获得性高半胱氨酸血症及机体存在各种引起血液高凝状态的疾病等。

各种先天性血栓形成倾向引起自然流产的具体机制尚未阐明,目前研究得比较多的是抗磷脂抗体综合征,并已肯定它与早、中期胎儿丢失有关。普遍的观点认为高凝状态使子宫胎盘部位血流状态改变,易形成局部微血栓,甚至胎盘梗死,使胎盘血供下降,胚胎或胎儿缺血缺氧,引起胚胎或胎儿发育不良而流产。

6.免疫因素

免疫因素引起的习惯性流产,可分自身免疫型和同种免疫型。

(1)自身免疫型:主要与患者体内抗磷脂抗体有关,部分患者同时可伴有血小板减少症和血栓栓塞现象,这类患者可称为早期抗磷脂抗体综合征。在习惯性流产中,抗磷脂抗体阳性率约为21.8%。另外,自身免疫型习惯性流产还与其他自身抗体有关。

在正常情况下,各种带负电荷的磷脂位于细胞膜脂质双层的内层,不被免疫系统识别;一旦暴露于机体免疫系统,即可产生各种抗磷脂抗体。抗磷脂抗体不仅是一种强烈的凝血活性物质,激活血小板和促进凝血,导致血小板聚集,血栓形成;同时可直接造成血管内皮细胞损伤,加剧血栓形成,使胎盘循环发生局部血栓栓塞,胎盘梗死,胎死宫内,导致流产。近来的研究还发现,抗磷脂抗体可能直接与滋养细胞结合,从而抑制滋养细胞功能,影响胎盘着床过程。

(2)同种免疫型:现代生殖免疫学认为,妊娠是成功的半同种异体移植现象,孕妇由于自身免疫系统产生一系列的适应性变化,从而对宫内胚胎移植物表现出免疫耐受,不发生排斥反应,妊娠得以继续。

在正常妊娠的母体血清中,存在一种或几种能够抑制免疫识别和免疫反应的封闭因子,也称封闭抗体,以及免疫抑制因子,而习惯性流产患者体内则缺乏这些因子。因此,使得胚胎遭受母体的免疫打击而排斥。封闭因子既可直接作用于母体淋巴细胞,又可与滋养细胞表面特异性抗原结合,从而阻断母儿之间的免疫识别和免疫反应,封闭母体淋巴细胞对滋养细胞的细胞毒作用。还有认为封闭因子可能是一种抗独特型抗体,直接针对 T 淋巴细胞或 B 淋巴细胞表面特异性抗原受体(BCR/TCR),从而防止母体淋巴细胞与胚胎靶细胞起反应。

几十年来,同种免疫型习惯性流产与 HLA 抗原相容性的关系一直存有争议。有学者提出习惯性流产可能与夫妇 HLA 抗原的相容性有关,在正常妊娠过程中夫妇或母胎间 HLA 抗原是不相容的,胚胎所带的父源性 HLA 抗原可以刺激母体免疫系统,产生封闭因子。同时,滋养细胞表达的 HLA-G 抗原能够引起抑制性免疫反应,这种反应对胎儿具有保护性作用,能够抑制母体免疫系统对胎儿胎盘的攻击。

7.其他因素

(1)慢性消耗性疾病:结核和恶性肿瘤常导致早期流产,并威胁孕妇的生命;高热可导致子宫收缩;贫血和心脏病可引起胎儿胎盘单位缺氧;慢性肾炎、高血压可使胎盘发生梗死。

(2)营养不良:严重营养不良直接可导致流产。现在更强调各种营养素的平衡,如维生素 E 缺乏也可造成流产。

(3)精神、心理因素:焦虑、紧张、恐吓等严重精神刺激均可导致流产。近来还发现,噪音和振动对人类生殖也有一定的影响。

(4)吸烟、饮酒等:近年来育龄妇女吸烟、饮酒,甚至吸毒的人数有所增加,这些因素都是流产的高危因素。孕期过多饮用咖啡也增加流产的危险性。

(5)环境毒性物质:影响生殖功能的外界不良环境因素很多,可以直接或间接对胚胎造成损害。过多接触某些有害的化学物质(如砷、铅、苯、甲醛、氯丁二烯、氧化乙烯等)和物理因素(如放射线、噪音及高温等),均可引起流产。

尚无确切的依据证明使用避孕药物与流产有关,然而,有报道宫内节育器避孕失败者,感染性流产发生率有所升高。

二、病理

早期流产时胚胎多数先死亡,随后发生底蜕膜出血,造成胚胎的绒毛与蜕膜层分离,已分离的胚胎组织如同异物,引起子宫收缩而被排出。有时也可能蜕膜海绵层先出血坏死或有血栓形成,使胎儿死亡,然后排出。8周以内妊娠时,胎盘绒毛发育尚不成熟,与子宫蜕膜联系还不牢固,此时流产妊娠产物多数可以完整地从子宫壁分离而排出,出血不多。妊娠8~12周时,胎盘绒毛发育茂盛,与蜕膜联系较牢固。此时若发生流产,妊娠产物往往不易完整分离排出,常有部分组织残留宫腔内影响子宫收缩,致使出血较多。妊娠12周后,胎盘已完全形成,流产时往往先有腹痛,然后排出胎儿、胎盘。有时由于底蜕膜反复出血,凝固的血块包绕胎块,形成血样胎块稽留于宫腔内。血红蛋白因时间长久被吸收形成肉样胎块,或纤维化与子宫壁粘连。偶有胎儿被挤压,形成纸样胎儿,或钙化后形成石胎。

三、临床表现

(一)停经

多数流产患者有明显的停经史,根据停经时间的长短可将流产分为早期流产和晚期流产。

(二)阴道流血

发生在妊娠12周以内流产者,开始时绒毛与蜕膜分离,血窦开放,即开始出血。当胚胎完全分离排出后,由于子宫收缩,出血停止。早期流产的全过程均伴有阴道流血,而且出血量往往较多。晚期流产者,胎盘已形成,流产过程与早产相似,胎盘继胎儿分娩后排出,一般出血量不多。

(三)腹痛

早期流产开始阴道流血后宫腔内存有血液,特别是血块,刺激子宫收缩,呈阵发性下腹痛,特点是阴道流血往往出现在腹痛之前。晚期流产则先有阵发性的子宫收缩,然后胎儿胎盘排出,特点是往往先有腹痛,然后出现阴道流血。

四、临床类型

根据临床发展过程和特点的不同,流产可以分为7种类型。

(一)先兆流产

先兆流产指妊娠28周前,先出现少量阴道流血,继之常出现阵发性下腹痛或腰背痛。

妇科检查:宫颈口未开,胎膜未破,妊娠产物未排出,子宫大小与停经周数相符。妊娠有希望继续者,经休息及治疗后,若流血停止及下腹痛消失,妊娠可以继续;若阴道流血量增多或下腹痛加剧,则可能发展为难免流产。

(二)难免流产

难免流产是先兆流产的继续,妊娠难以持续,有流产的临床过程,阴道出血时间较长,出血量较多,而且有血块排出,阵发性下腹痛,或有羊水流出。

妇科检查:宫颈口已扩张,羊膜囊突出或已破裂,有时可见胚胎组织或胎囊堵塞于宫颈管中,甚至露见于宫颈外口,子宫大小与停经周数相符或略小。

(三)不全流产

不全流产指妊娠产物已部分排出体外,尚有部分残留于宫腔内,由难免流产发展而来。妊娠 8 周前发生流产,胎儿胎盘成分多能同时排出;妊娠 8～12 周时,胎盘结构已形成并密切连接于子宫蜕膜,流产物不易从子宫壁完全剥离,往往发生不全流产。由于宫腔内有胚胎组织残留,影响子宫收缩,以致阴道出血较多,时间较长,易引起宫内感染,甚至因流血过多而发生失血性休克。

妇科检查:宫颈口已扩张,不断有血液自宫颈口内流出,有时尚可见胎盘组织堵塞于宫颈口或部分妊娠产物已排出于阴道内,而部分仍留在宫腔内。一般子宫小于停经周数。

(四)完全流产

完全流产指妊娠产物已全部排出,阴道流血逐渐停止,腹痛逐渐消失。

妇科检查:宫颈口已关闭,子宫接近正常大小。常常发生于妊娠 8 周以前。

(五)稽留流产

稽留流产又称过期流产,指胚胎或胎儿已死亡滞留在宫腔内尚未自然排出者。患者有停经史和/或早孕反应,按妊娠时间计算已达到中期妊娠但未感到腹部增大,病程中可有少量断续的阴道流血,早孕反应消失。尿妊娠试验由阳性转为阴性,血清 β-HCG 值下降,甚至降至非孕水平。B 超检查子宫小于相应孕周,无胎动及心管搏动,子宫内回声紊乱,难以分辨胎盘和胎儿组织。

妇科检查:阴道内可少量血性分泌物,宫颈口未开,子宫较停经周数小,由于胚胎组织机化,子宫失去正常组织的柔韧性,质地不软,或已孕 4 个月尚未听见胎心,触不到胎动。

(六)习惯性流产

习惯性流产指自然流产连续发生 3 次或 3 次以上者。每次流产多发生于同一妊娠月份,其临床经过与一般流产相同。早期流产的原因常为黄体功能不足、多囊卵巢综合征、高泌乳素血症、甲状腺功能低下、染色体异常、生殖道感染及免疫因素等。晚期流产最常见的原因为宫颈内口松弛、子宫畸形、子宫肌瘤等。宫颈内口松弛者于妊娠后,常于妊娠中期,胎儿长大,羊水增多,宫腔内压力增加,胎囊向宫颈内口突出,宫颈管逐渐短缩、扩张。患者多无自觉症状,一旦胎膜破裂,胎儿迅即排出。

(七)感染性流产

感染性流产是指流产合并生殖系统感染。各种类型的流产均可并发感染,包括选择性或治疗性的人工流产,但以不全流产、过期流产和非法堕胎为常见。感染性流产的病原菌常常是阴道或肠道的寄生菌(条件致病菌),有时为混合性感染。厌氧菌感染占 60% 以上,需氧菌中以大肠埃希菌和假芽孢杆菌为多见,也见有 β-溶血链球菌及肠球菌感染。患者除了有各种类型流产的临床表现和非法堕胎史外,还出现一系列感染相关的症状和体征。

妇科检查:宫口可见脓性分泌物流出,宫颈举痛明显,子宫体压痛,附件区增厚或有痛性包块。严重时感染可扩展到盆腔、腹腔乃至全身,并发盆腔炎、腹膜炎、败血症及感染性休克等。

五、病因筛查及诊断

诊断流产一般并不困难。根据病史及临床表现多能确诊,仅少数需进行辅助检查。确诊流产后,还应确定流产的临床类型,同时还要对流产的病因进行筛查,这对决定流产的处理方法很重要。

（一）病史

应询问患者有无停经史和反复流产史,有无早孕反应、阴道流血,应询问阴道流血量及其持续时间,有无腹痛,腹痛的部位、性质及程度,还应了解阴道有无水样排液,阴道排液的色、量及有无臭味,有无妊娠产物排出等。

（二）体格检查

观察患者全身状况,有无贫血,并测量体温、血压及脉搏等。在消毒条件下进行妇科检查,注意宫颈口是否扩张,羊膜囊是否膨出,有无妊娠产物堵塞于宫颈口内;宫颈阴道部是否较短,甚至消退,内外口松弛,可容一指通过,有时可触及羊膜囊或见有羊膜囊突出于宫颈外口。子宫大小与停经周数是否相符,有无压痛等。并应检查双侧附件有无肿块、增厚及压痛。检查时操作应轻柔,尤其对疑为先兆流产者。

（三）辅助检查

对诊断有困难者,可采用必要的辅助检查。

1.B超显像

目前应用较广,对鉴别诊断与确定流产类型有实际价值。对疑为先兆流产者,可根据妊娠囊的形态、有无胎心反射及胎动来确定胚胎或胎儿是否存活,以指导正确的治疗方法。一般妊娠5周后宫腔内即可见到孕囊光环,为圆形或椭圆形的无回声区,有时由于着床过程中的少量出血,孕囊周围可见环形暗区,此为早孕双环征。孕6周后可见胚芽声像,并出现心管搏动。孕8周可见胎体活动,孕囊约占宫腔一半。孕9周可见胎儿轮廓。孕10周孕囊几乎占满整个宫腔。孕12周胎儿出现完整形态。不同类型的流产及其超声图像特征有所差别,可帮助鉴别诊断。

（1）先兆流产声像图特征:子宫大小与妊娠月份相符,少量出血者孕囊一侧见无回声区包绕,出血多者宫腔有较大量的积血,有时可见胎膜与宫腔分离,胎膜后有回声区,孕6周后可见到正常的心管搏动。

（2）难免流产声像图特征:孕囊变形或塌陷,宫颈内口开大,并见有胚胎组织阻塞于宫颈管内,羊膜囊未破者可见到羊膜囊突入宫颈管内或突出宫颈外口,心管搏动多已消失。

（3）不全流产声像图特征:子宫较正常妊娠月份小,宫腔内无完整的孕囊结构,代之以不规则的光团或小暗区,心管搏动消失。

（4）完全流产声像图特征:子宫大小正常或接近正常,宫腔内空虚,见有规则的宫腔线,无不规则光团。

B超检查在确诊宫颈机能不全引起的晚期流产中也很有价值。通过B超可以观察宫颈长度、内口宽度、羊膜囊突出等情况,能够客观地评价妊娠期宫颈结构,且具有无创伤可重复等优点,近年来临床应用较多。可作为宫颈功能评价的超声指标较多,如宫颈长度、宫颈内口宽度、宫颈漏斗宽度等。一般认为,宫颈结构随着妊娠进程有所变化,故动态观察妊娠期宫颈结构变化的意义更大。目前国内规定:孕12周时如三条径线中有一异常即提示宫颈功能不全,这包括宫颈长度<25 mm、宽度>32 mm和内径>5 mm。

另外,以超声多普勒血流频谱显示孕妇子宫动脉和胎儿脐动脉,可判断宫内胎儿健康状况及母体并发症。目前常用动脉血流频谱的收缩期速度峰值与舒张期速度最低值的比值,估计动脉血管的阻力,早孕期动脉阻力高者,胎儿血供和营养不足,可诱发胚胎发育停止。

2.妊娠试验

用免疫学方法,近年临床多用试纸法,对诊断妊娠有意义。为进一步了解流产的预后,多选用血清β-HCG的定量测定。一般妊娠后 8～9 天在母血中即可测出 β-HCG,随着妊娠的进程,β-HCG逐渐升高,早孕期 β-HCG 倍增时间为 48 小时左右,孕 8～10 周达高峰。血清 β-HCG 值低或呈下降趋势,提示可能发生流产。

3.其他激素测定

其他激素主要有血孕酮的测定,可以协助判断先兆流产的预后。甲状腺功能低下和亢进均易发生流产,测定游离 T_3 和 T_4 有助于孕期甲状腺功能的判断。人胎盘泌乳素(HPL)的分泌与胎盘功能密切相关,妊娠 6～7 周时血清 HPL 正常值为 0.02 mg/L,8～9 周为 0.04 mg/L。HPL 低水平常常是流产的先兆。正常空腹血糖值为 5.9 mmol/L,异常时应进一步做糖耐量试验,排除糖尿病。

4.血栓前状态测定

血栓前状态的妇女可能没有明显的临床表现,但母体的高凝状态使子宫胎盘部位血流状态改变,形成局部微血栓,甚至胎盘梗死,使胎盘血供下降,胚胎或胎儿缺血缺氧,引起胚胎或胎儿发育不良而流产。如下诊断可供参考:D-二聚体、FDP 数值增加表示已经产生轻度凝血-纤溶反应的病理变化;而对虽有危险因子参与,但尚未发生凝血-纤溶反应的患者,却只能用血浆凝血机能亢进动态评价,如血液流变学和红细胞形态检测;另外凝血和纤溶有关的基因突变造成凝血因子 Ⅴ 突变、凝血酶原基因突变、蛋白 C 缺陷症、蛋白 S 缺陷症、抗磷脂抗体综合征、获得性高半胱氨酸血症及机体存在各种引起血液高凝状态的疾病等均需引起重视。

(四)病因筛查

引发流产发生的病因众多,特别是针对习惯性流产者,进行系统的病因筛查,明确诊断,以及时干预治疗,为避免流产的再次发生是必要的。筛查内容包括胚胎染色体及夫妇外周血染色体核型分析、生殖道微生物检测、内分泌激素测定、生殖器官解剖结构检查、凝血功能测定、自身抗体检测等。

六、处理

流产为妇产科常见病,一旦发生流产症状,应根据流产的不同类型,以及时进行恰当的处理。

(一)先兆流产处理原则

(1)休息镇静:患者应卧床休息,禁止性生活,阴道检查操作应轻柔,精神过分紧张者可使用对胎儿无害的镇静剂,如苯巴比妥(鲁米那)0.03～0.06 g,每天 3 次。加强营养,保持大便通畅。

(2)应用黄体酮或 HCG:黄体功能不足者,可用黄体酮 20 mg,每天或隔天肌内注射 1 次,也可使用 HCG 以促进孕酮合成,维持黄体功能,用法为 1 000 U,每天肌内注射 1 次,或 2 000 U,隔天肌内注射 1 次。

(3)其他药物:维生素 E 为抗氧化剂,有利受精卵发育,每天 100 mg 口服。基础代谢率低者可以服用甲状腺素片,每天 1 次,每次 40 mg。

(4)出血时间较长者,可选用无胎毒作用的抗生素,预防感染,如青霉素等。

(5)心理治疗:要使先兆流产患者的情绪安定,增强其信心。

(6)经治疗两周症状不见缓解或反而加重者,提示可能胚胎发育异常,进行 B 超检查及β-HCG测定,确定胚胎状况,给以相应处理,包括终止妊娠。

(二)难免流产处理原则

(1)孕 12 周内可行刮宫术或吸宫术,术前肌内注射催产素 10 U。

(2)孕 12 周以上可先催产素 5～10 U 加于 5％葡萄糖液 500 mL 内静脉滴注,促使胚胎组织排出,出血多者可行刮宫术。

(3)出血多伴休克者,应在纠正休克的同时清宫。

(4)清宫术后应详细检查刮出物,注意胚胎组织是否完整,必要时做病理检查或胚胎染色体分析。

(5)术后应用抗生素预防感染。出血多者可使用肌内注射催产素以减少出血。

(三)不全流产处理原则

(1)一旦确诊,无合并感染者应立即清宫,以清除宫腔内残留组织。

(2)出血时间短,量少或已停止,并发感染者,应在控制感染后再做清宫术。

(3)出血多并伴休克者,应在抗休克的同时行清宫术。

(4)出血时间较长者,术后应给予抗生素预防感染。

(5)刮宫标本应送病理检查,必要时可送检胎儿的染色体核型。

(四)完全流产处理原则

如无感染征象,一般不需特殊处理。

(五)稽留流产处理原则

1.早期过期流产

宜及早清宫,因胚胎组织机化与宫壁粘连,刮宫时有可能遇到困难,而且此时子宫肌纤维可发生变性,失去弹性,刮宫时出血可能较多并有子宫穿孔的危险。故过期流产的刮宫术必须慎重,术时注射宫缩剂以减少出血,如一次不能刮净可于 5～7 天后再次刮宫。

2.晚期过期流产

均为妊娠中期胚胎死亡,此时胎盘已形成,诱发宫缩后宫腔内容物可自然排出。若凝血功能正常,可先用大剂量的雌激素,如己烯雌酚 5 mg,每天 3 次,连用 3～5 天,以提高子宫肌层对催产素的敏感性,再静脉滴注缩宫素(5～10 单位加于 5％葡萄糖液内),也可用前列腺素或依沙吖啶等进行引产,促使胎儿、胎盘排出。若不成功,再做清宫术。

3.预防 DIC

胚胎坏死组织在宫腔稽留时间过长,尤其是孕 16 周以上的过期流产,容易并发 DIC。所以,处理前应检查血常规、出凝血时间、血小板计数、血纤维蛋白原、凝血酶原时间、凝血块收缩试验、D-二聚体、纤维蛋白降解产物及血浆鱼精蛋白副凝试验(3P 试验)等,并做好输血准备。若存在凝血功能异常,应及早使用纤维蛋白原、输新鲜血或输血小板等,高凝状态可用低分子肝素,防止或避免 DIC 发生,待凝血功能好转后再行引产或刮宫。

4.预防感染

过期流产病程往往较长,且多合并有不规则阴道流血,易继发感染,故在处理过程中应使用抗生素。

(六)习惯性流产处理原则

有习惯性流产史的妇女,应在怀孕前进行必要的检查,包括夫妇双方染色体检查与血型鉴定及其丈夫的精液检查,女方尚需进行内分泌、生殖道感染、血栓前状态、生殖道局部或全身免疫等检查及生殖道解剖结构的详细检查,查出原因者,应于怀孕前及时纠治。

1.染色体异常

若每次流产均由于胚胎染色体异常所致,这提示流产的病因与配子的质量有关。如精子畸形率过高者建议到男科治疗,久治不愈者可行供者人工授精(AID)。如女方为高龄,胚胎染色体异常多为三体,且多次治疗失败可考虑做赠卵体外受精——胚胎移植术(IVF)。夫妇双方染色体异常可做 AID,或赠卵 IVF 及种植前诊断(PGD)。

2.生殖道解剖异常

完全或不完全子宫纵隔可行纵隔切除术。子宫黏膜下肌瘤可在宫腔镜下行肌瘤切除术,壁间肌瘤可经腹肌瘤挖出术。宫腔粘连可在宫腔镜下做粘连分离术,术后放置宫内节育器 3 个月。宫颈内口松弛者,于妊娠前作宫颈内口修补术。若已妊娠,最好于妊娠 14～16 周行宫颈内口环扎术,术后定期随诊,提前住院,待分娩发动前拆除缝线,若环扎术后有流产征象,治疗失败,应及时拆除缝线,以免造成宫颈撕裂。国际上有对于有先兆流产症状的患者进行紧急宫颈缝扎术获得较好疗效的报道。

3.内分泌异常

黄体功能不全者主要采用孕激素补充疗法。孕时可使用黄体酮 20 mg 隔天或每天肌内注射至孕10周左右,或 HCG 1 000～3 000 U,隔天肌内注射 1 次。如患者存在多囊卵巢综合征、高泌乳素血症、甲状腺功能异常或糖尿病等,均宜在孕前进行相应的内分泌治疗,并于孕早期加用孕激素。

4.感染因素

孕前应根据不同的感染原进行相应的抗感染治疗。

5.免疫因素

自身免疫型习惯性流产的治疗多采用抗凝剂和免疫抑制剂治疗。常用的抗凝剂有阿司匹林和肝素,免疫抑制剂以泼尼松为主,也有使用人体丙种球蛋白治疗成功的报道。同种免疫型习惯性流产采用主动免疫治疗,自 20 世纪 80 年代以来,国外有学者开始采用主动免疫治疗同种免疫型习惯性流产。即采用丈夫或无关个体的淋巴细胞对妻子进行主动免疫致敏,其目的是诱发女方体内产生封闭抗体,避免母体对胚胎的免疫排斥。

6.血栓前状态

目前多采用低分子肝素(LMWH)单独用药或联合阿司匹林是目前主要的治疗方法。一般 LMWH 5 000 IU 皮下注射,每天 1～2 次。用药时间从早孕期开始,治疗过程中必须严密监测胎儿生长发育情况和凝血-纤溶指标,检测项目恢复正常,即可停药。但停药后必须每月复查凝血-纤溶指标,有异常时重新用药。有时治疗可维持整个孕期,一般在终止妊娠前 24 小时停止使用。

7.原因不明习惯性流产

当有怀孕征兆时,可按黄体功能不足给以黄体酮治疗,每天 10～20 mg 肌内注射,或 HCG 2 000 U,隔天肌内注射一次。确诊妊娠后继续给药直至妊娠 10 周或超过以往发生流产的月份,并嘱其卧床休息,禁忌性生活,补充维生素 E 并给予心理治疗,以解除其精神紧张,并安抚其情绪。同时在孕前和孕期尽量避免接触环境毒性物质。

(七)感染性流产

流产感染多为不全流产合并感染。治疗原则应积极控制感染,若阴道流血不多,应用广谱抗生素2～3 天,待控制感染后再行刮宫,清除宫腔残留组织以止血。若阴道流血量多,静脉滴注广谱抗生素和输血的同时,用卵圆钳将宫腔内残留组织夹出,使出血减少,切不可用刮匙全面搔刮宫腔,以免造成感染扩散。术后继续应用抗生素,待感染控制后再行彻底刮宫。若已合并感染性休克者,应积极纠正休克。若感染严重或腹、盆腔有脓肿形成时,应行手术引流,必要时切除子宫。

七、护理

(一)护理评估

1.病史

停经、阴道流血和腹痛是流产孕妇的主要症状。应详细询问患者停经史、早孕反应情绪;阴道流血的持续时间与阴道流血量;有无腹痛,腹痛的部位、性质及程度。此外,还应了解阴道有无水样排液,排液的色、量和有无臭味,以及有无妊娠产物排出等。对于既往病史,应全面了解孕妇在妊娠期间有无全身性疾病、生殖器官疾病、内分泌功能失调及有无接触有害物质等,以识别发生流产的诱因。

2.身心诊断

流产孕妇可因出血过多而出现休克,或因出血时间过长、宫腔内有残留组织而发生感染。因此,护士应全面评估孕妇的各项生命体征。判断流产类型,尤其须注意与贫血及感染相关的征象(表 12-2)。

表 12-2　各型流产的临床表现

类型	病史			妇科检查	
	出血量	下腹痛	组织排出	宫颈口	子宫大小
先兆流产	少	无或轻	无	闭	与妊娠周数相符
难免流产	中～多	加剧	无	扩张	相符或略小
不全流产	少～多	减轻	部分排出	扩张或有物堵塞或闭	小于妊娠周数
完全流产	少～无	无	全部排出	闭	正常或略大

流产孕妇的心理状况以焦虑和恐惧为特征。孕妇面对阴道流血往往会不知所措,甚至有过度严重化情绪,同时对胎儿健康的担忧也会直接影响孕妇的情绪反应,孕妇可能会表现伤心、郁闷、烦躁不安等。

3.诊断检查

(1)产科检查:在消毒条件下进行妇科检查,进一步了解宫颈口是否扩张、羊膜是否破裂、行无妊娠产物堵塞于宫颈口内;子宫大小与停经周数是否相符、有无压痛等,并应检查双侧附件有无肿块、增厚及压痛等。

(2)实验室检查:多采用放射免疫方法对绒毛膜促性腺激素(HCG)、胎盘生乳素(HPL)、雌激素和孕激素等进行定量测定,如测定的结果低于正常值,提示有流产可能。

(3)B超显像:超声显像可显示有无胎囊、胎动、胎心等,从而可诊断并鉴别流产及其类型,指导正确处理。

(二)可能的护理诊断

1.有感染的危险

与阴道出血时间过长、宫腔内有残留组织等因素有关。

2.焦虑

与担心胎儿健康等因素有关。

(三)预期目标

(1)出院时护理对象无感染征象。

(2)先兆流产孕妇能积极配合保胎措施,继续妊娠。

(四)护理措施

对于不同类型的流产孕妇,处理原则不同,其护理措施亦有差异。护理在全面评估孕妇身心状况的基础上,综合病史及诊断检查,明确基本处理原则,认真执行医嘱,积极配合医师为流产孕妇进行诊断,并为之提供相应的护理措施。

1.先兆流产孕妇的护理

先兆流产孕妇需卧床休息,禁止性生活,禁用肥皂水灌肠,以减少各种刺激。护士除了为其提供生活护理外,通常遵医嘱给孕妇适量镇静剂、孕激素等。随时评估孕妇的病情变化,如是否腹痛加重、阴道流血量增多等。此外,由于孕妇的情绪状态也会影响其保胎效果,因此护士还应注意观察孕妇的情绪反应,加强心理护理,从而稳定孕妇情绪,增强保胎信心。护士须向孕妇及家属讲明以上保胎措施的必要性,以取得孕妇及家属的理解和配合。

2.妊娠不能再继续者的护理

护士应积极采取措施,以及时采取终止妊娠的措施,协助医师完成手术过程,使妊娠产物完全排出,同时开放静脉,做好输液、输血准备。并严密检测孕妇的体温、血压及脉搏。观察其面色、腹痛、阴道流血及与休克有关的征象。有凝血功能障碍者应予以纠正,然后再行引产或手术。

3.预防感染

护士应检测患者的体温、血象及阴道流血,以及分泌物的性质、颜色、气味等,并严格执行无菌操作规程,加强会阴部的护理。指导孕妇使用消毒会阴垫,保持会阴部清洁,维持良好的卫生习惯。当护士发现感染征象后应及时报告医师,并按医嘱进行抗感染处理。此外,护士还应嘱患者流产后1个月返院复查,确定无禁忌证后,方可开始性生活。

4.协助患者顺利渡过悲伤期

患者由于失去婴儿,往往会出现伤心、悲哀等情绪反应。护士应给予同情和理解,帮助患者及家属接受现实,顺利渡过悲伤期。此外,护士还应与孕妇及家属共同讨论此次流产的原因,并向他们讲解有关流产的相关知识,帮助他们为再次妊娠做好准备。有习惯性流产史的孕妇在下一次妊娠确诊后卧床休息,加强营养,禁止性生活。补充B族维生素、维生素E、维生素C等,治疗期必须超过以往发生流产的妊娠月份。病因明确者,应积极接受对因治疗。黄体功能不足者。按医嘱正确使用黄体酮治疗,以预防流产;子宫畸形者须在妊娠前先进行矫正手术。宫颈内口松弛者应在未妊娠前做宫颈内口松弛修补术。如已妊娠,则可在妊娠14~16周时行子宫内口缝扎术。

(五)护理评价

(1)护理对象体温正常,血红蛋白及白细胞数正常,无出血、感染征象。

(2)先兆流产孕妇配合保胎治疗,继续妊娠。

(赵　静)

第十一节　早　产

早产是指妊娠满 28 周至不足 37 周(196～258 天)间分娩者。此时娩出的新生儿称为早产儿,体重为 1 000～2 499 g。各器官发育尚不够健全,出生孕周越小,体重越轻,预后越差。国内早产占分娩总数的 5％～15％。约 15％的早产儿于新生儿期死亡。近年由于早产儿治疗学及监护手段的进步,其生存率明显提高,伤残率下降,国外学者建议将早产定义时间上限提前到妊娠20 周。

一、病因

诱发早产的常见原因:①胎膜早破、绒毛膜羊膜炎最常见,30％～40％早产与此有关;②下生殖道及泌尿系统感染,如 B 族溶血性链球菌、沙眼衣原体、支原体感染、急性肾盂肾炎等;③妊娠并发症与并发症,如妊娠期高血压疾病、妊娠期肝内胆汁淤积症,妊娠合并心脏病、慢性肾炎、病毒性肝炎、急性肾盂肾炎、急性阑尾炎、严重贫血、重度营养不良等;④子宫过度膨胀及胎盘因素,如羊水过多、多胎妊娠、前置胎盘、胎盘早剥、胎盘功能减退等;⑤子宫畸形,如纵隔子宫、双角子宫等;⑥宫颈内口松弛;⑦每天吸烟＞10 支,酗酒。

二、临床表现

早产的主要临床表现是子宫收缩,最初为不规则宫缩,常伴有少许阴道流血或血性分泌物,以后可发展为规则宫缩,其过程与足月临产相似,胎膜早破较足月临产多见。宫颈管先逐渐消退,然后扩张。妊娠满 28 周至不足 37 周出现至少 10 分钟一次的规则宫缩,伴宫颈管缩短,可诊断先兆早产。妊娠满 28 周至不足 37 周出现规则宫缩(20 分钟≥4 次,或 60 分钟≥8 次,持续＞30 秒),伴宫颈缩短≥80％,宫颈扩张1 cm以上。诊断为早产临产。部分患者可伴有少量阴道流血或阴道流液。以往有晚期流产、早产史及产伤史的孕妇容易发生早产。诊断早产一般并不困难,但应与妊娠晚期出现的生理性子宫收缩相区别。生理性子宫收缩一般不规则、无痛感,且不伴有宫颈管消退和宫口扩张等改变。

三、处理原则

若胎膜未破,胎儿存活、无胎儿窘迫,无严重妊娠并发症及并发症时,应设法抑制宫缩,尽可能延长孕周;若胎膜已破,早产不可避免时,应设法提高早产儿存活率。

四、护理

(一)护理评估

1.病史

详细评估可致早产的高危因素,如孕妇以往有流产、早产史或本次妊娠期有阴道流血史,则发生早产的可能性大,应详细询问并记录患者既往出现的症状及接受治疗的情况。

2.身心诊断

妊娠晚期者子宫收缩规律(20分钟≥4次),伴以宫颈管消退≥75%,以及进行性宫颈扩张2 cm以上时,可诊断为早产者临产。

早产已不可避免时,孕妇常会不自觉地把一些相关的事情与早产联系起来而产生自责感;由于孕妇对结果的不可预知,恐惧、焦虑、猜测也是早产孕妇常见的情绪反应。

3.辅助检查

通过全身检查及产科检查,结合阴道分泌物的生化指标检测,核实孕周,评估胎儿成熟度、胎方位等;观察产程进展,确定早产的进程。

(二)可能的护理诊断

1.有新生儿受伤的危险

与早产儿发育不成熟有关。

2.焦虑

与担心早产儿预后有关。

(三)预期目标

(1)新生儿不存在因护理不当而产生的并发症。

(2)患者能平静地面对事实,接受治疗及护理。

(四)护理措施

1.预防早产

孕妇良好的身心状况可减少早产的发生,突发的精神创伤亦可诱发早产。因此,应做好孕期保健工作,指导孕妇加强营养,保持平静心情。避免诱发宫缩的活动,如抬举重物、性生活等。高危孕妇必须多卧床休息,以左侧卧位为宜,以增加子宫血液循环,改善胎儿供氧,慎做肛查和引导检查等,积极治疗并发症。宫颈内口松弛者应于孕14~18周或更早些时间做预防性宫颈环扎术,防止早产的产生。

2.药物治疗的护理

先兆早产的主要治疗为抑制宫缩,与此同时,还要积极控制感染治疗并发症和并发症。护理人员应能明确具体药物的作用和用法,并能识别药物的不良反应,以避免毒性作用的发生,同时,应对患者做相应的健康教育。常用抑制宫缩的药物有以下几类。

(1)β肾上腺素受体激动素:其作用为激动子宫平滑肌β受体,从而抑制宫缩。此类药物的不良反应为心跳加快、血压下降、血糖增高、血钾降低、恶心、出汗、头痛等。常用药物有利托君、沙丁胺醇等。

(2)硫酸镁:镁离子直接作用于肌细胞,使平滑肌松弛,抑制子宫收缩。一般采用25%硫酸镁20 mL加于5%葡萄糖液100~250 mL中,在30~60分钟内缓慢静脉滴注,然后用25%硫酸镁20~10 mL加于5%葡萄糖液100~250 mL中,以每小时1~2 g的速度缓慢静脉滴注,直至宫缩停止。

(3)钙通道阻滞剂:阻滞钙离子进入细胞而抑制宫缩。常刚硝苯地平5~10 mg,舌下含服,每天3次。用药时必须密切注意孕妇及血压的变化,若合并使用硫酸镁时更应慎重。

(4)前列腺素合成酶抑制剂:前列腺素有刺激子宫收缩和软化宫颈的作用,其抑制剂则有减少前列腺素合成的作用,从而抑制宫缩。常用药物有吲哚美辛及阿司匹林等。但此类药物可抑制胎儿前列腺素的合成和释放,使胎儿体内前列腺素减少,而前列腺素有药物可通过胎盘抑制胎儿前列腺素的合成和释放,使胎儿体内前列腺素减少,而前列腺素有维持胎儿动脉导管开放的作用,缺乏时导管可能过早关闭而致胎儿血液循环障碍。因此,临床已较少应用,必要时仅能短期(不超过1周)服用。

3.预防新生儿并发症的发生

在保胎过程中,应每天行胎心监护,教会患者自数胎动,有异常时及时采用应对措施。在分娩前按医嘱给孕妇糖皮质激素如地塞米松、倍他米松等,可促胎肺成熟,是避免发生新生儿呼吸窘迫综合征的有效步骤。

4.为分娩做准备

如早产已不可避免,应尽早决定合理分娩的方式,如臀位、横位,估计胎儿成熟度低;而产程又需较长时间者,可选用剖宫产术结束分娩;经阴道分娩者,应考虑使用产钳和会阴切开术以缩短产程,从而减少分娩过程中对胎头的压迫。同时,充分做好早产儿保暖和复苏的准备,临产后慎用镇静剂,避免发生新生儿呼吸抑制的情况;产程中应给孕妇吸氧;新生儿出生后,立即结扎脐带,防止过多母血进入胎儿循环,造成循环系统负荷过载。

5.为孕妇提供心理支持

安排时间与孕妇进行开放式的讨论,让患者了解早产的发生并非她的过错,有时甚至是无缘由的。也要避免为减轻孕妇的负疚感而给予过于乐观的保证。由于早产是出乎意料的,孕妇多没有精神和物质准备,对产程的孤独无助感尤为敏感,因此,丈夫、家人和护士在身旁提供支持较足月分娩更显重要,并能帮助孕妇重建自尊,以良好的心态承担早产儿母亲的角色。

(五)护理评价

(1)患者能积极配合医护措施。

(2)母婴顺利经历全过程。

(赵　静)

第十二节　胎儿窘迫

胎儿窘迫是指孕妇、胎儿、胎盘等各种原因引起的胎儿宫内缺氧,影响胎儿健康甚至危及生命。胎儿窘迫是一种综合征,主要发生在临产过程。也可发生在妊娠后期。发生在临产过程者,可以是妊娠后期的延续和加重。

一、病因

胎儿窘迫的病因涉及多方面,可归纳为三大类。

(一)母体因素

妊娠妇女患有高血压疾病、慢性肾炎、妊娠高血压综合征、重度贫血、心脏病、肺源性心脏病、高热、吸烟、产前出血性疾病和创伤、急产或子宫不协调性收缩、缩宫素使用不当、产程延长、子宫过度膨胀、胎膜早破等;或者产妇长期仰卧位,镇静药、麻醉药使用不当等。

(二)胎儿因素

胎儿心血管系统功能障碍、胎儿畸形,如严重的先天性心血管疾病、母婴血型不合引起的胎儿溶血、胎儿贫血、胎儿宫内感染等。

(三)脐带、胎盘因素

脐带因素有长度异常、缠绕、打结、扭转、狭窄、血肿、帆状附着;胎盘因素有植入异常、形状异常、发育障碍、循环障碍等。

二、病理生理

胎儿窘迫的基本病理生理变化是缺血、缺氧引起的一系列变化。缺氧早期或者一过性缺氧时。机体主要通过减少胎盘和自身耗氧量代偿,胎儿则通过减少对肾与下肢血供等方式来保证心脑血流量,不产生严重的代偿障碍及器官损害。缺氧严重则可引起严重的并发症。缺氧初期通过自主神经反射兴奋交感神经,使肾上腺儿茶酚胺及皮质醇分泌增多,引起血压上升及心率加快。此时胎儿的大脑、肾上腺、心脏及胎盘血流增加,而肾、肺、消化系统等血流减少,出现羊水减少、胎儿发育迟缓等。若缺氧继续加重,则转为兴奋迷走神经,血管扩张,有效循环血量减少,主要器官的功能由于血流不能保证而受损,于是胎心率减慢。缺氧继续发展下去可引起严重的器官功能损害,尤其可以引起缺血缺氧性脑病甚至胎死宫内。此过程基本是低氧血症至缺氧,然后至代谢性酸中毒,主要表现为胎动减少、羊水少、胎心监护基线变异差、出现晚期减速甚至呼吸抑制。由于缺氧时肠蠕动加快,肛门括约肌松弛引起胎粪排出。此过程可以形成恶性循环,更加重母体及胎儿的危险。不同原因引起的胎儿窘迫表现过程可以不完全一致,所以应加强监护、积极评价、及时发现高危征象并积极处理。

三、临床表现

胎儿窘迫的主要表现为胎心音改变、胎动异常及羊水胎粪污染或羊水过少,严重者胎动消失。根据其临床表现,胎儿窘迫可以分为急性胎儿窘迫和慢性胎儿窘迫。急性胎儿窘迫多发生在分娩期,主要表现为胎心率加快或减慢;CST 或者 OCT 等出现频繁的晚期减速或变异减速;羊水胎粪污染和胎儿头皮血 pH 下降,出现酸中毒。羊水胎粪污染可以分为三度:Ⅰ度羊水呈浅绿色;Ⅱ度羊水呈黄绿色,浑浊;Ⅲ度羊水呈棕黄色,稠厚。慢性胎儿窘迫发生在妊娠末期,常延续至临产并加重,主要表现为胎动减少或消失、NST 基线平直、胎儿发育受限、胎盘功能减退、羊水胎粪污染等。

四、处理原则

急性胎儿窘迫者,应积极寻找原因并给予及时纠正。若宫颈未完全扩张、胎儿窘迫情况不严重者,给予吸氧,嘱产妇左侧卧位,若胎心率变为正常,可继续观察;若宫口开全、胎先露部已达坐骨棘平面以下3 cm者,应尽快助产经阴道娩出胎儿;若因缩宫素使宫缩过强造成胎心率减慢者。应立即停止使用,继续观察,病情紧迫或经上述处理无效者立即剖宫产结束分娩。慢性胎儿窘迫者,应根据妊娠周、胎儿成熟度和窘迫程度决定处理方案。首先应指导妊娠妇女采取左侧卧位,间断吸氧,积极治疗各种并发症或并发症,密切监护病情变化。若无法改善,则应在促使胎儿成熟后迅速终止妊娠。

五、护理评估

(一)健康史

了解妊娠妇女的年龄、生育史、内科疾病史如高血压疾病、慢性肾炎、心脏病等;本次妊娠经过,如妊娠高血压综合征、胎膜早破、子宫过度膨胀(如羊水过多和多胎妊娠);分娩经过,如产程延长(特别是第二产程延长)、缩宫素使用不当。了解有无胎儿畸形、胎盘功能的情况。

(二)身心状况

胎儿窘迫时,妊娠妇女自感胎动增加或停止。在窘迫的早期可表现为胎动过频(每 24 小时大于 20 次);若缺氧未纠正或加重,则胎动转弱且次数减少,进而消失。胎儿轻微或慢性缺氧时,胎心率加快(>160 次/分);若长时间或严重缺氧。则会使胎心率减慢。若胎心率<100 次/分则提示胎儿危险。胎儿窘迫时主要评估羊水量和性状。

孕产妇夫妇因为胎儿的生命遭遇危险而产生焦虑,对需要手术结束分娩产生犹豫、无助感。对于胎儿不幸死亡的孕产妇夫妇,其感情上受到强烈的创伤,通常会经历否认、愤怒、抑郁、接受的过程。

(三)辅助检查

1.胎盘功能检查

出现胎儿窘迫的妊娠妇女一般 24 小时尿 E_3 值急骤减少 $30\%\sim40\%$,或于妊娠末期连续多次测定在每 24 小时 10 mg 以下。

2.胎心监测

胎动时胎心率加速不明显,基线变异率<3 次/分,出现晚期减速、变异减速等。

3.胎儿头皮血血气分析

pH<7.20。

六、护理诊断/诊断问题

(一)气体交换受损(胎儿)

与胎盘子宫的血流改变、血流中断(脐带受压)或血流速度减慢(子宫-胎盘功能不良)有关。

(二)焦虑

与胎儿宫内窘迫有关。

(三)预期性悲哀

与胎儿可能死亡有关。

七、预期目标

(1)胎儿情况改善,胎心率在 120~160 次/分。

(2)妊娠妇女能运用有效的应对机制控制焦虑。

(3)产妇能够接受胎儿死亡的现实。

八、护理措施

(1)妊娠妇女左侧卧位,间断吸氧。严密监测胎心变化,一般每 15 分钟听 1 次胎心或进行胎心监护,注意胎心变化。

(2)为手术者做好术前准备,如宫口开全、胎先露部已达坐骨棘平面以下 3 cm 者,应尽快阴道助产娩出胎儿。

(3)做好新生儿抢救和复苏的准备。

(4)心理护理:①向孕产妇提供相关信息,包括医疗措施的目的、操作过程、预期结果及孕产妇需做的配合;将真实情况告知孕产妇,有助于其减轻焦虑,也可帮助产妇面对现实。必要时陪伴产妇,对产妇的疑虑给予适当的解释。②对于胎儿不幸死亡的父母亲,护理人员可安排一个远离其他婴儿和产妇的单人房间,陪伴他们或安排家人陪伴他们,勿让其独处;鼓励其诉说悲伤,接纳其哭泣及抑郁的情绪,陪伴在旁提供支持及关怀;若他们愿意,护理人员可让他们看看死婴并同意他们为死产婴儿做一些事情,包括沐浴、更衣、命名、拍照或举行丧礼,但事先应向他们描述死婴的情况,使之有心理准备。解除"否认"的态度而进入下一个阶段,提供足印卡、床头卡等作为纪念,帮助他们使用适合自己的压力应对技巧和方法。

九、结果评价

(1)胎儿情况改善,胎心率在 120～160 次/分。

(2)妊娠妇女能运用有效的应对机制来控制焦虑,叙述心理和生理上的感受。

(3)产妇能够接受胎儿死亡的现实。

(赵　宇)

第十三节　羊　水　栓　塞

羊水栓塞(amniotic fluid embolism,AFE)是指在分娩过程中,羊水突然进入母体血液循环而引起的急性肺栓塞、休克和弥散性血管内凝血(DIC)、肾衰竭和猝死的严重分娩并发症。其起病急、病情凶险,是造成孕产妇死亡的重要原因之一,发生于足月分娩者死亡率高达 70%～80%。也可发生在妊娠早、中期的流产,但病情较轻,死亡率较低。

一、病因

羊水栓塞是由污染羊水中的有形物质(胎儿毳毛、角化上皮、胎脂、胎粪)进入母体血循环引起。通常有以下几个原因。

(1)羊膜腔内压力增高(子宫收缩过强),胎膜与宫颈壁分离或宫颈口扩张引起宫颈黏膜损伤时,静脉血窦开放,羊水进入母体血循环。

(2)宫颈裂伤、子宫破裂、前置胎盘、胎盘早剥或剖宫产术中羊水通过病理性开放的子宫血窦进入母体血循环。

(3)羊膜腔穿刺或钳刮术时子宫壁损伤处静脉窦也可以成为羊水进入母体通道。

二、病理生理

近年来研究认为,羊水栓塞主要是变态反应。羊水进入母体循环后,通过阻塞肺小血管,引起变态反应而导致凝血机制异常,使机体发生一系列的病理生理变化。

(一)肺动脉高压

羊水内的有形物质如胎儿毳毛、胎脂、胎粪、角化上皮细胞等直接形成栓子。一方面,羊水的有形物质激活凝血系统,使小血管内形成广泛的血栓而阻塞肺小血管,反射性引起迷走神经兴奋,使肺小血管痉挛加重。另一方面,羊水内有形物质经肺动脉进入肺循环,阻塞小血管,引起肺内小支气管痉挛,支气管内分泌物增加,使肺通气、换气量减少,反射性地引起肺小血管痉挛,肺小管阻塞而引起肺动脉压增高,导致急性右心衰竭,继而发生呼吸和循环功能衰竭、休克,甚至死亡。

(二)过敏性休克

羊水中有形物质成为致敏原,作用于母体,引起变态反应所导致的过敏性休克,多在羊水栓塞后立即出现血压骤降甚至消失,甚至心、肺功能衰竭的表现。

(三)弥散性血管内凝血(DIC)

妊娠时母体血液呈高凝状态。羊水中含有大量促凝物质可激活母体凝血系统,进入母血循环后,在血管内产生大量的微血栓,消耗大量的凝血因子和纤维蛋白原,从而导致 DIC。同时纤维蛋白原下降时,可激活纤溶系统,由于大量凝血物质的消耗和纤溶系统的激活,产妇血液系统由高凝状态转变为纤溶亢进,血液不凝固,极易发生严重的产后出血及失血性休克。

(四)急性肾衰竭

由于休克和 DIC,导致肾脏急剧缺血,进一步发生肾衰竭。

三、临床表现

(一)症状

羊水栓塞起病急骤、来势凶险,多发生于分娩过程中,尤其发生在胎儿娩出前后的短时间内。临床经过可分为以下 3 个阶段。

1.急性休克期

在分娩过程中。尤其是刚破膜不久,产妇突感寒战、烦躁不安、气急、恶心、呕吐等先兆症状,继而出现呛咳、呼吸困难、发绀、抽搐、昏迷,迅速出现循环衰竭,进入休克或昏迷状态。病情严重者仅在数分钟内死亡。

2.出血期

患者渡过呼吸、循环衰竭和休克而进入凝血功能障碍阶段,表现为难以控制的大量出血,血液不凝,身体其他部位出血如切口渗血、全身皮肤黏膜出血、血尿、消化道大出血或肾脏出血,产妇可死于出血性休克。

3.急性肾衰竭

后期存活的患者出现少尿、无尿和尿毒症的症状。主要为循环功能衰竭引起的肾脏缺血,DIC 早期形成的血栓堵塞肾内小血管,引起肾脏缺血、缺氧,导致肾脏器质性损害。

(二)体征

心率增快,血压骤降,肺部听诊可闻及湿啰音。全身皮肤黏膜有出血点及瘀斑,阴道流血不止,切口渗血不凝。

四、处理原则

及时处理,立即抢救,抗过敏,纠正呼吸、循环系统衰竭和改善低氧血症,抗休克,防止 DIC 和肾衰竭的发生。

五、护理

(一)护理评估

1.病史

评估发生羊水栓塞临床表现的各种诱因,有无胎膜早破或人工破膜,前置胎盘或胎盘早剥,宫缩过强或强直性宫缩,中期妊娠引产或钳刮术,羊膜腔穿刺术等病史。

2.身心状况

胎膜破裂后,胎儿娩出后或手术中产妇突然出现寒战、呛咳、气急、烦躁不安、尖叫、呼吸困难、发绀、抽搐、出血不凝、不明原因休克等症状和体征,血压下降或消失,应考虑为羊水栓塞,立即进行抢救。

3.辅助检查

(1)血涂片查找羊水有形物质:采集下腔静脉血,镜检见到羊水有形成分可确诊。

(2)床旁胸部 X 线摄片:可见肺部双侧弥漫性点状、片状浸润影,沿肺门分布,伴轻度肺不张和右心扩大。

(3)床旁心电图或心脏彩色多普勒超声检查:提示有心房、有心室扩大,ST 段下降。

(4)若患者死亡,行尸检时,可见肺水肿、肺泡出血。心内血液查到有羊水有形物质,肺小动脉或毛细血管有羊水有形成分栓塞,子宫或阔韧带血管内查到羊水有形物质。

(二)护理诊断

(1)气体交换受损:与肺血管阻力增加、肺动脉高压、肺水肿有关。

(2)组织灌注无效:与弥散性血管内凝血及失血有关。

(3)有胎儿窘迫的危险:与羊水栓塞、母体血液循环受阻有关。

(三)护理目标

(1)实施抢救后,患者胸闷、气急、呼吸困难等症状有所改善。

(2)患者心率、血压恢复正常,出血量减少,肾功能恢复正常。

(3)新生儿无生命危险。

(四)护理措施

1.羊水栓塞的预防

加强产前检查,以及时注意有无诱发因素,以及时发现前置胎盘、胎盘早剥等并发症并予以积极处理。严密观察产程进展情况,正确掌握缩宫素的使用方法,防止宫缩过强。严格掌握人工破膜的指征和时间,宜在宫缩间歇期行人工破膜术,破口要小,并注意控制羊水流出的速度。

2.配合医师,并积极抢救患者

(1)吸氧:最初阶段是纠正缺氧。给予患者半卧位,加压给氧,必要时给予气管插管或者气管切开,减轻肺水肿,改善脑缺氧。

(2)抗过敏:根据医嘱,尽快给予大剂量肾上腺糖皮质激素抗过敏、解除痉挛,保护细胞。可予地塞米松 20～40 mg 静脉推注,以后根据病情可静脉滴注维持。氢化可的松 100～200 mg 加入 5%～10%葡萄糖注射液 50～100 mL 快速静脉滴注,后予 300～800 mg 加入 5%葡萄糖注射液 250～500 mL 静脉滴注,日用上限可达 500～1 000 mg。

(3)缓解肺动脉高压:解痉药物能改善肺血流灌注,预防有心力衰竭所致的呼吸循环衰竭。首选盐酸罂粟碱,30～90 mg 加入 25%葡萄糖注射液 20 mL 缓慢推注,能松弛平滑肌,扩张冠状动脉、肺和脑动脉,降低小血管阻力。与阿托品合用扩张小动脉效果更佳。其次使用阿托品,阿托品能阻断迷走神经反射所导致的肺血管和支气管痉挛。1 mg 阿托品加入 10%～25%葡萄糖注射液 10 mL,每 15～30 分钟静脉推注1 次。直至症状缓解,微循环改善为止。第三,使用氨茶碱。氨茶碱具有松弛支气管平滑肌、解除肺血管痉挛的作用,250 mg 氨茶碱加入 25%葡萄糖注射液 20 mL 缓慢推注。第四,酚妥拉明为 α 肾上腺素能抑制剂,能解除肺血管痉挛,降低肺动脉阻力,消除肺动脉高压。可用 5～10 mg 加入 10％葡萄糖注射液 100 mL 静脉滴注。

（4）抗休克:①补充血容量、使用升压药物:扩容常使用低分子右旋糖酐静脉滴注,并且补充新鲜的血液和血浆。在抢救过程中,监测中心静脉压,了解心脏负荷情况,并据此调节输液量和输液速度。升压药物可用多巴胺 20 mg 加入 5％葡萄糖溶液 250 mL 静脉滴注,随时根据血压调节滴速。②纠正酸中毒:根据血氧分析和血清电解质结果,判断是否存在酸中毒。一旦发现,5％碳酸氢钠 250 mL 静脉滴注。及时应用可纠正休克和代谢失调,并根据血清电解质,以及时纠正电解质紊乱。③纠正心力衰竭消除肺水肿:使用毛花苷 C 或毒毛花苷 K 静脉滴注。同时使用呋塞米静脉推注,有利于消除肺水肿,防止急性肾衰竭。

（5）防治 DIC:DIC 阶段应早期抗凝,补充凝血因子,以及时输注新鲜血液和血浆、纤维蛋白原等;应用肝素,尤其在羊水栓塞时其血液呈高凝状态时短期内使用。用药过程中监测出凝血时间,如使用肝素过量(凝血时间＞30 分钟),则出现出血倾向,如伤口渗血、血肿、阴道流血不止等,可用鱼精蛋白对抗。

DIC 晚期纤溶时期,抗纤溶可使用氨基己酸、氨甲苯酸、氨甲环酸抑制纤溶激活酶,使纤溶酶原不被激活,从而抑制纤维蛋白溶解。抗纤溶的同时补充纤维蛋白原和凝血因子,防止大出血。

（6）预防肾衰竭:抢救的同时注意尿量,如补足血容量后仍然少尿或无尿,需要及时使用呋塞米等利尿剂,预防与治疗肾衰竭。

（7）预防感染:使用肾毒性较小的抗生素防止感染。

（8）产科处理:第一产程发病的产妇应立即考虑行剖宫产终止妊娠,去除病因。第二产程发病者,以及时行阴道助产结束分娩,并且密切观察出血量、出凝血时间等,如果发生产后出血不止,应及时配合医师,做好子宫切除术的准备。

3.提供心理支持

如果在发病抢救过程中,产妇神志清醒,应给予产妇鼓励,安抚其紧张和恐惧的心理,使其配合医师抢救;对于家属要表示理解和抚慰,向家属解释产妇的病情,争取家属的支持和配合。在产妇病情稳定的情况下,可允许家属探视并且陪伴产妇,同时,病情稳定的康复期,可与产妇和家属一起制定康复计划,适时地给予相应的健康教育。

（赵　宇）

第十四节　产后乳腺炎

产后乳腺炎是乳腺的化脓性感染,初产妇常见,多为凝固酶阳性的金黄色葡萄球菌感染,通常在产后 2～3 周时发生。

急性乳腺炎常发生在初产妇产后哺乳期,由于婴儿吸吮乳头时致使乳头裂伤,乳汁淤滞,如不注意哺乳前后乳头卫生,细菌可以沿乳腺管致乳腺感染,引起乳腺急性炎症。

来自婴儿鼻咽部的细菌,婴儿吸吮时,通过乳头皮肤裂口,经乳腺导管侵入乳腺小叶或经淋巴浸润到间隙而发生急性乳腺炎。

一、护理评估

(一)病史

询问产妇系经产妇或初产妇;妊娠期(尤其妊娠中、晚期)乳房保健的情况,发生异常时如乳头凹陷等,是否作过相应的矫正和处理;产后哺乳的姿势、习惯,婴儿含接的姿势,是否做到有效吸吮,每次哺乳后乳汁排空的情况;哺乳前后乳头的清洁卫生,发现乳头破损或皲裂是否及时处理。另外婴儿的口腔卫生亦不容忽视。

(二)身心状况

最初感乳房肿胀疼痛,患处出现有压痛的硬块,表面皮肤红热,同时可有发热、无力、酸痛等全身表现。炎症继续发展,则上述征象加重,此时疼痛呈搏动性,患者可有寒战、高热、脉率加快。患侧腋窝淋巴结常肿大,并有压痛,炎块常在数天内软化而形成脓肿。

(三)实验室检查

血常规检查示白细胞计数明显增高,母乳细菌培养可找出致病菌的种类。

二、护理诊断

(一)疼痛

感染后乳房肿胀、压痛。

(二)体温过高

其与乳房创伤有关。

(三)母乳喂养中断

其与乳腺炎需暂停哺乳有关。

三、护理目标

(1)患者主诉疼痛减轻或消失。

(2)患者的体温尽快恢复正常。

(3)母亲维持正常的乳汁分泌,好转或痊愈后能继续进行母乳喂养。

四、护理措施

(1)安排时间与患者及家属交谈,听取他们诉说所忧虑的事情。

(2)纠正乳头裂伤、乳腺管阻塞情形,护理人员协助产妇做到正确的喂养姿势,体位舒适,婴儿含接姿势正确,有效母乳喂养,让母亲心情愉快,体位舒适和全身肌肉松弛,有益于乳汁排出。

(3)产妇要认真做好乳房的保健和护理,喂奶前清洁双手、热敷乳房,柔和地按摩乳房再让婴儿吸吮,喂完奶后挤出少量乳汁涂搽在乳头上,防止乳头裂伤,待其干燥后再穿上棉制胸罩,以托起乳房和改善乳房的血液循环,哺乳结束时,不要强行用力拉出乳头,因在口腔负压情况下拉出乳头,易引起局部疼痛或皮损,应让婴儿自己张口,乳头自然地从口中脱出。

(4)炎症早期,乳房胀痛时,可给予冰敷减轻疼痛,直至症状改善,但不可按摩,以免炎症扩散。

(5)炎症严重的乳房应停止母乳喂养,将母乳用人工或吸奶器抽空,并用柔软的棉垫支托患侧。

（6）如已有脓肿形成,则用湿热敷,以抑制脓肿扩大,减轻水肿,可切开引流排脓。

（7）使用止痛剂、镇静剂,以缓解疼痛,促进其休息和睡眠。

（8）症状出现,应及时、足量地给予有效的广谱抗生素,以保证炎症及时控制。

（9）炎症反应引起的发热,可用温水擦浴,以缓解体温升高,严密地观察体温、脉搏、呼吸、血压。

（10）患侧乳房用合适的胸罩托起,鼓励产妇进食,以保证良好的营养,有利于健康的恢复。

（11）产妇暂停喂养,无法满足新生儿的需要,而降低了产妇的自信心,影响母亲角色的自我概念,可向产妇提供有关乳腺炎及乳腺脓肿的相关知识,尽快帮助产妇恢复喂奶。

（12）向产妇解释,乳腺炎治疗好后,不会影响哺喂母乳的能力。

（13）增进自我照顾的能力,预防乳腺炎的复发,告知乳腺炎的预防方法与症状出现的处理。

（14）预防乳头破裂,新生儿吸吮时间不要过长,吸吮姿势要正确,喂养时尽量使乳房与新生儿紧贴,以免拉扯乳头。

（15）每次哺乳,应两侧乳房交替进行,排空乳房,防止乳腺管被阻塞,保持乳头柔软干燥,注意乳房的护理。

（16）如有复发应及时随诊。

（赵　宇）

第十五节　产后泌尿系统感染

有 $2\%\sim4\%$ 的产后妇女发生泌尿系统感染,常见的类型有膀胱炎和肾盂肾炎。产后泌尿系统感染的原因通常有下列几种:①分娩前后的导尿、导尿管消毒不全或手不洁,无菌技术执行不彻底。②膀胱过度膨胀因尿道周围组织受压而发生水肿,产妇于分娩后第 1~6 天不能自解小便,引起尿潴留。另一种导致膀胱过度膨胀的因素是分娩时膀胱受压迫,肌肉失去收缩力,不能将膀胱内的尿液完全排出,引起尿潴留(往往患者自解小便后尚可导尿出 50 mL 至数百毫升的尿液)。以上无论是无法排尿或余尿,均会造成膀胱过度膨胀,而易引起膀胱炎。③产后受伤的膀胱黏膜水肿、充血,是细菌易滋生的原因。④因黄体素的影响使膀胱张力变差。⑤由于子宫的压迫,又因右侧输尿管在解剖上的位置(较左侧肾脏低),而使右侧肾脏有暂时性肥大,易被细菌感染,临床上称为肾盂肾炎。⑥产后因腹腔压力的改变,不知尿胀或上厕所解不干净。⑦上厕所擦拭卫生纸的方向不对,应由尿道口往肛门口方向擦拭,以免将肛门口的大肠埃希菌带至尿道口,造成上行性感染至膀胱,引起膀胱炎,再感染到肾脏引起肾盂肾炎。

一、护理评估

（一）病史
患者过去是否有泌尿系统感染史,本次分娩的情况及分娩后膀胱功能的恢复情况。

（二）诱发因素
了解分娩前后泌尿系统感染的诱发因素

(三)症状、体征

1.膀胱炎

其症状在产后2~3天出现。患者表现为尿频、尿急、尿痛、尿潴留、耻骨联合上方或会阴处不适,解到最后会出现排尿困难,有烧灼感,甚至有血尿出现,可有低热。

2.肾盂肾炎

症状通常在产后第3天出现,亦会迟至第21天才出现。患者表现为腰部疼痛(一侧或两侧)、寒战、高热、尿频、排尿困难、恶心、呕吐等。

(四)心理变化

患者出现症状后,可表现出焦虑、烦躁不安等不良心理反应,急切盼望解除症状,增加舒适。

(五)实验室检查

尿液检查:尿常规检查可见许多脓细胞、白细胞、红细胞,尿液的颜色亦变得浑浊,有臭味。尿液细菌培养:取清洁中段尿培养,若1 mL尿液中的细菌数大于10万个则表示有感染。

二、护理诊断

(一)排尿异常

其与泌尿系统感染引起排尿困难、尿频、尿急等有关。

(二)疼痛

其与肾盂肾炎、膀胱炎有关。

(三)尿潴留

其与产后尿道和膀胱张力降低、对充盈不敏感或因会阴部创伤疼痛使产妇不敢排尿等有关。

三、护理目标

(1)患者的排尿功能恢复正常。

(2)患者的泌尿系统感染症状消失。

(3)患者能陈述预防泌尿系统感染的有关知识。

四、护理措施

(一)排空膀胱,预防泌尿系统感染

1.分娩中

分娩过程中尽量排空膀胱

2.产后膀胱排空

至少每2~4小时督促产妇排空膀胱一次,可除去感染尿液,避免尿液淤积和膀胱过度膨胀。

3.及时检查产后膀胱

膀胱是否充盈过度,若触到耻骨联合上方有一肿块凸出、胀满且叩诊出现过度回响声时,应及时处理:可利用各种方法鼓励排尿,如听流水声、会阴冲洗、下床至厕所解尿、于耻骨联合处加压、提供排尿隐秘性等,必要时遵医嘱给予新斯的明0.5 mg,肌内注射或导尿处理。

4.无法自行排尿者

无法自行排尿且有持续余尿60 mL以上者则给予留置导尿,待膀胱水肿减轻后(约两天内)可拔除留置导尿。

(二)减轻症状,控制感染,防止病情恶化

1.急性感染期应卧床休息

卧床休息能减少废物产生,待症状减轻后再下床活动。

2.鼓励患者多饮水

每天需饮 4 000 mL 以上,以稀释尿液中的细菌,达到冲洗膀胱的目的。鼓励摄取营养丰富、易消化、少刺激的食物。

3.遵医嘱使用敏感、有效的抗生素

通常需持续使用 10～14 天,直到症状完全消失。服药的同时定期做尿液培养,以及时更换有效的抗生素。

4.必要时遵医嘱使用抗痉挛和止痛剂

以缓解患者的疼痛不适。

5.湿热敷

在下腹部可给予湿热敷,以减少腹部受压及减轻疼痛和痉挛。

6.加强会阴部的护理

每天可予会阴部抹洗两次,并告之排便后需冲洗会阴部,使用卫生纸必须按由前往后的方向擦拭,以免大肠埃希菌感染。

7.发热的护理

若有发热,则按发热患者进行护理,如调节被盖、室温、多喝水,必要时给予温水擦浴、静脉输液或使用退热剂等。

(三)健康教育和出院指导

1.做好解释工作

向患者解释泌尿系统感染的诱发因素、症状及治疗,说明按时服药的重要性。指导其在症状消失后需继续服用抗生素两周,停药一周后应再做一次尿液培养,于治疗后一年内仍应定期追踪检查。

2.指导产妇建立良好的个人卫生习惯

平时注意多饮水,以及时排空膀胱;勤换内裤,注意会阴部卫生;性交前后均需多喝水并排尿,有助于冲走尿道口的细菌,以减少泌尿系统感染的机会。

五、评价

(1)患者恢复正常的排尿功能。

(2)患者出院时泌尿系统感染的症状完全消失,尿液检查和细菌培养阴性。

(3)患者能列举预防泌尿系统感染的措施。

(赵　宇)

第十三章

儿科护理

第一节　小儿手足口病

一、疾病概述

(一)概念和特点

手足口病是肠道病毒引起的常见传染病之一,以婴幼儿发病为主。多数患儿表现为手、足、口腔等部位的皮疹、疱疹,大多预后良好。但少数患儿可表现为严重的中枢神经系统损害,引起神经源性肺水肿、无菌性脑膜炎、急性迟缓性麻痹等,病情进展迅速,病死率高。

(二)发病机制与相关病理生理

手足口病是肠道病毒包括柯萨奇病毒 A16 和肠道病毒 EV71 引起的小儿急性传染病,发病人群主要为婴幼儿、学龄前儿童,多发生于夏秋季。口腔溃疡性损伤和皮肤斑丘疹为手足口病的特征性病变。光镜下斑丘疹可见表皮内水疱,水疱内有中性粒细胞嗜酸性粒细胞碎片,水疱周围上皮有细胞间和细胞内水肿,水疱下真皮有多种白细胞的混合型浸润。电镜下可见上皮细胞内有嗜酸性包涵体。脑膜脑炎表现为淋巴细胞性软脑膜炎,脑灰质和白质血管周围淋巴细胞、浆细胞浸润,局灶性出血和局灶性神经细胞坏死及胶质反应性增生。心肌炎表现为局灶性心肌细胞坏死,偶见间质淋巴细胞和浆细胞浸润。肺炎表现为弥漫性间质淋巴细胞浸润、肺泡损伤、肺泡内出血和透明膜形成,可见肺细胞脱落和增生,有片状肺不张。

(三)临床特点

手足口病的潜伏期多为 2～10 天,平均 3～5 天。

1.一般症状

急性起病,发热,口腔黏膜、手、足和臀部出现斑丘疹、疱疹,疱疹周围可有炎性红晕,疱内液体较少。可伴有咳嗽、流涕、食欲缺乏等症状。部分病例仅表现为皮疹或疱疹性咽峡炎。多在一周内痊愈,预后良好。

2.重症病例表现

少数病例(尤其是小于 3 岁者)皮疹出现不典型,病情进展迅速,在发病 1～5 天出现脑膜炎、脑炎(以脑干脑炎最为凶险)、脑脊髓炎、肺水肿、循环障碍等,可留有后遗症。极少数病例病情危重,可致死亡。

（1）神经系统表现：精神差、嗜睡、易惊、头痛、呕吐、谵妄甚至昏迷；肢体抖动、肌阵挛、眼球震颤、共济失调、眼球运动障碍；无力或急性弛缓性麻痹；惊厥。查体可见脑膜刺激征、腱反射减弱或消失，巴氏征等病理征阳性。

（2）呼吸系统表现：呼吸浅促、呼吸困难或节律改变，口唇发绀，咳嗽，咳白色、粉红色或血性泡沫样痰液；肺部可闻及湿啰音或痰鸣音。

（3）循环系统表现：面色苍灰、皮肤花纹、四肢发凉，指（趾）发绀；出冷汗；毛细血管再充盈时间延长。心率增快或减慢，脉搏浅速或减弱甚至消失。

（四）辅助检查

1.血常规

白细胞计数正常或降低，病情危重者白细胞计数可明显升高。重症病例白细胞计数可明显升高（＞$15\times10^9/L$）或显著降低（＜$2\times10^9/L$），恢复期逐渐恢复正常。

2.血生化检查

部分病例可有轻度谷丙转氨酶（ALT）、门冬氨酸氨基转移酶（AST）、肌酸激酶同工酶（CK-MB）升高，病情危重者可有肌钙蛋白（cTnI）、血糖升高。C-反应蛋白（CRP）一般不升高。乳酸水平升高。

3.血气分析

轻症患者血气分析在正常范围。重症患者呼吸系统受累时可有动脉血氧分压降低、血氧饱和度下降，二氧化碳分压升高，代谢性酸中毒。

4.脑脊液检查

脑脊液外观清亮，压力增高，白细胞计数增多，多以单核细胞为主，蛋白正常或轻度增多，糖和氯化物正常。脑脊液病毒中和抗体滴度增高有助于明确诊断。

5.病原学检查

用组织培养分离肠道病毒是目前诊断的标准，但 CoxA16、EV71 等肠道病毒特异性核酸是手足口病病原确认的主要方法。咽拭子、气道分泌物、疱疹液、粪便阳性率较高。

6.血清学检查

恢复期与急性期血清手足口病肠道病毒中和抗体 IgG 滴度 4 倍或 4 倍以上升高，证明手足口病病毒感染。

7.胸部放射学检查

胸部放射学检查可表现为双肺纹理增多，网格状、斑片状阴影，部分病例以单侧为著。

8.磁共振

神经系统受累者可有异常改变，以脑干、脊髓灰质损害为主。

9.脑电图

脑电图可表现为弥漫性慢波，少数可出现棘（尖）慢波。

10.心电图

心电图无特异性改变。少数病例可见窦性心动过速或过缓，Q-T 间期延长，ST-T 改变。

（五）治疗原则

1.普通病例

注意隔离，避免交叉感染。适当休息，清淡饮食，做好口腔和皮肤护理。

2.重症病例

(1)控制颅内高压限制入量,积极给予甘露醇降颅压治疗,每次 0.5～1.0 g/kg,每 4～8 小时一次,20～30 分钟快速静脉注射。根据病情调整给药间隔时间及剂量。必要时加用呋塞米。

(2)保持呼吸道通畅,吸氧;呼吸衰竭者,尽早给予气管插管机械通气。

(3)早期抗休克处理:扩充血容量,10～20 mL/kg 快速静脉滴入,之后根据脑水肿、肺水肿的具体情况边补边脱,决定再次快速静脉滴入和 24 小时的需要量,以及时纠正休克和改善循环。

(4)及时使用肾上腺糖皮质激素:可选用甲泼尼龙,氢化可的松,地塞米松。病情稳定后,尽早停用。

(5)掌握静脉注射免疫球蛋白的指征,建议应用指征:精神萎靡、抽搐、安静状态下呼吸频率超过30～40 次/分;出冷汗、四肢发凉、皮肤花纹,心率增快>140 次/分(按年龄)。

(6)合理应用血管活性药物,常用米力农注射液:维持量 0.25～0.75 $\mu g/(kg \cdot min)$,一般使用不超过 72 小时。血压高者,控制血压,可用酚妥拉明 2～5 $\mu g/(kg \cdot min)$,或硝普钠 0.5～8 $\mu g/(kg \cdot min)$,一般由小剂量开始逐渐增加剂量,逐渐调整至合适剂量。如血压下降,低于同年龄正常下限,停用血管扩张剂,可使用正性肌力及升压药物,如多巴胺、多巴酚丁胺、肾上腺素、去甲肾上腺素等。

(7)注重对症支持治疗:①降温;②镇静、止惊;③保护各器官功能:特别注意神经源性肺水肿、休克和脑疝的处理;④纠正水电解质失衡。

(8)确保两条以上静脉通道通畅,监测呼吸、心率、血压和血氧饱和度,有条件监测有创动脉血压。

二、护理评估

(一)流行病学史评估
注意当地流行情况,评估患者病前 1 周内有无接触史。

(二)一般评估
注意患者有无发热、拒食、流涎、口腔疼痛、呕吐、腹泻等症状,注意皮疹出现部位和演变,有无脑膜炎、脑炎及心肌炎症状。

(三)身体评估
注意手、足、臀及其他体表部位有无斑丘疹及疱疹,形状及大小,周围有无红晕及化脓感染。注意唇、口腔黏膜有无红斑、疱疹及溃疡。有无局部淋巴结肿大。

(四)心理-社会评估
此病的患者多为小儿,评估小儿的状况,家长的关心和支持程度,家庭经济状况。

(五)辅助检查结果评估
白细胞计数及分类,咽拭子培养。疱疹如有继发感染,必要时取其内容物送涂片检查及细菌培养。咽拭子病毒分离;疱疹液以标记抗体染色检测病毒特异抗原,或 PCR 技术检测病毒RNA。如有神经系统症状应作脑脊液常规、生化及病毒 RNA。必要时取血清检测病毒抗体。疑有心肌炎者检查心电图。

三、护理诊断/问题

(一)潜在并发症
潜在并发症如神经源性肺水肿、心力衰竭。

(二)体温升高

体温升高与病毒感染有关。

(三)皮肤完整性受损

皮肤完整性受损与手、足、口腔黏膜、臀部存在疱疹有关。

(四)营养失调

低于机体需要量与口腔存在疱疹不易进食有关。

(五)有传播感染的可能

传播感染与病原体排出有关。

四、护理措施

(一)隔离要求

及时安置在负压隔离病房内进行单间隔离。严格执行消毒隔离措施应,操作前后应严格洗手,做好手卫生。病房内每天以 600 mg/L 的含氯消毒剂对床及地面进行彻底消毒,医疗垃圾放入双层黄色垃圾袋中,外贴特殊标签,直接送至垃圾处理中心,不在其他地方中转。出院或转科后严格执行终末消毒。一旦诊断,医师应立即上报医院感染管理科,并留取大便标本备检。

(二)饮食护理

发热 1 周内应卧床休息,多饮开水。饮食宜给予营养丰富易消化的清淡、温凉的流质或半流质食物,如牛奶、米粥、面条等,禁食冰冷、辛辣等刺激性食物。意识障碍者暂禁食,逐渐改鼻饲流质,最后过渡到半流质饮食。

(三)病情观察

密切观察患儿的病情变化,24 小时监测心率、血氧饱和度、呼吸及面色,常规监测体温并观察热型和变化趋势。同时注意观察发热与皮疹出现的顺序。评估患儿的意识,大多数患儿神经系统受损发生在病程早期。对持续热不退,早期仅出现皮疹,但 1～2 天后继发高热者需引起重视。

(四)对症护理

1.高热的护理

(1)体温超过 39 ℃ 且持续不退的患儿除给布洛芬混悬液等退热药物外,还需以温水擦浴、冰袋或变温毯降温。使用降温毯时严密监测生命体征,观察外周循环,出现异常及时汇报医师。

(2)注意肢体保暖,防止冻伤,勤翻身,检查皮肤有无发红、发紫,衣被有无潮湿,防止压疮。

(3)遵医嘱给予抗病毒的药物。

2.口腔的护理

(1)每天 4 次口腔护理,常规的口腔护理用 0.05％ 的醋酸氯己定清洗口腔,然后喷活性银喷雾剂(银尔通),经口气管插管的患儿,采用口腔冲洗。

(2)患儿原有口腔疱疹,极易出现口腔溃疡,若出现溃疡,可给予复方维生素 B_{12} 溶液(贯新克)喷溃疡处,促进伤口的愈合。

3.皮肤黏膜的护理

(1)保持皮肤及床单位干燥清洁,剪短患儿指(趾)甲,必要时包裹患儿双手,避免抓破皮疹,防止感染。

(2)臀部有皮疹时要保持臀部干燥清洁,避免皮疹感染。皮疹或疱疹已破裂者,局部皮肤可涂抹抗生素药膏或炉甘石洗剂。

(五)并发症的护理

1.神经系统

EV71 具有嗜神经性,病毒在早期即可侵犯枢神经系统,密切观察患儿入院后第 1～3 天的病情变化,重点观察患儿有无惊跳、意识、瞳孔、生命体征、前囟张力、肢体活动情况等,注意有无精神差、嗜睡、烦躁、易呕吐等神经系统病变的早期症状和体征。患儿呕吐时应将其头偏向一侧,保持呼吸的通畅,以及时清除口腔内的分泌物,防止误吸;观察呕吐物的性质,记录呕吐的次数、呕吐物的颜色及量。

2.循环系统

持续心电监护,注意有无心率增快或缓慢、血压升高或下降、中心静脉压过高或过低、尿量减少;观察有无面色苍白、四肢发凉、指(趾)甲发绀、毛细血管再充盈时间延长(＞2 秒)、冷汗、皮肤花纹;听诊有无心音低钝、奔马律及心包摩擦音等。立即报告医师,遵医嘱给予适当镇静,并遵医嘱给予强心、升压等处理,维持循环系统的稳定。

3.呼吸系统

严密观察呼吸形态、频率、节律,注意有无呼吸浅快、节律不规则、血氧饱和度下降、三凹征、鼻翼扇动等呼吸困难表现。神经源性肺水肿是手足口病常见的死亡原因,临床上以急性呼吸困难和进行性低氧血症为特征,早期仅表现为心率增快、血压升高、呼吸急促等非特异性表现,一旦出现面色苍白、发绀、出冷汗、双肺湿啰音、咳粉红色泡沫痰、严重低氧血症时应及时通知医师,备好各类急救用品,紧急气管内插管辅助呼吸。使用呼吸机可减轻心肺功能,缓解呼吸困难症状,早期的心肺功能支持可改善 EV71 病毒感染患儿的预后。

(六)心理护理

由于患儿患病突然,尤其确诊后家长担心患儿的生命危险和后遗症的发生。患儿住隔离病室,限制探视,病情变化时及时跟家长沟通,评估患儿家长的心理承受能力,帮助家长树立信心,同时帮助家长接受现实,以取得家长的支持与配合。

五、护理效果评估

(1)患者的疱疹、斑丘疹消退,自感舒适。

(2)患者未发生并发症或发生但被及时发现和处理。

(3)患者的家属学会了如何进行皮肤的护理,并对疾病的预防知识有了一定的了解。

(王琳琳)

第二节 小儿水痘

水痘是由水痘-带状疱疹病毒引起的急性出疹性传染病,临床以皮肤黏膜相继出现和同时存在斑疹、丘疹、疱疹及结痂为特征。

一、临床表现

(一)潜伏期

一般为 2 周左右。

(二)前驱期

一般为 1～2 天。婴幼儿多无明显前驱症状,年长儿可有低热、头痛、不适、食欲缺乏等。

(三)出疹期

皮疹先出现于躯干和头部,后波及面部和四肢。其特点有以下几点。

(1)皮疹分批出现,可见斑疹、丘疹、疱疹及结痂同时存在,为水痘皮疹的重要特征。开始为红色斑疹,数小时变为丘疹,再数小时发展成椭圆形水疱疹,疱液先清亮后浑浊,周围有红晕。疱疹易破溃,1～2 天后开始干枯、结痂,脱痂后一般不留瘢痕,常伴瘙痒使患儿烦躁不安。

(2)皮疹呈向心性分布,主要位于躯干,其次头面部,四肢较少,为水痘皮疹的另一特征。

(3)黏膜疱疹可出现在口腔、咽、结膜、生殖器等处,易破溃形成溃疡。

(四)并发症

以皮肤继发细菌感染常见,少数为血小板数减少、肺炎、脑炎、心肌炎等。

水痘多为自限性疾病,10 天左右自愈。除上述典型水痘外,可有疱疹内出血的出血型重症水痘,多发生于免疫功能低下者,常因并发血小板数减少或弥散性血管内凝血而危及生命,病死率高。此外,孕母患水痘可感染胎儿,导致先天性水痘。

二、辅助检查

(一)血常规

白细胞总数正常或稍低,继发细菌感染时可增高。

(二)疱疹刮片

可发现多核巨细胞和核内包涵体。

(三)血清学检查

补体结合抗体高滴度或双份血清抗体滴度 4 倍以上升高可明确病原。

三、治疗原则

(一)抗病毒治疗

首选阿昔洛韦,但需在水痘发病后 24 小时内应用效果更佳。此外,也可用更昔洛韦及干扰素。

(二)对症治疗

高热时用退热剂,皮疹瘙痒时可局部用炉甘石洗剂清洗或口服抗组胺药,疱疹溃破后可涂 1％甲紫或抗生素软膏,有并发症时进行相应的对症治疗。水痘患儿忌用肾上腺皮质激素。

四、护理诊断及合作性问题

(一)体温过高

与病毒血症及继发细菌感染有关。

(二)皮肤完整性受损

与水痘病毒引起的皮疹及继发细菌感染有关。

(三)潜在并发症

皮肤继发细菌感染、脑炎、肺炎等。

(四)有传播感染的危险

与患儿排出有传染性的病毒有关。

五、护理措施

(一)维持正常体温

(1)卧床休息至热退,症状减轻;出汗后及时更换衣服,保持干燥。

(2)监测体温,观察热型;高热时可用物理降温或退热剂,但忌用酒精擦浴、口服阿司匹林(以免增加瑞氏综合征的危险);鼓励患儿多饮水。

(二)促进皮肤完整性恢复

(1)室温适宜,衣被不宜过厚,以免增加痒感。

(2)勤换内衣,保持皮肤清洁,防止继发感染。

(3)剪短指甲,婴幼儿可戴并指手套,以免抓伤皮肤。

(4)皮肤瘙痒时,可温水洗浴,口服抗组胺药物;疱疹无溃破者,涂炉甘石洗剂或 5％碳酸氢钠溶液;疱疹溃破者涂 1％甲紫或抗生素软膏防止继发感染,必要时给予抗生素。

(三)病情观察

注意观察疱疹溃破处皮肤、精神、体温、食欲,有无咳嗽、气促、头痛、呕吐等,以及早发现并发症,予以相应的治疗及护理。

(四)预防感染的传播

1.控制传染源

患儿应隔离至疱疹全部结痂或出疹后 7 天;密切接触的易感儿隔离观察 3 周。

2.切断传播途径

保持室内空气新鲜,托幼机构应做好晨间检查和空气消毒。

3.保护易感人群

避免易感者接触,对体弱、免疫功能低下及应用大剂量激素者尤应加强保护,应在接触水痘后 72 小时内肌内注射水痘-带状疱疹免疫球蛋白,可起到预防或减轻症状的作用。

(五)健康教育

向家长宣传控制传染源的知识,说明患儿隔离的时间;指导切断传播途径的方法,如通风换气、定期消毒、用物暴晒;指导家长对患儿进行皮肤护理,防止继发感染;加强预防知识教育,流行期间避免易感儿去公共场所。

(王琳琳)

第三节 小儿流行性腮腺炎

一、疾病概述

流行性腮腺炎是由腮腺炎病毒引起的小儿时期常见的急性呼吸道传染病。以腮腺肿大、疼痛为特征，各种唾液腺体及其他器官均可受累，系非化脓性炎症。

(一)病因

腮腺炎病毒为 RNA 病毒，人是病毒唯一宿主。

腮腺炎病毒，属副黏液病毒，仅一个血清型，存在于患者唾液、血液、尿液及脑脊液中。此病毒对理化因素抵抗力不强，加热至 56 ℃20 分钟或甲醛、紫外线等很容易使其灭活，但在低温条件下可存活较久。

(二)流行病学特点

1.传染源

早期患者和隐性感染者。病毒存在于患儿唾液中的时间较长，腮肿前 6 天至腮肿后 9 天均可自患者唾液中分离出病毒，因此在这两周内有高度传染性。感染腮腺炎病毒后，无腮腺炎表现，而有其他器官如脑或睾丸等症状者，则唾液及尿亦可检出病毒。在大流行时 30%~40%的患儿仅有上呼吸道感染的亚临床感染，是重要传染源。

2.传播途径

本病毒在唾液中通过飞沫传播（唾液及污染的衣服亦可传染）其传染力较麻疹、水痘为弱。孕妇感染本病可通过胎盘传染胎儿，而导致胎儿畸形或死亡，流产的发生率也增加。

3.易感性

普遍易感，其易感性随年龄的增加而下降。青春期后发病男多于女。病后可有持久免疫力。

(三)发病机制

多认为该病毒首先侵入口腔黏膜和鼻黏膜在上皮组织中大量增殖后进入血循环（第一次病毒血症），经血流累及腮腺及一些组织，并在其中增殖再次进入血循环（第二次病毒血症），并侵犯上次未受波及的一些脏器。病程早期时从口腔、呼吸道分泌物、血尿、乳汁、脑脊液及其他组织中可分离到腮腺炎病毒。有人分别从胎盘和胎儿体内分离出本病毒。根据本病患儿在病程中可始终无腮腺肿胀而脑膜脑炎、睾丸炎等可出现于腮腺肿胀之前等事实，也证明腮腺炎病毒首先侵入口鼻黏膜经血流累及各种器官组织的观点，也有人认为病毒对腮腺有特殊亲和性，因此入口腔后即经腮腺导管而侵入腮腺，在腺体内增殖后再进入血循环形成病毒血症累及其他组织。各种腺组织如睾丸卵巢、胰腺、肠浆液造酶腺、胸腺、甲状腺等均有受侵的机会，脑脑膜、肝及心肌也常被累及，因此流行性腮腺炎的临床表现变化多端脑膜脑炎是病毒直接侵犯中枢神经系统的后果，自脑脊液中可能分离出病原体。

腮腺的非化脓性炎症为本病的主要病变，腺体呈肿胀发红，有渗出物，出血性病灶和白细胞浸润腮腺导管有卡他性炎症，导管周围及腺体间质中有浆液纤维蛋白性渗出及淋巴细胞浸润，管内充塞破碎细胞残余及少量中性粒细胞腺上皮水肿、坏死、腺泡间血管有充血现象腮腺周显著水肿,附近淋巴结充血肿胀。唾液成分的改变不多但分泌量则较正常减少。

由于腮腺导管的部分阻塞使唾液的排出受到阻碍,故摄食酸性饮食时可因唾液分泌增加、唾液潴留而感胀痛唾液中含有淀粉酶可经淋巴系统而进入血循环,导致血中淀粉酶增高,并从尿中排出胰腺和肠浆液造酶含量。本病病毒易侵犯成熟的睾丸,幼年患者很少发生睾丸炎睾丸曲精管的上皮显著充血,有出血斑点及淋巴细胞浸润,在间质中出现水肿及浆液纤维蛋白性渗出物胰腺呈充血、水肿,胰岛有轻度退化及脂肪性坏死。

(四)临床表现

临床典型病例以腮腺炎为主要表现,潜伏期为 14～25 天,平均为 18 天。

本病前驱期很短,可有发热、头痛、乏力、肌痛、厌食等。腮腺肿大常是疾病的首发体征,通常先起于一侧,2～3 天波及对侧,也有两侧同时肿大或始终限于一侧者。肿胀以耳垂为中心,向前、后、下发展,局部不红,边缘不清,轻度压痛,咀嚼食物时疼痛加重,在上颌第 2 磨牙旁的颊黏膜处,可见腮腺管口。腮腺肿大 3～5 天达高峰,1 周左右逐渐消退。颌下腺和舌下腺也可同时受累。不典型病例可无腮腺肿胀而以单纯睾丸炎或脑膜脑炎的症状出现。

腮腺炎病毒有嗜腺体和嗜神经性,故病毒常侵入中枢神经系统、其他腺体或器官而产生下列症状。

1.脑膜脑炎

可在腮腺炎出现前、后或同时发生,也可发生在无腮腺炎时。表现为发热、头痛、呕吐、颈项强直,少见惊厥和昏迷。脑脊液呈无菌性脑膜炎样改变。大多预后良好,但也偶见死亡及留有神经系统后遗症。

2.睾丸炎

睾丸炎是男孩最常见的并发症,多为单侧受累,睾丸肿胀疼痛,约半数病例可发生萎缩,双侧萎缩者可导致不育症。

3.急性胰腺炎

该病较少见,常发生于腮腺肿胀数天后。出现中上腹剧痛,有压痛和肌紧张,伴发热、寒战、呕吐、腹胀、腹泻或便秘等。

4.其他

可有心肌炎、肾炎、肝炎等。

(五)流行性腮腺炎诊断标准

1.疑似病例

发热,畏寒,疲倦,食欲缺乏,1～2 天单侧或双侧非化脓性腮腺肿痛或其他唾液腺肿痛。

2.确诊病例

(1)腮腺肿痛或其他唾液腺肿痛与压痛,吃酸性食物时胀痛更为明显。腮腺管口可见红肿。白细胞计数正常或稍低,后期淋巴细胞增加。

(2)发病前 1～4 周与腮腺炎患者有密切接触史。

二、治疗

隔离患儿使之卧床休息直至腮腺肿胀完全消退。注意口腔清洁,饮食以流质或软食为宜,避免酸性食物,保证液体摄入量。

三、护理评估、诊断和措施

(一)健康管理

1.疼痛

腮腺炎引起的腮腺肿大引起。

(1)护理诊断:疼痛。

(2)护理措施:缓解疼痛。

2.发热

与感染有关。

(1)护理诊断:体温升高。

(2)护理措施:①保证休息,防止过劳,减少并发症的发生。高热者给予物理降温。鼓励患儿多饮水。发热伴有并发症者应卧床休息至热退。②保持口腔清洁,常用温盐水漱口,多饮水,以减少口腔内残余食物,防止继发感染。③给予富有营养、易消化的半流质或软食,忌酸、辣、干、硬食物,以免因唾液分泌及咀嚼使疼痛加剧。④局部冷敷,以减轻炎症充血及疼痛。亦可用中药湿敷。

3.焦虑

与患儿的疾病发展有关。

(1)护理诊断:焦虑。

(2)护理措施:①缓解家长的焦虑,做好解释沟通。②注意有无脑膜脑炎、睾丸炎、急性胰腺炎等临床征象,并给以相应治疗和护理。发生睾丸炎时可用丁字带托起阴囊,局部间歇冷敷以减轻疼痛。③无并发症的患儿一般在家中隔离治疗,指导家长做好隔离、饮食、用药护理,学会病情观察,若有并发症表现,应及时送医院就诊。做好患儿和家长的心理护理,介绍减轻疼痛的方法,使患儿配合治疗。

(二)预防感染传播

发现腮腺炎患儿后立即采取呼吸道隔离措施,直至腮腺肿大消退后3天,有接触史的易感患儿应观察3周。流行期间应加强幼托机构的晨检。居室应空气流通,对患儿口、鼻分泌物及污染物应进行消毒。易感患儿可接种减毒腮腺炎活疫苗。

(王琳琳)

第四节　小儿急性感染性喉炎

急性感染性喉炎是由病毒或细菌等引起的喉部黏膜的急性炎症,多见于5岁以下的儿童,冬、春季发病较多。由于小儿喉腔狭小、黏膜下血管淋巴组织丰富,声门下组织疏松等解剖特点,患儿易出现犬吠样咳嗽、声音嘶哑、吸气性喉鸣伴呼吸困难,严重时出现喉梗阻症状,若处理不及时,可危及生命。

一、临床特点

(一)症状

(1)发热:患儿可有不同程度的发热,严重时体温可高达 40 ℃以上并伴有中毒症状。

(2)咳嗽:轻者为刺激性咳嗽,伴有声音嘶哑,较重的有犬吠样咳嗽。

(3)喉梗阻症状:呈吸气性喉鸣、三凹症,重者迅速出现烦躁不安、吸气性呼吸困难、发绀、心率加快等缺氧症状。临床将喉梗阻分为 4 度。

Ⅰ度喉梗阻:安静时如常人,但活动(或受刺激)后可出现喉鸣及吸气性呼吸困难。胸部听诊呼吸音清晰,心率无改变。

Ⅱ度喉梗阻:即使在安静状态下也有喉鸣和吸气性呼吸困难。听诊可闻喉鸣传导或气管呼吸音,呼吸音强度大致正常。心率稍快,一般状况尚好。

Ⅲ度喉梗阻:吸气性呼吸困难严重,除上述表现外,还因缺氧严重而出现明显发绀,患儿常极度不安、躁动、恐惧、大汗、胸廓塌陷,呼吸音明显减低。心率增快,常大于 140 次/分,心音低钝。

Ⅳ度喉梗阻:由于呼吸衰竭及逐渐体力耗竭,患儿极度衰竭,呈昏睡状或进入昏迷,三凹征反而不明显,呼吸微弱,呼吸音几乎消失,胸廓塌陷明显,心率或慢或快,心律不齐,心音微弱,面色由发绀变成苍白或灰白。

(二)体征

咽部充血,肺部无湿啰音。直达喉镜检查可见黏膜充血肿胀,声门下黏膜呈梭状肿胀,黏膜表面有时附有黏稠性分泌物。

二、护理评估

(一)健康史

询问发病情况,病前有无上呼吸道感染现象。

(二)症状、体征

检查患儿有无发热、声音嘶哑、咳嗽、气促、三凹征。

(三)社会-心理因素

评估患儿及家长的心理状态,对疾病的了解程度,家庭环境及经济情况,了解患儿有无住院的经历。

(四)辅助检查

了解病原学及血常规检查结果。

三、常见护理问题

(1)低效性呼吸形态:与喉头水肿有关。

(2)舒适的改变:与咳嗽、呼吸困难有关。

(3)有窒息的危险:与喉梗阻有关。

(4)体温过高:与感染有关。

四、护理措施

(一)改善呼吸功能,保持呼吸道通畅

(1)保持室内空气清新,每天定时通风2次,保持室内湿度在60%左右,以缓解喉肌痉挛,湿化气道。

(2)适当抬高患儿颈肩部,怀抱小儿使头部稍后仰以保持气道通畅,体位舒适。

(3)Ⅱ度以上喉梗阻患儿应给予吸氧。

(4)吸入用布地奈德混悬液+肾上腺素用生理盐水稀释后雾化吸入,每天3～4次。以消除喉水肿,恢复气道通畅。

(5)指导较大患儿进行有效的咳嗽,当患儿剧烈咳嗽时,可嘱患儿深呼吸以抑制咳嗽。

(二)密切观察病情变化

根据患儿三凹征、喉鸣、青紫及烦躁的表现来判断缺氧的程度,以及时发现喉梗阻,积极处理,避免窒息。如有喉梗阻先兆,立即通知医师,备好抢救物品,积极配合抢救。

(三)发热护理

监测体温变化,发热时给温水擦浴,解热贴敷前额,必要时按医嘱给予药物降温。

(四)提高患儿的舒适度

卧床休息,减少活动,各种护理操作尽量集中进行,避免哭闹。一般情况下不用镇静剂,若患儿过度烦躁不安,可遵医嘱用地西泮、苯巴比妥肌内注射或10%水合氯醛灌肠。因氯丙嗪及吗啡有抑制呼吸的作用,不宜应用。

五、健康教育

(1)向患儿家长讲解疾病的有关知识和护理要点,指导家长耐心细致地喂养,进食易消化的流质或半流质,多饮水,不吃有刺激性的食物,避免患儿进食时发生呛咳。

(2)向家长说明雾化吸入的重要性,鼓励患儿配合治疗。

(3)避免哭闹时间过长,吸入有害气体或进食辛辣食物,刺激损伤喉部。

六、出院指导

(1)注意锻炼身体,合理喂养,增强机体抵抗力。

(2)养成良好卫生生活习惯,饭后漱口,多饮水,保持口腔清洁。

(3)一旦发生痉挛性喉炎(出现呼吸紧促如犬吠,喉鸣,吸气困难,胸廓塌陷,唇色发绀)应立即送医院治疗,并保持气道通畅(患儿头向后仰,解开衣领)。

(王琳琳)

第五节　小儿心包炎

心包炎可分感染和非感染性两类,且多为其他疾病(婴儿常见于败血症、肺炎、脓胸,学龄儿童多见于结核病、风湿病)的一种表现。

一、临床特点

(一)症状

较大儿童常有心前区刺痛,平卧时加重,坐位或前倾位可减轻,疼痛可向肩背及腹部放射;婴儿则表现为烦躁不安。同时有原发病的症状表现,常有呼吸困难、咳嗽、发热等。

(二)体征

早期可听到心包摩擦音,多在胸骨左缘第3～4肋间最清晰,但多为一过性。有心包积液时心音遥远、低钝,出现奇脉。当心包积液达一定量时,心包舒张受限,出现颈静脉怒张、肝脏增大、肝颈反流征阳性、下肢水肿、心动过速、脉压变小。

(三)辅助检查

1.X线检查

心影呈烧瓶样增大而肺血大多正常。

2.心电图

窦性心动过速,低电压,广泛ST段、T波改变。

3.超声心动图

能提示心包积液的部位、量。

4.实验室检查

血沉增快,CRP增高,血常规白细胞、中性粒细胞计数增高。

二、护理评估

(一)病史

了解患儿近期有无感染性疾病及有无结核、风湿热病史。

(二)症状、体征

评估患儿有无发热、胸痛,胸痛与体位的关系,评估有无心包压塞症状,如呼吸困难、心率加快、颈静脉怒张、肝大、水肿、心音遥远及奇脉。听诊心脏,注意有无心包摩擦音。

(三)社会-心理因素

评估家长对疾病的了解程度和态度。

(四)辅助检查

了解并分析胸片、心电图、超声心动图等检查结果。

三、常见护理问题

(一)疼痛

与心包炎性渗出有关。

(二)体温异常

与炎症有关。

(三)气体交换受损

与心包积液、心脏受压有关。

(四)合作性问题

急性心脏压塞。

四、护理措施

(一)休息与卧位

患儿应卧床休息,宜取半卧位。

(二)饮食

给予高热量、高蛋白、高维生素、易消化的半流质或软食,限制钠盐摄入,少食易产气的食物,如薯类,多食芹菜、海带等富含纤维素的食物,以防止肠内产气过多引起腹胀及便秘而导致膈肌上抬。

(三)高热护理

及时做好降温处理,测定并及时记录体温。

(四)吸氧

胸闷、气急严重者给予氧气吸入。

(五)对症护理

有心包积液者,护理人员应做好患儿的解释工作,协助医师进行心包穿刺,操作过程中仔细观察生命体征的变化,记录抽出液体性质和量,穿刺完毕后局部加压数分钟后无菌包扎,送回病床后继续观察有无渗液、渗血,必要时局部沙袋加压。

(六)病情观察

(1)呼吸困难为急性心包炎和慢性缩窄性心包炎最主要突出症状,应密切观察呼吸频率和节律。

(2)当患儿出现静脉压升高,面色苍白、发绀,烦躁不安,肝脏在短期内增大,应及时报告医师并做好心包穿刺准备。

(七)心理护理

对患儿疼痛的描述予以肯定,并设法分散和减轻其不适感觉。

(八)健康教育

(1)向家长讲解舒适的体位、安静休息和充足的营养供给是治疗本病的良好措施。

(2)若需要进行心包穿刺时,应向家长说明必须配合和注意的事宜。

五、出院指导

(1)遵医嘱及时、准确使用药物并定期随访。

(2)由于心包炎患儿机体抵抗力减弱,出院后仍应坚持休息半年左右,并加强营养,以利心功能的恢复。

（王琳琳）

第六节　小儿病毒性心肌炎

一、概述

病毒性心肌炎是由多种病毒侵犯心脏,引起局灶性或弥漫性心肌间质炎性渗出和心肌纤维变性、坏死或溶解的疾病,有的可伴有心包或心内膜炎症改变,可导致心肌损伤、心功能障碍、心律失常和周身症状。可发生于任何年龄,近年来发生率有增多的趋势,是儿科常见的心脏疾病之一。据全国九省市"病毒性心肌炎协作组"调查,其发病率占住院病儿总数的 5.97%,占门诊患者总数的 0.14%。

(一)病因

近年来由于病毒学及免疫病理学的迅速发展,通过大量动物实验及临床观察,证明多种病毒皆可引起心肌炎。其中柯萨奇病毒 B6(1~6 型)最常见,其他如柯萨奇病毒 A、ECHO 病毒、脊髓灰质炎病毒、流感及副流感病毒、腮腺炎病毒、水痘病毒、单纯疱疹病毒、带状疱疹病毒及肝炎病毒等也可能致病。由于柯萨奇病毒具有高度亲心肌性和流行性,据报道在很多原因不明的心肌炎和心包炎中,约 39% 是由柯萨奇病毒 B 所致。

尽管罹患病毒感染的机会很多,而多数不发生心肌炎,在一定条件下才发病。例如当机体由于继发细菌感染(特别是链球菌感染)、发热、缺氧、营养不良、接受类固醇或放射治疗等,而抵抗力低下时,可诱发发病。

病毒性心肌炎的发病原理至今未完全了解,目前提出病毒学说、免疫学说、生化机制等几种学说。

(二)病理

病毒性心肌炎病理改变轻重不等。轻者常以局灶性病变为主,而重者则多呈弥漫性病变。局灶性病变的心肌外观正常,而弥漫性者则心肌苍白、松软,心脏呈不同程度的扩大、增重。镜检可见病变部位的心肌纤维变性或断裂,心肌细胞溶解、水肿、坏死。间质有不同程度水肿及淋巴细胞、单核细胞和少数多核细胞浸润。病变以左心室及室间隔最显著,可波及心包、心内膜及传导系统。

慢性病例心脏扩大,心肌间质炎症浸润及心肌纤维化并有瘢痕组织形成,心内膜呈弥漫性或局限性增厚,血管内皮肿胀等变化。

二、临床表现

病情轻重悬殊。轻症可无明显自觉症状,仅有心电图改变。重型可出现严重的心律失常、充血性心力衰竭、心源性休克,甚至个别患者因此而死亡。大约有 1/3 以上的病例在发病前 1~3 周或发病同时呼吸道或消化道病毒感染,同时伴有发热、咳嗽、咽痛、周身不适、腹泻、皮疹等症状,继而出现心脏症状如年长儿常诉心悸、气短、胸部及心前区不适或疼痛、疲乏感等。发病初期常有腹痛、食欲缺乏、恶心、呕吐、头晕、头痛等表现。3 个月以内婴儿有拒乳、苍白、发绀、四肢凉、两眼凝视等症状。心力衰竭者,呼吸急促、突然腹痛、发绀、水肿等;心源性休克者,烦躁不安、面色苍白、皮肤发花、四肢厥冷或外周发绀等;发生窦性停搏或心室颤动时可突然死亡;高度房室传导阻滞在心室自身节律未建立前,由于脑缺氧而引起抽搐、昏迷称心脑综合征。如病情拖延至慢性期。常表现为进行性充血心力衰竭、全心扩大,可伴有各种心律失常。

体格检查:多数心尖区第一音低钝。一般无器质性杂音,仅在胸前或心尖区闻及Ⅰ~Ⅱ级吹风样收缩期杂音。有时可闻及奔马律或心包摩擦音。心律失常多见如阵发性心动过速、异位搏动、心房颤动、心室扑动、停搏等。严重者心脏扩大,脉细数,颈静脉怒张,肝大和压痛,肺部啰音等;或面色苍白、四肢厥冷、皮肤发花、指(趾)发绀、血压下降等。

三、辅助检查

(一)实验室检查

(1)白细胞总数 $10.0 \times 10^9 \sim 20.0 \times 10^9/L$,中性粒细胞比例偏高。血沉、抗链"O"大多数正常。

(2)血清肌酸磷酸激酶、乳酸脱氢酶及其同工酶、谷草转氨酶在病程早期可增高。超氧化歧化酶急性期降低。

(3)若从心包、心肌或心内膜分离到病毒,或用免疫荧光抗体检查找到心肌中有特异的病毒抗原,电镜检查心肌发现有病毒颗粒,可以确定诊断;咽洗液、粪便、血液、心包液中分离出病毒,同时结合恢复期血清中同型病毒中和抗体滴度较第 1 份血清升高或下降 4 倍以上,则有助于病原诊断。

(4)补体结合抗体的测定及用分子杂交法或聚合酶链反应检测心肌细胞内的病毒核酸也有助于病原诊断。部分病毒性心肌炎患者可有抗心肌抗体出现,一般于短期内恢复,如持续提高,表示心肌炎病变处于活动期。

(二)心电图检查

心电图在急性期有多变与易变的特点,对可疑病例应反复检查,以助诊断。其主要变化为ST-T 改变,各种心律失常和传导阻滞。恢复期以各种类型的期前收缩为多见。少数为慢性期病儿可有房室肥厚的改变。

(三)X 线检查

心影正常或不同程度的增大,多数为轻度增大。若反复迁延不愈或合并心力衰竭,心脏扩大明显。后者可见心搏动减弱,伴肺淤血、肺水肿或胸腔少量积液。有心包炎时,有积液征。

(四)心内膜心肌活检

心导管法心内膜心肌活检,在成人患者中早已开展,小儿患者仅是近年才有报道,为心肌炎诊断提供了病理学依据。据报道:原因不明的心律失常、充血性心力衰竭患者,经心内膜心肌活检证明约 40% 为心肌炎;临床表现和组织学相关性较差。原因是 EMB 取材很小且局限,以及取材时不一定是最佳机会;心内膜心肌活检本身可导致心肌细胞收缩,而出现一些病理性伪迹。因此,对于心内膜心肌活检病理无心肌炎表现者不一定代表心脏无心肌炎,此时临床医师不能忽视临床诊断。此项检查一般医院尚难开展,不作为常规检查项目。

四、诊断与鉴别诊断

(一)诊断要点

1.病原学诊断依据

(1)确诊指标:自患儿心内膜、心肌、心包(活检、病理)或心包穿刺液检查,发现以下之一者可确诊心肌炎由病毒引起。①分离到病毒;②用病毒核酸探针查到病毒核酸;③特异性病毒抗体阳性。

(2)参考依据:有以下之一者结合临床表现可考虑心肌炎系病毒引起。①自患儿粪便、咽拭子或血液中分离到病毒,且恢复期血清同抗体滴度较第一份血清升高或降低 4 倍以上。②病程早期患儿血中特异性 IgM 抗体阳性。③用病毒核酸探针自患儿血中查到病毒核酸。

2.临床诊断依据

(1)心功能不全、心源性休克或心脑综合征。

(2)心脏扩大(X线、超声心动图检查具有表现之一)。

(3)心电图改变以 R 波为主的 2 个或 2 个以上主要导联(Ⅰ、Ⅱ、aVF、V_5)的 ST-T 改变持续 4 天以上伴动态变化,窦房传导阻滞,房室传导阻滞,完全性右束支阻滞或左束支阻滞,成联律、多形、多源、成对或并行性期前收缩,非房室结及房室折返引起的异位性心动过速,低电压(新生儿除外)及异常 Q 波。

(4)CK-MB 升高或心肌肌钙蛋白(cTnI 或 cTnT)阳性。

3.确诊依据

(1)具备临床诊断依据 2 项,可临床诊断为心肌炎。发病同时或发病前 1～3 周有病毒感染的证据支持诊断者。

(2)同时具备病原学确诊依据之一,可确诊为病毒性心肌炎,具备病原学参考依据之一,可临床诊断为病毒性心肌炎。

(3)凡不具备确诊依据,应给予必要的治疗或随诊,根据病情变化,确诊或除外心肌炎。

(4)应除外风湿性心肌炎、中毒性心肌炎、先天性心脏病、结缔组织病及代谢性疾病的心肌损害、甲状腺功能亢进症、原发性心肌病、原发性心内膜弹力纤维增生症、先天性房室传导阻滞、心脏自主神经功能异常、β 受体功能亢进及药物引起的心电图改变。

4.临床分期

(1)急性期:新发病,症状及检查阳性发现明显且多变,一般病程在半年以内。

(2)迁延期:临床症状反复出现,客观检查指标迁延不愈,病程多在半年以上。

(3)慢性期:进行性心脏增大,反复心力衰竭或心律失常,病情时轻时重,病程在 1 年以上。

(二)鉴别诊断

在考虑九省市心肌炎协作组制订的心肌炎诊断标准时,应首先除外其他疾病,包括风湿性心肌炎、中毒性心肌炎、结核性心包炎、先天性心脏病、结缔组织疾病或代谢性疾病或代谢性疾病的心肌损害(包括维生素 B_1 缺乏症)、原发性心肌病、先天性房室传导阻滞、高原性心脏病、克山病、川崎病、良性期前收缩和神经功能紊乱、电解质紊乱及药物等引起的心电图改变。

五、治疗

本症尚无特殊治疗。应结合患儿病情采取有效的综合措施,可使大部分患儿痊愈或好转。

(一)一般治疗

1.休息

急性期至少应卧床休息至热退后 3～4 周,有心功能不全或心脏扩大者,更应强调绝对卧床休息,以减轻心脏负荷及减少心肌耗氧量。

2.抗生素

虽对引起心肌炎的病毒无直接作用,但因细菌感染是病毒性心肌炎的重要条件因子,故在开始治疗时,均主张适当使用抗生素。一般应用青霉素肌内注射 1～2 周,以清除链球菌和其他敏感细菌。

3.保护心肌

大剂量维生素 C,具有增加冠状血管血流量、心肌糖原、心肌收缩力、改善心功能、清除自由基、修复心肌损伤的作用。剂量为 $100\sim200$ mg/(kg·d),溶于 $10\%\sim25\%$ 葡萄糖液 $10\sim30$ mL内静脉注射,每天1次,$15\sim30$ 天为1个疗程;抢救心源性休克时,第1天可用 $3\sim4$ 次。

至于极化液、能量合剂及 ATP 等均因难进入心肌细胞内,故疗效差,近年来多推荐:①辅酶 Q_{10} 1 mg/(kg·d),口服,可连用 $1\sim3$ 个月。②1,6-二磷酸果糖 $0.7\sim1.6$ mL/kg 静脉注射,最大量不超过2.5 mL/kg(75 mg/mL),静脉注射速度 10 mL/min,每天1次,$10\sim15$ 天为1个疗程。

(二)激素治疗

肾上腺皮质激素可用于抢救危重病例及其他治疗无效的病例。口服泼尼松 $1\sim1.5$ mg/(kg·d),用 $3\sim4$ 周,症状缓解后逐渐减量停药。对反复发作或病情迁延者,依据近年来对本病发病机制研究的进展,可考虑较长期的激素治疗,疗程不少于半年,对于急重抢救病例可采用大剂量,如地塞米松 $0.3\sim0.6$ mg/(kg·d),或氢化可的松 $15\sim20$ mg/(kg·d),静脉滴注。

(三)免疫治疗

动物及临床研究均发现丙种球蛋白对心肌有保护作用。从 1990 年开始,在美国波士顿及洛杉矶儿童医院已将静脉注射丙种球蛋白作为病毒性心肌炎治疗的常规用药。

(四)抗病毒治疗

动物试验中联合应用利巴韦林和干扰素可提高生存率,目前欧洲正在进行干扰素治疗心肌炎的临床试验,其疗效尚待确定。环孢霉素 A、环磷酰胺目前尚无肯定疗效。

(五)控制心力衰竭

心肌炎患者对洋地黄耐受性差,易出现中毒而发生心律失常,故应选用快速作用的洋地黄制剂如毛花苷 C(西地兰)或地高辛。病重者用地高辛静脉滴注,一般病例用地高辛口服,饱和量用常规的 $1/2\sim2/3$ 量,心力衰竭不重,发展不快者,可用每天口服维持量法。利尿剂应早用和少用,同时注意补钾,否则易导致心律失常。注意供氧,保持安静。若烦躁不安,可给镇静剂。发生急性左心功能不全时,除短期内并用毛花苷 C(西地兰)、利尿剂、镇静剂、氧气吸入外,应给予血管扩张剂如酚妥拉明 $0.5\sim1$ mg/kg 加入 10% 葡萄糖液 $50\sim100$ mL 内快速静脉滴注。紧急情况下,可先用半量以 10% 葡萄糖液稀释静脉缓慢注射,然后将其余半量静脉滴注。

(六)抢救心源性休克

镇静、吸氧、大剂量维生素 C、扩容、激素、升压药、改善心功能及心肌代谢等。

近年来,应用血管扩张剂硝普钠取得良好疗效,常用剂量 $5\sim10$ mg,溶于 5% 葡萄糖 100 mL 中,开始 0.2 μg/(kg·min)滴注,以后每隔5分钟增加 0.1 μg/kg,直到获得疗效或血压降低,最大剂量不超过每分钟 5 μg/kg。

(七)纠正严重心律失常

心律失常的纠正在于心肌病变的吸收或修复。一般轻度心律失常如期前收缩、一度房室传导阻滞等,多不用药物纠正,而主要是针对心肌炎本身进行综合治疗。若发生严重心律失常如快速心律失常、严重传导阻滞都应迅速及时纠正,否则威胁生命。

六、护理

(一)护理诊断

(1)活动无耐力:与心肌功能受损,组织器官供血不足有关。

(2)舒适的改变:胸闷与心肌炎症有关。

（3）潜在并发症：心力衰竭、心律失常、心源性休克。

（二）护理目标

（1）患儿活动量得到适当控制休息得到保证。

（2）患儿胸闷缓解或消失。

（3）患儿无并发症发生或有并发症时能被及时发现和适当处理。

（三）护理措施

1.休息

（1）急性期卧床休息至热退后 3～4 周，以后根据心功能恢复情况逐渐增加活动量。

（2）有心功能不全者或心脏扩大者应绝对卧床休息。

（3）总的休息时间不少于 3 个月。

（4）创造良好的休息环境，合理安排患儿的休息时间。保证患儿的睡眠时间。

（5）主动提供服务，满足患儿的生活需要。

2.胸闷的观察与护理

（1）观察患儿的胸闷情况，注意诱发和缓解因素，必要时给予吸氧。

（2）遵医嘱给予心肌营养药，促进心肌恢复正常。

（3）保证休息，减少活动。

（4）控制输液速度和输液总量，减轻心肌负担。

3.并发症的观察与护理

（1）密切注意心率、心律、呼吸、血压和面色改变，有心力衰竭时给予吸氧、镇静、强心等处理，应用洋地黄制剂时要密切观察患儿有无洋地黄中毒表现，如出现新的心律失常、心动过缓等。

（2）注意有无心律失常的发生，警惕危险性心律失常的发生，如频发室性期前收缩、多源室性期前收缩、二度以上房室传导阻滞、心房颤动、心室颤动等。一旦发生，需及时通知医师并给予相应处理。如高度房室传导阻滞者给异丙肾上腺素和阿托品提升心率。

（3）警惕心源性休克，注意血压、脉搏、尿量、面色等变化，一旦出现心源性休克，立即取平卧位，配合医师给予大剂量维生素 C 或肾上腺皮质激素治疗。

（四）康复与健康指导

（1）讲解病毒性心肌炎的病因、病理、发病机制、临床特点及诊断、治疗措施。

（2）强调休息的重要性，指导患儿控制活动量，建立合理的休息制度。

（3）讲解本病的预防知识，如预防上呼吸道感染和肠道感染等。

（4）有高度房室传导阻滞者讲解安装心脏起搏器的必要性。

七、展望

近年来，由于对心肌炎的病原学进一步了解和诊断方法的改进，心肌炎已成为常见心脏病之一，对人类健康构成了不同程度的威胁，因而对此病的诊治研究也正日益受到重视。其中，胸闷、心悸常可提示心脏波及，心脏扩大、心律失常或心力衰竭为心脏明显受损的表现，心电图 ST-T 改变与异位心律或传导阻滞反映心肌病变的存在。但对于怀疑为病毒性心肌炎的患者，提倡进行心脏活检以行病理学检查。

但分离病毒检查或特异性荧光抗体检查存在以下几个问题：①患者不宜接受。②炎性组织在心肌中呈灶状分布，由于活检标本小而致病灶标本不一定取到。③提取 RNA 的质量和检测方法的敏感性不同。③心脏上有病毒存在,而血液中不一定有抗原或抗体检出;心脏上无病毒存在,而心脏中有抗原或抗体检出;即使二者构成阳性反应也不足以证实有病毒性心肌炎存在;只有当感染某种病毒并引起相应的心脏损害时,心脏和血液检查呈阳性反应才有意义。在检查血液中抗原或抗体时,也会因检测试剂、检查方法、操作技术的不同而使结果迥异。

因此,病毒性心肌炎的确诊相当困难。由于抗病毒药物的疗效不显著,目前建议采用中西医结合疗法。有人用黄芪、牛磺酸及一般抗心律失常等药物为主的中西医结合方法治疗病毒感染性心肌炎,取得了比较满意的效果,如中药黄芪除具有抗病毒、调节免疫、保护心肌的作用,还可拮抗病毒感染心肌细胞对 L 型钙通道的增加,抑制内向钠钙交换电流,改善部分心电活动,清除氧自由基,而广泛应用于临床。牛磺酸是心肌游离氨基酸的重要成分,也可通过抑制病毒复制,抑制病毒感染心肌细胞引起的钙电流增加,使受感染而降低的最大钙电流膜电压及外向钾电流趋于正常,使心肌细胞钙内流减少,在病毒性心肌炎动物模型及临床病毒性心肌炎患者中,具有保护心肌、改善临床症状等作用。

(阎绍惠)

第七节　小儿肠套叠

肠套叠是指肠管的一部分及其相邻的肠系膜套入邻近肠腔内的一种肠梗阻。以4月龄至2岁以内小儿多见,冬春季发病率较高。

一、概述

(一)临床表现

(1)腹痛:表现为阵发性哭闹,20～30分钟发作一次,发作时脸色发白、拒奶、手足乱动、呈异常痛苦的表情。

(2)呕吐:在阵发性哭闹开始不久,即出现呕吐,开始时呕吐物为奶汁或其他食物,呕吐次数增多后可含有胆汁。

(3)血便:血便是肠套叠的重要症状,一般多在套叠后8～12小时排血便,多为果酱色黏液血便。

(4)腹部肿块:在右侧腹或右上腹季肋下可触及一腊肠样肿块,但腹胀明显时肿块不明显。

(5)右下腹空虚感:右下腹空虚感是因回盲部套叠使结肠上移,故右下腹较左侧空虚,不饱满。

(6)肛门指诊:指套上染有果酱样血便,若套叠在直肠,可触到子宫颈样套叠头部。

(7)其他:晚期患儿一般情况差,精神萎靡,反应迟钝,嗜睡甚至休克。若伴有肠穿孔则情况更差,腹胀明显,有压痛、肠鸣音减弱,腹壁水肿,发红。

(二)辅助检查

(1)空气灌肠:对高度怀疑肠套者,可选此检查,确诊后,可直接行空气灌肠整复。

(2)腹部 B 超:套叠肠管肿块的横切面似靶心样同心圆。

(3)腹部立位片:腹部见多个液平面的肠梗阻征象。

二、护理评估

(一)健康史

了解患儿发病前有无感冒、突然饮食改变及腹泻、高热等症状。询问以前有无肠套史。

(二)症状、体征

询问腹痛性质、程度、时间、发作规律和伴随症状及诱发因素,有无腹部肿块及血便。评估呕吐情况,有无发热及脱水症状。

(三)社会-心理因素

评估家长对小儿喂养的认知水平和对疾病的了解程度,以及对预后是否担心。

(四)辅助检查

分析辅助检查结果,了解腹部 B 超、腹部 X 线立位片等结果。

三、常见护理问题

(1)体温过高:与肠道内毒素吸收有关。

(2)体液不足:与呕吐、禁食、胃肠减压、高热、术中失血失液有关。

(3)舒适的改变:与腹痛、腹胀有关。

(4)合作性问题:肠坏死、切口感染、粘连性肠梗阻。

四、护理措施

(一)术前

(1)监测生命体征,严密观察患儿精神、意识状态、有无脱水症状及腹痛性质、部位、程度,观察呕吐次数、量及性质。呕吐时头侧向一边,防止窒息,以及时清除呕吐物。

(2)开放静脉通路,遵医嘱使用抗生素,纠正水、电解质紊乱。

(3)术前做好禁食、备皮、皮试等准备,禁用止痛剂,以免掩盖病情。

(二)术后

(1)术后患儿回病房,去枕平卧 4～6 小时,头侧向一边,保持呼吸道通畅,麻醉清醒后可取平卧位或半卧位。

(2)监测血压、心率、尿量,评估皮肤弹性和黏膜湿润情况。

(3)监测体温变化,由于肠套整复后毒素的吸收,应特别注意高热的发生,观察热型及伴随症状,以及早控制体温,防止高热惊厥。出汗过多时,以及时更换衣服,以免受凉。发热患儿每 4 小时一次监测体温,给予物理降温或药物降温,并观察降温效果,保持室内通风。

(4)观察肠套叠整复术后有无阵发性哭闹、呕吐、便血,以防再次肠套叠。

(5)禁食期间,做好口腔护理,根据医嘱补充水分和电解质溶液。

(6)密切观察腹部症状,有无呕吐、腹胀、肛门排气,观察排便情况并记录,保持胃肠减压引流通畅,观察引流液量、颜色、性质。

(7)肠蠕动恢复后,饮食以少量多餐为宜,逐步过渡,避免进食产气、胀气的食物,并观察进食后有无恶心、呕吐、腹胀情况。

(8)观察伤口有无渗血、渗液、红肿,保持伤口敷料清洁、干燥,防止大小便污染伤口。

(9)指导家长多安抚患儿、分散注意力,避免哭闹。

(三)健康教育

(1)陌生的环境,对疾病相关知识的缺乏及担心手术预后,患儿及家长易产生恐惧、焦虑,护理人员应热情、耐心介绍疾病的发生、发展过程及主要的治疗方法、手术目的及必要性,排除顾虑,给予心理支持,使其积极配合治疗。

(2)认真做好各项术前准备,向患儿及家长讲解备皮、禁食、皮试、术前用药的目的及注意事项,取得家长的理解和配合。

(3)术后康复过程中,指导家长加强饮食管理,防止再次发生肠套叠。

(四)出院指导

(1)饮食:合理喂养,添加辅食应由稀到稠,从少量到多量,从一种到多种,循序渐进。注意饮食卫生,预防腹泻,以免再次发生肠套叠。

(2)伤口护理:保持伤口清洁、干燥,勤换内衣,伤口未愈合前禁止沐浴,忌用手抓伤口。

(3)适当活动,避免上下举逗孩子。

(4)如患儿出现阵发性哭闹、呕吐、便血或腹痛、腹胀,伤口红肿等情况及时去医院就诊。

(阎绍惠)

第十四章

急诊护理

第一节　有机磷中毒

一、定义

急性有机磷中毒主要是有机磷农药通过抑制体内胆碱酯酶活性,失去分解乙酰胆碱能力,引起体内生理效应部位乙酰胆碱大量蓄积,使胆碱能神经持续过度兴奋,导致先兴奋后衰竭的一系列毒蕈碱样、烟碱样和中枢神经系统等中毒症状和体征。

二、临床表现

有机磷农药一般经口中毒,潜伏期较短,在数分钟至数小时之间;经皮吸收中毒大多在4～6小时出现症状。三大主要特征是瞳孔缩小、大汗、肌束震颤。

(一)急性中毒发作期的基本临床表现

1.胆碱能兴奋或危象

(1)毒蕈碱样症状:又称 M 样症状,主要由于堆积的乙酰胆碱使副交感神经末梢过度兴奋所致,引起平滑肌舒缩失常和腺体分泌亢进。出现较早,表现有恶心、呕吐、腹痛、腹泻、流涎、多汗、呼吸道分泌物增多、视物模糊、瞳孔缩小、呼吸困难、心跳加快、尿失禁等,严重时瞳孔呈针尖样并肺水肿,双肺满布湿啰音。

(2)烟碱样症状:又称 N 样症状。由于乙酰胆碱堆积在骨骼肌神经肌肉接头处,出现肌纤维颤动,全身紧缩或压迫感,表现有胸部压迫感、全身紧束感、肌纤维颤动,常见于面部、胸部、四肢,晚期可有肌阵挛、肌麻痹、全身抽搐,最后可因呼吸肌麻痹而致死。

(3)中枢神经系统症状:由于乙酰胆碱在脑内蓄积,早期多表现为头痛、头晕、倦怠、乏力,进而出现烦躁不安、言语不清、嗜睡、不同程度的意识障碍及阵发性抽搐。严重者出现脑水肿昏迷、肺水肿表现及中枢呼吸抑制,可因中枢性呼吸衰竭而死亡。

2.反跳

乐果和马拉硫磷口服中毒者,可能出现经抢救临床症状明显好转,稳定数天或1周后,病情急剧恶化,再次出现胆碱能危象,甚至肺水肿、昏迷或突然死亡,称为反跳。原因可能和残留在皮肤、毛发和胃肠道的有机磷杀虫剂重新被吸收或解毒药过早停用等多种原因有关。其病死率占有机磷中毒者的 $7\%\sim8\%$。

3.中间综合征(IMS)

通常出现在急性有机磷中毒后 $2\sim4$ 天,个别 7 天,以肌无力为突出表现,主要受累部位为肢体近端肌肉和屈颈肌,脑神经运动支配的肌肉也常受累,表现为患者肢体软弱无力、抬头困难,严重者出现进行性缺氧致意识障碍、昏迷,可因呼吸肌麻痹而死亡。IMS 病变主要在突触后,使神经肌肉接头的功能障碍,阿托品治疗无效。多见于二甲氧基的化合物,如乐果、氧乐果等。

4.有机磷农药中毒致迟发性神经病(OPIDP)

在急性有机磷农药中毒胆碱危象消失后 $2\sim3$ 周出现的感觉、运动型多发周围神经病,首先表现为肢体感觉异常,随后逐渐出现肢痛、麻痹,以后痛觉消失,最后发展为上肢感觉障碍。表现肢体远端最明显,上肢和下肢远端套式感觉减退。

5.其他

有机磷中毒,特别是重度中毒患者,常可出现不同程度的心脏损害,主要表现为心律失常、ST-T 改变和 Q-T 间期延长等。

(二)有机磷中毒的分级表现

(1)轻度中毒:以 M 样症状为主,没有肌纤维颤动等 N 样症状,全血胆碱酯酶活性在 $50\%\sim70\%$。

(2)中度中毒:M 样症状加重,出现肌纤维颤动等 N 样症状,全血胆碱酯酶活性在 $30\%\sim50\%$。

(3)重度中毒:除有 M、N 样症状外,出现昏迷、肺水肿、脑水肿、呼吸麻痹,甚至呼吸衰竭。全血胆碱酯酶活性在 30% 以下。

三、病因及发病机制

有机磷农药可经过呼吸道、消化道、皮肤黏膜等途径进入人体。一般认为毒物有肺部吸收的速度比胃吸收速度快 20 倍左右,仅次于静脉注射的吸收速度。小儿中毒原因:误食被有机磷农药污染的食物(包括瓜果、蔬菜、乳品、粮食及被毒死的禽畜、水产品等);误用沾染农药的玩具或农药容器;不恰当地使用有机磷农药杀灭蚊、蝇、虱、蚤、臭虫、蟑螂及治疗皮肤病和驱虫,母亲在使用农药后未认真洗手及换衣服而给婴儿哺乳;用包装有机磷农药的塑料袋做尿垫,或用喷过有机磷农药的田头砂土填充"土包裤"代替尿垫等;儿童亦可由于在喷过有机磷农药的田地附近玩耍引起吸入中毒。

当有机磷进入人体后,以其磷酰基与酶的活性部分紧密结合,形成磷酰化胆碱酯酶而丧失分解乙酰胆碱的能力,以致体内乙酰胆碱大量蓄积,并抑制仅有的乙酰胆碱酯酶活力,使中枢神经系统及胆碱能神经过度兴奋,最后转入抑制和衰竭。

四、辅助检查

(一)全血胆碱酯酶活力测定

此测定是诊断有机磷中毒的特异性试验指标,也是判断中毒程度的重要指标。胆碱酯酶活性降至正常人 70% 以下有意义。

(二)尿有机磷代谢产物测定

如对硫磷和甲基对硫磷在体内氧化分解生成对硝基酚由尿排出,美曲磷酯中毒时尿中出现三氯乙醇,此类分解产物的测定有助于中毒的诊断。

五、诊断要点

部分病例容易被忽略,特别是早期出现中枢神经抑制,循环、呼吸及中枢神经衰竭者,应及时了解有关病史并做有关检查,排除中毒可能。

(1)病史:确定有接触食入或吸入有机磷杀虫剂历史。

(2)中毒症状:出现中毒症状其中以大汗、流涎、肌肉颤动、瞳孔缩小和血压升高为主要症状。皮肤接触农药吸收致中毒者起病稍缓慢,症状多不典型,须仔细询问病史,全面体检有无皮肤红斑、水疱,密切观察临床演变协助诊断。

(3)呕出物或呼出气体有蒜臭味。

(4)实验室检查:血液胆碱酯酶活性测定显著低于正常。

(5)有机磷化合物测定:将胃内容物、呕吐物或排泄物作毒物检测。

(6)对不典型病例或病史不清楚者,应注意排除其他疾病,如其他食物中毒、毒覃中毒和乙型脑炎等,测血胆碱酯酶活性可鉴别。

六、治疗要点

(一)迅速清除毒物

(1)立即使患者脱离中毒环境,运送到空气新鲜处,去除污染衣物,注意保暖。

(2)清洗:皮肤黏膜接触中毒者,用生理盐水、清水或碱性溶液(美曲磷酯污染除外)冲洗被农药污染的皮肤、指甲、毛发,彻底清洗至无味。忌用热水及乙醇擦洗。眼部污染者,除美曲磷酯污染必须用清水冲洗外,其余均可先用2%碳酸氢钠溶液冲洗,再用生理盐水彻底冲洗,之后滴入1~2滴浓度为1%的阿托品。

(3)洗胃:①口服中毒者,应立即反复催吐,彻底有效的洗胃。无论中毒时间长短,病情轻重,均应洗胃,即使中毒已达24小时仍应进行洗胃。洗胃时宜用粗胃管,先将胃内容物尽量抽完,再用生理盐水、清水、2%碳酸氢钠溶液或1:5 000高锰酸钾溶液反复洗胃并保留胃管24小时以上,直至洗清为止。②美曲磷酯中毒时忌用碳酸氢钠溶液和肥皂水洗胃。对硫磷、甲拌磷、乐果、马拉硫磷等忌用高锰酸钾溶液洗胃。不能确定有机磷种类时,则用清水、0.45%盐水彻底洗胃。③导泻:从胃管注入硫酸钠20~40 g(溶于20 mL水)或注入20%甘露醇250 mL进行导泻治疗,以抑制毒物吸收,促进毒物排出。

(二)紧急复苏

急性有机磷杀虫剂中毒常因肺水肿、呼吸肌麻痹、呼吸衰竭而死亡。一旦发生以上情况,应紧急采取复苏措施;及时有效地清除呼吸道分泌物,气管插管或气管切开以保持呼吸道通畅,心搏骤停者立即行心肺复苏。

(三)促进毒物排出

1.利尿

可选用作用较强的利尿药(如呋塞米)来利尿,促进有机磷排出,但要注意尿量,保持液体出入量的平衡。

2.血液净化技术

严重有机磷中毒,特别是就诊较晚的病例,可借助透析、血液灌流、血液或血浆置换等血液净化技术,从血液中直接迅速取出毒物,可减少毒物对组织器官的损害,降低病死率。

(四)特异解毒剂的应用

原则是早期、足量、联合、重复用药。

1.抗胆碱药

抗胆碱药代表药物为阿托品,能与乙酰胆碱争夺胆碱受体,缓解毒蕈碱样症状和对抗呼吸中枢抑制。阿托品应早期、足量、反复给药,直到毒蕈碱样症状明显好转或出现"阿托品化"表现为止。一般阿托品用法为:轻度中毒首剂 1~3 mg 静脉注射,15~30 分钟重复一次,至阿托品化并小剂量维持 24 小时;中度重度,3~10 mg 静脉注射,15~30 分钟重复一次,至阿托品化,并小剂量维持 1~2 天;重度中毒,10~20 mg 静脉注射,15~30 分钟重复一次,至阿托品化,并维持 2~3 天。

2.肟类药物

肟类药物又称为胆碱酯酶复能剂或重活化剂,能使被抑制的胆碱酯酶恢复活性,改善烟碱样症状。常用有碘解磷定、氯解磷定、双复磷、双解磷等。早期、足量应用,持续时间不超过 72 小时。如氯解磷定,轻度中毒首剂 0.5~1 mg,重复量每 6 小时 1 g,用 2 天;中度中毒首剂 1~2 g,1 小时 1 次,重复 2 次,以后每 4 小时 1 次,用 2 天;重度中毒首剂 2~3 g,1 小时 1 次,重复 2 次,以后每 4 小时 1 次,用 3 天。

3.复方制剂

解磷注射液是含有抗胆碱药和复能药的复方制剂。起效快,作用时间长,多采用静脉注射或肌内注射。根据症状的轻重调节用药剂量。轻度中毒首剂 1~2 mL;中度中毒首剂 2~4 mL;重度中毒首剂 4~6 mL,必要时可重复给药 2~4 mL。

(五)对症支持

(1)在尿量正常的情况下,可酌情补给氯化钾。维持水、电解质、酸碱平衡。

(2)应注意输液的量、成分和速度。成年人一般每天以 2 000~3 000 mL 为宜,儿童在 100 mL/kg 左右。输液速度不宜过快,如有肺水肿或脑水肿征兆时,应控制液量,并及时行脱水治疗。

(3)在治疗过程中,症状改善不大,特别是胆碱酯酶活力恢复较慢者,可输入新鲜血液 300~600 mL(如无休克时,可先放血 300~600 mL,再输入),以补充活力良好的胆碱酯酶。

(4)对严重中毒的患者,可用肾上腺皮质激素,以抑制机体的应激反应,保护组织细胞,防治肺水肿、脑水肿,解除支气管痉挛及喉水肿。

(5)及时纠正心律失常、心力衰竭及休克。

(6)可注射青霉素等抗生素以预防合并感染。

(7)躁动时应注意区别是否因阿托品过量所致,必要时给予水合氯醛、地西泮等镇静药,但禁用吗啡,以免加重呼吸抑制。

(8)恢复期处理:急性期经抢救好转后,各脏器受到高度损害,应休息 1~3 周,补充营养,应用维生素等;有肝损害者,给予保肝药物。

七、护理问题

(一)体液不足

其与恶心、呕吐、腹泻、流涎、多汗有关。

(二)低效型呼吸形态

其与出现肺水肿有关。

(三)有外伤的危险

其与头晕、乏力,烦躁不安有关。

(四)焦虑/恐惧

其与中毒后出现胸部压迫感、全身紧束感、缺乏有机磷中毒的知识有关。

(五)潜在并发症

呼吸衰竭。

八、护理措施

(一)一般护理

(1)卧床休息、保暖。清醒者取半卧位,昏迷者取平卧位、头偏向一侧。

(2)维持有效的通气功能:如及时有效的吸痰、保持呼吸道通畅、使用机械辅助呼吸,备好气管插管及气管切开用物等。给予高流量吸氧(4~5 L/min)。

(3)迅速建立外周静脉通路:行心肺复苏时,必须快速建立两条静脉通路,一条供静脉注射阿托品使用,另一条供滴注胆碱酯酶活性剂及纳洛酮使用。

(4)充分彻底的洗胃:洗胃时观察洗胃液及患者情况,有无出血、穿孔症状。因经胃黏膜吸收的农药可重新随胃液分泌至胃内,应保留胃管定期冲洗。

(5)加强基础护理工作,如加强口腔护理、留置导尿,防止尿潴留等。

(6)高热时应立即行物理降温并注意阿托品用量,必要时可慎用氯丙嗪降温。

(7)根据患者精神状态改变过程及年龄因素决定患者的安全需要,如使用保护性约束、加床档以防患者受伤,并向家属解释约束的必要性。

(二)病情观察

(1)观察生命体征、尿量和意识,发现以下情况应及时配合抢救工作。①急性肺水肿:胸闷、严重呼吸困难、咳粉红色泡沫痰、双肺湿啰音等。②呼吸衰竭:呼吸节律、频率和深浅度改变。③急性脑水肿:意识障碍、头痛、剧烈呕吐、抽搐等。④中间综合征先兆症状:患者清醒后又出现胸闷、心慌、器官、乏力等症状。此时应行全血胆碱酯酶化验、动脉血氧分压监测、记出入量等。⑤"反跳"的先兆症状:胸闷、流涎、出汗、言语不清、吞咽困难等。

(2)应用阿托品的观察:严密观察瞳孔、意识、皮肤、体温及心率变化,注意"阿托品化"与阿托品中毒的区别。

(3)应用胆碱酯酶复能剂的观察:注意观察药物的毒副作用,如短暂的眩晕、视物模糊、复视或血压升高等。碘解磷定剂量过大可出现口苦、咽痛和恶心,注射速度过快可出现暂时性呼吸抑制;双复磷用量过大可引起室性期前收缩、室颤或传导阻滞。

(三)对症护理

1.应用阿托品的护理

静脉注射时,速度不要太快;阿托品抑制汗腺分泌,在夏天应注意防止中暑;大量使用低浓度阿托品输液时,可能发生溶血性黄疸。

(1)导致"阿托品化"和阿托品中毒的剂量十分接近,应严密观察病情变化,正确判断。

(2)阿托品反应低下:在阿托品应用过程中,患者意识障碍无好转或反而加重,颜面无潮红而其他阿托品化指征具备者,称阿托品反应低下。原因可能为脑水肿、酸中毒或循环血量补足,使阿托品效力降低,治疗应及时纠正酸中毒,治疗脑水肿。

(3)阿托品中毒:正常成人阿托品致死量为 80～100 mg。当出现早期中毒征象时,应立即减量或停药,应用利尿药促进排泄或肌内注射毛果芸香碱 5 mg,必要时可重复。亦可用间羟胺 10 mg拮抗。烦躁不安者可肌内注射地西泮 10 mg。中毒时可引起室颤,故应充分吸氧以维持正常的血氧饱和度。

(4)阿托品依赖:在抢救过程中,7～10 天后再次出现仅有 M 样症状而无 N 样症状,使用小剂量阿托品即可缓解,大剂量阿托品也能耐受,称阿托品依赖。治疗以小剂量使用阿托品、缓慢撤药和延长给药时间为主。

2.应用胆碱酯酶复能剂的护理

早期用药,洗胃时即可应用,首次应足量给药。轻度中毒单用,中度以上中毒必须联合应用阿托品,但应减少阿托品剂量。若用量过大、注射太快或未稀释,可抑制胆碱酯酶导致呼吸抑制,应稀释后缓慢静脉推注或静脉滴注。复能剂在碱性溶液中易水解成有剧毒的氰化物,故禁与碱性药物配伍使用。碘解磷定药液刺激性强,漏于皮下时可引起剧痛及麻木感,故应确定针头在血管内方可注射给药,不可肌内注射。

(四)饮食护理

(1)轻度中毒者应禁食 12～24 小时。

(2)中度中毒者应禁食 24～36 小时。

(3)重度中毒者应禁食 24～72 小时。

(4)皮肤吸收中毒者不需要禁食。

(5)症状缓解后应从流质开始,逐渐过渡到半流质和软食。

(五)心理护理

加强心理护理,减轻恐惧心理,护理人员应针对服药原因给予安慰,不歧视患者,为患者保密,并在生活观及价值观等方面进行正确引导。

(胡文静)

第二节 淹 溺

一、定义

人淹没于水或其他液体中,由于液体充塞呼吸道及肺泡或反射性引起喉痉挛发生窒息和缺氧,并处于临床死亡状态称为淹溺。从水中救出后暂时性窒息,尚有大动脉搏动者称为近乎淹溺。淹溺后窒息合并心脏停搏者称为溺死。

二、临床表现

(一)症状

近乎淹溺者可有头痛或视觉障碍、剧烈咳嗽、胸痛、呼吸困难、咳粉红色泡沫痰。海水淹溺者口渴感明显,最初数小时可有寒战、发热。

(二)体征

皮肤发绀、颜面肿胀、球结膜充血,口鼻充满泡沫和泥污。常出现精神状态改变,烦躁不安、抽搐、昏睡、昏迷和肌张力增加。呼吸表浅、急促或停止。肺部可闻及干、湿啰音。偶有喘鸣音、心律失常,心音微弱或消失、腹部膨隆、四肢厥冷。

三、病因及发病机制

(一)病因

无自救能力的落水者,或不熟悉水流和地形的河流池塘而误入险区,是发生淹溺的常见原因。另外,在水中因体力不支,肌肉抽搐或者心脑血管疾病或投水自杀均可致淹溺。

(二)发病机制

根据发生机制,淹溺可分干性淹溺和湿性淹溺两类。干性淹溺是指人入水后,因受强烈刺激(惊慌、恐惧、骤然寒冷等),引起喉痉挛导致窒息,呼吸道和肺泡很少或无水吸入,约占淹溺者的10%。湿性淹溺指人入水后,喉部肌肉松弛,吸入大量水分充塞呼吸道和肺泡发生窒息,患者数秒钟后神志丧失,继之发生呼吸停止和心室颤动,约占淹溺者的90%。

1.淡水淹溺

淡水包括江、河、湖泊、池、井水等,一般属低渗液体,大量水经肺毛细血管可迅速进入血液循环,血液被稀释,几分钟后血液总量可增加一倍;另外,水可损伤气管、支气管和肺泡壁的上皮细胞,使细胞表面活性物质减少而出现肺泡塌陷,从而进一步阻碍了气体交换。

2.海水淹溺

海水含3.5%的氯化钠和大量钙盐和镁盐,是高渗性液体,海水进入肺泡后,大量血浆蛋白及水分由血管内向肺泡腔和肺间质渗出而引起急性肺水肿;另外,高渗液体对呼吸道和肺泡有化学性刺激和损伤作用。

四、辅助检查

(一)实验室检查

白细胞总数和中性粒细胞计数增多,红细胞和血红蛋白因血液浓缩或稀释情况不同而变化不同。海水淹溺者血钠、血氯增高,血钾变化不明显,血中尿素增高。淡水淹溺者血钾增高,血钠、血氯下降。

(二)影像学检查

胸部X线检查常显示斑片状浸润,有时出现典型肺水肿征象。约有20%的病例胸部X线片无异常发现。

五、诊断要点

患者有淹溺史,根据临床症状和病史即可诊断,无须鉴别。

六、治疗要点

(一)一般措施

迅速将患者安置于抢救室内,换下湿衣裤,注意保暖。

(二)维持呼吸功能

给予高流量吸氧,同时将 40%～50% 的乙醇置于湿化瓶内,可促进坍塌的肺泡复张,改善气体交换、纠正缺氧和迅速改善肺水肿。对行人工呼吸无效者立即行气管内插管予正压给氧,必要时予气管切开。静脉注射呼吸兴奋药。

(三)维持循环功能

患者心跳恢复后,常有血压不稳定或低血压状态,应注意监测有无低血容量,准确记录输液量和速度,必要时行 CVP 监测。

(四)对症处理

(1)纠正低血容量:对淡水淹溺而血液稀释者,静脉滴注 3% 氯化钠溶液 500 mL,必要时可重复一次。对海水淹溺者,可予 5% 葡萄糖溶液或低分子右旋糖酐。

(2)防治脑水肿:使用大剂量肾上腺皮质激素和脱水剂防治脑水肿。

(3)防治肺部感染:由于淹溺时易发生肺部感染,应予抗生素预防或治疗。对污染水域淹溺者,除进行常规抢救外,应尽早实施经支气管镜下灌洗。

七、护理问题

(一)窒息

其与大量水、泥沙进入鼻腔、气管和肺,阻塞呼吸道有关。

(二)急性意识障碍

其与溺水所致窒息引起脑缺氧有关。

(三)低效型呼吸形态

其与呼吸不规则,溺水所致缺氧有关。

(四)体温过高

其与溺水所致肺部感染有关。

(五)有外伤的危险

其与意识障碍、烦躁不安有关。

(六)潜在并发症

吸入性肺炎、脑水肿、水电解质紊乱、急性心力衰竭。

八、护理措施

(一)密切观察病情变化

(1)密切观察患者的神志、呼吸频率、深度,以判断呼吸困难程度。观察有无咳痰,痰液的颜色、性质、量,听诊肺部啰音及心率、心律情况,监测血压、脉搏和血氧饱和度。

(2)注意监测尿液的颜色、量、性质,准确记录尿量。

(二)输液护理

对淡水淹溺者应严格控制输液速度,从小剂量、低速度开始,避免短时间内输入大量液体,加重血液稀释程度。对海水淹溺者出现血液浓缩症状的应及时保证 5% 葡萄糖液和血浆等的输入,切忌输入生理盐水。

(三)复温护理

对淹溺者,水温越低,人体的代谢需要越小,存活机会越大,某些淹溺者在冷水中心脏停搏

30 分钟后仍可复苏。但是低温亦是淹溺者死亡的常见原因,在冷水中超过 1 小时复苏很难成功,尤其是海水淹溺者。因此,以及时复温对患者的预后非常重要。

复温方法包括以下两种。①被动复温:覆盖保暖毯或将患者置于温暖环境。②主动复温:应用热水袋、热辐射等加热装置进行体外复温,或体内复温法,如加温加湿给氧,加温静脉输液(43 ℃)等。

复温速度要求稳定、安全,不要复温太快,使患者体温恢复到 30～32 ℃即可,但重度低温患者复温速度应加快。

(四)心理护理

消除患者的焦虑与恐惧心理,对于自杀淹溺的患者应尊重患者的隐私,引导患者正确对待人生、事业和他人。提高其心理承受能力,以配合治疗。同时做好家属的思想工作,以协助护理人员使患者消除自杀念头。必要时可以请求心理科医师的帮助。

(五)健康教育

对从事水上或水中活动者应经常进行游泳和水上自救及互救技能培训;水上运动前不要饮酒;在农村,外出游泳前应对所去的水域情况有所了解;小朋友外出游泳时应有家长陪伴。

(王爱惠)

第三节 中 暑

一、定义

中暑是指人体在高温环境下,由于水和电解质丢失过多,散热功能障碍,引起的以中枢神经系统和心血管功能障碍为主要表现的热损伤性疾病,是一种威胁生命的急症,可因中枢神经系统和循环功能障碍导致死亡、永久性脑损伤或肾衰竭。

二、临床表现

根据临床表现的轻重程度分为:先兆中暑、轻症中暑和重症中暑。

(一)先兆中暑

患者在高温环境工作或生活一定时间后,出现口渴、乏力、多汗、头晕、目眩、耳鸣、头痛、恶心、胸闷、心悸、注意力不集中,体温正常或略高,不超过 38 ℃。

(二)轻症中暑

出现高热、痉挛、惊厥、休克、昏迷等症状。

(三)重症中暑

按表现不同可分为三型。

1.热痉挛

出汗后水和盐分大量丢失,仅补充水或低张液,补盐不足造成低钠、低氯血症,临床表现为四肢、腹部、背部肌肉的肌痉挛和收缩疼痛,尤以腓肠肌为特征,常呈对称性和阵发性。也可出现肠痉挛剧痛。意识清楚,体温一般正常。热痉挛可以是热射病的早期表现,常发生于高温环境下强体力作业或运动时。

2.热衰竭

在热应激情况时因机体对热环境不适应引起脱水、电解质紊乱、外周血管扩张,周围循环容量不足而发生虚脱。表现为头晕、眩晕,肌痉挛、血压下降甚至休克。中枢神经系统损害不明显,病情轻而短暂者也称为热晕厥,可发展为热射病。常发生于老年人、儿童和慢性病患者。

3.热射病

热射病又称中暑高热,属于高温综合征,是中暑最严重的类型。在高温、高湿或强烈的太阳辐射环境作业后运动数小时(劳力性),或年老、体弱、有慢性疾病者在高温或通风不良环境中维持数天(非劳力性),热应激机制失代偿,使中心体温骤升,导致中枢神经系统和循环功能障碍。

患者在全身乏力、出汗头晕、头痛、恶心等早期症状的基础上,出现高热、无汗、神志障碍,体温高达40～42 ℃甚至更高。可有皮肤干燥、灼热、谵妄、昏迷、抽搐、呼吸急促、心动过速、瞳孔缩小、脑膜刺激征等表现,严重者出现休克、心力衰竭、脑水肿、ARDS、急性肾衰竭、急性重型肝炎、MOF。

三、病因及发病机制

(一)病因

高温环境作业,或在室温＞32 ℃、湿度较大(＞60％)、通风不良的环境中长时间或强体力劳动,是中暑的致病因素。机体对高温环境适应能力不足,如年老、体弱、产妇、肥胖、甲状腺功能亢进和应用某些药物(如苯丙胺、阿托品)、汗腺功能障碍(如硬皮病、先天性汗腺缺乏症、广泛皮肤烧伤后瘢痕形成)等容易中暑。

(二)发病机制

发生中暑的发病机制是由于高温环境引起体温调节中枢功能障碍,汗腺功能衰竭,水、电解质平衡失调所致的疾病。

四、辅助检查

根据病情程度不同可表现为白细胞总数增加,中性粒细胞计数增高,血小板计数减少,凝血功能异常,尿常规异常,转氨酶、肌酐和尿素、血乳酸脱氢酶(LDH)和肌酸激酶(CK)升高,血液浓缩,电解质紊乱,呼吸性和代谢性酸中毒,心电图改变。应尽早发现重要器官出现功能障碍的证据,怀疑颅内出血或感染时,应做颅脑 CT 和脑脊液检查。

五、诊断要点

在高温环境下,重体力作业或剧烈运动之后甚至过程中出现相应的临床表现即可以诊断。对肌痉挛伴虚脱、昏迷伴有高热的患者应考虑中暑。需注意排除流行性乙型脑炎、细菌性脑膜炎、中毒性细菌性痢疾、脑型疟疾、脑血管意外、脓毒症、甲状腺危象、伤寒、抗胆碱能药物中毒等原因引起的高温综合征。

六、治疗要点

(一)先兆及轻症中暑

先兆中暑患者应立即转移到阴凉、通风环境,口服淡盐水或含盐清凉饮料,休息后即可恢复。

轻症者除口服淡盐水或含盐清凉饮料并休息外,对有循环功能紊乱者,可经静脉补充 5%葡萄糖盐水,但滴注速度不能太快,并加强观察,直至恢复。

(二)重症中暑

(1)热痉挛主要为补充氯化钠,静脉滴注 5%葡萄糖盐水或生理盐水 1 000～2 000 mL。

(2)热衰竭及时补充血容量,防止血压下降。可用 5%葡萄糖盐水或生理盐水静脉滴注,适当补充血浆。必要时监测中心静脉压指导补液。

(3)热射病:①将患者转移到通风良好的低温环境,使用电风扇、空调。按摩患者四肢及躯干,促进循环散热。监测体温、心电、血压、凝血功能等。②给予吸氧。③降温:降温速度与预后密切相关。体温越高,持续时间越长,组织损害越严重,预后也越差。一般应在 1 小时内使直肠温度降至 37.8～38.9 ℃。④补钠和补液,维持水、电解液平衡,纠正酸中毒。低血压时应首先及时输液补足血容量,必要时应用升压药(如多巴胺)。⑤防治脑水肿和抽搐:应用甘露醇。糖皮质激素有一定的降温、改善机体的反应性、降低颅内压作用,可用地塞米松。可酌情应用清蛋白。有抽搐发作者,可静脉注射地西泮。⑥综合与对症治疗:保持呼吸道通畅,昏迷或呼吸衰竭者行气管插管,用人工呼吸机辅助通气;肺水肿时可给予毛花苷 C、呋塞米、糖皮质激素和镇静药;应及时发现和治疗肾功能不全;防治肝功能不全和心功能不全;控制心律失常;给予质子泵抑制剂预防上消化道出血;适当应用抗生素预防感染等。

七、护理问题

(一)体液不足

其与中暑衰竭引起血容量不足有关。

(二)疼痛

肌肉痉挛性疼痛与低钠、低氯有关。

(三)急性意识障碍

其与中暑引起头部温度过高有关。

(四)体温过高

其与体温调节中枢功能障碍有关。

八、护理措施

(一)即刻护理措施

心力衰竭患者要给予半卧位,血压过低患者要给予平卧位,昏迷患者要保持气道通畅,以及时清除口鼻分泌物,充分供氧,必要时准备机械通气治疗。

(二)保持有效降温

1.环境降温

将患者安置在 20～25 ℃空调房间内,以增加辐射散热。

2.体外降温

头部降温可采用冰帽、电子冰帽,或用装满冰块的塑料袋紧贴两侧颈动脉处及双侧腹股沟区。全身降温可使用冰毯,或用冰水擦拭皮肤,但注意避免局部冻伤。

3.体内降温

用冰盐水 200 mL 进行胃或直肠灌洗;也可用冰的 5%葡萄糖盐水 1 000～2 000 mL 静脉滴

注,开始时滴速控制在30~40滴/分;或用低温透析仪(10 ℃)进行血液透析。

降温时应注意:①冰袋放置位置准确,注意及时更换,尽量避免同一部位长时间直接接触皮肤,以防冻伤。冰(冷)水、酒精擦浴时,禁止擦拭胸部、腹部及阴囊处。②冰(冷)水擦拭和冰(冷)水浴者,在降温过程中,必须用力按摩患者四肢及躯干,以防周围血管收缩,导致皮肤血流淤滞。③老年人、新生儿、昏迷、休克、心力衰竭、体弱或伴心血管基础疾病者,不能耐受4 ℃冰浴,应禁用。必要时可选用15 ℃冷水淋浴或冰水浴。④头部降温常用冰枕、冰帽,使用时注意保护枕后、耳郭的皮肤,防止冻伤。⑤密切观察病情变化。

(三)降温效果观察

(1)降温过程中应密切监测肛温,每15~30分钟测量一次,根据肛温变化调整降温措施。

(2)观察末梢循环情况,以确定降温效果。如患者高热而四肢厥冷、发绀、提示病情加重;经治疗后体温下降、四肢末梢转暖、发绀减轻或消失,则提示治疗有效。无论何种降温方法,只要体温降至38 ℃左右即可考虑终止降温,防止体温再度回升。

(3)如有呼吸抑制、深昏迷、血压下降则停用药物降温。

(四)并发症的监测

(1)监测尿量、尿色、尿比重,以观察肾功能状况,深茶色尿和肌肉触痛往往提示横纹肌溶解。

(2)密切监测血压、心率,有条件者可测量中心静脉压、肺动脉楔压、心排血量及体外循环阻力指数等,防止休克,并且直到合适补液以防止补液过量而引起肺水肿。降温时,血压应维持收缩压在12.0 kPa(90 mmHg)以上,注意有无心律失常出现,必要时应及时处理。

(3)监测动脉血气、神志、瞳孔、脉搏、呼吸的变化。中暑高热患者,动脉血气结果应予校正。

(4)严密监测凝血酶原时间、凝血活酶时间、血小板计数和纤维蛋白原,以防DIC。

(5)监测水、电解质的失衡。

(6)观察与高热同时存在的其他症状:如是否伴有寒战、大汗、咳嗽、呕吐、腹泻、出血等,以协助明确诊断。

(五)对症护理

(1)口腔护理:高热患者应加强口腔护理,以防感染与溃疡。

(2)皮肤护理:高热大汗者应及时更换衣裤及被褥,注意皮肤清洁卫生,定时翻身,防止压疮的发生。

(3)高热惊厥护理:应保护患者,防止坠床及碰伤,惊厥时注意防止舌咬伤。

(王爱惠)

第十五章

预防接种

第一节　预防接种的机构

现行的《疫苗流通和预防接种管理条例》(以下简称《管理条例》)和《预防接种工作规范》(以下简称《工作规范》)对接种单位条件要求、设置、接种组织形式、服务形式、接种流程等提出了明确要求。规范接种单位行为有利于避免接种差错,减少接种纠纷;有利于提高工作效率和工作质量,促进免疫规划工作持续健康发展。

一、管理机构

(1)县级以上地方人民政府卫生健康主管部门负责本行政区域内预防接种的监督管理。

(2)县级以上地方人民政府卫生健康主管部门指定的各级疾病预防控制机构,承担本行政区域内预防接种工作的组织实施和技术指导。

(3)国务院卫生健康主管部门制定、公布预防接种工作规范,强化预防接种规范化管理。国务院卫生健康主管部门制定、公布国家免疫规划疫苗的免疫程序和非免疫规划疫苗的使用指导原则。省、自治区、直辖市人民政府卫生健康主管部门结合本行政区域实际情况制定接种方案,并报国务院卫生健康主管部门备案。各级疾病预防控制机构应当按照各自职责,开展与预防接种相关的宣传、培训、技术指导、监测、评价、流行病学调查、应急处置等工作。

二、预防接种单位和人员

(一)预防接种单位

从事预防接种工作的医疗卫生机构(以下称接种单位),须由县级人民政府卫生健康主管部门指定,并明确其责任范围。接种单位应当具备下列条件:①取得医疗机构执业许可证;②具有经过县级人民政府卫生健康主管部门组织的预防接种专业培训并考核合格的医师、护士或者乡村医师;③具有符合疫苗储存、运输管理规范的冷藏设施、设备和冷藏保管制度。

县级以上地方人民政府卫生健康主管部门指定符合条件的医疗机构承担责任区域内免疫规划疫苗接种工作。符合条件的医疗机构可以承担非免疫规划疫苗接种工作,并应当报颁发其医疗机构执业许可证的卫生健康主管部门备案。

接种单位应当加强内部管理,开展预防接种工作应当遵守预防接种工作规范、免疫程序、疫苗使用指导原则和接种方案。

各级疾病预防控制机构应当加强对接种单位预防接种工作的技术指导和疫苗使用的管理。

(二)预防接种人员

(1)各乡镇、社区防保组织根据其职责、任务,结合本行政区域的服务人口、服务面积和地理条件等因素,合理配置相应的专业技术人员。

(2)承担预防接种的人员应当具备执业医师、执业助理医师、护士或者乡村医师资格,并经过县级人民政府卫生健康主管部门组织的预防接种专业培训,考核合格后方可上岗。

(3)狂犬病暴露预防处置门诊预防接种人员必须符合预防接种从业人员的资质条件。狂犬病暴露预防处置门诊中的伤口处置工作人员应具备外科医师资质,并通过狂犬病暴露处置技术培训考核,持证上岗。

三、预防接种单位分类及建设标准

预防接种单位分为常规预防接种门诊、成人预防接种门诊、预防接种站、产科预防接种室和狂犬病暴露预防处置门诊。

(一)常规预防接种门诊

常规预防接种门诊由医院、社区卫生服务中心、乡镇卫生院等医疗机构设立,可提供免疫规划疫苗和非免疫规划疫苗的预防接种服务。常规预防接种门诊应达到以下标准。

1.设施配置

(1)房屋:①预防接种门诊整体环境应当美观舒适,通风良好,清洁明亮。原则上相对独立设置在三楼以下清洁区,有条件的应配备电梯。预防接种门诊应避免与普通门诊、注射室、病房、检验科、放射科等存在潜在感染和损害风险的科室共处同一楼层或共用出入口及通道。有条件的医疗卫生机构应将预防接种门诊设置在独立区域。②年均服务出生人口低于600人的预防接种门诊总面积不低于80 m²。年均服务出生人口每增加200人,门诊总面积应增加不少于10 m²。③预防接种门诊应当功能齐全,布局合理,候种、预检、登记、接种、留观、冷链和资料档案等室(或区,下同)应独立设置,原则上在同一楼层平面。室分隔清晰,有明显导向标志,按照候种、预检、登记、接种、留观的先后顺序,保证单向行进,避免交叉往返。④候种室和留观室应当配备足量的座椅、宣传资料和具有视频播放功能的健康宣教设备,原则上独立设置,场地受限制无法独立设置时可将两者安排在同一区域,并设置显著标识以便两个区域相对区分。⑤疫苗应根据种类、规格、注射途径等因素,分室(区、台)接种。接种室(区、台)要标有醒目的疫苗标识,有专门的通道,有条件的接种室可设置专门出入口。年均服务出生人口低于600人的门诊,应至少设置3个接种室(区、台),服务出生人口较少的门诊可设置2个接种室(区、台);原则上年均服务出生人口每增加200人,应增加1个接种室(区、台);每个接种室(区)面积不少于5 m²。负责卡介苗接种的预防接种门诊应当设专室(区、台)接种。⑥冷链室应当干燥通风,配备有线网络,能满足冷链监测系统数据传输需要。新建预防接种门诊应配备双路供电系统,已建门诊应配备双路供电系统或备用发电机(含不间断电源),以满足冷链系统不间断供电要求。⑦预防接种门诊标牌、标识等制作规范,格式统一,符合有关规定。

(2)设施设备:①配足日常工作需要的登记台、接种台、工作椅、档案资料柜等。②接种器材包括75%乙醇、镊子、无菌棉签(或无菌干棉球和棉球杯)、接种盘、污物桶、注射器毁型装置或安全盒、医疗垃圾袋、医疗废弃物垃圾桶等。统一使用一次性注射器或自毁型注射器,注射器材配备量为一次门诊接种人次数的 1.1 倍。卡介苗使用 0.1 mL 专用规格注射器。有条门诊可专门配置橱柜存放注射器,并分类分规格码放整齐。③体检器材和急救药品包括体温表、听诊器、舌板、血压计,以及 1:1 000 肾上腺素等急救药品和抢救设施。④配备足量洗手设备、消毒液、紫外线消毒灯(或空气消毒机)、医用高压灭菌器(单位统一消毒物品可不配备)等,定期消毒并做好消毒记录。⑤原则上配备 3 台专用医用普通冰箱和 4 个冷藏包,每个冷藏包按所需数量的 2 倍配齐冰排,服务人口较少的门诊可配备 2 台医用普通冰箱。冰箱设专用接地插座,不得与其他设备或电器共用。每个接种台配备 1 台专用小冰箱,必要时可按规定使用冷藏包。⑥配备取暖、防暑降温设备,房间温度适宜。⑦配备计算机和打印机,实行接种资料信息化管理。计算机推荐配置:主流 CPU,四核处理器及以上,主频 2.5GHz 及以上;内存 8G 及以上;操作系统为 Windows 7 旗舰版及以上。打印机要求为存折式打印机。计算机和打印机必须为预防接种工作专用,运行顺畅,无卡顿、无延迟,可根据工作需要及时更新升级配置。宽带网接入,配置专门的移动存储设备用于数据备份。安装有客户端软件的计算机应同时安装能及时进行网络升级的正版杀毒软件。⑧预防接种门诊应在候种或留观区域配备影像宣传设备。⑨预防接种门诊应按照要求逐步配备满足疫苗追溯需要的信息扫码等设备。

(3)数字化管理:预防接种门诊应逐步配备数字化门诊系统的软件和硬件,方便受种者排队等候、咨询登记、留观提醒等。数字化预防接种门诊在以上基础上,还应满足以下条件。①具备儿童预防接种取号系统、预检系统、登记系统、接种系统、留观查询系统等,根据工作需要配备收费项目管理系统。有条件可增设短信平台系统、语音系统、显示系统和智能手机 APP 应用程序等。②硬件:具有主机、取号机、排队控制机、登记计算机、收费计算机、接种室计算机或具有达到相应功能的硬件设施,条件允许可配备查询机、扫码仪、室内大型 LED 显示屏或液晶屏、语音盒、功放、音响、话筒等。③软件:具有主机管理软件及数据库、取号排队控制软件、登记软件、收费排队软件、叫号软件、结果查询机上运行的查询程序、疫苗管理及自动划价、收费、发票打印财务软件或具有相同功能的软件,有条件可增设接种室电脑的显示屏控制软件。

2.人员要求

(1)负责预防接种和预检的工作人员必须是经过县级卫生健康主管部门组织的预防接种专业培训并考核合格的医师、护士或者乡村医师。登记、资料管理、疫苗和冷链管理等工作人员也应当经过县级卫生健康主管部门组织的培训并考核合格。

(2)预防接种门诊工作人员应当相对固定,年均服务出生人口 600 人的门诊,工作人员不得少于 5 人,其中专职人员不得少于 2 人,预防接种人员不得少于 3 人;年均服务出生人口每增加 200 人,应增加预防接种人员 1 人;卡介苗须固定专人接种。根据日接种工作量适当增加接种人员数量,原则上每名接种人员每小时接种量≤15 剂次。

(3)预防接种人员应当按照现行的《预防接种工作规范》《国家免疫规划疫苗儿童免疫程序及说明》和疫苗说明书等规定,熟练掌握各种疫苗的接种年(月)龄、间隔时间、接种途径、接种部位、接种剂量、适应证、禁忌证、一般反应的表现和处理方法等相关知识和技能。其他工作人员应当按照各自的职责熟练掌握相关的业务工作。

(4)预防接种门诊抽调的临时接种人员必须是经过县级卫生健康主管部门组织的预防接种专业培训并考核合格的医师、护士或者乡村医师,同时具有县级卫生健康主管部门颁发的临时上岗证。⑤预防接种人员工作时应当穿戴工作衣、口罩等,仪表干净整洁,并佩戴上岗证。

3.服务区域与接种时间

(1)县级卫生健康主管部门应当根据人口密度、服务半径、地理条件和医疗卫生资源配置等情况,合理规划和设置预防接种门诊。城镇地区原则上每个社区服务中心至少应当设立1个预防接种门诊,服务半径不超过5公里,年均服务出生人口不超过1200人;农村地区原则上每个乡(镇)卫生院至少应当设立1个预防接种门诊,服务半径不超过10公里,年均服务出生人口不超过600人。

(2)预防接种门诊应当根据接种服务工作量合理确定服务时间和服务频次,并根据服务需求,适当增加开诊天数,延长服务时间。城镇地区预防接种门诊应采取日接种服务式(每周>3天),农村地区预防接种门诊应采取日、周接种服务方式(每周1～2天),每天接种时间不少于3小时。双休日应至少开诊1天,农村可根据"赶集日"等民俗节日适时调整开诊时间。

4.工作要求

预防接种门诊开展预防接种服务应当符合现行的《预防接种工作规范》和以下要求。

(1)规章制度:①建立健全工作管理制度。主要包括预防接种管理制度、预防接种安全注射制度、"三查七对一验证"制度、预防接种信息管理制度、免疫规划资料档案管理制度、疑似预防接种异常反应监测处置制度、疫苗和冷链管理制度和流动人口预防接种管理制度等。②规范张贴和公示材料制度。预防接种门诊应当张贴或悬挂工作人员职责、工作制度和不含商业宣传的科普资料,并在醒目位置张贴公示材料,包括预防接种工作流程;免疫规划疫苗的品种、免疫程序、接种方法、作用、禁忌证、不良反应及注意事项,非免疫规划疫苗除公示上述内容外,还应公示疫苗价格、预防接种服务价格;预防接种服务时间、咨询电话等。③实行例会和培训制度。预防接种门诊负责人至少每两月参加一次县级疾病预防控制机构例会,预防接种门诊每月至少召开一次工作例会,预防接种相关人员至少每年参加一次县级卫生健康主管部门组织的专业培训。④严格接种信息保密制度。其他部门或机构因工作需要查询儿童预防接种信息等资料时,应经县级以上卫生健康主管部门批准,由同级疾病预防控制机构办理,同时签订数据保密协议,注明索取信息的内容和用途等。儿童预防接种相关信息未经同级卫生健康主管部门批准,不得向其他部门和人员提供。预防接种单位不办理预防接种信息查询事宜。

(2)预防接种管理:①预防接种门诊所有疫苗必须由本行政区域内的县级疾病预防控制机构统一供应。②预防接种门诊疫苗管理、冷链管理、接种服务、资料管理和疑似预防接种异常反应监测与处置等工作,应当符合预防接种工作规范等有关规定。③预防接种门诊应当按规定安装使用预防接种信息管理系统、疫苗信息管理系统和冷链监测系统,并加强信息安全管理,以及时拷贝备份预防接种信息,异处妥善保存。④预防接种门诊接种疫苗时,应当严格遵守现行的《预防接种工作规范》《国家免疫规划疫苗儿童免疫程序及说明》和疫苗说明书等规定,不得随意扩大或缩小接种年龄组。

5.工作指标

(1)以乡镇为单位,适龄儿童建证率、纳入信息系统管理率达到100%。

(2)以乡镇为单位,适龄儿童常规免疫接种率达到90%以上,含麻疹成分疫苗第1、2剂次接种率达到95%以上、及时接种率达到90%以上;疫苗补充免疫接种率达到规定工作目标。

(3)信息系统适龄儿童预防接种个案录入及时率、上传、准确率、完整率达到100%;无重复个案。

(4)适龄儿童预防接种证和信息系统记录一致率达到100%。

（5）严格疫苗出入库管理,疫苗入库数、出库数、损耗数与信息系统本单位接种数一致率达到100%。

（6）严格实施预防接种安全注射,一次性注射器使用率达到100%;无预防接种安全事故发生。

（7）国家免疫规划疫苗常规接种情况报表和非免疫规划疫苗接种情况报表报告及时率、完整率和准确率达到100%。

（二）预防接种站

经县级卫生健康主管部门指定,在交通不便的边远山区、湖区、海岛和服务半径较大、服务人口较多的地区,可设立预防接种站,提供免疫规划疫苗和非免疫规划疫苗的预防接种服务。预防接种站应当达到以下标准。

1.设施和人员配置

（1）房屋:①预防接种站应当设置相对独立的接种室和观察室,与其他区域保持一定距离,避免交叉感染。②预防接种站面积不低于40 m²,室内地面硬化、清洁明亮、空气流通。接种室（区、台）应有醒目的标志。③预防接种站应在醒目位置公示材料,包括预防接种工作流程;免疫规划疫苗的品种、免疫程序、接种方法、作用、禁忌证、不良反应及注意事项等,非免疫规划疫苗除公示上述内容外,还应公示疫苗价格、接种服务费标准;预防接种服务时间、咨询电话;不含商业宣传的科普资料等。④预防接种站标牌、标识等制作规范,格式统一,符合有关规定。

（2）设施设备:①接种室内应当有专门的接种工作台,工作台上要依次摆设疫苗冷藏包、接种盘、接种器材（包括75%乙醇、镊子、无菌棉签等）。接种室内要配置污物桶、注射器毁型装置或安全盒、医疗垃圾袋、医疗废弃物垃圾桶等。②配齐配足接种器材、体检器材和急救药品。统一使用一次性注射器或自毁式注射器,注射器材配备量能够满足接种工作需要;体检器材和急救药品应包括体温表、听诊器、压舌板、压计,以及1∶1 000肾上腺素等急救药品和抢救设施。③配备至少1台专用医用普通冰箱和2个冷藏包,每个冷藏包按所需数量的2倍配齐冰排。④预防接种站应参照预防接种门诊标准配备计算机、打印机、移动存储设备等,实行预防接种信息化管理。

（3）人员要求:①预防接种站工作人员必须是辖区乡镇卫生院（社区卫生服务中心）或医院的工作人员,其中预防接种人员必须是经过县级卫生健康主管部门组织的预防接种专业培训并考核合格的医师、护士或乡村医师。负责预检、登记、资料管理、疫苗和冷链管理等工作人员也应当经过县级卫生健康主管部门组织的培训并考核合格。②每次运转实际从事接种工作的人员不得少于2人。每名接种人员每小时接种量不超过≤15剂次。③预防接种人员应当按照现行的《预防接种工作规范》《国家免疫规划疫苗儿童免疫程序及说明》和疫苗说明书等规定,熟练掌握各种疫苗的接种年（月）龄、间隔时间、接种途径、接种部位、接种剂量、适应证、禁忌证、一般反应的表现和处理方法等相关知识和技能。其他工作人员应当按照各自的职责熟练掌握相关的业务工作。④预防接种人员工作时应穿戴工作衣、口罩等,仪表干净整洁,并佩戴上岗证。

2.服务区域与接种时间

（1）预防接种站服务半径不超过5公里,年服务出生人口不超过200人。

（2）预防接种站应当有固定的服务时间,每周开诊1～2天,每天接种时间不少于3小时,并根据服务需求,适当增加接种服务频次,延长服务时间。

3.工作要求

预防接种站不负责卡介苗的补种工作,也不承担狂犬病暴露伤口的处置。具备信息管理条件的预防接种站应由所属乡镇卫生院的预防接种门诊代为进行预防接种信息化管理,其他工作要求同常规预防接种门诊。

4.工作指标

同常规预防接种门诊。

(三)成人预防接种门诊

成人预防接种门诊可由医院、社区卫生服务中心、乡镇卫生院等医疗机构设立,仅提供 15 岁及以上人群非免疫规划疫苗的预防接种服务。各县(市、区)根据辖区工作需要和服务需求设置成人预防接种门诊。成人预防接种门诊应达到以下标准。

1.设施配置

(1)房屋:①成人预防接种门诊整体环境应当美观舒适、干净整洁、通风良好,室内地面硬化。应与普通门诊、注射室、病房、检验科、放射科等存在潜在感染和损害风险的科室有明确分区,避免共处同一楼层或共用出入口及通道。②门诊总面积不低于 40 m^2,功能齐全,布局合理,应独立设置预检登记、接种和留观室(区),冷链室和资料档案室可与医疗机构其他室共用。③冷链室应当干燥通风,配备有线网络,能满足冷链监测系统数据传输需要。新建门诊应配备双路供电系统,已建门诊应配备双路供电系统或备用发电机(含不间断电源),以满足冷链系统不间断供电要求。④成人预防接种门诊应当张贴或悬挂工作人员职责、工作制度和不含商业宣传的科普资料。应在醒目位置公示材料,包括预防接种工作流程;非免疫规划疫苗的品种、免疫程序、接种方法、作用、禁忌证、不良反应及注意事项等;疫苗价格、预防接种服务价格;预防接种服务时间、咨询电话等。⑤成人预防接种诊标牌、标识等制作规范,格式统一,符合有关规定。

(2)设施设备:①配足日常工作需要的登记台、接种台、工作椅、档案资料柜等。房间配备取暖、防暑降温设备,温度适宜。②接种器材包括75％乙醇、镊子、无菌棉签(或无菌干棉球和棉球杯)、接种盘、污物桶、注射器毁型装置或安全盒、医疗垃圾袋医疗废弃物垃圾桶等。统一使用一次性注射器或自毁型注射器。有条件门诊可专门配置橱柜存放注射器,并分类、分规格码放整齐。③体检器材和急救药品包括体温表、听诊器、压舌板、血压计,以及 1∶1 000 肾上腺素等急救药品和抢救设施。④配齐配足洗手设备、消毒液、紫外线消毒灯(或空气消毒机)、医用高压灭菌器(单位统一消毒物品可不配备)等,定期消毒并做好消毒记录。⑤配备至少 1 台专用医用普通冰箱和 2 个冷藏包,每个冷藏包按所需数量的 2 倍配齐冰排。冰箱设专用接地插座,不得与其他设备或电器共用。每个工作台上要配备 1 台疫转用小冰箱。⑥配备计算机和打印机,实行接种资料信息化管理。要求同常规预防接种门诊。

2.人员要求

(1)负责预防接种和预检的工作人员必须是经过县级卫生健康主管部门组织的预防接种专业培训并考核合格的执业医师、执业助理医师和护士。登记、资料管理、疫苗和冷链管理等工作人员也应当经过县级卫生健康主管部门组织的培训并考核合格。

(2)每次运转实际从事接种工作的人员不得少于 2 人。每名接种,人员每小时接种量≤15剂次。

(3)预防接种人员应当按照现行的《预防接种工作规范》和疫苗说明书等规定,熟练掌握各种疫苗的接种年(月)龄、间隔时间、接种途径、接种部位、接种剂量、适应证、禁忌证、一般反应的表现和处理方法等相关知识和技能。其他工作人员应当按照各自的职责熟练掌握相关的业务工作。

(4)预防接种人员工作时应当穿戴工作衣、口罩等,仪表干净整洁,并佩戴上岗证。

3.工作要求

成人预防接种门诊工作要求同常规预防接种门诊。

4.工作指标

(1)信息系统预防接种个案录入及时率、上传率、准确率、完整率达到100%。

(2)严格疫苗出入库管理,疫苗入库数、出库数、损耗数与信息系统本单位接种数一致率达到100%。

(3)严格实施预防接种安全注射,一次性注射器使用率达到100%;无预防接种安全事故发生。

(4)非免疫规划疫苗接种情况报表报告及时率、完整率和准确率达到100%。

(四)产科预防接种室

设有产科的医疗卫生机构应设立产科预防接种室,承担新生儿卡介苗和首针乙肝疫苗(包括非免疫规划疫苗)的接种任务,做好与预防接种门诊(站)工作衔接。产科预防接种室一般设置在产科,也可根据工作需要在新生儿科设置预防接种室。产科预防接种室应达到以下标准。

1.设施和人员配置

(1)产科预防接种室应有固定、专的房屋,房屋面积不少于20 m²,原则上应与产科病房同一楼层,室外有明显的标志,房间通风良好,清洁明亮。

(2)接种室应有接种台、专用医用普通冰箱、婴儿床、档案橱、工作桌椅等设备。接种台应配有接种盘和接种器材(包括75%乙醇、镊子、无菌棉签等),室内应配置污物桶、注射器毁型装置或安全盒、医疗垃圾袋、医疗废弃物垃圾桶等。

(3)固定专人负责预防接种工作,卡介苗预防接种人员相对固定;预防接种人员必须是经过县级卫生健康主管部门组织的培训并考核合格的执业医师、执业助理医师、护士。预防接种人员工作时应穿戴工作衣、口等,仪表干净整洁,并佩戴上岗证。

(4)配备计算机和打印机,实行接种资料信息化管理。计算机和打印机配置要求同预防接种门诊。计算机必须为预防接种工作专用,宽带网接入,配置专门的移动存储硬盘,于数据备份。安装有客户端软件的计算机应同时安装有能及时进行网络升级的正版杀毒软件。

(5)配备取暖、防暑降温设备,房间温度适宜。

2.工作要求

产科预防接种室要按照现行的《预防接种工作规范》和以下要求开展预防接种服务。

(1)规章制度:①建立健全工作管理制度。主要包括预防接种管理制度、预防接种安全注射制度、"三查七对一验证"制度、预防接种信息管理制度、疑似预防接种异常反应监测处置制度、疫苗和冷链管理制度等。②规范张贴和公示材料制度。产科预防接种室应当张贴或悬挂工作人员职责、工作制度和不含商业宣传的科普资料。在醒目位置公示材料,包括乙肝疫苗和卡介苗品种、免疫程序、接种方法、作用、禁忌证、不良反应及注意事项,提供非免疫规划疫苗接种服务的产科预防接种室除公示上述内容外,还应公示疫苗价格、预防接种服务价格。③严格接种信息保密制度。其他部门或机构因工作需要查询儿童预防接种信息等资料时,应经县级以上卫生健康主管部门批准,同级疾病预防控制机构办理,同时签订数据保密协议,注明索取信息的内容和用途等。儿童预防接种相关信息未经同级卫生健康主管部门批准,不得向其他部门和人员提供。产科预防接种室不办理预防接种信息查询事宜。

(2)预防接种管理:①产科预防接种室所有疫苗必须由本行政区域内的县级疾病预防控制机构统一供应。②产科预防接种室负责对本医疗机构出生的新生儿建立新生儿预防接种信息个案,发放预防接种证。③产科预防接种室的疫苗管理、冷链管理、接种服务、资料管理和疑似预防接种异常反应监测与处置等工作,符合预防接种工作规范等有关规定。④产科预防接种室应当按规定安装使用预防接种信息管理系统、疫苗信息管理系统和冷链监测系统,并加强信息安全管理,以及时拷贝备份预防接种信息,异处妥善保存。⑤产科预防接种室应当按照现行的《预防接种工作规范》《国家免疫规划疫苗儿童免疫程序及说明》和疫苗说明书等规定的接种部位、接种剂量、适应证、禁忌证等对新生儿实施首针乙肝疫苗和卡介苗的预防接种。

(3)县级卫生健康主管部门要在本辖区内指定3处以上产科预防接种室或预防接种门诊,为延迟接种卡介苗的儿童补种卡介苗。

3.工作指标

(1)新生儿建证率、纳入信息系统管理率达到100%。

(2)本机构出生的新生儿乙肝疫苗首针及时接种率达到90%。

(3)信息系统新生儿预防接种个案录入及时率、上传率、准确率、完整率达到100%;无重复个案。

(4)严格实施预防接种安全注射,一次性注射器使用率达到100%,无预防接种安全事故发生。

(5)《山东省_年_医院及妇幼保健机构新生儿乙肝疫苗首针及卡介苗接种情况统计表》《山东省_年_月医院及妇幼保健机构新生儿乙肝疫苗及卡介苗朱及时接种原因统计月报表》和《山东省_年_月医院及妇幼保健机构不同乙肝病毒感染状态产妇新生儿主被动免疫情况统计表》报告及时率、完整率和准确率均达到100%。

(五)狂犬病暴露预防处置门诊

狂犬病暴露预防处置门诊由医院、社区卫生服务中心、乡镇卫生院等医疗卫生机构设立,主要职责是对狂犬病暴露人群实施暴露前后的预防处置,并承担相应监测工作。根据狂犬病暴露预防处置门诊的设置主体不同分为非独立门诊和独门诊两种。

1.设施配置

(1)房屋:①非独门诊指依托常规预防接种门诊和成人预防接种门诊设立的非独立狂犬病暴露预防处置门诊。房屋面积在预防接种门诊的基础上适当增加,主要用于设置伤口处理区。狂犬病暴露预防处置门诊的伤口处理区可根据实际情况设立在所在医疗机构的急诊外科等具有类似功能的科室。②独立门诊指专门独立设置的狂犬病暴露预防处置门诊,房屋总面积不低于40 m²,同时设置伤口处理室(区)。预检登记、接种、留观、冷链和资料档案室(或区)等房屋设置要求同成人预防接种门诊,并根据狂犬病暴露预防处置的要求进行科学规划,合理布局。门诊的房屋、设备设施可根据实际情况共享所在医疗机构资源,但要符合相应标准和管理要求。③应在醒目位置公示材料,具体参照成人预防接种门诊要求。

(2)设施设备:①伤口处置区(室)具备冷热水可调节的适用于各种不同部位伤口冲洗的设施或专用设备;消毒用品(包括无菌棉球、肥皂水、含碘制剂或其他用于伤口清洗及消毒的药品)。有条件的门诊可配备专门的伤口处理设备设施。②独立的狂犬病暴露预防处置门诊至少配备

1台专用医用普通冰箱,存放狂犬病疫苗和狂犬病被动免疫制剂等其他生物制品。③其他设施设备要求参照成人预防接种门诊的相关规定,同时满足狂犬病暴露预防处置门诊的职责及功能需求。

2.人员要求

(1)负责狂犬病伤口处置的工作人员必须具备相应执业资质,并经过县级卫生健康主管部门组织的狂犬病暴露预防处置专业培训并考核合格。狂犬病暴露预防处置门诊预防接种、登记、资料管理、疫苗和冷链管理等工作人员需要符合成人预防接种门诊人员要求。

(2)狂犬病暴露预防处置门诊至少有1名熟练掌握狂犬病暴露伤口处置的医师,负责伤口处理。负责狂犬病疫苗接种和狂犬病被动免疫制剂注射的工作人员应相对固定,开展24小时服务的狂犬病暴露预防处置门诊的接种人员不少于2人。

(3)狂犬病暴露预防处置门诊的工作人员要定期接受县级及以上狂犬病暴露预防处置技术培训。

3.设置原则与服务

每个乡(镇)原则上至少设置1处狂犬病暴露预防处置门诊,每个县(市、区)要在城区驻地至少设置1处狂犬病暴露预防处置门诊。每个县(市、区)和设区市的城区应至少设置1处能24小时接诊,并能够处置严重、复杂的Ⅲ级暴露伤口的狂犬病暴露预防处置门诊。对需要特殊手术的暴露者,狂犬病暴露预防处置门诊所在机构不能处置的,应及时转诊救治。

4.工作要求

(1)狂犬病暴露预防处置工作要严格遵守国家的技术规范和要求。

(2)狂犬病暴露预防处置门诊具备狂犬病暴露后伤口处理能力,包括伤口清洗消毒缝合、抗感染处理、抗破伤风处理等国家技术规范要求的技术能力;能够提供不同基质生产的狂犬病疫苗和狂犬病被动免疫制剂等药品,可配备预防破伤风所需的含破伤风类毒素的疫苗和被动免疫制剂;具备变态反应等的应急处理能力;能够开展狂犬病暴露人群监测和咨询服务。

(3)狂犬病暴露预防处置门诊要建立健全工作管理制度,包括预防接种管理制度、预防接种安全注射制度、"三查七对一验证"制度、预防接种信息管理制度、疑似预防接种异常反应监测处置制度、疫苗和冷链管理制度等。

(4)狂犬病暴露预防处置门诊严格按照《预防接种工作规范》《狂犬病暴露预防处置工作规范(2009年版)》《狂犬病预防控制技术指南(2016版)》和疫苗说明书等要求,规范开展狂犬病暴露处置工作和预防接种服务,并根据相关法律法规和技术规范的变化及时调整工作要求和服务行为。

(5)狂犬病暴露预防处置门诊要及时为暴露者建立登记信息,暴露者不接受暴露预防处置也须登记和签署知情同意书。信息要同时登记在狂犬病暴露预防处置登记簿、知情同意书和预防接种卡上,并建立狂犬病暴露预防处置电子个案信息。接种卡和登记簿填写要工整规范,信息要准确齐全,与电子个案信息一致。

(6)狂犬病暴露预防处置门诊应加强接种信息管理,配备计算机和打印机,实行接种资料信息化管理。所有暴露预防处置均应填写《狂犬病暴露人群预防性治疗门诊登记表》,同时录入预防接种信息管理系统。狂犬病暴露预防处置门诊每月统计汇总接种情况并填报《狂犬病预防接种月报表》和《山东省狂犬病门诊预防接种情况汇总表》,于每月5日前上报县级疾病预防控制机构。同时建立健全资料档案,每年1月底前将上年度的资料分类装订归档。其他资料管理同成人预防接种门诊。

5.工作指标

(1)狂犬病暴露人群纳入信息系统管理率达到100％,信息系统预防接种个案录入及时率、上传率、准确率、完整率达到100％。

(2)严格疫苗出入库管理,疫苗出入库符合预防接种的相关要求和指标,疫苗入库数、出库数、损耗数与信息系统接种数据一致率达到100％。

(3)严格实施预防接种安全注射,一次性注射器使用率达到100％;无预防接种安全事故发生。

(4)协助县级疾病预防控制机构对狂犬病的个案调查率达到100％;标本采集率达到规定要求。

(5)以门诊为单位,《狂犬病暴露人群预防性治疗门诊登记表》《狂犬病预防接种月报表》《山东省狂犬病门诊预防接种情况汇总表》报告及时率、完整率和准确率均达到100％。

（王洪芳）

第二节　疫苗接种的形式

一、疫苗接种的组织形式

疫苗接种是通过一定的组织形式来完成的,根据组织形式不同,疫苗接种可以分为常规接种和应急接种。

(一)常规接种

常规接种是指接种单位按照国家免疫规划、传染病流行规律和当地预防接种工作计划,为预防与控制疫苗针对传染病,按照国家免疫规划或现行《中华人民共和国药典》(以下简称《药典》)规定的各种疫苗免疫程序、疫苗使用说明书,定期为适龄人群提供的预防接种服务。

常规免疫可以分为基础免疫(或初种)和加强免疫(或复种),基础免疫(或初种)和加强免疫(或复种)都是常规接种的组成部分,缺一不可。如某省对1起麻疹发病情况进行现场调查,某小学共有学生400人,报告发病25例,其中16人有麻疹疫苗初种史,但全部未进行复种,9人无麻疹疫苗接种史。完成麻疹疫苗初种并进行复种的人无1人发病,说明麻疹疫苗仅进行初种,不足以保护更多的人。

(二)应急接种

应急接种是指在传染病流行开始或有流行趋势时,为控制疫情蔓延,对易感人群开展的预防接种活动。实施应急接种有以下要求:①传染病暴发、流行时,县级以上地方人民政府或者其卫生健康主管部门需要采取应急接种措施的,依照法律、行政法规的规定执行应急接种。②实施应急接种时,由疾病预防控制机构制定应急接种实施方案,选择适当的接种服务形式尽快开展接种工作。③实施应急接种的时间要求。对于不同的疫苗针对传染病,实施应急接种的具体时间要求可能有差别。一般要求在传染病流行的早期,易感人群感染前或在传染病潜伏期的最初几天实施。此时实施应急接种,可以使未感染的易感人群得到保护,对部分潜伏期早期的病例也可使其不发病或减轻临床症状。应急接种要在 2～3 天内完成,最长不能超过 1 周,目标人群要达到较高的接种率。④科学、合理地确定应急接种的地域范围和目标人群。范围太小,起不到控制传染病流行的作用;范围太大,针对性不强,浪费物力和人力,影响应急接种的效果,不利于传染病的控制。⑤科学、合理地确定应急接种的疫苗种类和程序。根据疫情特点、高危人群及疫苗特性综合确定。如针对 C 群流行性脑脊髓膜炎的应急接种,需选择含 C 群的流行性脑脊髓膜炎疫苗,而不能选择 A 群单价疫苗。

二、疫苗接种的服务形式和周期

县级人民政府卫生健康主管部门根据疾病预防控制机构提出的建议确定辖区内接种服务的形式和周期。接种单位根据提供预防接种服务的形式和周期,可以分为定点接种、入户接种和临时接种等几种常见形式。

(一)定点接种

定点接种是指县级以上卫生行政部门指定设立的固定接种场所,由接种单位责任区内的受种者主动到接种场所接受预防接种服务的一种形式。定点接种一般依托各级医疗卫生机构或在村级卫生室设立接种单位。

定点接种可分为预防接种门诊、村级接种点和出生时接种等形式。

1.预防接种门诊

根据《管理条例》提出的"承担预防接种工作的城镇医疗卫生机构,应当设立预防接种门诊"的要求,城镇接种单位,可根据责任区域的人口密度、适龄人口数及服务半径等因素设立预防接种门诊,实行按日(或按周、按旬)接种服务。有条件的农村地区可在乡级卫生院设立常规预防接种门诊,以乡为单位实行按周(旬、月)集中接种。

预防接种门诊一般对门诊建筑面积、功能分区、接种室/台的安排、接种人员、疫苗冷藏条件、安全注射、预防接种宣传、接种室温度调节等有严格要求,能够为儿童提供相对温馨、人性化的接种环境和规范的预防接种服务,有利于提高预防接种服务质量。

根据《管理条例》规定,预防接种门诊标准及管理办法由省级卫生行政部门制定。

2.村级接种点

农村地区根据人口、交通情况及服务半径等因素,设置覆盖 1 个或几个村级单位的固定接种点,实行按旬、按月(双月)接种,每年提供不少于 6 次接种服务。固定接种点一般设置在村级卫生室。

村级接种点需要提供较为规范的预防接种服务,具有以下特点:①方便受种者接受预防接种服务。定点接种一般都选在地理位置适中,交通便利的村级卫生室,具有明显标志,时间与地点固定,服务半径一般不超过 2 km,预防接种服务的可及性较好,条件好的接种点还能够提供冬天取暖、夏天降温的接种环境。②可以充分利用接种点现有的冷藏包、冰箱等冷链设备,规范疫苗的冷藏与冷运,保证疫苗的有效性。③可设立相对固定的宣传栏和宣传画,向群众普及接种疫苗的有关知识。④能与村级卫生室的医疗活动有机结合,配合常规备急救药品,能提供接种后观察的场所,有利于预防接种不良反应的及时处理。⑤实施定点接种,对接种点适当进行功能分区,实行分台接种,可以防止错种疫苗事故的发生,能够保证实施预防接种安全有效。

3.出生时接种

为保证新生儿出生后及时接种乙肝疫苗和 BCG,特别是保证新生儿在出生后 24 小时内接种乙肝疫苗,以阻断乙肝的母婴传播,按照"谁接生,谁接种"的原则,由设有产科的各级各类医疗卫生单位负责为出生的新生儿在 24 小时内优先接种首针乙肝疫苗,然后再接种 BCG。

为提高新生儿乙肝疫苗的及时接种率,医院的预防保健人员应定期(最好是每天)到产科掌握新生儿出生情况,提前准备疫苗、接种器材和登记资料等,在新生儿出生后 24 小时内对其实施首针乙肝疫苗接种。也可在医院的产科设置产科接种点,对产科工作人员进行培训,配备冰箱或冷藏包等冷藏设备,常规准备一定数量的乙肝疫苗、接种器材和登记资料,并设置专门的接种室和接种台。当新生儿出生后,直接由产科接种点负责新生儿的乙肝疫苗第 1 针和 BCG 的接种工作。对新生儿接种乙肝疫苗和 BCG 后,要及时填写《新生儿首针乙肝疫苗和 BCG 接种登记卡》,并由儿童监护人及时报送至其居住地接种单位。所在居住地的接种单位应及时根据《新生儿首针乙肝疫苗和 BCG 接种登记卡》建立预防接种证、卡,以及时将第 1 针乙肝疫苗和 BCG 接种情况进行转录,并负责第 2、3 针乙肝疫苗的接种工作。

(二)入户接种

边远山区、海岛、牧区等交通不便的地区,可采取入户巡回接种方式,以使这些地区的儿童方便、及时地得到国家免疫规划疫苗和其他疫苗的接种,保证目标儿童达到规定的接种率。入户接种有以下要求:①对国家免疫规划疫苗的接种服务每年不少于 6 次。②接种日期要相对固定,最好选在大多数群众方便的时间。③通过各种有效方式,事先将入户接种的信息通知到儿童监护人,使实施入户接种时,受种者及其监护人留在家中,并准备好儿童预防接种证。④入户接种时要求携带疫苗冷藏设备,疫苗贮存在规定的温度条件下,以保证疫苗的效价。对寒冷地区,携带疫苗时还需要采取措施,防止乙肝疫苗、百白破疫苗、白破疫苗等冻结失效。⑤入户接种时要特别注意多人份疫苗如 BCG、百白破疫苗、白破疫苗、麻疹疫苗等的开启后的无菌保存,并保证在有效时间内使用。⑥做好预防接种安全注射的操作和管理,将接种的废弃物如使用后的注射器、棉球/签、疫苗等集中收集带回后统一进行无害化处理,严禁随意丢弃。

(三)临时接种

在流动人口等特殊人群儿童集聚地组织开展群体性接种或应急接种时,可以在定点接种、入户接种形式外,在特殊人群儿童集聚地、传染病流行地区或集体单位等,设立临时接种点,选择适宜时间,为目标人群提供临时接种服务。临时接种有以下要求。

(1)临时接种时尽可能实行临时定点接种,使疫苗冷藏、安全注射更有保障,能够按照要求进行接种前告知、接种后观察和及时处理预防接种不良反应。

临时接种点可选择学校的医务室、集体单位的会议室或办公室、卫生室或诊所等地,设立醒目的标志,最好能够提供冬天取暖、夏天降温的接种环境。

(2)临时接种是定点接种和入户接种方式的补充。通过临时接种发现的漏证、漏卡和漏种的适龄儿童,应该纳入当地儿童常规免疫规划管理,尽快给予建证、建卡,按照免疫程序补种相关疫苗。

(王洪芳)

第三节 疫苗接种的流程

一、接种前准备工作

(一)确定受种对象

根据国家免疫规划疫苗规定的免疫程序,接种单位保存的接种记录,清理接种卡(簿),确定本次预防接种的受种者,受种者包括本次应受种者、既往漏种者和流动人口等特殊人群中的未接种者。

接种单位应定期主动搜索流动人口和计划外生育的儿童,确定这些人群中的受种者,并按照本地儿童相同的政策实施预防接种和管理。

(二)通知儿童家长或其监护人

采取预约、通知单、电话、短信、口头、广播通知等多种方式,通知儿童家长或其监护人,告知接种疫苗的种类、时间、地点和相关要求。

(三)分发和领取疫苗

(1)接种单位在收取上级陪送的疫苗时要索取温度检测记录及疫苗批签发等相关证明文件。

(2)接种单位根据各种疫苗受种人数计算领取疫苗数量,做好疫苗领发登记。

(3)运输疫苗的冷藏包(箱),应根据环境温度、运输条件、使用条件,放置适当数量的冰排。冷藏包(箱)的使用方法:①脊灰疫苗和麻疹疫苗放在冷藏包(箱)的底层。②BCG放在中层,并有醒目标记。③百白破疫苗、白破疫苗、乙肝疫苗放在上层,不要紧靠冰排,防止冻结,也可将疫苗放在冷藏箱冰排上面的泡沫垫上,这样可以保持疫苗冷藏而不会冻结。已证明即使使用纸板或纸隔开对冷冻敏感的疫苗,使其不接触冰排,对防止疫苗冻结也是无效的。④脊灰糖丸疫苗装在塑料袋内,无包装盒的疫苗和稀释液用纱布包好,冷藏包的空隙用纱布或纸张填充,防止疫苗安瓿(瓶)振荡破裂。⑤其他疫苗按照其疫苗使用说明书规定的贮存温度,参照上述要求适当放置。

(四)准备注射器材

(1)一次性注射器使用前要检查包装是否完好,在有效期内使用。

(2)备好喂服口服脊灰疫苗(OPV)的清洁小口杯、药匙。

(五)准备药品、器械

实施预防接种前,需要准备好以下药品、器械。

(1)消毒器材:准备75%乙醇、镊子、棉球杯、无菌干棉球或棉签、治疗盘、洗手液等。

(2)体检器材:体温表、听诊器、压舌板、血压计。

(3)常用急救药品:1∶1 000肾上腺素。

(4)安全注射器材:注射器回收用安全盒,毁形器、截针器,消毒液容器及污物桶等。

(六)做好新生儿乙肝疫苗和BCG接种的相关准备

根据辖区内儿童预期出生情况,提前准备乙肝疫苗、注射器材及相关记录资料,保证新生儿出生后24小时内尽快接种。

（七）其他准备

冷链运输接种门诊和上级索取温度监测记录及相关证明文件

二、接种时的工作

（一）准备好接种场所

（1）接种场所室外要设有醒目的标志,室内宽敞清洁、光线明亮、通风保暖,准备好接种工作台、坐凳,并提供儿童和家长等候接种的设施。

（2）接种场所应当按照登记、健康咨询、接种、记录、观察等服务功能进行合理分区,确保接种工作有序进行。同时需接种几种疫苗时,在接种室/台分别设置醒目的疫苗接种标记,避免错种、重种和漏种。

（3）做好室内清洁,使用消毒液或紫外线消毒,并做好消毒记录。

（4）接种工作人员穿戴工作衣、帽、口罩,双手要洗净。

（5）在接种场所显著位置公示相关信息和资料,包括:①预防接种工作流程。②第一类疫苗的品种、免疫程序、接种方法、作用、禁忌证、不良反应及注意事项等。③第二类疫苗的品种、免疫程序、接种方法、作用、禁忌证、不良反应及注意事项、接种服务价格等。④接种服务咨询电话。⑤相关的宣传资料。

（二）核实受种者

（1）接种工作人员应查验儿童预防接种证、卡或电子档案,核对受种者姓名、性别,出生年、月、日及接种记录,确认是否为本次受种对象,应接种何种疫苗。

（2）接种工作人员发现原始记录中受种者姓名,出生年、月、日有误时,应及时更正。

（3）对不属于本次受种的对象,向儿童家长或其监护人做好说服解释工作。

（4）对因有接种禁忌而不能接种的受种者,医疗卫生人员应当对受种者或者其监护人提出医学建议,并在接种卡（薄）和接种证上记录。

（三）接种前告知和健康状况询问

1.筛检

医疗卫生人员在实施接种前,应当按照预防接种工作规范的要求,检查受种者健康状况、核查接种禁忌,查对预防接种证,检查疫苗、注射器的外观、批号、有效期,核对受种者的姓名、年龄和疫苗的品名、规格、剂量、接种部位、接种途径,做到受种者、预防接种证和疫苗信息相一致,确认无误后方可实施接种。

2.告知

医疗卫生人员实施接种,应当告知受种者或者其监护人所接种疫苗的品种、作用、禁忌、不良反应及现场留观等注意事项,询问受种者的健康状况及是否有接种禁忌等情况,并如实记录告知和询问情况。受种者或者其监护人应当如实提供受种者的健康状况和接种禁忌等情况。有接种禁忌不能接种的,医疗卫生人员应当向受种者或者其监护人提出医学建议,并如实记录提出医学建议情况。

（四）接种现场疫苗管理

（1）接种前将疫苗从冷藏容器内取出,尽量减少开启冷藏容器的次数。

（2）严格核对接种疫苗的品种,检查疫苗外观质量。凡过期、变色、污染、发霉、有摇不散凝块或异物,无标签或标签不清,安瓿有裂纹的疫苗一律不得使用。

（3）不得使用冻结过的百白破疫苗、乙肝疫苗、白破疫苗等含吸附剂的疫苗。含吸附剂的疫苗是通过将一种物质附着于另一种物质表面的方法制成的。冻结以后，疫苗不再是均匀的絮状液体，在摇动安瓿后，开始形成片状物，逐渐沉于安瓿底部。

检查疫苗是否冻结的方法为"振荡试验"。具体方法为取相同种类、厂家及批号的疫苗安瓿作为被检疫苗安瓿，在−10 ℃以下冷冻至少 10 小时直到内容物为固体，然后融化。将此安瓿作为对照，标上"已被冷冻"，以免误种。然后取 1 支怀疑冷冻过的疫苗，即"试验"疫苗。用力振摇对照样品和试验样品 10 秒钟，将两者置于平面开始试验，随后连续观察 20 分钟。对光观察 2 支安瓿，比较沉降的速度，如果试验样品出现沉淀的速度比对照样品更慢，则说明被检安瓿极可能未被冻过，可以使用；如果两者沉淀速度相同，并且试验样品出现片状物，出现分层现象，且上层液体较清，说明试验样品可能被冻结破坏，不能继续使用。

（4）注射剂型疫苗的使用方法：①将安瓿尖端疫苗弹至体部，用 75％乙醇棉球消毒安瓿颈部后，再用消毒干棉球/纱布包住颈部掰开。②将注射器针头斜面向下插入安瓿的液面下，吸取疫苗。③吸取疫苗后，将注射器的针头向上，排空注射器内的气泡，直至针头上有一小滴疫苗出现为止。④自毁型注射器的使用方法参见相关产品使用说明。⑤使用含有吸附剂的疫苗前，应当充分摇匀；使用冻干疫苗时，用注射器抽取稀释液，沿安瓿内壁缓慢注入，轻轻摇荡，使疫苗充分溶解，避免出现泡沫。⑥安瓿启开后，未用完的疫苗盖上无菌干棉球冷藏。活疫苗超过 30 分钟、灭活疫苗超过 1 小时未用完，应废弃。⑦冷藏容器内的冰排融化后，应及时更换。接种结束后应及时将未开启的疫苗存入冰箱冷藏室内。

（五）接种操作

（1）接种操作前要严格实行"三查七对一告知"制度，核实无误后，方可对符合条件的受种者实施接种。

（2）皮肤消毒：①确定接种部位。接种部位要避开瘢痕、炎症、硬结和皮肤病变处。②用灭菌镊子夹取 75％乙醇棉球或用无菌棉签蘸 75％乙醇，由内向外螺旋式对接种部位皮肤进行消毒，涂擦直径≥5 cm，待晾干后立即接种。禁用 2％碘酊进行皮肤消毒。③按照免疫程序和疫苗使用说明书规定的接种剂量、方法和部位接种疫苗。

（3）接种时严格执行安全注射：①接种前方可打开或取出注射器具。②接种 BCG 的注射器、针头要专用。③在注射过程中防止被针头误伤。如被污染的注射针头刺伤，应立即清洗刺伤部位，并采取其他处置措施。④注射完毕后将注射器投入安全盒或防刺穿的容器内，统一回收销毁。

（六）接种记录、观察与预约

1.接种记录

接种工作人员实施接种后，以及时在预防接种证、卡（簿）上记录所接种疫苗的年、月、日及批号、疫苗名称、厂家，接种记录书写要求完整、工整，不得用其他符号代替。

2.接种后观察

受种者在接种后留在接种现场观察 30 分钟。如受种者在现场留观期间出现不良反应的，医疗卫生人员应当按照预防接种工作规范的要求，以及时采取救治等措施。

3.预约下次接种

向家长或其监护人预约下次接种疫苗的种类、时间和地点。

4.乙肝疫苗和卡介苗的首针接种登记

按照"谁接生谁接种"的原则,负责新生儿接生的单位在接种第1针乙肝疫苗和卡介苗后,应当填写接种登记卡,同时告知家长在1个月内到居住地的接种单位建证、建卡,并按免疫程序完成第2、3针乙肝疫苗接种。有的地区探讨实施在新生儿出生所在单位发放预防接种证的办法,值得借鉴。

三、接种后的工作

(一)接种器材的处理

(1)使用后的自毁型注射器、一次性注射器处理严格按照《医疗废物管理条例》的规定执行,实行入户接种时,应将所有医疗废物带回集中处理。

(2)镊子、治疗盘等器械按要求灭菌或消毒后备用。

(二)剩余疫苗的处理

记录疫苗的使用及废弃数量,剩余疫苗按以下要求处理。

(1)废弃已开启安瓿的疫苗。

(2)对使用时储存在合格冷链条件下未超过失效日期的剩余疫苗,应做好标记,放回冰箱保存,于有效期内在下次接种时首先使用。

(3)接种单位剩余第一类疫苗的,应当向原疫苗分发单位报告,并说明理由。

(三)统计、上卡

(1)清理核对接种通知单和预防接种卡(簿),以及时上卡,确定需补种的人数和名单,下次接种前补发通知。

(2)统计本次接种情况和下次接种的疫苗需用计划,并按规定上报。

四、接种数据统计与疫苗核算

(一)当天接种数据的统计

接种工作结束后将当日损坏疫苗数、当日库存疫苗数和当日接种人次数统计并填入《疫苗使用及库存情况登记表》中,同时将各种疫苗知情同意书分类统计并打印当日接种日志。要求做到每种疫苗当日《疫苗使用及库存情况登记表》接种人次数、知情同意书数量及电脑日志接种人次数"三数一致"。

(二)当月接种数据的汇总与上报

《疫苗使用及库存情况登记表》要求每种疫苗每月以电子文档形式统计,将每月疫苗、注射器和条形码库存及使用情况汇总到《一类疫苗、注射器和条形码使用及库存情况统计表》,核对无误后上报。

五、国家实行疫苗全程电子追溯制度。

国务院药品监督管理部门会同国务院卫生健康主管部门制定统一的疫苗追溯标准和规范,建立全国疫苗电子追溯协同平台,整合疫苗生产、流通和预防接种全过程追溯信息,实现疫苗可追溯。

疫苗上市许可持有人应当建立疫苗电子追溯系统,与全国疫苗电子追溯协同平台相衔接,实现生产、流通和预防接种全过程最小包装单位疫苗可追溯、可核查。

疾病预防控制机构、接种单位应当依法如实记录疫苗流通、预防接种等情况,并按照规定向全国疫苗电子追溯协同平台提供追溯信息。

(王洪芳)

第四节　疫苗接种的方法

一、皮内注射法

(一)定义

皮内注射接种法是将少量疫苗注入人体表皮和真皮之间的方法,如 BCG 的接种和结核菌素的试验(图 15-1)。

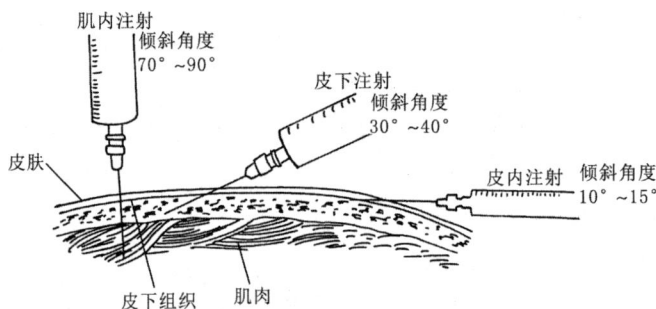

图 15-1　皮内、皮下和肌内注射位置示意图

(二)准备

(1)用物准备:注射盘(消毒液、棉签、砂轮)、疫苗、急救药物与用品、1 mL 一次性注射器、4.5 号或 5 号针头、记录卡(册)。

(2)受种者准备:取坐位或立位,注射部位为前臂掌侧中 1/3 与下 1/3 交界处和上臂外侧三角肌中部附着处。

(3)操作者着装整洁,戴口罩,洗手,铺无菌盘。

(三)操作

(1)核对姓名,询问"三史"(家族史、接种史、过敏史),向受种者或家属做好解释工作。

(2)核对疫苗与接种单,检查疫苗质量,抽取药液。

(3)选定注射部位:接种人员用 1 mL 一次性注射器配上 4.5 号或 5 号针头,吸取 1 人份疫苗后,用 75％乙醇消毒皮肤,待干。排尽注射器内空气,直至针头上有一小滴疫苗出现为止,查对安瓿。左手绷紧注射部位皮肤(图 15-2,图 15-3),右手持注射器,右手示指固定针管,针头斜面向上,与皮肤成 10°~15°(如在上臂外侧三角肌中部附着处注射时,针头与皮肤成 30°)刺入皮内,待针头斜面完全进入皮内后,放平注射器,左手拇指固定针栓,但不要接触针头部分,右手轻轻推动活塞,注入疫苗 0.1 mL,使注射处隆起形成一个圆形皮丘,隆起的皮肤几乎变白并显露毛孔,针管顺时针方向旋转 45°后,拔出针头,勿按摩注射部位。

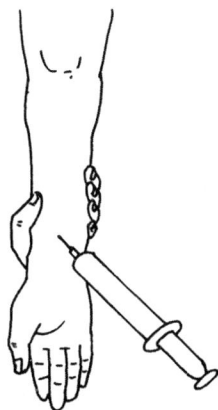

图 15-2　皮内穿刺法(对着前臂横行穿入)

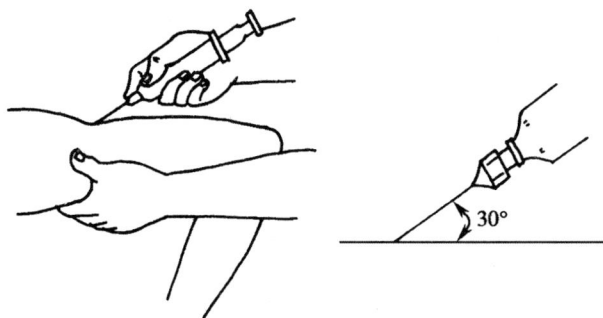

图 15-3　皮内注射法绷紧皮肤刺针

(四)注射法应注意的事项

(1)应做到"五个准确",即受种者、疫苗、剂量、途径和时间均准确。

(2)做到"三查对",即操作前、中、后查对。

(3)皮肤消毒部位未留间隙,由内向外螺旋式涂擦,直径≥5 cm,禁用口吹干。

(4)严格执行安全注射要求:①接种前方可打开或取出注射器具。②在注射过程中防止被针头误伤。③注射完毕后不得回套针帽,注射器具直接投入安全容器内,统一销毁。

(5)接种记录与观察:①接种后及时做好各项记录。②受种者在接种后观察 30 分钟。

二、皮下注射法

(一)定义

皮下注射接种法是将少量疫苗注入皮下组织内的方法,如麻疹疫苗、流脑疫苗、流行性乙脑疫苗和风疹疫苗的接种。

(二)准备

(1)用物准备:注射盘(消毒液、棉签、砂轮)、疫苗、急救药物与用品、1 mL 和 2 mL 一次性注射器、记录卡(册)等。

(2)受种者准备:取坐位或半坐位,注射部位可在上臂外侧三角肌下缘附着处、大腿前侧与外侧或两侧腹壁,需长期反复皮下注射者,需有计划地经常更换注射部位。

(3)操作者着装整洁,戴口罩,洗手,铺无菌盘。

（三）操作

（1）核对姓名，询问"三史"，向受种者或家属做好解释工作。

（2）核对疫苗与接种单，检查疫苗质量，抽取药液。

（3）选定注射部位：接种人员用一次性注射器吸取 1 人份疫苗后，局部皮肤消毒，待干。排尽注射器内空气，直至针头上有一小滴疫苗出现为止，查对安瓿。左手隆起注射部位皮肤（图 15-4），右手持注射器，示指固定针栓，针头斜面向上，与皮肤成 30°～40°，快速刺入针头长度的 1/3～2/3，放松皮肤，左手固定针管，回抽无血，注入疫苗，快速拔出针头，用消毒干棉签稍加按压针眼部位。若有回血，应更换注射部位，重新注射。

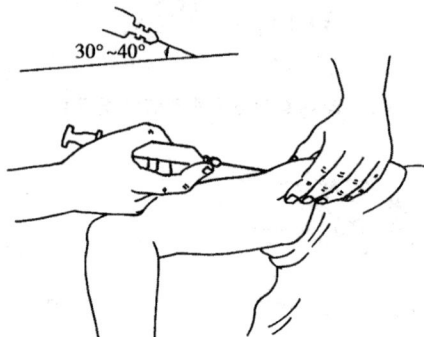

图 15-4　皮下注射法隆起皮肤刺针

三、肌内注射法

（一）定义

肌内注射接种法是将少量疫苗注入肌肉组织内的方法，如百白破疫苗、乙肝疫苗、狂犬疫苗和流感疫苗的接种。

（二）准备

（1）用物准备：注射盘（消毒液、棉签、砂轮）、疫苗、急救药物与用品、2 mL 或 1 mL 一次性注射器、记录卡（册）等。

（2）受种者准备：取坐位或卧位，注射部位应选择肌肉丰富、与大血管和神经距离相对较远的部位，以上臂外侧三角肌、大腿中部前外侧肌肉、臀大肌外上 2/3 处常用。

（3）操作者着装整洁，戴口罩，洗手，铺无菌盘。

（三）操作

（1）核对姓名，询问"三史"，向受种者或家属做好解释工作。

（2）核对疫苗与接种单，检查疫苗质量，抽取药液。

（3）选定注射部位：接种人员用相应规格的一次性注射器，吸取 1 人份疫苗后，消毒皮肤待干。排尽注射器内空气，左手拇指和示指叉开，绷紧注射部位肌肉（图 15-5，图 15-6，图 15-7），右手持注射器（以执毛笔式），中指固定针栓，与皮肤呈 90°，在左手拇指和示指之间快速刺入针头长度的 2/3，进针 2.5～3 cm（消瘦者和婴幼儿酌减）。放松皮肤，固定针管，回抽无血，注入疫苗后快速拔出针头，用消毒干棉签稍加按压针眼部位。

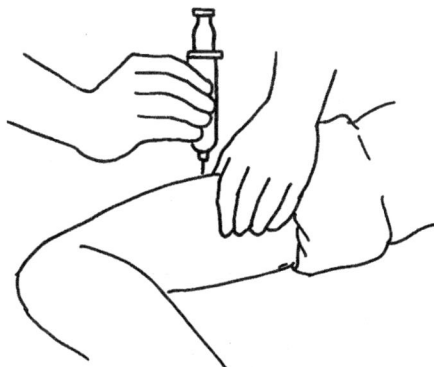

图 15-5　上臂外侧三角肌注射法

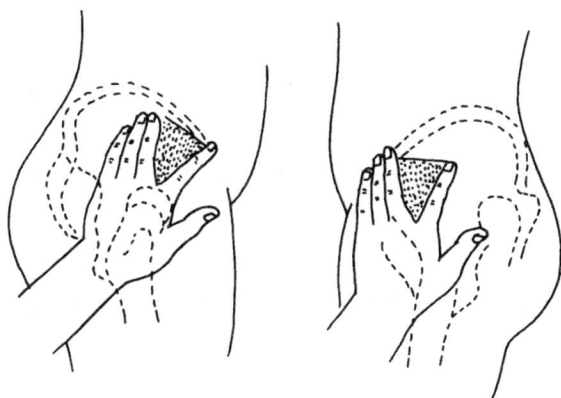

图 15-6　臀中肌、臀小肌肌内注射定位法

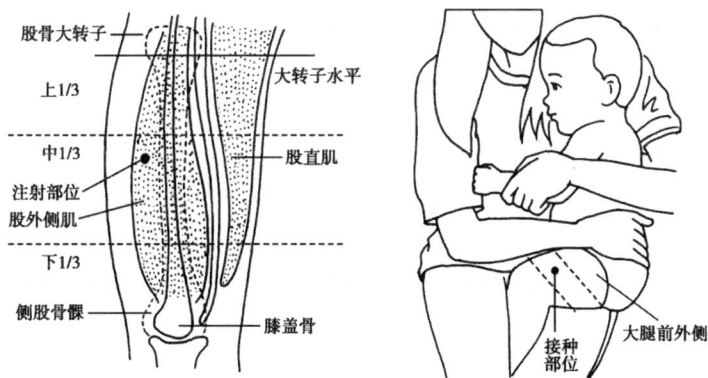

图 15-7　大腿中部前外侧肌内注射定位法

四、口服法

(一)定义

口服接种法是将疫苗吞咽进入体内的方法,如脊髓灰质炎糖丸活疫苗的接种,是一种安全、方便的免疫方法,疫苗经口服后在胃肠道通过扩张方式吸收,30 分钟后可发挥作用。

(二)准备

(1)接种者:按要求着装、洗手并擦干。

(2)物品:药盘、疫苗、药杯、药勺、水壶、记录卡(册)等。

(3)环境:清洁、光线充足。

(三)操作

(1)核对受种者姓名和疫苗品名。

(2)固体疫苗:月龄稍大的儿童用消毒小勺将固体疫苗直接喂入口中或用凉开水送服咽下。月龄小的儿童应将固体疫苗用汤匙碾碎,干服或用少许凉开水调成糊状,慢慢送入口中,看其服下。如儿童服疫苗后吐出应先饮少量凉开水,休息片刻后再服。

(3)液体疫苗:较大儿童张口直接滴入。较小儿童呈仰卧位,左手拇指和示指捏住两颊使其嘴张开,右手将疫苗滴入口中。

五、其他接种方法

(一)黏膜接种法

1.定义

黏膜接种法是将疫苗稀释后直接喷入鼻内由黏膜吸收的方法,如流行性感冒疫苗的接种。

2.准备

(1)接种者:按要求着装、洗手并擦干。

(2)物品:药盘、疫苗、生理盐水、喷雾瓶、一次性喷雾嘴、药杯、棉签、记录卡(册)等。

(3)环境:清洁、光线充足。

3.操作

(1)核对受种者姓名和疫苗品名。

(2)受种者取坐位,抬头,操作者用棉签蘸生理盐水清洁鼻腔。

(3)用 1 mL 疫苗加上 4 mL 生理盐水,混匀后喷入两侧鼻腔中,每侧鼻腔约喷 0.25 mL。

4.注意事项

(1)疫苗喷入两侧鼻腔后,用手指稍捏压。

(2)做到一人一喷嘴,如鼻黏膜破损或鼻患用药时避免接种。

(二)划痕接种法

1.定义

划痕接种法是将活疫苗经皮肤划痕刺入吸收的方法,如 BCG、布鲁司杆菌菌苗、鼠疫菌苗、炭疽菌苗等疫苗的接种。

2.准备

(1)物品:药盘、疫苗、2 mL 一次性注射器、消毒缝针、消毒液、棉签、记录卡(册)等。

(2)受种者准备:取坐位,露出左上臂,接种部位取三角肌下端外缘。

(3)接种者:按要求着装、洗手并擦干。

3.操作

(1)核对受种者姓名,向受种者或家属做好解释工作。

(2)核对疫苗与接种单,检查疫苗质量。

(3)选定注射部位:接种人员将乳白色混悬液菌苗轻摇匀,接种部位皮肤常规消毒,待干后滴上菌苗。儿童滴 1 滴，划一个"♯"字，每痕长度为 0.5～1 cm，成人滴 2 滴，2 滴之间相距 2～3 cm，每滴划一个"♯"字，每痕长度为 1～1.5 cm，深度以出现红痕为宜，涂匀菌苗，使其渗入皮内，待菌苗干后穿上衣服。

（王洪芳）

第五节　疫苗接种的免疫程序

免疫程序是指对某一特定人群（如儿童）预防针对传染病需要接种疫苗的种类、次序、剂量、部位及有关要求所作的具体规定。只有按照科学、合理的程序进行接种，才能充分发挥疫苗的免疫效果，减少预防接种不良反应的发生，避免人力、物力、财力的浪费，有效地保护易感人群，预防和控制针对传染病的发生与流行。

免疫程序包括儿童常规免疫程序、儿童扩大免疫程序、成人免疫程序、特殊地区和特殊职业人群免疫程序等。

一、制定免疫程序的依据

制定免疫程序时要综合考虑当地疾病控制规划，疾病负担，疫苗的特征、免疫学原理，传染病的流行特征，接种后的效益和利弊等多方面因素。概括起来有以下 3 个方面。

（一）传染病的流行情况

世界各地的疾病负担不完全相同，在经济、文化、卫生等方面存在较大差异，在制定免疫程序时，首先要考虑当地的疾病负担和群众的可接受性。我国在把乙肝疫苗、BCG、脊灰疫苗、百白破疫苗、麻疹疫苗、白破疫苗 6 种疫苗作为儿童常规免疫疫苗的基础上，2008 年又将甲肝疫苗、流脑疫苗、乙脑疫苗、麻腮风联合疫苗纳入儿童常规免疫接种。在重点地区对重点人群进行出血热疫苗接种；发生炭疽、钩端螺旋体病疫情或发生洪涝灾害可能导致钩端螺旋体病暴发流行时，对重点人群进行炭疽疫苗和钩端螺旋体疫苗应急接种。通过接种上述疫苗，可预防乙肝、结核病、脊灰、百日咳、白喉、破伤风、麻疹、甲肝、流脑、乙脑、风疹、流行性腮腺炎、出血热、炭疽和钩端螺旋体病 15 种传染病。

（二）疫苗的生物特性和免疫效果

主要是指接种疫苗的安全性和有效性，包括疫苗的免疫原性、产生理想免疫应答的剂次、间隔时间、接种后的反应、免疫效果和免疫持久性，与其他疫苗同时接种的反应性，人体免疫系统发育的完善程度，母体胎传抗体消失时间等因素。

（三）实施的条件

接种疫苗必须有一定的行政手段和技术措施才能实施。在制定免疫程序时，应考虑群众的可接受性、实施的可能性，包括疫苗生产供应能力，实施地区的交通状况、后勤保障、组织机构和工作人员，以及接种后的成本-效益等因素。

二、免疫程序的内容

免疫程序的内容包括免疫起始月（年）龄、接种剂次和剂量、剂次之间的时间间隔，以及几种疫苗联合免疫等问题。其中接种疫苗的起始月(年)龄、接种剂量和接种时间间隔是正确使用疫苗的 3 个最重要的问题。

(一)免疫起始月龄

确定免疫起始月龄要考虑婴幼儿接种疫苗来自母传抗体的干扰、个体免疫系统发育情况、传染病暴露机会 3 个方面的因素。在有母体被动抗体干扰的情况下,会影响减毒活疫苗免疫抗体的形成;月龄过小,免疫系统发育不完善,亦会使免疫不成功;月龄过大,则会增加暴露传染病的机会。对免疫起始月龄的一般要求是,存在发病危险而又能对疫苗产生充分免疫应答能力的最小月(年)龄,两相权衡后确定免疫起始月龄。

一般规定,接种疫苗不应早于免疫起始月龄。为控制某种传染病的发病,在免疫起始月龄前接种疫苗,这 1 剂不作为免疫程序,应按照免疫程序再接种 1 剂。

(二)接种剂量

接种疫苗的最佳剂量一般是由疫苗的性质决定的。接种剂量过小,不足以刺激机体免疫系统的应答,不能产生有保护水平的特异性抗体,造成免疫失败。接种剂量过大,超过机体免疫反应能力时会产生免疫耐受,使机体在相当长时间内处于免疫抑制状态,不但影响免疫效果,且会加重免疫反应的临床过程,造成接种不良反应发生率增高。因此,只有适宜的剂量才能产生较高的特异性抗体,形成有效的免疫保护,达到防病的目的。

(三)接种剂次

为使机体形成有效的免疫保护,疫苗必须接种足够的剂次。灭活疫苗 1 剂免疫仅起到动员机体产生抗体的作用,但抗体水平较低,维持时间较短,常需要接种第 2 剂或第 3 剂才能使机体获得巩固的免疫保护。减毒活疫苗接种剂次数一般较灭活疫苗少,有的减毒活疫苗 1 剂次免疫就可以产生理想的免疫保护。但如果接种剂次过多,一方面造成疫苗浪费,另一方面还会增加儿童的痛苦和增加疫苗接种不良反应发生的概率。

(四)接种间隔

近年有研究表明,增加各剂次疫苗的时间间隔不降低疫苗的效果,减少各剂次疫苗的时间间隔可干扰抗体反应和降低保护作用。2 剂次之间的长间隔比短间隔产生的免疫应答好,特别是含有吸附剂的疫苗,长于规定的接种时间并不降低最终的抗体水平。因此,中断的免疫程序无须重新开始接种或增加接种的剂次。但间隔时间太长势必推迟产生保护性抗体的时间,增加暴露的危险。短于规定的最小间隔可减弱抗体应答。因此,对短于规定最小间隔时间接种的,不作为 1 剂有效接种。

一般规律认为,灭活疫苗通常不受循环抗体的影响。减毒活疫苗受循环抗体的影响较大,间隔少于 2 周的,应重复接种 1 剂。

(五)接种途径

接种途径与免疫效果有密切的关系,一般认为采取与自然感染相同的途径是最佳的接种途径,皮下注射和肌内注射是预防接种最常用的途径。

(六)加强免疫

疫苗在完成基础免疫后一定时期内进行 1 次适当的加强免疫,可刺激机体产生回忆免疫并维持较高的抗体水平。如百白破疫苗在完成 3 剂次基础免疫后 18 月龄进行一次加强免疫,可使相应的抗体水平维持较高的滴度和较长的时间。

(七)不同疫苗的同时接种

在不同疫苗同时接种时,主要考虑两方面因素:不同疫苗相互之间是否会干扰免疫应答,是否会增加接种不良反应发生率。根据免疫活性细胞的生理特性,1个T淋巴细胞有很多针对不同抗原的受体,可以同时处理多种不同的抗原,不存在抗原之间的互相干扰问题。因此,在理论上,任何疫苗都可以同时接种,没有禁忌证,但不可将疫苗吸入一副注射器内,不可在相同部位同时接种。如未能同时接种,2种减毒活疫苗则应间隔4周以上。这是为了减少和消除先注射的疫苗对后注射疫苗的干扰。2种灭活疫苗或减毒活疫苗与灭活疫苗可以在任何时间在不同部位接种。一般认为,口服减毒活疫苗与注射减毒活疫苗同时接种,不会相互干扰,也可在注射减毒活疫苗前后任何时候接种。

但在实际工作中,有些地方为了便于预防接种异常反应的处理,规定第一类疫苗和第二类疫苗不能同时接种,两者接种间隔需2周以上。

免疫球蛋白一般不能和减毒活疫苗同时接种,使用免疫球蛋白后至少需间隔4周才能接种减毒活疫苗,接种减毒活疫苗2周后才能使用免疫球蛋白。

(八)疫苗的剂次效应关系

一般原则是,减毒活疫苗单剂次一般产生长期持久免疫。

灭活疫苗需要多次接种(或多剂次),并需要定期加强,以保持机体的免疫保护状态。

注射减毒活疫苗,首次接种一般能提供保护,增加剂次可提高血清阳转率,举例来说,95%～98%的被接种者将获得单剂次麻疹疫苗接种的免疫反应,给予第2剂以确保几乎100%的人被免疫(第2剂是"保险")。活疫苗产生的免疫是长期持久的,"加强"剂次不是必需的。

灭活疫苗在推荐的年龄首次接种通常不产生保护性免疫反应,在第2、第3剂次接种后才会产生有效的免疫应答。灭活疫苗的抗体滴度在几年后可降低到保护水平以下,这种现象破伤风和白喉最明显,对这些疫苗,定期"加强"是必需的,给予加强的免疫接种使抗体恢复到保护水平。

不是所有的疫苗在整个一生都要加强,如由于Hib在5岁以上的儿童非常罕见,Hib疫苗不需要加强,由于乙肝疫苗的免疫记忆及乙肝有较长的潜伏期,能产生一种"自动加强",目前多数人认为乙肝疫苗不需要加强。

三、疫苗免疫程序

(一)国家免疫规划疫苗接种时间和剂次

(1)乙肝疫苗:接种3剂次,儿童出生时、1月龄、6月龄各接种1剂次。对已知母亲乙肝病毒表面抗原阳性的新生儿,在自愿的基础上,提倡新生儿在接种首剂乙肝疫苗的同时,在不同部位接种≥100 IU(国际单位)乙肝免疫球蛋白。

(2)BCG:接种1剂次,儿童出生时接种。

(3)脊灰疫苗:接种4剂次,儿童2、3、4月龄和4周岁各接种1剂次。

(4)无细胞百白破疫苗:接种4剂次,儿童3、4、5月龄和18～24月龄各接种1剂次。

(5)白破疫苗:接种1剂次,儿童6周岁时接种。

(6)麻腮风疫苗:8月龄和一岁半龄各接种一剂次。

(7)流脑疫苗:接种4剂次,儿童6～18月龄接种2剂次A群流脑疫苗,3周岁和6周岁各接种1剂次A＋C群流脑疫苗。

(8)乙脑疫苗:乙脑减毒活疫苗接种2剂次,儿童8月龄和2周岁各接种1剂次;乙脑灭活疫苗接种 4 剂次,儿童 8 月龄接种 2 剂次,2 周岁和 6 周岁各接种 1 剂次。

(9)甲肝疫苗:甲肝减毒活疫苗接种 1 剂次,儿童 18 月龄接种;甲肝灭活疫苗接种 2 剂次,儿童 18 月龄和 24～30 月龄各接种 1 剂次。

(10)出血热疫苗:流行性出血热疫苗接种 3 剂次,受种者接种第 1 剂次后 14 天接种第 2 剂次,第 3 剂次在第 1 剂次接种后 6 个月接种。

(11)炭疽疫苗:炭疽疫苗接种 1 剂次,在发生炭疽疫情时接种,病例或病畜的直接接触者和患者不能接种。

(12)钩端螺旋体疫苗:钩端螺旋体疫苗接种 2 剂次,受种者接种第 1 剂次后 7～10 天接种第 2 剂次。

(二)国家免疫规划疫苗使用规定

(1)免疫程序所列各种疫苗第 1 剂次的接种时间为最小免疫起始月龄。

(2)完成国家免疫规划疫苗基础免疫时间要求:①乙肝疫苗、卡介苗、脊灰疫苗、百白破疫苗、麻风疫苗、乙脑减毒活疫苗<12 月龄完成。②A 群流脑疫苗在<18 月龄完成。③甲肝减毒活疫苗在<24 月龄完成。

(3)国家免疫规划疫苗的加强免疫要求在规定的月(年)龄内完成。

(4)多种疫苗如需同时接种,原则上每次可接种 2 种注射疫苗和 1 种口服疫苗,注射疫苗应在不同部位接种。除非有特殊规定,严禁将几种疫苗混合吸入同一支注射器内接种。2 种减毒活疫苗如未同时接种,至少应间隔 28 天再接种。

(5)国家免疫规划使用的减毒活疫苗都可以按照免疫程序和接种方案的要求,在任何季节开展常规接种、群体性接种和应急接种。

(6)免疫球蛋白可以与灭活疫苗同时接种;使用免疫球蛋白后至少需间隔 4 周才能接种减毒活疫苗,接种减毒活疫苗 2 周后才能使用免疫球蛋白。特异性免疫球蛋白的具体使用方法按照使用说明书的规定执行。

(三)未完成国家免疫规划疫苗接种的≤14 岁儿童的补种原则

未完成国家免疫规划疫苗接种的≤14 岁儿童应尽早补种。补种应掌握以下原则。

(1)未进行国家免疫规划疫苗常规接种的儿童,按照免疫程序进行补种。

(2)未完成国家免疫规划疫苗常规接种免疫程序规定剂次的儿童,只需补种未完成的剂次。

(3)未完成百白破疫苗免疫程序的 3 月龄～5 岁儿童使用百白破疫苗;6～11 岁儿童使用白破疫苗;≥12 岁儿童使用成人及青少年用白破疫苗。

(4)未完成脊灰疫苗免疫程序的儿童,<4 岁未达到 3 剂次(含强化免疫等),应补种完成 3 剂次;≥4 岁儿童未达到 4 剂次(含强化免疫等),应补种完成 4 剂次。

(5)未完成 2 剂次含麻疹成分疫苗接种(含强化免疫等)的儿童,应补种完成 2 剂次。

(6)未接种卡介苗的<3 月龄儿童可直接补种,3 月龄～3 岁儿童对结核菌素或卡介菌纯蛋白衍生物(PPD)试验阴性者补种,≥4 岁儿童不予补种。

(7)各地可根据实际情况,制定具体的疫苗补种建议。

(四)省级增加的国家免疫规划疫苗

省级人民政府在执行国家免疫规划时,根据本行政区域的传染病流行情况、人群免疫状况等因素,可以增加免费向公民提供接种的疫苗种类或剂次。

(五)其他疫苗

(1)群体性接种和应急接种疫苗的使用原则依照有关部门制定的方案执行。

(2)提供预防接种服务时,除特殊情况外,应优先保证国家免疫规划疫苗的接种。

含有国家免疫规划疫苗组分的同品种的第二类疫苗,在受种者或其监护人知情同意的情况下,可以按照国家免疫规划疫苗免疫程序或疫苗说明书的要求替代,并作为考核评价的依据。

(3)根据卫生部制定的使用指导原则及省级卫生行政部门制定的接种方案接种第二类疫苗;暂无使用指导原则的疫苗按照疫苗使用说明书使用。

四、成人免疫

过去的 30 年里通过实施 EPI,在提高儿童接种率及预防传染病方面取得了重大进展。随着 EPI 的成功,传统的传染病流行模式已发生了变化,发病年龄有后移的趋势。在儿童期未免疫也未感染的成人则处于这些传染病的威胁中,麻疹、白喉、百日咳等传染病在成人中时有暴发的报道。对成人进行预防接种已引起社会和卫生部门的关注。

为进一步减少疫苗可预防传染病的发生,应对青年和成人进行常规的预防接种。此外,流行病学研究提示,处于某些年龄、职业、环境和生活方式的人群和具有特殊健康问题的人,以及对疫苗可预防的传染病如乙肝、狂犬病、流感和肺炎球菌病有较大的危险,应予接种。到某些国家去的旅游者也有接触一些疫苗可预防疾病的较大危险,留学生、移民和难民也易患上述疾病。

对成人是否接种疫苗取决于 2 个因素:免疫学和经济基础,即受种者对传染病的易感性;接触传染病的危险性,即发病的危险性和接种疫苗的效益,是否可与其他疫苗联合使用及发生并发症的危险性等。目前成人可以接种的疫苗有白破疫苗(Td)、吸附破伤风疫苗(TT)、甲肝疫苗、乙肝疫苗、麻疹疫苗、风疹疫苗、腮腺炎疫苗、流感疫苗、肺炎球菌多糖疫苗、狂犬病疫苗等十多种。

五、特殊健康状况人群的免疫

特殊健康状况人群的预防接种工作是基层接种工作人员经常遇到且难以把握的问题。从理论和实际研究的情况来看,此类情况的确难以与一般健康人群相比。鉴于目前我国预防接种工作的性质及受种者拥有的受种权和知情权,现将国内外有关资料进行介绍,供大家参考。同时,建议基层接种工作人员在实际工作中应及时与临床医师和受种者多方协调,并结合疫苗使用说明书,以便制定出科学、合理、安全、有效的接种方案。

(一)早产儿和低出生体重儿的接种

早产儿 T 淋巴细胞和 B 淋巴细胞的功能比足月儿更不成熟,更容易感染各种传染病,而且发生疫苗可预防传染病后,病情远比足月儿严重,因此应该尽早给早产儿接种疫苗。美国儿科学会(AAP)建议,在大多数情况下,早产儿(包括低出生体重儿)应按足月儿的免疫程序进行预防接种。我国目前除暂定出生体重<2 500 g 的早产儿暂缓接种 BCG 外,对其他疫苗的接种可按常规进行。

(二)受种者处于特殊状况下的接种

WHO 一直强调 EPI 疫苗不应该有很多的禁忌证。常规使用疫苗的益处大多高于发生不良反应的危险性,卫生人员应利用一切机会为所有的合格对象接种疫苗。WHO 认为,下列情况不应作为接种疫苗的禁忌:①轻微传染病,如体温<38.5 ℃ 的上呼吸道感染或腹泻;②超敏反应、

哮喘或其他特应性表现;③惊厥家族史;④用抗生素、低剂量皮质类固醇或局部作用的(如外用或吸入)类固醇治疗;⑤皮肤病、湿疹或局部皮肤感染;⑥慢性心、肺、肾或肝脏传染病;⑦稳定的神经系统传染病(如大脑瘫痪);⑧出生后黄疸史;⑨哺乳婴儿、早产儿和低体重儿;⑩营养不良;母亲妊娠;以前有百日咳、麻疹、流行性腮腺炎或风疹感染史;传染病的潜伏期。

(三)免疫损害者的接种

凡患有白血病、淋巴瘤、全身恶性肿瘤或进行免疫抑制治疗的儿童或成人,接种疫苗的效果可能有限,但因发病的危险性大而疫苗的不良反应轻微,故有必要进行接种。接种灭活疫苗并无危险性,但免疫应答不如无免疫损害者,常需接种较大剂量或多次进行加强接种。免疫损害者一般不得接种活疫苗。白血病患者停止化疗 3 个月后可以接种活疫苗。

(四)接受 Ig 预防或治疗者和近期接受输血者

在接受 Ig 后至少 4 周才能接种活疫苗。接受大量输血的人,影响活疫苗的免疫效果时间则更长。但接种灭活疫苗,一般无大的影响。如狂犬疫苗和抗狂犬病血清联合使用、乙肝疫苗和乙肝免疫球蛋白(HBIG)联合使用,但用量控制在 200 U 以下。

使用免疫抑制剂者不能接种活疫苗,接种灭活疫苗的免疫反应也可能降低。家庭有免疫缺陷和使用免疫抑制药物的人,不能口服脊髓灰质炎疫苗,因服疫苗者有可能将疫苗病毒传播给患者,但可接种麻疹疫苗和麻腮风联合疫苗。某些药物可引起免疫抑制,如烷基化合物、抗代谢药物,接受放射治疗者,都不能接种活疫苗,在治疗停止后至少 3 个月才能接种活疫苗。

(五)艾滋病病毒(HIV)抗体阳性母亲所生儿童

HIV 抗体阳性母亲所生儿童在接种前原则上不必进行 HIV 抗体筛查。对于 HIV 抗体阳性母亲所生儿童 HIV 感染状况分 3 种:①HIV 感染史不详儿童;②HIV 抗体阳性儿童;③HIV 抗体阴性儿童。

由医疗机构出具儿童是否有 HIV 感染症状,或是否有免疫抑制的诊断:①HIV 抗体阳性母亲所生儿童在出生后暂缓接种卡介苗、脊灰减毒活疫苗;当确认儿童 HIV 抗体阴性后再予以补种;当确认儿童 HIV 抗体阳性,不予接种卡介苗、脊灰减毒活疫苗。②HIV 抗体阳性母亲所生儿童如经医疗机构诊断出现艾滋病相关症状或免疫抑制症状,不予接种含麻疹成分疫苗;如无艾滋病相关症状,可接种含麻疹成分疫苗。③HIV 抗体阳性母亲所生儿童可按照免疫程序接种乙肝疫苗、百白破疫苗、A 群流脑疫苗、A+C 群流脑疫苗和白破等灭活疫苗。④HIV 抗体阳性母亲所生儿童不予接种乙脑减毒活疫苗、甲肝减毒活疫苗,可按照免疫程序接种乙脑灭活疫苗、甲肝灭活疫苗。⑤其他疫苗按照疫苗使用说明书的规定接种。

(六)妊娠妇女的接种

妊娠期间妇女的危险性主要是接触传染病的危险性增高,及接种疫苗和感染传染病后对母亲和胎儿的特殊危险性。目前认为妊娠期妇女接种灭活疫苗对孕妇和新生儿都是安全的,个别减毒活疫苗也可以给孕妇接种。

1.破伤风疫苗

国内一项调查表明,2/3 的孕妇和新生儿对破伤风没有免疫力。因此,一旦发生破伤风杆菌感染,就可能发病,而分娩对于母亲和新生儿都是容易感染的机会,为防止破伤风杆菌感染新生儿和孕妇,孕妇应接种吸附破伤风疫苗。此种疫苗没有危险,而且孕妇的免疫力会很快传给胎儿,应尽可能在妊娠中、后期(4~9 个月)接种,以避免可能的致畸性。无免疫史者应接种 2 次,间隔 4~8 周;已全程接种但超过 10 年者应加强接种 1 次。

具体接种方法是在怀孕第 4 个月注射第 1 剂,剂量为 0.5 mL(含 5 个单位),间隔 6 周或更长一点时间后注射第 2 剂,剂量相同。第 2 剂最迟应在预产期前 4 周注射。若注射时间过于接近分娩期,则不能保证分娩时母体产生足够抗体。若孕妇已感染破伤风,可使用人血破伤风免疫球蛋白。

2.乙肝疫苗

乙肝疫苗对孕妇是安全的,对于体内没有乙肝保护性抗体的孕妇应该接种。标准的接种方法是在孕期接种 3 剂疫苗,可分别于孕期第 2、3、9 个月接种。有资料表明,在完成预防接种后,对孕妇的保护率在 95％以上,母婴隔断率在 85％左右。

3.风疹疫苗

母亲感染风疹病毒的最大受害者是胎儿,但孕妇接种风疹疫苗,在理论上有可能将风疹疫苗病毒传播给胎儿,所以孕妇不能接种风疹疫苗,并在接种风疹疫苗后 3 个月内不宜怀孕。

4.乙脑疫苗

现在有性型炎灭活疫苗和乙脑减毒活疫苗 2 种,对于处在乙脑流行区的孕妇,可以接种灭活疫苗,但是不宜注射乙脑减毒活疫苗。

5.甲肝疫苗

甲肝病毒不能通过胎盘传染给胎儿,但是孕妇患甲肝则常常发展成重型肝炎,还可能引起产后大出血。因此在甲肝流行区,对孕妇有必要接种甲肝疫苗。目前常用的甲肝疫苗包括国产甲肝减毒活疫苗和甲肝灭活疫苗。对孕妇而言,灭活甲肝疫苗更为安全。

6.白喉疫苗

孕妇若处在白喉流行区,或与白喉患者有过密切接触,为防止感染白喉,孕妇应紧急接种白喉疫苗。但接种后一般会引起发热而对胎儿有害,妊娠期最好避免注射,也有学者认为妊娠 7 个月后注射影响则较少。

7.脊灰疫苗

自口服 OPV 问世后,特别推荐给孕妇使用。对孕妇接种 OPV 的流行病学研究表明,它既不会增加婴儿的先天畸形也不会造成其他不良后果。妊娠晚期接种 OPV 的孕妇所生新生儿,其抗体浓度明显高于未受种母亲所生的子女。

8.抗 HIV 高效免疫球蛋白(HIVIG)

人类免疫缺陷病毒(HIV)可通过母婴传播,感染 HIV 的孕妇(妊娠第 20～30 周)使用高效价抗 HIV 静脉注射免疫球蛋白(HIVIG),临床反应轻,孕妇和婴儿都能很好地耐受。在目前尚无 HIV 疫苗问世的情况下,HIVIG 或许是一种降低 HIV 母婴传播危险性的有效途径。

(王洪芳)

参 考 文 献

［1］ 王锋莉.临床常见病护理进展［M］.长春:吉林科学技术出版社,2019.

［2］ 王美芝,孙永叶,隋青梅.内科护理［M］.济南:山东人民出版社,2021.

［3］ 谢文娟.临床常见病护理技术［M］.哈尔滨:黑龙江科学技术出版社,2019.

［4］ 刘巍,王爱芬,吕海霞.临床妇产疾病诊治与护理［M］.汕头:汕头大学出版社,2021.

［5］ 王菊萍.常见病护理技术与操作规范［M］.长春:吉林科学技术出版社,2019.

［6］ 张振香.失能老人生活重建康复护理指导［M］.郑州:河南科学技术出版社,2022.

［7］ 张翠华,张婷,王静,等.现代常见疾病护理精要［M］.青岛:中国海洋大学出版社,2021.

［8］ 于翠翠.实用护理学基础与各科护理实践［M］.北京:中国纺织出版社,2022.

［9］ 高淑平.专科护理技术操作规范［M］.北京:中国纺织出版社,2021.

［10］ 赵衍玲,梁敏,刘艳娜,等.临床护理常规与护理管理［M］.哈尔滨:黑龙江科学技术出版社,2022.

［11］ 孙文欣.临床常见病护理要点［M］.长春:吉林科学技术出版社,2019.

［12］ 杨春,李侠,吕小花,等.临床常见护理技术与护理管理［M］.哈尔滨:黑龙江科学技术出版社,2022.

［13］ 石晶,张佳滨,王国力.临床实用专科护理［M］.北京:中国纺织出版社,2022.

［14］ 吴雯婷.实用临床护理技术与护理管理［M］.北京:中国纺织出版社,2021.

［15］ 刘爱杰,张芙蓉,景莉,等.实用常见疾病护理［M］.青岛:中国海洋大学出版社,2021.

［16］ 齐霞.现代常见病护理研究［M］.长春:吉林科学技术出版社,2019.

［17］ 王玉春,王焕云,吴江,等.临床专科护理与护理管理［M］.哈尔滨:黑龙江科学技术出版社,2022.

［18］ 梁继梅.临床各科室常见病护理［M］.长春:吉林科学技术出版社,2019.

［19］ 崔杰.现代常见病护理必读［M］.哈尔滨:黑龙江科学技术出版社,2021.

［20］ 王秀兰.外科护理与风险防范［M］.哈尔滨:黑龙江科学技术出版社,2021.

［21］ 孙立军,孙海欧,赵平平,等.现代常见病护理实践［M］.哈尔滨:黑龙江科学技术出版社,2021.

［22］ 邹静,翟义,吕明欣.现代外科常见病护理新进展［M］.汕头:汕头大学出版社,2019.

［23］ 孙慧,刘静,王景丽,等.基础护理操作规范［M］.哈尔滨:黑龙江科学技术出版社,2022.

［24］赵秀森.基础护理技术［M］.北京:北京大学医学出版社,2019.

［25］张祁,吴科敏.普外科常见病临床诊疗方案与护理技术［M］.北京:中国纺织出版社,2021.

［26］孙善碧,刘波,吴玉清.精编临床护理［M］.北京/西安:世界图书出版公司,2022.

［27］李勇,郑思琳.外科护理［M］.北京:人民卫生出版社,2019.

［28］韩凤红.实用妇产科护理［M］.长春:吉林科学技术出版社,2019.

［29］魏利,林圣纳,刘蓓.妇产科临床疾病诊疗与护理［M］.北京/西安:世界图书出版公司,2021.

［30］顾宇丹.现代临床专科护理精要［M］.开封:河南大学出版社,2022.

［31］鲁昌盛.外科护理［M］.长沙:中南大学出版社,2019.

［32］郭丽红.内科护理［M］.北京:北京大学医学出版社,2019.

［33］马雯雯.现代外科护理新编［M］.长春:吉林科学技术出版社,2019.

［34］王佩佩,王泉,郭士华.护理综合管理与全科护理［M］.北京/西安:世界图书出版公司,2022.

［35］区务芳.危急值报告在血液内科治疗与护理安全管理中的应用与体会分析［J］.智慧健康,2022,8(16):189-192.

［36］李丽娜,黄立萍.规范化健康教育在神经内科护理中的应用效果观察［J］.现代诊断与治疗,2022,33(6):926-928.

［37］吴文晓,张佩君,郎萍,等.呼吸内科肺部感染住院患者营养风险筛查［J］.中华医院感染学杂志,2020,30(17):2632-2636.

［38］隗清华,陆蓉,张娟.快速康复神经外科护理对颅脑外伤患者肢体功能及预后的影响［J］.中国医药科学,2021,11(6):119-122.

［39］徐佩红,郑晓璐,朱燕军.综合性肺康复护理计划对住院老年慢阻肺患者的效果研究［J］.中国全科医学,2020(S02):243-245.